FIT für gute 120 Jahre

Heinz Benölken

FIT für gute 120 Jahre

10 Bausteine für ein langes, gesundes und aktives Leben

Unter Mitarbeit von Liane Mielke

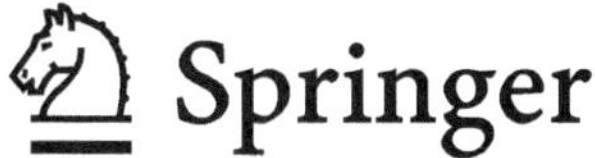 Springer

Heinz Benölken
Meschede, Nordrhein-Westfalen
Deutschland

ISBN 978-3-662-58926-7   ISBN 978-3-662-58927-4   (eBook)
https://doi.org/10.1007/978-3-662-58927-4

Die Deutsche Nationalbibliothek verzeichnet diese Publikation in der Deutschen Nationalbibliografie;
detaillierte bibliografische Daten sind im Internet über http://dnb.d-nb.de abrufbar.

© Springer-Verlag GmbH Deutschland, ein Teil von Springer Nature 2019
Das Werk einschließlich aller seiner Teile ist urheberrechtlich geschützt. Jede Verwertung, die nicht
ausdrücklich vom Urheberrechtsgesetz zugelassen ist, bedarf der vorherigen Zustimmung des Verlags.
Das gilt insbesondere für Vervielfältigungen, Bearbeitungen, Übersetzungen, Mikroverfilmungen und die
Einspeicherung und Verarbeitung in elektronischen Systemen.
Die Wiedergabe von allgemein beschreibenden Bezeichnungen, Marken, Unternehmensnamen etc. in
diesem Werk bedeutet nicht, dass diese frei durch jedermann benutzt werden dürfen. Die Berechtigung zur
Benutzung unterliegt, auch ohne gesonderten Hinweis hierzu, den Regeln des Markenrechts. Die Rechte
des jeweiligen Zeicheninhabers sind zu beachten.
Der Verlag, die Autoren und die Herausgeber gehen davon aus, dass die Angaben und Informationen in
diesem Werk zum Zeitpunkt der Veröffentlichung vollständig und korrekt sind. Weder der Verlag, noch
die Autoren oder die Herausgeber übernehmen, ausdrücklich oder implizit, Gewähr für den Inhalt des
Werkes, etwaige Fehler oder Äußerungen. Der Verlag bleibt im Hinblick auf geografische Zuordnungen
und Gebietsbezeichnungen in veröffentlichten Karten und Institutionsadressen neutral.

Fotonachweis Umschlag: © WavebreakMediaMicro, stock.adobe.com, ID: 30632767 (Symbolbild mit
Fotomodellen)

Springer ist ein Imprint der eingetragenen Gesellschaft Springer-Verlag GmbH, DE und ist ein Teil von
Springer Nature.
Die Anschrift der Gesellschaft ist: Heidelberger Platz 3, 14197 Berlin, Germany

Einblick: Es geht um Ihre lange aktive Lebenszeit

- **Ihre wertvolle aktive Lebenszeit können Sie steuern**

Menschen haben Fähigkeiten für eine lange aktive Lebenszeit in guter geistiger und körperlicher Fitness bei viel Lebensfreude. Neben dem Erreichen steht das „Wie" im Zentrum: Älter werden ohne spürbare Einschränkungen des geistigen und körperlichen Agierens. Über den Weg dahin möchte ich Sie mit meiner Lebenserfahrung begeistern: Seit Schülerzeiten war ich (außer Sportverletzungen und Stürzen) in sechs Jahrzehnten nie krank, habe keine Grippe gehabt und viel Lebensfreude genossen, genieße sie stetig und möchte Ihnen das alles auch weitergeben. Gern berichte ich Ihnen, wie ich das gemacht habe. Aus diesen Erfahrungen sind 10 Prüffragen für die Gestaltung Ihres gesunden Lebensstils erwachsen:

- **Diese 10 Prüffragen zeigen Ihnen den Weg zum ganzheitlichen Wohlbefinden**
  - *Ist Ihre Ernährung reich an Vitaminen, Ballaststoffen und zuckerarmen Getränken?*
  - *Bewegen Sie sich ganzjährig und trainieren auch regelmäßig ihren ganzen Körper?*
  - *Leben Sie in einem qualitativ hochwertigen Licht-, Luft-, Ruhe-, Schlaf-Körperumfeld?*
  - *Prägt positives Denken Ihr Bewusstsein und hilft Ihnen bei Stressbewältigung?*
  - *Fühlen Sie sich in einer erfüllenden Partnerschaft daheim?*
  - *Tragen erfüllende Freundschafts- und Sozialkontakte Sie durchs Leben?*
  - *Genießen Sie eine erfüllende Erotik passend zu Ihrem Alter und Lebensstatus?*
  - *Fühlen Sie sich wohl in einem wirtschaftlich guten Rahmen ohne Angst vor Altersarmut?*
  - *Fordern Sie sich ständig und fördern so ihre Kreativität und geistige Leistungsfähigkeit?*
  - *Fühlen Sie sich in Ihrem Werteumfeld wohl?*

Wenn Sie viele Fragen mit „ja" beantworten, sind Sie dem Wohlbefinden schon nahe und können das mit diesem Erfahrungsbericht vertiefen – im Gegensatz zu vielen „Gesundheitsbüchern", die mit Berichten über persönliche gesundheitliche Schieflagen der Autorin/des Autors starten und ihren individuellen Weg zum gesünderen Lebensstil schildern.

- **Sie wollen Ihre Gesundheitsplanung in die eigenen Hände nehmen, …**

… statt erst auf Krankheitssymptome und ihre Vorboten bei schulmedizinischen Vorsorgeuntersuchungen zu reagieren? Sie gehören schon zu den 10–12 Mio. Menschen in Deutschland, die sich bereits auf dem Pfad eines gesundheitsfördernden Lebensstils befinden? Sie sind in vielen Bereichen schon gut informiert, auch fasziniert von der WHO-Gesundheitsformel: Gesund ist ein Mensch, bei dem sich körperliches, seelisches und soziales Wohlbefinden im Gleichklang befinden. Für die Umsetzung können wir Sie mit unserem FIT120-Bausteinkonzept, zusammengeführt in einer FIT120-Gesundheit-Scorecard, unterstützen. Unter diesen Aspekten sind Sie unsere fantastische Zielgruppe auf dem Weg zu einem Lebensstil gemäß FIT für gute 120 Jahre. Was wir Ihnen über Ihre schon fundierten Detailerkenntnisse bieten können: Die integrierte Sicht der Dinge, da gerade im Gesundheitsbereich alles mit allem zusammenhängt. Sollten wir Sie als Leser erreichen, die sich zunächst einmal unvoreingenommen über einen gesunden Lebensstil informieren wollen, freuen wir uns und nehmen Sie gern auf die „FIT für gute 120 Jahre"-Reise mit.

Das Ziel „FIT für gute 120 Jahre" haben viele Menschen schon erreicht, sogar ganze Völkerschaften, über die wir berichten. Sie alle sind weniger Risikofaktoren ausgesetzt, die zu einem täglichen Feuerwerk von Zellenzerstörern („freie Radikale") auf gesunde Zellen führen. Sie leben stressfreier, ihre gesunde Ernährung liefert ihnen viele Freie-Radikalen-Fänger („Antioxydantien"), mit denen sie ihre freien Radikalen in Schach halten können.

Heute leben viele Menschen in Ballungszentren mit hohem Verkehrsaufkommen und Abgasbelastungen, ernähren sich oft von Fastfood, rauchen eventuell und sprechen dem Alkohol allzu sehr zu: Ständige Einladungen an freie Radikale, ihr Zellen-Bombardement zu starten. Viele Menschen essen heute zu wenig vollwertige Nahrung und schöpfen damit weniger Antioxydantien aus der Nahrung, schlafen zu wenig. Das kann zu frühem Kraftverlust, abnehmender Vitalität, sexueller Lustlosigkeit, Schlafproblemen und Zunahme von „Zivilisationskrankheiten" wie Herz- und Kreislaufproblemen, Diabetes, Krebserkrankungen führen. Diese Krankheiten sind nicht primär alters-, sondern umwelt- und verhaltensbedingt, und das ist Ihre Chance: Sie können das mit einem gesunden Lebensstil steuern und so den Gang Ihrer Lebensuhr in Richtung „FIT für gute 120 Jahre" beeinflussen.

▪ Mein Weg zu „FIT für gute 120 Jahre"

Ich möchte Ihnen berichten, was mich für dieses gewaltige Thema motiviert. Großen Verdienst hat meine Mutter mit ihrer exzellenten Eintopfküche, beginnend in der spartanischen Nachkriegszeit mit Brennnesseleintöpfen frisch aus dem Walde. Nach einer bewegungsaktiven Schülerzeit mit dem Ehrgeiz, Jahrgangsbester bei Bundesjugendspielen zu werden, startete ich „68-er" nach Studienabschluss durch mit Bewegungstraining, Kursen in „Befreitem Sprechen", um so Körper- und mentale Entwicklung parallel zu fördern. Da ich auch grobe Sünden bei der Ernährung vermied, hat sich mein starkes Immunsystem entwickelt, das mich vor Grippe und anderen Infektionen bewahrt hat. Mein Körper signalisierte, bereit für gute fitte 120 zu sein. Mein Geist zeigt das mit dem Schreiben dieses Buches.

Mit methodischen Grundlagen aus jahrzehntelanger wissenschaftlicher Arbeit verschlinge ich präventologische Forschungsergebnisse. So robbte ich mich weiter an das Thema „FIT für gute 120 Jahre" ran: Neben meinem eigenen Lebensstil nutze ich meinen wissenschaftliches Handwerkskasten und übertrage das auf präventologische Fragestellungen, werte zudem die Erfahrungen wegweisender Personen und Entwicklungen aus.

Was können Menschen an gesundheitsfördernden Aspekten vorher bedenken und in ihren Lebensstil integrieren, bevor sich Unwohlsein und Krankheitssymptome entwickeln und erst bei medizinischen Untersuchungen entdeckt werden? Deshalb will ich gute Erfahrungen und Erkenntnisse an Sie weitergeben. Mit präventologischen Publikationen und Referaten habe ich Flagge gezeigt. Dadurch gewann ich Kontakt zu wertvollen Menschen, mit denen ich heute zusammenarbeite und die dieses Sachbuch auch als Koautoren mittragen.

Dieses Buch soll Ihnen Anregungen für Ihren gesunden Lebensstil ohne schulmedizinische Empfehlungen und empfundene Bevormundungen bringen, die Ihnen helfen, Krankheiten gar nicht erst entstehen zu lassen: Zivilisationskrankheiten sind weitestgehend vermeidbar, wenn man konsequent an der Stärkung seines Immunsystems arbeitet. Was paradox wäre: Wenn der medizinische Fortschritt Hervorragendes leistet und viele Menschen das mit Ihrem Lebensstil konterkarieren, sodass die durchschnittliche Lebenszeit sinken könnte.

Dieses Buch lebt von neuen Erkenntnissen. Deshalb freuen wir uns über Ihre Rückmeldungen, sei es, um zu ergänzen, zu korrigieren oder auf Neues hinzuweisen. Bitte, nutzen Sie hierfür unsere E-Mail-Adresse fit120.ben@t-online.de Wir sagen im Voraus danke. So wollen wir die Chance nutzen, anderen Menschen und der Gemeinschaft über ein langfristig bezahlbares Gesundheitssystem viel von dem zurückzugeben, was wir auch selbst in unterschiedlichen Lebensstadien empfangen haben. Wenn uns das gelingt, freuen wir uns und möchten auch Sie in das „FIT für gute 120 Jahre"-Denken einbeziehen.

Dr. Heinz Benölken

Im Sommer 2019

Mein „präventologischer" Werdegang

» „Ich will eigene Gedanken veröffentlichen und nicht Kommentare kommentieren."
(Julian Nida Rümelin: FITNESS, in: Süddeutsche Zeitung, Nr. 49, 28.02.2015)

■ **Präventologisches Denken und Umsetzen von Jugend an**

So wuchs mein präventologischer Lebensstil: In meiner erfüllten Jugend von intensiver Bewegung bis zur gesunden Eintopfküche meiner Mutter gewann ich schon soziale Erfahrungen: Ich engagierte mich früh im sozialen Bereich, baute mit Freunden mit 16 Jahren einen Pfadfinderstamm im münsterländischen Schöppingen auf und engagierte mich auch im Malteser-Hilfsdienst. Mein Lohn: Ich blieb seit Schülerzeiten von Krankheiten verschont.

■ **Reifung zum Fachmann für „Präventologische Entwicklung von Unternehmen"**

Mein beruflicher Werdegang führte vom Bankkaufmann über ein BWL-Studium in Köln zunächst in eine prägende praktische Tätigkeit: Eine Bank engagierte mich als Analytiker für „Problemkredite": Ich hatte die Aufgabe, „Problemfälle" auf Zukunftsfähigkeit der betreffenden Unternehmen und als Basis ihrer Kreditwürdigkeit zu bewerten. Mein Gewinn: Training in Szenarien im Hinblick auf mögliche Zukünfte am Beispiel von Unternehmen.

Nach einigen Jahren erarbeitete ich im Rahmen einer Promotion an der Ruhr-Universität Bochum eine Konzeption zur „Langfristigen Personalplanung", die an Szenarien zur unternehmensrelevanten Umweltentwicklung auszurichten war. Damit ist mein zweiter Gewinn auch schon angedeutet: Training als Experte für Szenarienentwicklung und –Interpretation.

Nach der Promotion übernahm ich bei einem Wirtschaftsverband die Aufgabe, einen Leitfaden für „Marktorientierte Unternehmensentwicklung und –organisation" für die unternehmensindividuelle Umsetzung durch die Mitgliedsunternehmen zu entwickeln und diese auch auf Wunsch in der Umsetzung zu begleiten. Eines dieser Unternehmen engagierte mich, um eine langfristige strategische Unternehmensentwicklung unter Berücksichtigung der unternehmensspezifischen Ausgangssituation aufzubauen. Daraus erwuchs mein dritter Gewinn: Kompetenz für „Strategische Unternehmensentwicklung in 10 Bausteinen".

Mit der Kombination dieser drei Chancenpotenziale reifte ich zum Fachmann (durch die Publikation mehrerer Fachbücher unterlegt) für „Präventologische Entwicklung von Unternehmen": Startschuss für die Gründung eines Beratungsunternehmens, das mit diesen drei Schwerpunkten eine dreistellige Anzahl von Unternehmen als Kunden gewann.

■ **Vom Fachmann für Unternehmens-Prävention zum Forscher für Gesundheits-Prävention**

Der methodische Handwerkskasten war durch wissenschaftliche Tätigkeit und planerische Umsetzung gefüllt. Der Schatz meiner gesundheitlichen Erfahrungen – immer seit Schülerzeiten von Krankheiten verschont geblieben aufgrund eines instinktiv tragfähigen präventologischen Lebensstils – ebenfalls. Wie lässt sich das in einen

Leitfaden für die individuelle präventologische Gesundheitsplanung so umsetzen, dass möglichst viele Menschen sich über die Lebenszeitfaktoren für ein langes aktives Leben informieren können? Das spüre ich als soziale Verpflichtung, und deshalb muss ich dieses Buch schreiben.

Meine erworbenen wissenschaftsmethodischen Fähigkeiten erweisen sich als hervorragende Basis, um mir wesentliche Forschungsergebnisse (FE) zur Langlebigkeit, langjährigen Fitness, ganzheitlichen Medizin und Erfahrungen zur gesundheitlichen Prävention zu erarbeiten. Zudem orientierte ich mich an Vorbildern im präventologischen Umfeld.

Zur Abrundung des eigenen Urteils setzte ich mich auch mit FE zu gesundheitlichen Risiko-Faktoren auseinander, um die Ursachen zu erkennen, die viele Menschen in eine lebenslange gesundheitliche Schieflage bringen können, oft schon beginnend im Schulalter oder beim Berufseintritt: Mit 17 Fastfood – mit 70 dement? Was bringt Symptome-Googelei, wenn das Kind bereits in den Brunnen von verhaltensbedingten Erkrankungen (als „Zivilisationskrankheiten" bagatellisiert) durch Fehlerernährung gefallen ist, wenn man den Brunnen nicht durch eine Einstellungsänderung zu einem präventologischen Lebensstil zudeckt?

- **Umsetzungsschritt 1: „FIT120A – Akademie für Gesundheit und Lebensfreude"**
Für die Bündelung dieses aufgebauten präventologischen Wissens bot sich die Beteiligung mit einem Team am Gründungswettbewerb der Wirtschaftsförderung Dortmund an: Wir wurden in der ersten Runde von 102 Teilnehmern unter den ersten fünf prämiert.

Der nächste Akt: Wir gründeten die FIT120A eG, die 2017 im Genossenschaftsregister eingetragen wurde. Das Ziel der FIT120A eG: Förderung der Mitglieder in der Umsetzung eines präventologischen Lebensstils und Gewinnung neuer Mitglieder mit gleichen Zielen.

- **Ich danke unseren Team-Mitgliedern mit ihren präventologischen Schwerpunkten**
Den breiten Themenrahmen sachgerecht auszufüllen war nur möglich mit der kompetenten Beratung von engagierten KollegInnen als Fachleute für unterschiedliche präventologische Schwerpunkte. Euch allen meinen herzlichen Dank!

Besonders danke ich unserer „Chefanalytikerin" Liane Mielke, die Sie schon auf dem Titelblatt begrüßt hat. Als erfahrene Pädagogin hat sie sich von den Startblöcken ihrer Lehrtätigkeit in alle 10 Bausteine eingearbeitet und sich in dieses Sachbuch eingebracht und so wesentlichen Anteil am Erfolg des Projektes „FIT für gute 120 Jahre".

Unsere weiteren Mitstreiter in alphabetischer Reihenfolge:
- Darazs, Günter: Dipl.Bw., Autor des Fachbuchs „GESUND UND VITAL ALTERN".
- Geiger, Roland: Diplom-Physiker, absolvierte als Pensionär ein Medizinstudium.
- Hauschildt, Dr., Harald: Dipl.-Ing., Agrarökonom, Experte für Personalentwicklung.
- Höppner, Claus: Dipl.-Kfm., Experte für Vernetzungen und Scorecard-Modellierung.
- Jaeger, Martin: Oberstudienrat i. R., Ernährungsberater.

- Mielke, Gerd: Dipl.-Ing., 35 Jahre Unternehmer für Fitnessanlagen/Gesundheitssport
- Pauli-Hensel, Heidi: NLP-Kommunikationstrainerin, Koautorin von „FIT für 120 Jahre".
- Petzoldt, Brigitte: Dipl.-Kffr. und Expertin für strategische Unternehmensentwicklung.
- Reker-Vogel, Sibylle: Dipl.-Ing. mit Schwerpunkt Baubiologie und Körper-Umfeld.
- Richter, Ida, Dipl.-Sozolpädagogin, Erfahrung als Integrations-Expertin.
- Stellbrink, Beate, Dipl.-Chemikerin, Expertin für strategisches Marketing.
- Van Berend, Christa: Gesamtschuldirektorin, Persönlichkeitsentwicklung.
- Wessels, Ulla-Lieselotte: Dpl.-Verwaltungswirtin, Ernährungsberaterin.

Wenn Sie nach einem „Arzt" fragen: Wir haben eine Reihe von Vertretern einer ganzheitlichen Medizin ideell im Team, nämlich z. B. Detlef Ganten, Jochen Niehaus, Frank Jester, von deren ganzheitlichem Wissen wir gelernt und in unsere Argumentation eingebaut haben. Auch Ihnen, sehr geehrte präventologische Kollegen, möchten wir herzlich danken!

■ Jetzt können wir gemeinsam die Gretchenfrage diskutieren

Wie können Menschen mit einem präventologischen Lebensstil, der mögliche Entwicklungen für die Gesundheit von Jugend an antizipiert und Ansätze zur Gegensteuerung gegen Krankheiten liefert, lange ein aktives Älterwerden genießen? Dabei setzen wir auf eigenverantwortliches Verhalten von Menschen und wollen mit diesem Buch einen Beitrag dazu leisten.

Der Entwicklungsplan für „FIT für gute 120 Jahre"

Der Entwicklungsplan führt Sie im Teil A in 10 Szenarien über historische und zeitgemäße Entwicklungen über Gesundheit und wesentliche Erkenntnisse der medizinischen Forschung zum Erkennen der Zusammenhänge für die individuelle Wirkung auf Menschen. Damit gewinnen Sie eine Basis, um sich selbst hinsichtlich Ihres gesundheitsbezogenen Lebensstils und damit Gewinnung einer langen aktiven Lebenszeit einschätzen zu können, differenziert nach Bausteinen des körperlichen (Teil B), seelischen (Teil C) und sozialen (Teil D) Wohlbefindens in Anlehnung an die ganzheitliche Gesundheitsdefinition der WHO (◘ Abb. 1).

Für Ihr Wohlbefinden hängt alles mit allem zusammen. Deshalb betrachten wir im Teil E die Erkenntnisse der Teile A-D integriert, um dem Leser eine vernetzte Plattform für die individuelle Maßnahmenplanung und Umsetzung seines gesunden Lebensstils zu bieten. Instrumentell wird das durch eine präventologische Gesundheits-Scorecard, mit jeweils einem Modul pro Baustein und einer vernetzte Telomeren- und Bausteinbetrachtung unterstützt (kurz erläutert in der Übersicht zum Teil E).

Welche Akzente können Menschen für Ihren FIT120-Lebensstil setzen? Hierzu liefern wir Informationen ohne Vorgaben („du musst" oder „darfst nicht"): Informationen ja, aber in ihrer Nutzung für sinnvolle Maßnahmen ist jeder seines eigenen Wohlbefindens Schmied.

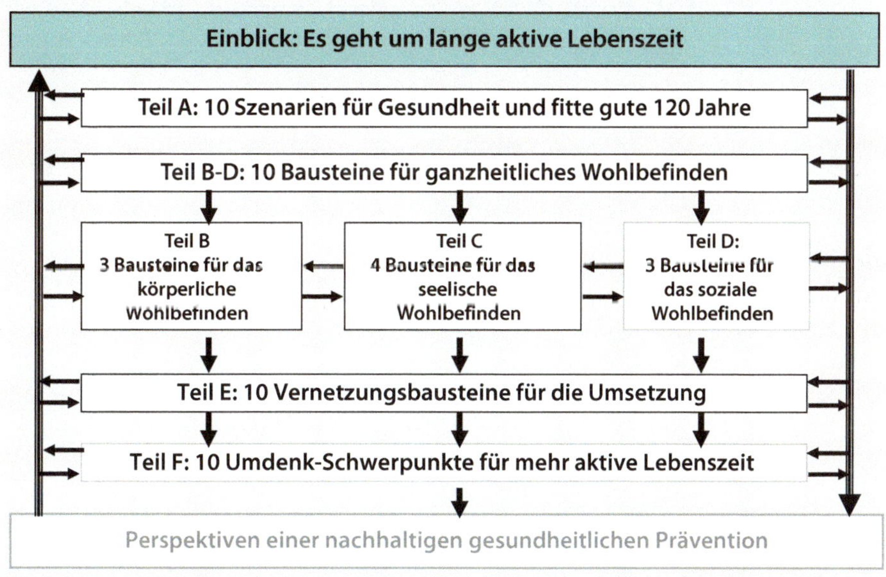

◘ Abb. 1 FIT für gute 120 Jahre im Regelkreis

Im Teil F verdichten wir die Erkenntnisse auf einer Makroebene: Wir fragen, wie und in welche Richtung wir umdenken müssen, damit durch Zusammenspiel von körperlichem, seelischem und sozialem Wohlbefinden vieler Menschen die Welt heller und umweltfreundlicher werden könnte: Wenn viele Menschen ihre fitte und aktive Lebenszeit steigern, kann das wichtige Beiträge zur Entlastung der Sozialsysteme und der Umwelt beisteuern.

Fazit: Im Teil A geht es um die gesundheitswissenschaftliche Basis, in B-C um die Einschätzung Ihres gesundheitsfördernden Lebensstils. „Krankheiten" sind nicht unser originäres Thema, wir gehen darauf nur kurz im Teil E, ▶ Kap. 30 ein.

Für die freundliche Unterstützung bei der Erstellung des Teil A danken wir besonders Günter Darazs, Roland Geiger und Ulla-Lieselotte Wessels.

Inhaltsverzeichnis

II   Bausteine für das körperliche Wohlbefinden

13 Baustein 3: Gesundes Körper-Umfeld ... 129

III Bausteine für das seelische Wohlbefinden

14 Baustein 4: Positiv-Denken und In-sich-Ruhen ... 149

15 Baustein 5: In erfüllender Partnerschaft leben ... 165

IV Bausteine für das soziale Wohlbefinden

V 10 Vernetzungsbausteine für die Umsetzung

10 Szenarien für erfüllende fitte 120 Jahre

Im Teil A, dessen Einordnung in den Entwicklungsplan farbig unterlegt ist, zeigen wir in 10 Szenarien auf, welche Lebenszeit-Faktoren auf die Gesundheit von Menschen einwirken und wie Sie diese in ihrem Lebensstil berücksichtigen können (◨ Abb. Teil A).

Wir starten im Szenario 1 mit Menschen, die Beispiele geben, und Völkerschaften, von denen man viel über einen gesundheitstragenden Lebensstil und ihre Lebenszeit-Faktoren lernen kann. Im Szenario 2 berichten wir, dass präventologisches Wissen und Verhalten sowie Nutzung von Naturmedizin schon vor Jahrtausenden einen hohen Stellenwert hatten.

Szenario 3: Wo stehen die Menschen in Deutschland in ihrem Gesundheitsverhalten im internationalen Vergleich, welche Gesundheitsmentalität spiegelt in Deutschland die Realität wieder, warum ist den Deutschen Autopflege wichtiger als Gesundheitspflege? Welche Perspektiven ergeben sich daraus für Lebenserwartungs-Konstellationen (Szenario 4).

Damit kommen wir zu den Rahmenbedingungen für einen gesunden Lebensstil: Die Bedeutung eines starken Immunsystems für den Verlauf der menschlichen Lebensuhr (Szenario 5), beeinflussbare Lebenszeit-Faktoren wie Telomere, Schutz unserer DNA vor freien Radikalen, der Verzuckerungsprozess und die wachsenden Erkenntnissen zur Epigenetik (Szenario 6) sowie weiterer Einflussfaktoren im Szenario 7, die je nach Umgang mit ihnen die aktive Lebenszeit beeinflussen können.

Können kollektive und individuelle Selbstoptimierung und Fitness-Tracker bei der Umsetzung eines präventologischen Lebensstils helfen? Wo liegen die Grenzen (Szenario 8)? Das leitet über zu den Möglichkeiten aktiver gesundheitlicher Gestaltung gemäß der WHO-Sicht mit Beispielen zum körperlichen, seelischen und sozialen Wohlbefinden (Szenario 9). Damit steht die Basis für ein vernetztes Bausteinsystem zur Umsetzung der ganzheitlichen WHO-Gesundheitssicht in 10 Bausteinen (Szenario 10) als Basis für die Unterstützung durch eine präventologische Gesundheits-Scorecard.

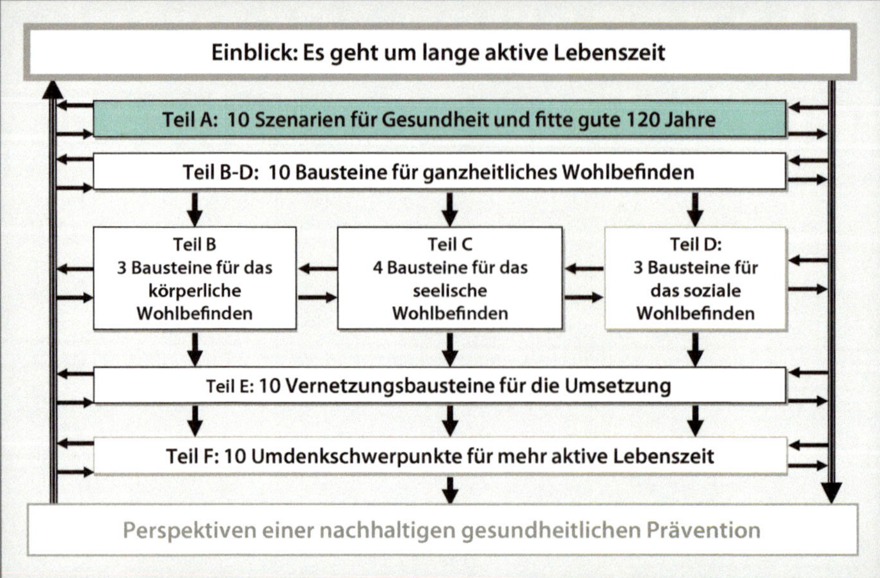

◾ **Abb. Teil A**   10 Szenarien für Gesundheit und gute fitte 120 Jahre

Inhaltsverzeichnis

Szenario 1: Mensch und Gemeinschaft

© Springer-Verlag GmbH Deutschland, ein Teil von Springer Nature 2019
H. Benölken, *FIT für gute 120 Jahre*, https://doi.org/10.1007/978-3-662-58927-4_1

1.1 **Gesundheitsfördernder statt industriellem Lebensstil**

» „Nichts ist so stark wie eine Idee, deren Zeit gekommen ist." (Hugo, Viktor Marie: Die Elenden, 1862, zitiert nach Frankfurter Allgemeine Zeitung, Nr. 215, 15.09.2018. Hugo, französischer Dichter, lebte von 1802–1885)

Viele Symptome für Krankheiten von Menschen und Bemühungen im Werde-Wieder-Gesund-System haben ihre Ursache in einem gesundheitsschädlichen Lebensstil vieler Menschen unserer Industriegesellschaft: In einem industriellen Lebensstil mit viel Hetze, Stress, industrieller Ernährung, Fastfood, Bewegungsarmut, Griff zu Suchtmitteln etc. Am gesundheitsfördernden Lebensstil, der Basis für lange Erhaltung der Gesundheit und einem fitten „Alter", das dann mit einem Wohlbefinden erlebt wird, wollen wir ansetzen.

Dabei geht es um einzelne Menschen und die soziale Gemeinschaft: Wenn zwischen 50 % (Frauen) und 60 % (Männer) der Bevölkerung Deutschlands Übergewicht mit sich herum schleppen mit Folgen für Herz-Kreislauf-Leiden und Schädigung weiterer Organe, verkürzt sich über den diabetes- und krebstreibenden Lebensstil deren Chance, lange gesund zu bleiben. Zu diesem individuellen Problem kommt ein gravierendes Sozialproblem hinzu: Die Sozialkassen, die Krankheit, Frühverrentung und frühe Pflegebedürftigkeit finanzieren, werden durch diese ungesunden Lebensstil-Faktoren erheblich be- und überbelastet. In einer Gesellschaft mit zu geringem Nachwuchs und zunehmender Überalterung müssen jüngere Einzahler in die Sozialsysteme immer höhere Lasten schultern, wodurch Sozialsysteme immer schwieriger finanzierbar werden. Wenn wir uns, liebe Leser, gemeinsam die Konturen eines Lebensstils vor Augen führen und weiter erarbeiten, bei dem man lange FIT und gesund bleiben kann, schützen wir auch unsere Sozialsysteme vor Überforderung.

In „FIT für gute 120 Jahre" verbinden wir reale Erfahrungen, hoffnungsvolle neue Erkenntnisse und zukunftsbezogene Einschätzungen. Es zirkulieren heute viele Gutachten, doch bei manchen ist fallweise Vorsicht geboten: Zwar haben die meisten Gutachten einen seriösen Hintergrund, sind aber manchmal auch von Zweckgutachten interessierter Stellen und Unternehmen zur „Relativierung" gesicherter gesundheitsfördernder Erkenntnisse begleitet. Wir wollen nicht den Wunsch artikulieren, um jeden Preis selbst 120 Jahre zu werden. Wir möchten die Gegebenheiten herausarbeiten, unter welchen Rahmenbedingungen Menschen Chancen haben, das Potenzial ihrer Lebensuhr gesund auszuschöpfen. Dafür ist es nie zu spät, auch wenn Prävention schon in der Kita anfängt.

Prävention ist nicht zu verwechseln mit „Vorsorge" im schulmedizinischen Gebrauch, nämlich Symptome potenzieller Erkrankungen früh vor ihrem Ausbruch zu erkennen, um vor einer einschneidenden Behandlung bereits gesundheitserhaltende Maßnahmen einzuleiten. Beispiel Darmkrebs, eine der häufigsten Todesursachen vor allem bei Männern: Durch eine Vorsorge-Darmspiegelung kleine Polypen identifizieren, die man absaugen kann, bevor sie wachsen und Schaden durch Metastasen-Streuung anrichten könnten. Aber: Wie viele Metastasen haben sich schon auf den Weg in andere Körperregionen gemacht?

„Prävention" hingegen meint: Die Bedingungen für einen Lebensstil erkennen und für sich als Richtschnur nehmen, damit Symptome gar nicht erst auftreten können. Am Beispiel Darmkrebs-Prävention bedeutet das: Durch die Wahl der festen und flüssigen Ernährung und Beachtung ergänzender Rahmenbedingungen (z. B. Stressvermeidung) dem Darm die Chance zu geben, eine krankheitsabweisende Darmflora zu entwickeln und zu erhalten, sodass sich Polypen mit der Gefahr von Metastasenbildung möglichst gar nicht erst bilden.

- **Prävention als Lebensstil, Vorsorge und zur Sicherheit gegen Altschäden**

Die wichtige Frage lautet nicht, ob man 100 Jahre plus wird, sondern wie man es wird. Der Erkenntnisfortschritt der Medizin erhöht die Langlebigkeits-Chancen. Der Einzelne hat es in der Hand, dass sich im Wie nicht auch individuelle Langlebigkeits-Risiken entwickeln: Wie kann man mit gesundheitlicher Prävention statt nachgelagerten Gesundheitsreparaturen sein Leben so gestalten, um mit Genuss und nicht erlahmender Lebensfreude FIT für 100 Jahre plus zu bleiben? Man kann früh starten, aber es ist nie zu spät für eine bewusste Hinwendung zum präventologischen Lebensstil.

Gesundheitliche Prävention: Abwägen, wie sich Entscheidungen über den persönlichen Lebensstil auf die eigene Gesundheit im Sinne der WHO-Formel auswirken können, und danach handeln. Hierzu können wir auch aus dem Wissens- und Erfahrungspotenzial in früheren Zeitaltern lernen, von antiken Völkern wie Griechen, Römern, Chinesen und Persern, begnadeten Wegweisern wie z. B. Hildegard von Bingen. Was von den naturmedizinischen Ansätzen der Altvorderen können wir unabhängig von (chemischen) Gesundheitsreparaturen nutzen?

„Ich habe schlechte Gene …“ ist ein häufig zu hörendes Statement, für viele auch eine Ausflucht und Begründung für Nichtstun. Wir nehmen das als Aufhänger, um so das Verhältnis von „Genetik“ und der im Aufschwung befindlichen „Epigenetik“ auszuleuchten: Wie viel tragen die Gene zum individuellen gesundheitlichen Zustand real bei und wie viel ist nach neueren Erkenntnissen verhaltensorientiert? Wie überlagert Epigenetik Genetik?

1.2 Es gibt viele erfolgreiche Aktive im 100-Jahre-Club

„Es gibt 40.000 Krankheiten, aber nur eine Gesundheit.“ (Frank Jester)

- **In Deutschland gibt es schon fast 17.000 Menschen, …**

… die 100 Jahre überschritten haben, was fast einer Verdreifachung seit 2000 (ca. 6000 „Alte“) entspricht. In Japan sind es (bei 130 Mio. Einwohnern) schon 61.000. Viele von ihnen sind noch sehr aktiv, geistig und körperlich beweglich. Ihre Zahl wächst ständig und kann in Deutschland nach 2040 sechsstellig werden. Das entspricht auch der Einschätzung der Lebensversicherer, die bei jungen Menschen, vorzugsweise Mädchen, ein Durchschnittsalter (als „Langlebigkeitsrisiko“!) von 102 Jahren kalkulieren. Darunter gibt es bedeutende ZeitgenossInnen, die als Vorbild für den Beweis der altrömischen Aussage vom gesunden Geist in einem gesunden Körper dienen können. Wir picken hier einige, die uns als noch besonders Aktive bemerkenswert erscheinen, heraus. Wir starten mit der ältesten Frau Deutschlands und berichten dann über besonders aktive 100-Jährige.

- **Mathilde aus Südwestfalen mit 112 Jahren älteste Deutsche: Positiv-Denken als Schlüssel**

„Nicht aufgeben, was immer kommt“ ist ein Lebensmotto von Mathilde Mange, der derzeit mit 112 Jahren ältesten Frau Deutschlands. Wenn sich eine Enkelin bereits der Pensionsgrenze nähert, kann man sicherlich auf ein erfülltes Leben zurück und weiter nach vorn blicken, weil man noch Ur-Ur-Oma werden kann – bei einer 84-jährigen Tochter und einer 55-jährigen Enkelin. Da möchte man annehmen, die Familienmitglieder verbindet ein Vitalitäts-Gen.

Schlaglichter aus ihrer Lebenseinstellung: Sich möglichst wenig ärgern, viel lachen, nie aufgeben, denn „wer aufgibt, hat schon verloren“. Aufgewachsen ist sie im Hunsrück mit sieben Geschwistern und interpretiert das so, das ihr zudem die Natur und die Familie die Kraft für ein langes gesundes Leben geben. Ihr Geburtstagswunsch: „Die Menschen sollen sich vertragen, damit es ein gutes Miteinander gibt.“

1

■ „Ärztin war immer mein Traum"

Mit 102 Jahren hat Ingeborg Rappoport, heute 104 Jahre, an der Universität Hamburg im Fach Medizin ihre Doktorprüfung durch Verteidigung ihrer bereits vor 77 Jahren angefertigten Doktorarbeit abgelegt. Sie, eine sog. Halbjüdin, hatte diese mit 25 Jahren an der gleichen Universität Hamburg geschrieben. Die mit dieser Zeitspanne verbundene abenteuerliche Geschichte berichten wir kurz, weil sie gleichzeitig ein Stück deutsche Geschichte beinhaltet.

Sie durfte aus rassistischen Gründen an der Universität Hamburg nicht mehr disputieren, sondern musste emigrieren, und zwar zusammen mit ihren Eltern in die USA. Nach einem zweijährigen Ergänzungsstudium in Medizin erwarb sie nach amerikanischem Recht einen Doktortitel. In den USA hatte sie sich, weil sie an die Ziele der französischen Revolution – Liberté, Egalité, Fraternité – glaubte, sich einer sozialistischen Gruppierung angeschlossen. Damit geriet sie ins Visier der McCarty-Säuberungsaktion, die in den 50-er Jahren die amerikanische Innenpolitik beherrschte. Westeuropäische Länder inkl. BRD gaben der „Kommunistin" kein Asyl, das sie in der Ex-DDR erhielt. An der Berliner Charité erhielt sie eine Professur für Neugeborenenmedizin und machte so positive Erfahrungen mit einem Gesundheitssystem, das auf den Bedarf der Bevölkerung und nicht auf Profitabilität ausgerichtet war. Nach der Wende siedelte sie in ihre Heimatstadt Hamburg über und betrieb nostalgisch ihre 1938 durch das Nazi-Regime unterbrochene Promotion, die sie vor einem im Vergleich zu 1938 gänzlich anderen schulmedizinischen Hintergrund abschloss.

■ Mit 100 noch immer Spaß an Mathe

Mag sein, dass viele Lehrer vorzeitig in Ruhestand gehen – Madeline Scotto aus New York verkörpert das Gegenteil: Aktiver Mathematikunterricht noch mit 100, und das mit großer Leidenschaft. Sie übernahm diesen Unterricht zunächst aushilfsweise

mit 60 – und kann auch mit 100 noch nicht davon lassen. Für ihre Verdienste verlieh der Papst der gläubigen Katholikin 2009 den Verdienstorden „Pro Ecclesia Et Pontifice".

Der Unterricht hält sie neben ihrer Großfamilie – „alle meine fünf Kinder sind bereits Rentner" – jung. Die Familie umfasst ferner neun Enkel und 16 Urenkel. Ob Letztere noch von der Uroma unterricht werden?*

■ Professor Wildor Hollmann: „Einer, der lebt, was er lehrt."

Prof. Hollmann lehrt auch als Prof. Emeritus noch mit 93 akademisches Grundwissen an der Sporthochschule Köln, wo er sich den Ruf „Papst der Sportmedizin" erworben hat, weil er intensiv die Zusammenhänge von Sport und Gesundheitsvorsorge erforscht hat. Das prädestinierte ihn als Mannschaftsarzt der deutschen Fußball-Nationalmannschaft von 1958–1978. Mit 20 Jahren Dienstzeit, zunächst noch gemeinsam mit dem legendären Wunder-von-Bern-Gewinner Sepp Herberger, erlebte er so drei Bundestrainer. Heute ist er noch Ehrenpräsident des Weltverbandes für Sportmedizin. Er will der zunehmenden Fachidiotie auch von Sportmedizinern akademisches Grundlagenwissen gegenüber stellen, „Damit Sportmediziner auch wissen, „wer Bismarck oder was die Renaissance war".

Der gebürtige Sauerländer aus Menden, wo man ihn zum Ehrenbürger ernannt hat, ist auch ein Symbol für Mittelgebirgs-Vitalkraft und empfiehlt seinen Studenten intensives Treppensteigen, „mindestens 200 Stufen am Tag". Seine Hörer überfüllen den Hörsaal und lauschen ihm von Fensterbänken und vom Bodensitz. Als gelernter Internist und Quantenphysik-Forscher und Publizist hat er sich heute der humanistischen Bildung verschrieben. So möchte er seinen Studenten und Anhängern zurückgeben, „was ich mir durch Glück und Zufall aneignen konnte".

■ Ein individuell geschneidertes neues beiges Kostüm mit 103 Jahren

Die bisherigen Persönlichkeitsbeispiele für ein hohes aktives Alter basieren auf originären geistigen und damit verbundenen körperlichen Aktivitäten. Bei Maria Giesecke steht mehr der persönliche Lebensstil im Vordergrund. Dazu gehört auch, Geist und Körper damit FIT zu halten, dass sie sich einen Lebensstil gönnt, den sie ihrer individuellen Selbsteinschätzung verpflichtend zu sein glaubt. So lässt sie sich im Atelier von Christiane Wegener in Frankfurt-Sachsenhausen ein neues beigefarbenes Kostüm schneidern, mit dem sie bei Jubiläen, Geburtstagen und Theaterbesuchen festlich gestimmt auftreten kann.

Ansonsten ist Maria sehr reisefreudig. Unter anderem besucht sie seit über 40 Jahren jeweils zwei Wochen im Jahr Mallorca. Das Geschenk der Gastleute in ihrer Stammpension zum 100. Geburtstag: Zukünftig freier Aufenthalt bei jedem Besuch.

■ Mit 102 Jahren noch als Tänzerin auf der Bühne

Die australische Ausdruckstänzerin und Choreografin Eileen Kramer verbindet Kreativität mit Bewegung: „Ein Leben ohne Bewegung ist für mich nicht vorstellbar." Sie steht auch mit 102 Jahren noch regelmäßig auf der Bühne und entwickelt auch neue Formate für die Interpretation ihres Ausdruckstanzes. Ihre Unbeugsamkeit gegenüber Erscheinungen des Alters bringt ihr regelmäßig Preise ein und machte sie zum „Gesicht" des Arts Health Institute in Sidney, das sich insbesondere für Gesundheit durch Kunst für ältere Menschen engagiert. Die Institutsleiterin des Arts Health Institute, Maggie Hertsch: „Es ist einfach beeindruckend, wie Eileen ihr ganzes Leben der Kunst verschrieben hat. Sie bleibt ein Energiebündel."

■ „Die alte Frau und der Tod"

Dazu passt auch die Geschichte von Rosemarie Achenbach, die mit 84 Jahren ihre Doktorarbeit über die Philosophie des Todes an der Universität Siegen startete. Sie hatte in den 30-er Jahren in München im Umfeld der Geschwister Scholl Philosophie studiert,

unterbrochen durch die Kriegswirren. Nach dem Krieg und Heirat mit einem evangelischen Pfarrer kam sie ins Siegerland, zog drei Kinder groß und nahm nach dem Tod ihres Mannes ihr Magisterstudium bis zum Abschluss wieder auf.

In der Philosophie hatte sie gelernt, dass alles mit allem zusammenhängt (haben auch die WHO-Autoren Philosophie studiert?). Am Tod faszinierte sie, dass man ihn zu Lebzeiten bereits als Forscher erfahren kann.

■ „104-jähriger will heute sterben"

Diese Geschichte berichten wir ohne Namensnennung und nur sehr kurz: Bis zu seinem 104. Lebensjahr war der australische Botanikprofessor hoch aktiv. Dann verlor er sein Augenlicht und sein Gehör und beschloss, nicht länger leben zu wollen. Als Mitglied einer Sterbehilfeorganisation beschloss er, in der Schweiz zu sterben. Die Doktorarbeit von Rosemarie Achenbach kommt für ihn als Orientierungshilfe zu spät.

■ Was uns diese fantastischen Biografien beweisen: Engagement bedeutet Leben

Die vorgestellten fantastischen „Alten" eint Folgendes: Hochaktive Menschen in allen und gerade auch älteren Lebensphasen, mit jeweils einem ausgeprägten positiven Denken. Die Wirren der zwei Kriegs- und Nachkriegszeiten haben sie miterlebt – und sich unverdrossen weiterentwickelt. Hinzu kommt: Sie lebten noch in sich selbst bekochenden Generationen und haben die Unsegnungen der industriellen Ernährungs-Sattmach Produktion noch nicht miterlebt und blieben so von Myriaden von freien Radikalen verschont: Sie wuchsen gewissermaßen mit einem präventologischen Lebensstil auf und entwickelten sich darin weiter.

Wie ein roter Faden zieht sich durch ihren jeweiligen Lebenslauf: Sie haben zwar ihren Körper auch mit vernünftiger Ernährung und Bewegung gepflegt. Aber sie hatten darüber hinaus eine jeweils sehr individuelle Lebensbotschaft, die vom positiven Denken über aktiv sein in jeder Lebensphase bis zu Werten reicht, die sie glaubhaft verkörpern. In der Sprache der alten Römer: Bei ihnen befinden sich gesunder Geist und gesunder Körper im Einklang. Wir werden auf der Wanderung durch die Kapitel dieses Buches noch weitere Zeitgenossen mit ähnlichem Profil treffen.

1.3 12 Mio. Menschen pflegen schon einen FIT120-Lebensstil

„Unsere Gesundheit gleicht einem Puzzle-Spiel, bei dem alle Teile an der richtigen Stelle liegen müssen." (Dwight McKee)

- **Vegetarier und Pescetarier, Fitnessclub-Besucher, aktive Sportler, Radler, Jogger …**

… addieren sich ohne Doppelerfassung heute schon zu mindestens 10 Mio. Menschen in Deutschland, die sich bereits auf dem Pfad eines gesundheitsfördernden Lebensstils befinden. Das ist etwa jeder Achte der in Deutschland lebenden Menschen. Sie gehören dazu und haben durch Ihre Aktivitäten (vielleicht mehreren davon gleichzeitig) schon dokumentiert, dass Sie sich für einen Lebensstil mit Blick auf FIT-für-gute-120-Jahre entschieden haben.

- **Am besten startet man früh – aber es ist nie zu spät!**

Die 120-Jahre Überschrift ist zunächst eine genetisch motivierte Aussage: Von bedauernswerten Menschen mit genetischen Erbschäden abgesehen, verfügen die meisten Menschen, die in einem normalen Umfeld leben – ohne Krieg, Epidemien, Naturkatastrophen etc. – über eine genetische Basis, die für eine 100-plus-Lebenserwartung tragfähig ist. Der Rest ist verhaltensbedingt wie Ernährungs- und Bewegungsgewohnheiten. Wenn

Schulkinder zwischen Bratwurst mit „Fritten mit Majo" und Gummibärchen-Völlerei schwelgen und bereits in hohem Maße übergewichtig sind, haben die Eltern verantwortungslos gehandelt und können die Kinder bereits ein Verkalkungsstadium der Arterien erreicht haben, bei dem erste Erscheinungen des Altersdiabetes bereits mit 40 erkennbar werden. Wenn sie hingegen präventologisch „ideal" leben, sind sie für „FIT für gute 120 Jahre" prädestiniert. Wer mit 60 noch „umkehrt" und regelmäßigen Ausdauersport entdeckt, kann durch erhöhten Sauerstoffverbrauch manche Fehlzündungen in seinem Körper zurückdrehen.

Es kann ein motivierendes Ziel sein, täglich geistig und körperlich vollkommen „FIT" zu sein, neue Dinge auch noch mit 100 anzupacken, in den Tag zu starten mit der Freude, einen wichtigen Teil seines Lebens noch vor sich zu haben und so sein Leben in voller körperlicher und geistiger Fitness zu erleben. Wir können auch umgekehrt fragen: Ist es erstrebenswerter, ein fittes Leben zu führen mit einem plötzlichen Tod mit 80 – als ein paar Jahre mehr physisch zu existieren, aber die letzten 20 Jahre mit allen möglichen verhaltensbedingten Leiden, Zivilisationskrankheiten genannt, zu verbringen und in hohem Maße von Medikamenten abhängig zu sein? Es ist kaum ein sinnvolles Ziel, ein hohes kalendarisches Lebensalter zu erreichen, wenn man sich mit den Unsegnungen der modernen Apparate-Medizin und Bewegungsunterstützung durch seine letzten Jahre schleppt: Wie viel Lebensqualität, von „Genuss" zu schweigen, bleibt einem dann noch für ein erfüllendes Leben?

Dem fitten Menschen können viele „Zivilisationskrankheiten" erspart bleiben, die mit einem vorzeitigen Alterungsprozess der Zellen einhergehen, weil seine Zellen langsamer altern. Das bewahrt ihn vor dem Druck zu permanentem Medikamentenkonsum, deren Wirkungen sich mit ihren

Nebenwirkungen potenzieren können. Periodischer Dialyse-Marathon und schleichende Infektionsgefahren in Krankenhäusern berühren ihn nicht. Die primäre Frage an gesundheitliche Beratungshelfer lautet nicht, wie man von welcher Krankheit notdürftig geheilt werden kann, wenn das Kind schon im Brunnen liegt, sondern wie man sein Leben so gestalten kann, um FIT für 100 Jahre plus zu bleiben: Gesundheitliche Prävention statt nachgelagerter Reparaturen. Gibt es verantwortliche Politiker, die das aussprechen und bereit sind, in der Öffentlichkeit ein Präventionsbewusstsein zu fördern?

Zu präventologischer Gesundheitsvorsorge gab es schon 1999 einen Gesetzentwurf des Bundestags: „Das Vorbeugen einer Krankheit ist unter allen Möglichkeiten der Behandlung die Beste. Deshalb lohnt es sich, der Prävention einen größeren Stellenwert als bisher einzuräumen. Das Gesundheitssystem darf nicht nur ein Reparaturbetrieb für bereits entstandene Krankheiten sein. Die Förderung von Gesundheit und die Prävention von Krankheiten müssen integraler Bestandteil werden." Was wurde bisher umgesetzt? In der Regierungserklärung 2018 der „GroKo" gibt sich die Politik wesentlicher zurückhaltender.

Literatur

Hugo VM (2018) Die Elenden, 1862. Frankfurter Allgemeine Zeitung 215, 15. November

Weiterführende Literatur

Barkhausen, B (2017) Ein Leben ohne Bewegung ist für mich nicht vorstellbar. Westfalenpost, 31. Juli

Elstner F, Schnack G Bonusjahre. Durch Bewegung, Meditation, und Elastizität in ein erfülltes und gesundes Leben. ISBN 978–3-492-05836-0

Fürstenberg W (2018) Gesund alt werden. Süddeutsche Zeitung 124, 2. Juni.

Hagemann T (2017) Einer, der lebt, was er lehrt. Westfalenpost, 19. April

Hautkapp D (2014) Mit 100 noch immer Spaß an Mathe. Westfalenpost, 14. November

Hausmann, R (2018) Nicht aufgeben, was immer kommt. Westfalenpost, 10. August

Hein, T (Interviewer) (2017) Ärztin war immer mein Traum. Frankfurter Allgemeine Sonntagszeitung 3, 22. Januar

Hildebrand D (Hrsg) Jünger werden mit den Jahren. Gedichte vom Älterwerden. ISBN 978–3-446-23961-6

Idems M, Röder M (2018) 104-jähriger will heute sterben. Westfalenpost, 11. Mai

Kruppa H Das Glück kennt kein Alter. ISBN 978–3-649-66961-6

Schumacher H Restlaufzeit. Wie ein gutes, lustiges und bezahlbares Leben im Alter gelingen kann. ISBN 978–3-8479-0572-1

Vollmuth H (2017) Die alte Frau und der Tod. Süddeutsche Zeitung 173, 27. Juli

Walford RL Leben über 100 ISBN3-426-03772-6

Wiebking J (2017) Die 103-Jährige, die zur Schneiderin ging. Frankfurter Allgemeine Sonntagszeitung 27, 9. Juli

Szenario 2: „Prävention" vor 2000 Jahren weiter?

© Springer-Verlag GmbH Deutschland, ein Teil von Springer Nature 2019
H. Benölken, *FIT für gute 120 Jahre*, https://doi.org/10.1007/978-3-662-58927-4_2

2.1 Präventologisches Denken in der Antike

> „Die Menschen erbitten sich ihre Gesundheit von den Göttern. Dass sie aber selbst den größten Einfluss auf ihre Gesundheit haben, wollen sie nicht wissen." (Demokrit, griechischer Philosoph, 460 v. Chr.)

■ **„Prävention" und „Präventologe"**

Über die kurze Definition von Prävention in der Einleitung hinaus wollen wir noch vertieft erklären, was mit „Prävention" gemeint ist. Im Internet findet sich hierzu unter Berufung auf einen Beitrag in der FAZ vom 19.05.2001 folgende Erläuterung über das Selbstverständnis von Präventologen: Sie verstehen sich als „Vorbeuge-Ärzte", die über gesunde Ernährung, richtige Bewegung und „der Gesundheit förderliches Denken" informieren. Ihr Ziel ist eine ganzheitliche Gesundheit von Körper und Seele.

Die heutigen Forscher der WHO haben würdige Vorbilder in früheren Jahrhunderten und sogar Jahrtausenden. Heute graben Forscher die Erkenntnisse der frühzeitlichen Naturmedizin und Heilkunde aus. Als Beispiel schauen wir zunächst ins antike Griechenland.

■ **„Kalogagathia": In der altgriechischen Symbiose von Körper und Geist ist alles vernetzt**

Die alten Griechen waren glühende Anhänger der Auffassung, wonach ein Mensch nur schön sei, wenn das für seinen Geist und seinen Körper zutrifft, altgriechisch: Das Ideal der Kalogagathia, schön und tüchtig. Deren Höhepunkt zelebrierten sie bei den antiken olympischen Spielen in einer Kombination von Redner- und Diskussionswettbewerben und athletischen Wettbewerbern, an denen nur junge Männer teilnehmen durften, die nackt antraten, damit alle Zuschauer (auch die weiblichen) ihr Muskelspiel bewundern konnten.

> „Wenn jemand Gesundheit sucht, frage ihn erst, ob er bereit ist, zukünftig alle Ursachen seiner Krankheiten zu meiden. Dann erst darfst du ihm helfen." (Sokrates, 470–393 v. Chr.)

■ **Wie die alten Griechen, so die alten Römer**

Auch die alten Römer sehen den gesunden Geist in einem gesunden Körper (lateinisch: „mens sana in corpore sano", zitiert nach dem römischen Satirendichter Juvenal). Das kennen wir als geflügeltes Wort bis in die heutige Zeit. Beispiele für die olympische Verklärung nach griechischem Vorbild sind allerdings seitens der nüchternen Römer, die Gesundheit und Fitness in den Dienst ihrer militärischen Legionen stellten, nicht bekannt.

Der Bogen von präventologischen Erkenntnissen der Antike zur Neuzeit spannt sich von etwa 2000 v. Chr. bis etwa 500 n. Chr. (Antike) bis zum Beginn der Neuzeit um etwa 1500 n. Chr.

2.2 Chinesische Naturheilkunde: Heute wieder entdeckt

> „Du sollst nichts tun, was deinen Körper verletzen könnte, nicht einmal dein Haar oder deine Haut, denn du bekommst ihn von Vater und Mutter." (Konfuzius, 551–479 v. Chr.)

Deshalb galt es bereits vor 1000-enden Jahren in China als ein Lebensrecht, seinen Körper durch eine gesunde und bewusste Lebensweise zu schützen. Und die altchinesischen Heilkundigen erkannten auch früh, „dass ein gesunder Geist eine Vorbedingung für einen gesunden Körper darstellt, da beide untrennbar miteinander verbunden sind." Dieses Wissen ist den Menschen in der hoch technisierten medizinischen Welt von heute, mit ihren Behandlungsweisen mit vielen Nebenwirkungen nicht mehr präsent. Der ganzheitliche Ansatz der chinesischen Naturheilkunde – man betrachtet in der Diagnose den ganzen

Körper – kann damit eine sinnvolle Ergänzung der westlichen Medizinauffassung sein.

Die Geschichte der traditionellen chinesischen Medizin weist folgende Etappen auf:

- Der Arzt Bianque begründet die Akupunktur und Punktdiagnose im 5. Jh. v. Chr. Er gilt auch als Erfinder der Atemdiagnose, der Analyse der Gesichtsfarben und der Patientenbefragung, unserer Anamnese.
- Nutzung altchinesischer Philosophien für die traditionelle chinesische Medizin.
- Konzentration der inzwischen auf 16.000 angewachsenen Verschreibungen auf etwa 300 im 7. Jahrhundert durch den Arzt Liu Juansu.
- Ebenfalls nahm Juansu eine Klassifikation verschiedener Arten der Krankheiten in sechs Kategorien vor nach den fünf Elementen Wasser, Feuer, Holz, Metall und Erde. Durch diese Maßnahmen wurde die traditionelle chinesische Medizin erheblich vereinfacht.
- Begründung der chinesischen Pharmazeutik durch Li Shizhen im 16. Jahrhundert im Bencao gangmu, das die drei Kategorien Kräuter, Tiere und Mineralien umfasst, untergliedert in 16 Kapitel mit 62 Unterkapitel. Dieses Werk enthält mehr als 1000 Abbildungen und 10.000 Rezepte und wird heute noch in vielen Sprachen neu aufgelegt.
- In den folgenden Jahrhunderten haben sich eine Reihe von Behandlungsformen entwickelt wie die Akupressur, Akupunktur, Akupunkt-Massage, Ernährungsberatung, Harmonielehre und Einrichtungsberatung Feng Shui, Kräuterheilkunde, Qi Gong als Meditationstechnik und die Bewegungs- und Atemtherapie Tai Chi.

Lange hat die chinesische Medizin sich gegen das Vorurteil, sie basiere auf Aberglauben, wehren müssen. Heute sehen ganzheitliche sie Mediziner sie als wertvolle Ergänzung ihrer auf Experimenten und Überprüfbarkeit basierenden Diagnose- und Behandlungsmethoden.

2.3 Westliche heilkundliche Lehren und Traditionen

> „Die beste Heilstätte der Welt, nebst Licht, Luft, Wasser und Erde, ist eine mit Verständnis, Sorgfalt und Liebe geführte Küche". (Hildegard von Bingen in ihrer Einführung zur Ernährungstherapie im 12. Jahrhundert)

■ Lehren der klösterlichen Universalgelehrten Hildegard von Bingen

„Drei Pfade hat der Mensch in sich, in denen sich sein Leben tätigt: die Seele, den Leib und die Sinne". Nur wenn diese drei Aspekte der Lebensführung ausgewogen beachtet werden, bleibt der Mensch nach Meinung von Hildegard von Bingen gesund.

In zwei natur- und heilkundlichen Werken befasste sie sich mit Eigenschaften und Wirkungen von Kräutern, Bäumen, Edelsteinen, Tieren und Metallen im Rahmen einer allgemeinen Darstellung der Schöpfung, der Natur und der menschlichen Natur sowie mit Fragen einzelner Krankheiten und ihrer Behandlung. Sie brachte das damalige Wissen über Krankheiten und Pflanzen aus der griechisch-lateinischen Tradition mit der Volksmedizin zusammen mit deutschen Pflanzennamen und entwickelte Ideen über die Entstehung von Krankheiten, Körperlichkeit und Sexualität, keine eigenen medizinischen Verfahren, sondern trug bekannte Behandlungsmethoden zusammen. Die Kräuterkunde beinhaltet viele direkte Anweisungen, nach Symptomen geordnet. Der Gedanke der Einheit und Ganzheit ist auch ein Schlüssel zu Hildegards heilkundlichen Schriften. Danach ist Heilung kranker Menschen vom Glauben, guten Werken und einer maßvollen Lebens-Ordnung abhängig.

■ Forschende Apotheker mit ihrem Heer von KräutersammlerInnen

Als es noch keine Herstellung chemisch basierter Medikamente gab, ruhten die Hoffnungen auf Heilung bei Erkrankungen auf den Erfahrungen von Apothekern mit heilkräftigen Kräutern und daraus erstellten Rezepturen. Hierfür beschäftigten sie viele Menschen als Kräutersammler(innen). Die Heilkraft der Natur wird heute eher zögernd wieder entdeckt. Ein Grund für diese Zögerlichkeit: *Naturmedizin ist nicht chemisch basierte Arznei und damit nicht patentierungsfähig mit 18-jähriger Schutzpatentdauer. So ist die Naturmedizin auf Heilpraktiker, Anbieter von Nahrungsergänzungsmitteln und private Kräutermedizin-Produzenten abgedrängt. Auch mancher Apotheker entdeckt wieder die natürliche Professionalität seiner Zunft.*

▪ Die Lehren von Sebastian Kneipp: Fünf Säulen der Gesundheit

Die Kneipp-Medizin oder Kneipp-Therapie ist ein nach dem bayerischen Pfarrer Sebastian Kneipp (1821–1897) benanntes Behandlungsverfahren, das Wasseranwendungen, Pflanzenwirkstoffe, Bewegungs- und Ernährungsempfehlungen beinhaltet. Diese können sowohl vorbeugend als auch zur Behandlung bestehender Erkrankungen eingesetzt werden. Die von ihm entwickelte Kneipp-Medizin bzw. „Kneippkur" wird auch heute noch mit Erfolg eingesetzt, ist von der Schulmedizin anerkannt und hat sich bei vielen Störungen als begleitende Therapie bewährt.

Mit „Kneipp" verbindet man in erster Linie Wassertreten und kalte Güsse – also *„Kneippen"* im klassischen Sinn. Doch Pfarrer Kneipps Konzept umfasst noch viel mehr: Seine **Kneipp Therapie** zielt darauf ab, Körper, Geist und Seele in Einklang zu bringen. Er dachte und arbeitete also in einer Weise, die wir heute als ganzheitlich bezeichnen würden.

Der Auslöser für sein medizinisches Interesse war seine schwere Tuberkulose, ein Leiden, das zu Kneipps Zeit als unheilbar galt und von dem sich der damals 28jährige Sebastian Kneipp mittels eiskalter Bäder in der Donau selbst kurierte. Aufbauend auf dieser Erfahrung entwickelte er seine Philosophie der „fünf Säulen des Wohlergehens" zur Vorbeugung und Heilung diverser Zivilisationserkrankungen. Diese 5 Säulen der Gesundheit umfassen

- die Heilkraft des Wassers mittels verschiedener Kneipp Anwendungen,
- die Heilkraft der Kräuter,
- die positive Wirkung einer gesunden Ernährung
- und positive Wirkung von Bewegung,
- Ausgeglichenheit der Seele.

„Die Mittel, welche das natürliche Heilverfahren beansprucht, beruhen auf Licht, Luft, Wasser, Diät, Ruhe und Bewegung, Dinge, die …den gesunden Organismus gesund erhalten und wieder gesund machen können, wenn er erkrankt ist", so Pfarrer Kneipp.

▪ Gesundheits- und Bäderkultur um 1900

Pfarrer Kneipp war kein einsamer Rufer in der Wüste: Ende des 19. Jh.s entwickelte sich zur Zeit der Wandervogel-Bewegungen in den oberen Gesellschaftsschichten eine Gesundheitskultur, in deren Mittelpunkt eine gesunde Ernährung mit vegetarischem Schwerpunkt und eine Bewegungs- und Wellnesskultur standen. Um diese Zeit fand auch ein Aufschwung des deutschen Kurbäderwesens statt – für diejenigen, die sich damals Gesundheit leisten konnten. Das setzte sich fort bis in die 30-er Jahre – „Kraft durch Freude" – und wurde durch den zweiten Weltkrieg unterbrochen.

Und dann? Medizinischer Fortschritt und Anforderungen an die pharmazeutische Entwicklung bestimmten die Richtung mit zunächst nur geringer Betonung präventologischen Gedankengutes. Aber auch hier ist es nie zu spät. Wichtig ist: Das Wissen um einen gesunden Lebensstil war zu dieser Zeit durchaus schon vorhanden, wenn auch noch nicht Allgemeingut für die Bevölkerung.

- **Fazit: Zurück zu bewährten präventologischen Erkenntnissen**

Wiederentdeckung und Nutzung traditioneller präventologischer Erkenntnisse bietet neue Chancen für eine zeitgemäße präventologisch orientierte Lebensführung.

Weiterführende Literatur

Bachmann R Natürlich gesund mit Kneipp. ISBN 978-3-8304-6571-3

Bradford N (Hrsg) Handbuch der Naturmedizin. ISBN 3-333-01012-7

Schnorrenberger CC Lehrbuch der chinesischen Medizin. ISBN 3-89996-453-5

Schwarz G Chinesische Naturheilkunde. ISBN 3-86146-029-7

Strehlow W Die große Heilkunde der Hildegard von Bingen. ISBN 3-8289-2085-3

Katalog der Ausstellung „Im Rausch des Jugendstils." des Dortmunder Museum für Kunst und Kultur MKK. ► www.mkk.dortmund.de. 9.12.2018–23.06.2019

Szenario 3: Die deutsche (Un-)Gesundheits-Realität

© Springer-Verlag GmbH Deutschland, ein Teil von Springer Nature 2019
H. Benölken, *FIT für gute 120 Jahre,* https://doi.org/10.1007/978-3-662-58927-4_3

Wie sieht es beim Thema Gesundheit mit den in Deutschland lebenden Menschen aus? Hierzu spannen wir den Bogen vom in Deutschland üblichen Gesundheitsverhalten im Vergleich mit unseren EU-Nachbarn bis zum deutschen Gesundheitssystem.

3.1 Deutsche im EU-Vergleich: Mehrere Jahre früher krank

» „Viele Krankheiten können in einen verweichlichten Körper eindringen, aber ein abgehärteter Körper hält diese Krankheiten ab." (Sebastian Kneipp)

Im internationalen Vergleich werden Deutsche frühzeitiger krank, obwohl pro Kopf der Bevölkerung überdurchschnittlich viel Geld ausgegeben wird. Das deutet darauf hin, dass der Handlungsbedarf beim Thema Gesundheit in Deutschland sehr hoch ist.

■ **Deutsche sind 5–15 Jahre weniger gesund als andere EU-Bürger**

Wie viele Jahre ihres Lebens verbringen Menschen in Gesundheit, ab welchem Lebensjahr sind sie als „krank" einzustufen? Das Statistische Amt der EU (EuroStat) untersuchte, wie viele Jahre Menschen in EU-Ländern in Gesundheit verbringen. Die Situation im Jahr 2016 (◘ Abb. 3.1):

- „Durchschnittsdeutsche" verbringen nur 57 Jahre ihres Lebens „in Gesundheit",
- „Durchschnitts-EU-Bürger" hingegen 61 Jahre, Menschen in skandinavischen Ländern sogar 65 bis 71 Jahre!

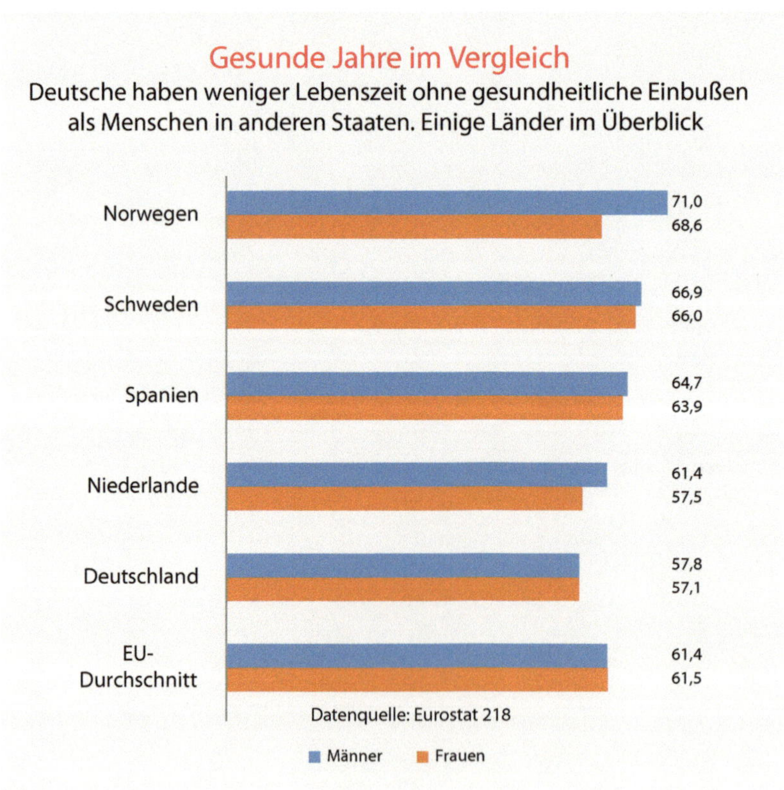

◘ **Abb. 3.1**   Gesunde Jahre im internationalen Vergleich

Deutsche verbringen durchschnittlich fast ein Jahrzehnt mehr in Krankheit im Vergleich zu Norwegen (Renteneintrittsalter max. 75 Jahre) und damit 13 Jahre mehr kranke Rentnerzeit. Gründe für deutsche Früherkrankungen: Neben ungesünderer Ernährung – mit hohem Fleischanteil in Deutschland statt wie in Mittelmeer- und skandinavischen Ländern viel Olivenöl, Salat, Fisch – sehen Forscher für die kürzere gesunde Zeit der Deutschen als eine Hauptursache STRESS! Das hat *auch für deutsche Arbeitgeber Folgen:* Höhere Krankheitsquoten, Produktivitätsverluste und Krankheitskosten. Das erfordert auch ein leistungsfähiges Betriebliches Gesundheits-Management (BGM).

Es überrascht angesichts dieser Krankwerden-Vergleiche nicht, dass nach EU-Vergleichsdaten die Lebenserwartung in Deutschland langsamer steigt als in anderen EU-Ländern: In Deutschland ist die durchschnittliche Lebenserwartung von Babys von 2000 bis 2017 von 78 auf 80 Jahren gestiegen, in anderen Ländern hingegen stärker. So liegt im EU-Vergleich von allen 28 EU-Staaten Deutschland bei der durchschnittlichen Lebenserwartung nur auf dem 18. Platz. Investiert Deutschland zu wenig in „Gesundheit"?

3.2 Deutsche halten neun EU-Titel für Krankheitsverursachung

» „Es gibt 40.000 Krankheiten, aber nur eine Gesundheit." (Frank Jester)

Neun Ursachenfelder belasten Deutsche gesundheitlich überdurchschnittlich stark: So können sich betroffene Menschen Wohlbefindens- in UN-Wohlbefindensbereiche verwandeln (◨ Abb. 3.2).

■ **Deutsche zahlen pro Einwohner überdurchschnittlich viel Geld für Gesundheit**

Wir lassen uns „Gesundheit" im internationalen Vergleich überdurchschnittlich viel kosten: Hier liegen wir im EU-Vergleich an fünfter Stelle von 28 EU-Staaten. Bei der bewerteten Qualität des Gesundheitssystems rangiert Deutschland auf dem neunten

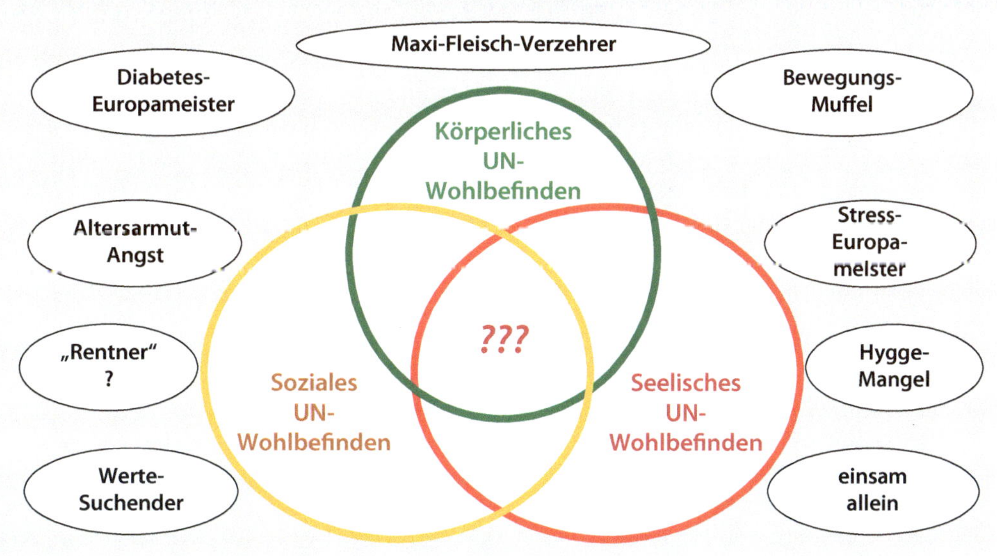

◨ **Abb. 3.2** Gründe für frühe Erkrankungen im EU-Vergleich

3

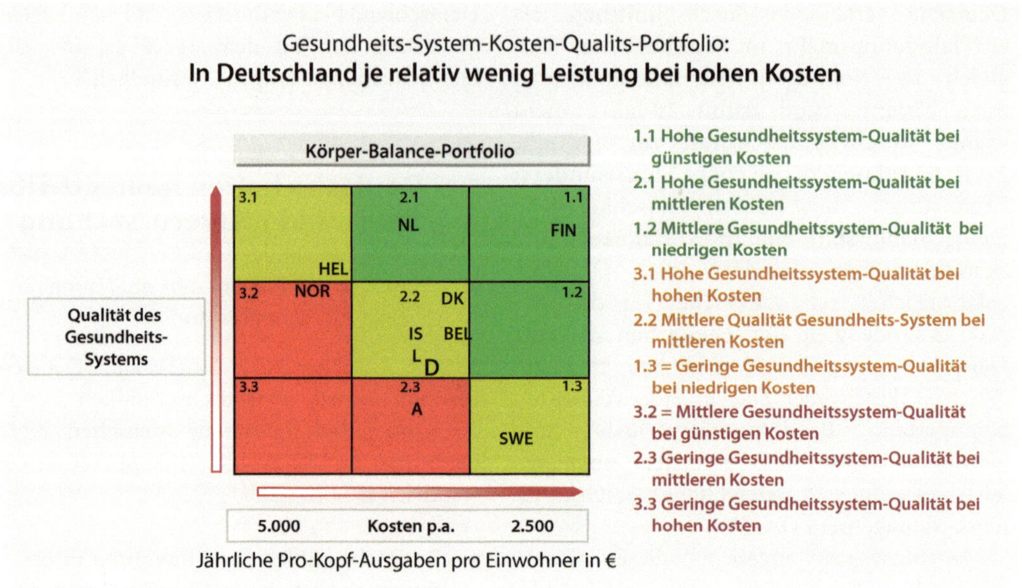

◻ **Abb. 3.3**   Gesundheitskosten im internationalen Vergleich

Platz – Deutsche bekommen für „Gesundheit" weniger Punkte als in der Mehrzahl der Nachbarländer in West und Nord (◻ Abb. 3.3).

■ **„Hilf dir selbst, dann hilft dir …" – dann kannst du gesund bleiben!**

Im GroKo-Vertrag vom Februar 2018 wird Kapitel VII – Ziffer 4 eingeleitet mit: „Wir wollen die Gesundheitskompetenz der Bevölkerung und die Prävention in allen Lebensbereichen deutlich stärken." Dazu Beispiele aus Vorsorgebereichen der Schulmedizin – und wenig zur Aufklärung von Bürgern, wie man über den eigenen Lebensstil vorsorgen kann.

3.3   Wo bleibt die Körper-Instandhaltungsplanung?

» „Eine Medizin, die erst hilft, wenn jemand krank geworden ist, kommt zu spät."
(Detlef Ganten)

■ **Vom Auto-TÜV zum Körper-TÜV**

Was würde man von einem Autofahrer halten, der so lange mit seinem Vehikel durch die Gegend fährt, bis die Bremsen nicht mehr sauber greifen, die Federung quietscht, die Spurtreue zu wünschen übrig lässt etc.? Gottlob ist dieses Risiko für die Gefährdung anderer Verkehrsteilnehmer weitgehend ausgeschlossen, weil der TÜV-Zwang das verhindert.

Auch beim eigenen Haus warten die Bewohner nicht, bis Regen durch die Decken tropft und der Wind durch die Ritzen pfeift. Fazit: Der Bürger geht mit seinen als kostbar angesehenen Besitztümern – beim liebsten Kind der Deutschen, nämlich dem Auto mit gesetzlichem Zwang – relativ behutsam um und sorgt gegen Pannen und desaströsen Werteverfall vor.

Wie sorgt der gleiche Bürger für seinen eigenen Körper vor? Da er mit Ausnahme des jährlichen Zahnarztnachweises keine gesetzlichen Pflichten spürt, ist er für seinen Körper-TÜV selbst verantwortlich. Wenn er sich informieren will, findet er viele Empfehlungen, die primär um zwei Koordinaten kreisen: Kontinuierliche Ausdauerbewegung und bewusste Ernährung. Das reduziert einen regelmäßigen Körper-TÜV, sprich Vorsorgeuntersuchungen zwar nicht vollständig, aber der Körper kann so länger im Bereich Vorsorge bleiben und muss nicht in die Reparaturwerkstatt zum Arzt, wenn er Symptome verspürt.

■ Weichenstellung zur Arteriosklerose oft schon in jungen Jahren!

Der Mensch wächst, d. h. baut sich seine Zellen auf bis etwa zum 20. Lebensjahr – und dann beginnt ohne Übergang der Alterungsprozess: Stillstand kennt der menschliche Körper nicht. Der (noch junge) Mensch kann aber das Tempo des Alterungsprozesses seiner Zellen beeinflussen. Die Ernährungszufuhr einschließlich aller offensichtlichen Gifte (Nikotin, Alkohol, Rauschgifte, Tabletten) und latenten „Gifte" (gesättigte und künstliche Fette, Süßgetränke) ist entscheidend. Das spiegelt sich im Arteriosklerose-Prozess wieder, indem sich Gifte über Blutbahnen in die Wände der Arterien fressen und ihr Zerstörungswerk das Immunsystem der Befallenen nach und nach schädigt: Die Nährstoffversorgung des Körpers über das vom Herzen strömende Blut wird reduziert. Die Fett- und Plaqueablagerungen führen im Volksmund zur „Verkalkung", die Adern wachsen zu wie ein Wasserrohr durch eindringende Algen. Der mögliche Ablauf beinhaltet Anfälligkeit für schwere Behinderungen und Gefäßverschlüsse, Schlaganfälle und dauernde Herzleiden.

Nur – wie sieht die Realität aus? Wenn die Abwesenheit von Krankheit und einer Arbeitsunfähigkeitsbescheinigung Gesundheit suggeriert, sieht der sich so gesund einschätzende Bürger kaum Veranlassung, an seiner Lebensweise etwas zu verändern, solange sein Körper ihn nicht dazu auffordert. Bestärkt wird er dadurch, dass unser Gesundheitssystem auf eine Symptommedizin

ausgerichtet ist, die weniger auf Gesunde, sondern auf Kranke orientiert ist. Ärzte lernen in ihrem Studium in erster Linie, wie man Krankheiten behandelt und möglichst heilt, welche Medikamente sie verschreiben müssen oder können. Sie studieren weniger, wie man Krankheitssymptome vorausschauend verhindert, sodass positive Ergebnisse bei Vorsorgeuntersuchungen gar nicht erst eintreten: Bei auftretenden Symptomen von Vorsorgeuntersuchungen ist das Kind schon zur Hälfte in den Brunnen gefallen.

Inzwischen setzt ein Umdenkprozess bei mündiger werdenden Patienten und vielen Ärzten ein. Der Bürger hat die Möglichkeit, über Medien Wissenswertes über seinen Körper, seine Funktion, über Zellalterung, Zellernährung etc. zu erfahren. Er kann erleben, dass es Spaß machen kann, Leben und damit Gesundheit in die eigene Hand zu nehmen und aus den Abhängigkeiten von medikamentösen Behandlungen heraus zu kommen.

■ Ist es erstrebenswert, „alt" zu werden und wie?

Kann der Mensch, und vor allem FIT bei Geist und Körper, 120 Jahre jung werden? Wir haben schon berichtet, dass es Völker gibt, bei denen das der Fall ist. Diese Menschen leben unter optimalen Rahmenbedingungen hinsichtlich Luft, Wasser, Bodenqualität, vitalstoffreicher Nahrung und sind mit 80 plus noch zeugungsfähig, haben noch natürlichen Zähne, sind gesund. Für sie sind 120 plus ein sinnvolles Lebensziel. Nach heutigem Erkenntnisstand ist das auch für Zivilisationsmenschen erreichbar – wenn der Einzelne das will und sich danach verhält. Viele zweifeln daran, weil sie Personen vor Augen haben, die sich mit den Unsegnungen der modernen Medizin von Bewegungsunterstützung bis zur Apparatemedizin durch ihre letzten Jahre schleppen: Wie viel Lebensqualität, von „Genuss" ganz zu schweigen, verbleibt einem dann noch für ein erfülltes Leben?

3

- **Noch dominierende Reparatur- statt Vorsorgemedizin**

Da die Mehrzahl der Bürger erst zum Arzt geht, wenn's im Körper scheppert, werden die Mediziner primär durch Symptom-Kurieren belastet, während Ursachenbekämpfung eher zu kurz kommt. Langjährige Gesundheit ist das Ergebnis einer Symbiose von starken Genen und Verhalten. Genetischen Defekten glaubt man zwar weitgehend ausgeliefert zu sein, aber in seinem Gesundheitsverhalten ist jeder autonom. Der Lohn kann sein: Nie krank und rüstig für 100 Jahre plus. Es geht nicht nur darum, möglichst alt zu werden, sondern auch einen Zustand ständiger Abhängigkeit von medizinischer Symptombehandlung mit einer täglichen Tablettenbatterie und allen damit verbundenen Einschränkungen und Nebenwirkungen bis hin zu Gehilfen, künstlichen Ausgängen und ähnlich unangenehmer Dinge zu vermeiden.

- **Weichenstellung zur Arteriosklerose schon in jungen Jahren!**

Der Mensch wächst, d. h. baut sich seine Zellen auf bis etwa zum 20. Lebensjahre – und dann beginnt ohne Übergang der Alterungsprozess: Stillstand kennt der menschliche Körper nicht. Der (noch junge) Mensch kann nur das Tempo des Alterungsprozesses seiner Zellen beeinflussen. Die Ernährungszufuhr einschließlich aller (Nikotin, Alkohol, Rauschgifte, übermäßiger Medikamentenkonsum) und latenten Suchtmittel (übermäßiger Konsum von Fett und Süßigkeiten) ist entscheidend.

Das spiegelt sich im Arteriosklerose-Prozess wieder, indem sich Gifte über Blutbahnen in die Wände der Arterien fressen und ihr Zerstörungswerk das Immunsystem der Befallenen nach und nach schädigt. Die Fett- und Plaqueablagerungen führen im Volksmund zur „Verkalkung", die Adern wachsen zu wie ein Wasserrohr durch eindringende Algen. Den möglichen Ablauf bis hin zu schweren Behinderungen und Gefäßverschlüssen, Schlaganfällen und dauernden Herzleiden zeigt die folgende Abbildung in 4 Phasen. Eigentlich wollen

wir ja nur motivieren und nicht wie die Zigarettenindustrie auf gesetzlichen Druck Bilder zum Erschrecken zeigen. Hier machen wir eine Ausnahme, weil klar sein muss: Hoher Genuss von Süßigkeiten im frühkindlichen Alter, weil Betreuer in Kita und Schule unzureichend aufklären (können?), Fastfood-Ernährung und dann schon beginnend bei Halbwüchsigen, deren Körperfunktionen sich noch entwickeln müssen: Wenn dann beim 30-Jährigen die Arterien schon so ausschauen: Wie viel hat die/der Betreffende von ihrer/seiner Lebensuhr schon verticken lassen und ist biologisch vielleicht schon 50 plus?

Ein Hebel zur Vermeidung von Arteriosklerose ist eine Ernährung, die die Gifte-Zufuhr zum Körper reduziert, und Bewegung, die über erhöhten Sauerstofftransport wertvolle Vitalstoffe aus der Nahrung mit hoher Bio-Verfügbarkeit in alle Zellen des Körpers transportiert.

3.4 Feinde einer gesunden Ernährung in Deutschland

» „Im Urgebet der Christenheit heißt es: ‚Unser tägliches Brot gib uns heute,' nicht: ‚Unser tägliches Schnitzel gib uns heute.'" (Eckhart von Hirschhausen, in: chrismon spezial Brot für die Welt, November 2018)

- **Faktische Gesundheitsfeinde und ihre Komplizen**

Die folgende ◻ Abb. 3.4 illustriert ein traurig stimmendes Szenario von Gesundheitsfeinden und deren Komplizen, die diese Rollen wohl entrüstet zurück weisen würden.

Diese „Gesundheitsfeinde" sind nicht Feinde von Menschen in dem Sinne, dass sie mit Pfeil und Bogen hinter dem nächsten Baum lauern, welchen Menschen sie vielleicht erlegen können. Feinde werden sie dadurch, dass sie mit Produkten, die die Gesundheit schädigen, Geld verdienen wollen, soweit es ihnen im Rahmen der gesetzlich bestehenden Normen möglich ist.

Im Fokus steht dabei besonders die Zuckerindustrie, die ihre Produkte nicht nur

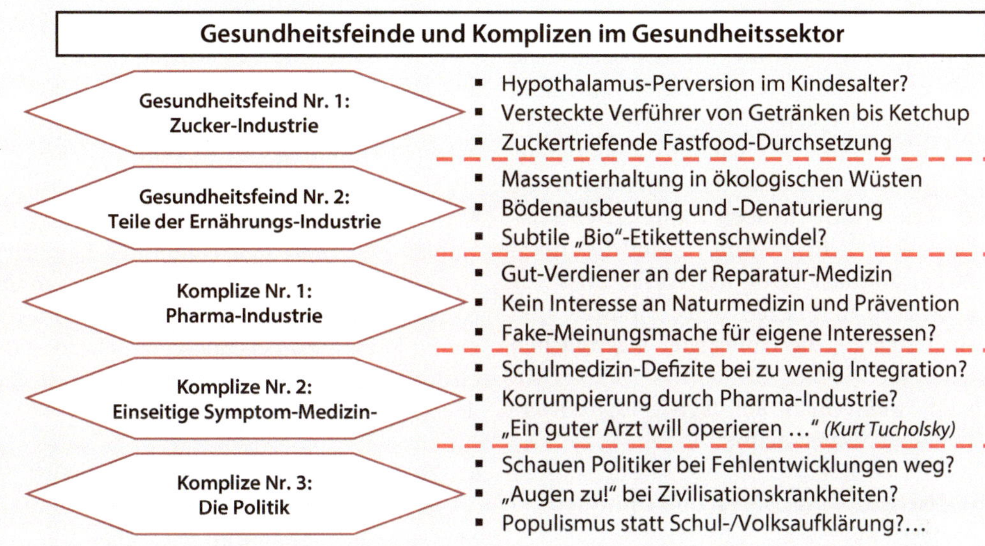

◘ Abb. 3.4 Gesundheitsfeinde und deren Komplizen

offensichtlich als Süßigkeiten aller Art einschließlich Kuchen anbietet, sondern auch die Verarbeiter industriell behandelter „Lebensmittel" zur gaumenkitzelnden Geschmacksanreicherung, Beispiel Fertigpizza: Man schätzt, dass deren Zuckergehalt etwa 30 Zuckerwürfeln entspricht: Diabetes lässt grüßen. Ähnliches gilt auch für die Fleischindustrie aus Massentierhaltung: „Rotes" Fleisch gilt als darmkrebsfördernd und trägt (mit Ausnahme von Bio-Fleisch) zu einem übersäuerten Körperhaushalt bei.

Nun zum Komplizen 1, der Pharma-Industrie: Als ihre Haupteinnahmequelle gelten die Nutzung langjähriger Patente mit 18-jähriger Laufzeit. Deshalb hat sie auch mit nicht chemisch basierter Naturmedizin „wenig am Hut" und macht ihren Einfluss in ihrem Sinne auf die Therapie- und Produktauswahl durch Angehörige medizinischer Berufe geltend.

Dann zur „Schulmedizin", primär vertreten (neben den Zielen der Pharma-Forschung) durch konventionell behandende Ärzte und Apotheker. Hier sind zwei Trends zu beobachten: Verantwortungsvolle Ärzte, die im Sinne einer ganzheitlichen Medizin versuchen, den gesamten Menschen in ihr Diagnosebild einzubeziehen und sich hierfür auch die notwendige Zeit für Patienten nehmen, auch wenn das keine abrechnungsfähige Kassenleistung ist. Hut ab!

Und es gibt die Gruppe traditioneller Schulmediziner, die sich ziemlich konsequent an abrechnungsfähigen Leistungen orientieren, primär an Symptombehandlung offensichtlich erkrankter Menschen und der Verordnung von Medikamenten verdienen, die für die Behandlung kassenärztlich zugelassen sind. Präventologische Beratung ist bisher im Leistungskatalog von Krankenkassen nicht vorgesehen. Darf man sie als Komplizen einstufen?

Warum ist Komplize Nr. 3 ein „Komplize"? Weil er Mehrwert-, Verbrauchs- (Tabaksteuer!) und Ertragssteuern einnehmen will und muss und dabei in der Wahl seiner Maßnahmen sich kaum den Luxus eines präventologischen Gewissens erlaubt, wie Beispiele zeigen: Warum sprach sich ein früherer Landwirtschaftsminister, der sich auch als Glyphosat-Freund hervor tat, dafür aus, Kinder sollten in der Schulspeisung weiter unbesorgt Fleisch und Wurstwaren vom Schwein essen, obwohl er sich über deren Langzeitwirkungen im Klaren sein musste? Verstand er sich primär als Lobbyist der Agrar- und Fleischindustrie? Oder warum bagatellisierte eine Landwirtschaftsministerin die Vorschläge kompetenter Experten, den Zuckergehalt in Nahrungsmitteln deutlich zu deklarieren? Weil ihr lobbyistisches Herz sie dazu trieb? Und warum plädierte noch vor einigen Monaten ein nicht mehr im Amt befindlicher maßgeblicher Politiker dafür, das Werbeverbot für Rauchwaren an Plätzen (z. B. Straßen- und Bushaltestellen), die häufig von Jugendlichen frequentiert werden, zu lockern. Ist man ein Schelm, wenn man Politiker-Komplizenverhalten beim Namen nennt?

■ Fleischindustrie: Darm- und Umweltbelastung

Sind Unternehmen dieser Branche Inkubatoren von Darmkrebs? Das mag für Anhänger von „gut bürgerlichem Essen" hart klingen. Der Zusammenhang ist sehr einfach: Fette Fleischspeisen können bis zu acht Stunden bis zur Entsorgung lagern, an der Spitze Schweinefleisch, dann Lammfleisch, Rindfleisch, zum Schluss fettarme Teile von Geflügel, die es in jeweils vier Stunden schaffen können. In dieser Zeit schaffen es auch fast alle Fischarten, während Gemüse nur etwa 1–3 h braucht und so wenig die Darmflora belasten. Hier die Sinne zu verschließen angesichts der Tatsache, dass Deutsche im EU-Vergleich 5–10 Jahre weniger in Gesundheit verbringen und damit früher krank werden, macht keinen Sinn.

Wussten Sie schon, dass die Mehrzahl der Mastschweine und Milchkühe in ihrem oft kurzen Leben chronisch krank ist: Fieber, Husten, Benommenheit als häufige Leiden. Wie passt das zu dem Slogan: „Aus deutschen Landen frisch auf den Tisch!" Kann sich das beim Verzehr sogar epigenetisch auf Menschen auswirken (vgl. ▶ Abschn. 6.3)?

Ist Bio-Fleisch anders? Jein: Zwar ist es weniger fett und nicht Antibiotikagepäppelt – aber die Verweildauer im Darm

ist kaum kürzer. Darmkrebsgefahr und weitere Nebenwirkungen können geringer sein in dem Maße, wie der Beitrag dieser Speise zum ausgeglichenen Basen-Säure-Haushalt des Körpers positiver ist als von Fleisch aus Massentierhaltung.

■ Wirkungen auf die Umwelt

Haben Sie schon mal eine Gülle-Landkarte von Deutschland gesehen, die eine prägnante Nordwest-Südost-Nitrat-Diagonale aufweist: Damit korrespondiert auch die Belastung des Grundwassers, ohne dass damit klar ist, was davon im Trinkwasser ankommt.

■ Zucker-Industrie: Zucker-Krieger auf dem Rückzug?

Man gewöhne Kinder im Kita-Alter schon an Gummibärchen & Co. Dann kann man sich darauf verlassen, dass der Hypothalamus das gewissermaßen epigenetisch programmiert – und so haben Hersteller und Vertreiber ihr süßsüchtiges Publikum auf Dauer – wenn es keine Gegenstrategien gibt. In einer Gesellschaft mündiger Konsumenten sieht man das nicht über Reglementierungen, sondern über Aufklärung.

■ Chemie-Bombe auf und Nitratbombe unter ländliche(n) Auen

Da bei Gesundheit alles mit allem zusammenhängt, gilt auch für Wirkungszusammenhänge in der Natur: Glyphosat- und chemiebelastete Luft macht keinen Bogen um die Anwesen von Bio-Bauern, nitratbelastetes Wasser verteilt sich unterirdisch flächendeckend im Grundwasser. Das Ergebnis dieser Durchdringungen: Schnelles Wachstum zulasten von Vitalstoffinhalten, wovon über die Nahrungsketten Tiere und Menschen „profitieren".

Weiterführende Literatur

Ganten D, Niehaus J Die Gesundheits-Formel. ISBN 978–3-8135-0648-8

Szenario 4: Lebenszeitperspektiven

© Springer-Verlag GmbH Deutschland, ein Teil von Springer Nature 2019
H. Benölken, *FIT für gute 120 Jahre*, https://doi.org/10.1007/978-3-662-58927-4_4

Die durchschnittliche Lebenserwartung in Deutschland steigt statistisch auf inzwischen etwa 82 Jahren bei Frauen und 78 Jahren bei Männern – im Durchschnitt! Darin sind Gruppen enthalten, deren aktive Lebenszeit zunimmt, auch bedingt durch ihren Lebensstil, aber auch Gruppen, deren Lebenserwartung sogar abnehmen könnte, vor allem bei den Gruppen, in denen Deutschland unrühmliche EU-Spitzenplätze (vgl. ◘ Abb. 3.3) hält.

4.1 Männer müssen nicht früher sterben als Frauen

» „Gesund zu leben erfordert viel Durchhaltevermögen und Disziplin."
(Jochen Niehaus)

Sie erkennen es schon in der Überschrift: Üblicherweise spricht man darüber, dass Frauen länger leben als Männer. Das wird so vorgetragen, als sei es ein Naturgesetz.

■ **Der Nonnen-Mönche-Vergleich: Beide Geschlechter leben gleich lang**

„Bete und arbeite": Diese Aufgabe war beiden Geschlechtern, Nonnen wie Mönchen, in ihren Klöstern gestellt. Der Klostergarten war zum Arbeiten dar, flankiert durch gemeinsames frühes und abendliches Chorgebet. Die selbst angebaute Beköstigung war ballaststoffreich, vegetarisch, nicht durch industriell vorgefertigte Nahrung geprägt. Bewegung beim Arbeiten, gesundes Essen: Man war nah am „körperlichen Wohlbefinden". Die heutigen Bedrohungen des seelischen und sozialen Wohlbefindens waren noch nicht gegeben: Beste Rahmenbedingungen für ein gemeinsames gleichlanges Leben der Geschlechter.

■ **Im Gesundheits-Vergeudungsvergleich sind Männer traditionell Spitzenreiter**

„Der Mann muss hinaus ins feindliche Leben … drinnen waltet die züchtige Hausfrau." (Friedrich Schiller in „Die Glocke").

Schiller beschrieb seine genderspezifische Szenarien vor etwa zwei Jahrhunderten. Erst später brach das industrielle Zeitalter an, verbunden mit Schwerstarbeit nicht nur, wie traditionell auf den Felder im Zeitalter der Agrarwirtschaft: Mitte des 19. Jahrhunderts kam der Bergbau – Erz, Steinkohle, Braunkohle – hinzu, was viele Männer untertage jagte, woher sie mit ausgeprägten Selikoseschäden ihrer Lungen wieder ans Tageslicht kamen.

Parallel entwickelte sich der moderne Verkehr, der seine Wege brauchte. Für den Eisenbahnverkehr ab etwa 1810, für den Straßenverkehr des Automobil-Jahrhunderts ab etwa 1900. Für den Bau beider Verkehrswege waren Männer die prädestinierten „Malocher".

In allen Schwerarbeiterbereichen entwickelte sich eine Sucht nach Entspannung durch Alkohol und Rauchen, parallel eine fleischreiche und eher ballaststoffarme Esskultur: Schließlich brauchten die „Malocher" was zwischen den Rippen, möglichst fettes Schweinefleisch. Der Weg zum EU-Fleischverzehrmeister war vorgezeichnet, gefolgt von der im internationalen Vergleich hohen Darmkrebsrate. So hatten viele Männer keine Chance, so alt zu werden wie ihre Frauen, vor allem, wenn sie zur subjektiv gefühlten Stressbewältigung mehr Alkohol konsumierten und rauchten. Eine negative Ausnahme bildet die Bevölkerung von Russland: Frauen erreichen durchschnittlich 78 Jahre, Männer ein Jahrzehnt weniger – dank hohem Alkoholzuspruch. So kursiert angesichts der Bestrebungen der russischen Regierung, das Rentenalter für Männer auf 67 und für Frauen auf 65 Jahren anzuheben, die Schlussfolgerung: „Dann erreiche ich ja nicht einmal mehr lebend mein vorgesehenes Rentenalter."

Das war nicht unbedingt ein internationales Problem: Bergbau, hohe Industrialisierung, Verkehr in luftverschmutzten Ballungsräumen: Für die Mehrzahl der Franzosen, Spanier, anderer Südländer weniger wichtig: Unsere Nachbarländer sind dünner besiedelt.

- **Der schleichende Selbstmord der Alphatiere**

„Männer definieren sich evolutionär über den Erfolg auf der Jagd, während Frauen es gelernt haben, in der Gemeinschaft zu leben und miteinander intensiv und emotional zu kommunizieren." (Jane Fonda in einem Interview der „Westfalenpost" vom 08.09.2018). Inwieweit können also die Alpha-Männer-Rollen Ursachen für einen früheren Tod von vielen Männern in gehobenen Positionen sein?

„Der Franzose arbeitet, um zu leben, der Deutsche lebt, um zu arbeiten" ist ein häufig benutzter Vergleich zwischen diesen beiden Nachbarn. Alphatiere leiden unter dem vermeintlichen Zwang, ihre Nützlichkeit in ihren familiären und beruflichen Umgebungen durch gelungenen Aufstieg zu beweisen. Der Unterschied gegenüber den körperlichen Malochern liegt eher im Outfit; Krawatte statt „Blaumann". Dazu subtile Hackordnungsspiele in den Unternehmen, um sich als „Alphatiere" für Spitzenpositionen zu qualifizieren. Auch in diesen Rollen waren üppiges Essen, Nikotin und Alkohol ständige Begleiter der Aufsteiger und Alphatiere. Seit einigen Jahren denkt man zwar in diesen Kreisen um: Mehr Orientierung an gesunder Lebensweise, Sport und Fitness. Wunderbar, wenn die Hirnanhangdrüse Hypothalamus das lernt, nachdem sie Jahrzehnte eher Raubbau am Körper ihres Trägers hinnehmen musste.

- **Über präventologischen Lebensstil zurück zu den Mönchen und Nonnen**

Statistiken scheinen etwas Objektives zu signalisieren, aber haben auch die teuflischen Eigenschaften, dass sie nicht vergessen, wenn man es nicht absichtlich weglässt. Im Vergleich der Malocher vom Bergarbeiter bis zum Alphatier mit den von Schiller besungenen züchtigen Hausfrauen bauen sich Zahlenkollonnen auf, die signalisieren,

Frauen würden ein halbes Jahrzehnt länger leben – obwohl nur Männer durch eigenes gesundheitliches Umfeld und Verhalten früher sterben. Wenn sich, auch begleitet durch Förderung von Chancengerechtigkeit von Frauen, die Lebensstile der Geschlechter angleichen wie bei den Bete- und Arbeiter-Lebensstilen von Mönchen und Nonnen, besteht die Chance, dass sich durchschnittliche Lebenserwartungen von Frauen und Männern präventologisch anpassen.

4.2 Stagniert/sinkt selektiv die Durchschnitts-Lebenserwartung?

» „Jahrhunderte lang setzte sich die Medizin erst mit Krankheiten auseinander, wenn diese auftraten." (Prof. Angelika Eggert)

Auf der Basis der statistischen Daten der letzten etwa 60 Jahre geht man davon aus, dass die durchschnittliche Lebenserwartung dank medizinischem Fortschritt weiter ansteigt.

- **Von Großmutters Altersgruppen-Lebensuhr …**

So haben viele Großmütter ihren Enkeln den Zeitstrahl von 10–100 geschildert (◨ Abb. 4.1).

- **… ergänzt um „Zivilisationskrankheiten" eines industriellen Lebensstils**

Aber bleibt das so angesichts der unter ► Abschn. 3.1 aufgezeichneten Entwicklungen? Es deutet sich auch eine Tendenz zu einer gegenläufigen Tendenz an, wie folgende Grafik aufzeigt.

Wenn wir nun den für die Mehrzahl der Bürger üblichen „industriellen" Lebensstil hinzunehmen, stoßen wir auf die vielfältigen „Zivilisationskrankheiten". Sie werden sagen: „Aber das gilt doch nicht für mich!" Einverstanden – aber für wie viele Prozent der

4

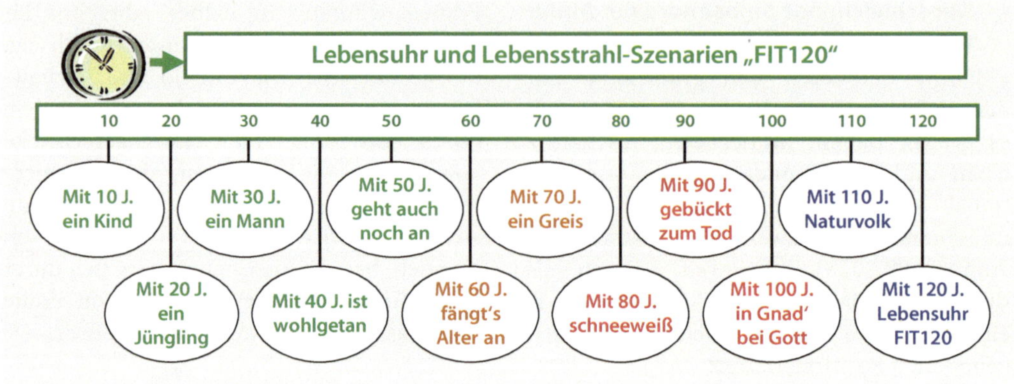

▣ Abb. 4.1 Lebensuhr von 10 bis 120

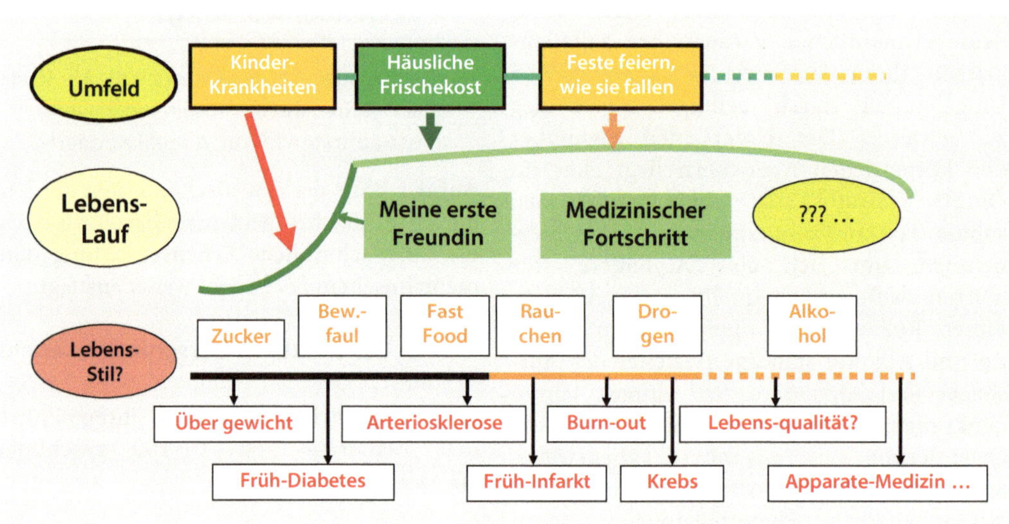

▣ Abb. 4.2 Vom häuslichen Kochtopf zum industriellen Lebensstil

Bevölkerung? So viele, wie übergewichtig sind, nämlich 65 % der Männer und 50 % der Frauen (▣ Abb. 4.2)?

- **Kombiniertes Szenario Altersgruppen-Lebensstile-Medizinischer Fortschritt**

Wenn wir Altersgruppen und Lebensstile in die Betrachtung einbeziehen, zeigt sich das Risiko einer abnehmenden Lebenserwartung für Menschen mit industriellem Lebensstil.

Diese grafische Darstellung zeigt drei signifikante Entwicklungsrichtungen (▣ Abb. 4.3):
— Der medizinische Fortschritt durch immer präzisere Symptome-Behandlung und Erweiterung des Spektrums der schulmedizinischen Vorsorgeuntersuchungen garantiert isoliert betrachtet nur dann eine höhere Lebenserwartung, wenn das nicht durch einen ausgeprägten industriellen Lebensstil konterkariert wird.

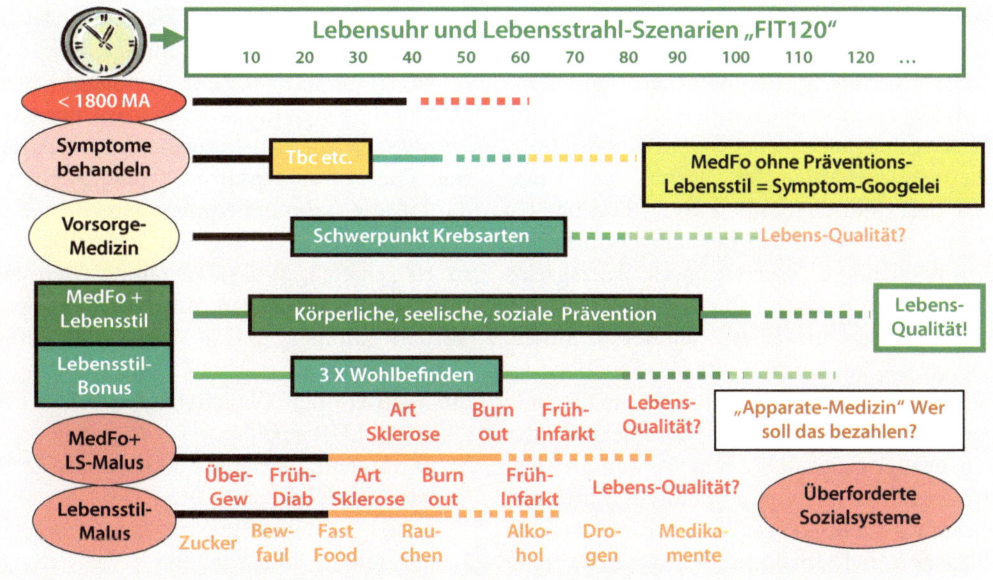

■ **Abb. 4.3**   Szenario einer stagnierenden bis abnehmenden Lebenserwartung

— Die Kombination des medizinischen Fortschritts mit einem präventologischen Lebensstil ist der Weg zu FIT für gute 120 Jahre.

— Hingegen zeigt die Kombination des medizinischen Fortschritts mit einem industriellen Lebensstil bei moderaten Genuss-Gewohnheiten im günstigen Fall eine stagnierende Lebenserwartung, vielfach begleitet von Einschränkungen der Lebensqualität durch medizinische Dauerbehandlungen wie Insulin-Verabreichung, was bei einem exzessiven industriellen Lebensstil in eine Reduktion der Lebenserwartung umschlagen kann.

■ **Mögliche Auswirkungen**

Wenn sich immer mehr Menschen auf den Weg eines präventologischen Lebensstils begeben, kann die durchschnittliche aktive Lebenszeit, die die Sozialkassen nur geringfügig belastet, für immer mehr Menschen steigen. Per saldo können so die Sozialkassen entlastet werden.

Die deutsche Bevölkerung kann aber auch mehrheitlich in die Gefahr geraten, über einen industriellen Lebensstil den Zuwachs an aktiver Lebenszeit zu verlieren, den ihr der medizinische Fortschritt eröffnen kann. Selbst wenn das statistische Durchschnittsalter durch medizinischen Fortschritt steigt, kann das aktive Durchschnittsalter mit hoher Lebensqualität schrumpfen. Bei einer solchen Entwicklung müssen Menschen mit einem präventologischen Lebensstil den Belastungszuwachs der Sozialkassen mitfinanzieren – was sie zweifelsohne als Fass ohne Boden und Bestrafung empfinden werden.

4.3 Jähes Erwachen durch drohenden Pflege-Notstand

» „Vorsorge ist besser als Nachsorge"
  (Volksmund)

Täglich jammern die Medien über zu wenig Personal in der ambulanten und stationären

Pflege der rund 2000 Krankenhäuser, die es derzeit in Deutschland noch gibt. Den heutigen Bedarf an Pflegepersonal zu decken gilt als schwierig, in manchen ländlichen und Regionen mit überalterter Bevölkerung als kaum lösbar. Dieses Szenario wird noch ungünstiger werden: Vergleichbar der Situation der Deutschen Rentenversicherung, bei der nach Renteneintritt der Babyboomer und unzureichendem Nachwuchs an Beitragseinzahlern nach heute 2,5 ab etwa 2025 nur noch 1,9 Einzahler auf einen Rentner kommen, schlägt das auch durch auf die Situation der „Pflege" durch: Auch dank medizinischem Fortschritt steigt zwar kontinuierlich das Lebensalter vieler Menschen an, weil die relative Anzahl der Senioren zu- und der Junioren abnimmt: Mehr Pflegebedürftige bei weniger Pflegepersonal? Im Prinzip ja, wenn es nicht ein begründetes „Aber" gäbe: Über einen präventologischen Lebensstil können sich Menschen weitgehend unabhängig von einer Pflegebedürftigkeit machen: Über präventologisches Wesen kann die Pflege genesen.

Noch eine Frage zur Zahl der Krankenhäuser: Können kleine Häuser den Erkenntnisfortschritt der Schulmedizin an Patienten weiter geben, wenn sie sich notwendige Investitionen in qualifiziertes Personal und medizinisch-technische Ausstattung nicht leisten können?

4.4 „Gesundheit" und „Gesundheitssystem"

» „Das Gesundheitswesen ist ein Gesundheitsbasar, vermintes Gelände, Plattform intensiver Lobbyarbeit."
(Henning Adamek, Prof. an der Johannes-Gutenberg-Universität Mainz*)

■ **Offizielle Gesundheitspolitik ist definiert als: Dem erkrankten Menschen helfen**
Im Gegensatz zu dieser Wissenschaftler-Einschätzung lautet die Einschätzung der offiziellen Gesundheitspolitik: *„Das deutsche Gesundheitssystem ist das beste der Welt."* (Ex-Gesundheitsminister Hermann Gröhe, 2013–2017). Wenn Menschen krank sind, sei die gesamte Erfahrung der Schulmedizin gefordert, unterstützt durch die Ingenieurkunst medizinisch-technischen Apparaturen. Die Politik beschränkt sich bisher nur darauf, die Rahmenbedingungen für alle am Gesundheitssystem beteiligten Institutionen so zu schaffen, sodass erkrankte Menschen im schulmedizinischen Sinne wieder gesund werden können. Dafür gaben die gesetzlichen Krankenkassen 217, refinanziert durch die Beiträge der Versicherten, jährlich etwa 220 Mrd. EUR aus:

- Davon entfallen auf Krankenhäuser 32 %, Arzt- und Zahnarztkosten 23 %, Arzneimittel 17 % und damit auf diese Grußetats zusammen 72 %, zudem 5 % Verwaltungskosten und 4 % Krankengeld.
- Von den verbleibenden 19 % werden 3 % für Heilmittel und 1 % für Vorsorge- und Reha-Maßnahmen eingesetzt. Nimmt man letztere als Posten für Prävention, geben die gesetzlichen Krankenkassen damit pro Jahr etwa 2 Mrd. EUR für „Prävention" aus.

Sie fragen nach einem weiter gehenden präventologischen Anspruch? Im Politikerkreis fällt Ihnen sicher der einsame Rufer in der Gesundheitswüste Karl Lauterbach MdB ein, Professor an der Universität Essen. Was wurde präventologisch von 2013–2017 umgesetzt? Was findet sich dazu in der GroKo-Vereinbarung als Teil des Regierungsprogramms 2018–2021. Außer gut klingenden Allgemeinplätzen haben wir in der Regierungserklärung kaum Konkretes gefunden, was man als erreichbare Ziele einstufen könnte (vgl. ▶ Kap. 39).

■ **Der Dauerbrenner „Gesundheitsakte": Was soll und kann die bringen?**
Regelmäßig taucht nach einer Regierungsbildung auf Bundesebene das Thema Gesundheitsakte auf. Ziel ist es, alle Daten

von Patienten von ärztlichen Behandlungen in einer Karte (oder App) zu bündeln. Hauptziel: Vermeidung von Kosten für Doppeluntersuchungen. Ohne dieses rühmliche Ziel in Zweifel zu ziehen, sei festgestellt: Damit werden primär Daten von Patienten erfasst, die schon Krankheitssymptome aufweisen, ergänzt um Daten aus Vorsorge-, z. B. Krebsvorsorge-Untersuchungen, und aus den Patienten verschriebenen Medikamenten. Hierzu kann inzwischen die Branche Krankenkassen und – versicherern die Lösung Gesundheitsakte „Vivy" (Mehrheitsgesellschafter: Allianz Krankenversicherung) anbieten. Diese bündelt die oben genannten Informationen derzeit von 90 Krankenkassen und einer zwar noch geringen, aber wachsenden Zahl von privaten Krankenversicherern.

Natürlich ist es sinnvoll, diese Informationen zu bündeln, weil das Transparenz bietet, hilft, Kosten einzusparen und Kontraindikationen zu verhindern. Die Grenze liegt darin, dass Vivy-Informationen auf vorhandene Symptome und ihren Behandlungen und schulmedizinische Vorsorgeuntersuchungen beschränkt sind: Möglichst umfassende Transparenz über alle bisherigen Behandlungen und Medikamentionen aus der Sicht des Patienten, für die Versicherer

nicht einsehbar. Verbindungen zu präventologischen Aspekten?

- **Unterstützung eines präventologischen Lebensstils ist bisher amtlich nicht vorgesehen**

Um auch Anhaltspunkte für Vorsorgeaufwendungen im präventologischen Sinne zu entdecken, haben wir in den Themenbereich „Gesundheit" im Regierungsprogramm 2018 geschaut. Nach den Positionen Pflege, Zusatzbeiträge, Kliniken umstrukturieren, Behandlungstermine beschleunigen, Zahnarztkosten senken, Versandhandel verbieten und weitere, entdeckten wir am Ende der Liste „Zucker und Fett in Fertiglebensmitteln reduzieren" mit dem Zusatz „umstritten". Das zeigt: In der Politik der GroKo ist es derzeit nicht vorgesehen, Menschen bei der Umsetzung eines präventologischen Lebensstils zu unterstützen. Hier sind Menschen bei Informationsbeschaffung und Maßnahmenumsetzung (noch) auf sich selbst gestellt – und damit auf „FIT für gute 120 Jahre".

Literatur

Adamek, H (2013) Der Gesundheitsbasar. Süddeutsche Zeitung 276, 30. November

Szenario 5: Immunsystem und Alterungsprozess

© Springer-Verlag GmbH Deutschland, ein Teil von Springer Nature 2019
H. Benölken, *FIT für gute 120 Jahre,* https://doi.org/10.1007/978-3-662-58927-4_5

5.1 Immunsystem: „Krankheitsmutter" oder nur Anzeiger?

» „Die wirksamste Medizin ist die natürliche Heilkraft, die im Innern eines jeden von uns liegt." (Hippokrates)

Das Immunsystem als Netzwerk aus Organen, Blutkörperchen, Lymphbahnen, Zelltypen und Molekülen kann eingedrungene Feinde (Mikroorganismen, Fremdsubstanzen) aus dem Körper entfernen und auch fehlerhaft gewordene körpereigene Zellen wie freie Radikale zerstören. Wenn das Immunsystem geräuschlos funktioniert, nimmt man es als selbstverständlich hin, dass die Selbstheilungskräfte unseres Körpers funktionieren, ansonsten fühlt man sich „krank", vor allem, wenn die Darmflora – der Darm als wichtiger Partner für die körpereigene Immunabwehr – aus dem Gleichgewicht gerät.

■ **Symptome für ein geschwächtes Immunsystem**

Es gibt viele Anzeichen für ein geschwächtes Immunsystem wie Konzentrationsschwierigkeiten, erhöhte Infektionsanfälligkeit, häufige Ermüdungserscheinungen, verzögerte Wundheilung, Atemwegserkrankungen, was auch zu Allergien führen kann. Was kann man dagegen tun? Nur diese Symptome mit Medikamenten bekämpfen oder an der Beseitigung der Ursachen arbeiten, indem man sein Immunsystem stärkt?

■ **Präventive Stärkung des Immunsystems**

Die Aktivierung des körpereigenen Abwehrsystems erfolgt über die Bausteine für ein ganzheitliches Wohlbefinden, die wir in den Teilen B–D dieses Buches vorstellen. Besonders wichtig: Ausgewogene Ernährung, ein ausgewogenes Basen-Säure-System, viel Bewegung und regelmäßiger Schlaf, Vermeidung von Stress, um so freie Radikale einzuschränken und Radikalen-Killer aufzubauen. Der Aufbau eines abwehrstarken Immunsystems muss schon in jungen Jahren beginnen und nicht erst, wenn dieses durch Infektionen gefordert wird.

5.2 Gründe für früheren Ablauf der aktiven Lebenszeit

» „Jährlich sterben 15.000 Patienten an Medikamenten-Nebenwirkungen." (Frank Jester)

■ **Warum altert der menschliche Körper…**

… und warum lassen geistige Kräfte mit zunehmendem Lebensalter bei vielen Menschen nach? Welche Erkenntnisse kann man daraus gewinnen, was Sie dagegen tun können.

Nachfolgend sprechen wir jeweils kurz eine Reihe von Faktoren an, die zu einer Verkürzung der aktiven Lebenszeit führen können. Wir möchten damit primär Sie als den total interessierten Laien erreichen und bitten den total toleranten Fachmann um Nachsicht, wenn es ihm manchmal etwas kurz gerät.

■ **So stellt sich der Alterungsprozess dar**

Viele Menschen betrachten das Altern als eine Abfolge von Erkrankungen mit zunehmender zeitlicher Dichte in einem vorgerückten Lebensstadium. Und analog betrachten sie sich als „krank", wenn ihr Arzt bei Beschwerden Symptome feststellt und ihnen eine Arbeitsunfähigkeitsbescheinigung ausstellt. Diese Sicht wollen wir zunächst erweitern.

„Altern" ist das Ergebnis von vielen Entscheidungen, die Sie im Laufe Ihres Lebens getroffen haben, z. B. hinsichtlich Ihres Suchtverhaltens, Ihrer Ernährung und Bewegung. „Altern" wird zudem beeinflusst durch Stress und Erlebnisse, die auf Sie stressbelastend eingewirkt haben und noch weiter einwirken können. Mit diesen Faktoren beeinflussen Menschen die Vermehrung freier Radikale und die Produktion von Radikalenfängern.

Wie Sie sich an viele Erlebnisse in Ihrem Leben auch noch im fortgeschrittenen Lebensjahr erinnern, merkt sich auch Ihr Körper alles und registriert das als Risiko und damit Ablauffaktor oder als Chance und damit Lebenszeitfaktor.

Altern als nicht umkehrbarer biologischer Prozess hat zwei Dimensionen: Das kalendarische Alter gemäß Personalausweis und das biologische Alter, das durch die Vitalität eines Menschen gekennzeichnet wird. Bei Letzterem unterscheidet man nach Darazs* zwischen einem primären und einem sekundären Altern:

- Primäres Altern ist physiologisch bedingt durch Altern von Zellen ohne Einwirkung von Erkrankungen. Es definiert also die maximal erreichbare Lebensspanne, die nach verbreiteter Auffassung der gerontologischen Forschung bei etwa 120 Jahren liegen kann.
- Äußere Einwirkungen durch Ernährungsdefizite, Suchtmittel, Stress, Bewegungsmangel u. a. m. können als sekundäres Altern die maximal erreichbare Lebensspanne verkürzen. Das wirkt sich durch eine Fülle von Veränderungen der Fähigkeiten im sensorischen (sehen, hören, tasten, riechen schmecken), körperlichen (hinsichtlich Muskeln, Beweglichkeit, Ausdauer, Schnelligkeit) und kognitiven Bereich (Aufnahmevermögen, Reaktion, Koordination, Problemlösungsfähigkeiten) aus (vgl. im Einzelnen Darazs, S. 28 ff.).
- Dieses sekundäre Altern können Menschen durch ihren Lebensstil beeinflussen.

- **Faktoren, die den Alterungsprozess beschleunigen oder reduzieren**

Da Altern je nach Lebensstil zwischen dem etwa 25. und 35. Lebensjahr beginnt, bei manchen Menschen vielleicht auch später, was zu irreversiblen Veränderungen von Geweben und Organen führt, sind Wissenschaftler beflügelt, das forschungsmäßig zu durchdringen. Darauf gehen wir im ▶ Kap. 6 ausführlich ein.

- **Mechanismen, die das Altern verursachen**

Alterungsprozesse haben nicht eine, sondern viele Ursachen: Man altert genetisch, durch Lebensführung, Umwelt-, durch biochemische Einflüsse und hormonelle Veränderungen. Der Alterungsprozess an sich ist zwar wissenschaftlich abschließend noch nicht geklärt, aber man kennt viele Einzelfaktoren, die das Altern beeinflussen:

- Fangen wir an mit freien Radikalen, aggressiven Sauerstoffverbindungen, die wir über Nahrung und Atemluft aufnehmen und die der Körper auch selbst, z. B. durch Stresseinwirkung, bildet.
- Dann nennen wir Gene, die bestimmend sind für die Lebensdauer von Zellen und damit additiv für die menschliche Lebenserwartung. Gene verfügen über Reparaturmechanismen, die sie mit vitalstoffreicher Ernährung und Sauerstoffaufnahme über Bewegung aktivieren können. Und Gene beeinflussen den Alterungsprozess über die Verkürzung von Telomeren (vgl. ▶ Abschn. 6.1).

Äußere Umwelteinflüsse (u. a. Stress, Schlafdefizite, Ernährungs- und Suchtgewohnheiten) beeinflussen den Alterungsprozess.

- **So stellt sich „Altern" aus biologischer Sicht dar**

Durch den erheblichen medizinischen Fortschritt soll die Lebensdauer über Krankheitsbekämpfung verlängert werden, aber die Medizin kämpft auch darum, den altersbedingten Verfall des Körpers zu verzögern.

Dieser Alterungsprozess findet auf mehreren Ebenen statt (vgl. auch Darazs, S. 44 ff.):

- Im Bereich der Zellen, die zwar eine kurze Lebensdauer haben und täglich tausendfach freien Radikalen ausgesetzt sind. Sie können sich über Zellerneuerung aber laufend regenerieren, was wir in ▶ Abschn. 6.1 erläutern.
- Im Bereich der Gefäße: Die Blutgefäße verraten das biologische Alter, das bis

5

zu 20 Jahren über-, aber auch unter dem kalendarischen Alter liegen kann. Wer seine Arterien mit gesunder Ernährung und Vermeidung von Suchtstoffen und viel Sauerstoffzufuhr lange elastisch hält, also keine Arteriosklerose aufweist, kann lange biologisch „jung" bleiben. Zumal sein Blutdruck auch niedrig bleibt.

— Schließlich ist noch der Hormonhaushalt und damit verbundene Stoffwechsel-prozesse zu nennen. Hier steuert die Hypophyse als „Dirigentin des Hormon-orchesters" (Darazs) die Zirbel- und Schilddrüse, den Thymus, die Neben-schild- und Bauchspeicheldrüse. Wenn die Präzision dieses Regelwerks nachlässt und durch verschlechterten Stoffwechsel die Nahrungsverwertung und die Abfall-entsorgung über die Zellen abnimmt, führt das zu einem Vitalitätsverlust: Wir „altern".

Der genetische Faktor kann auf 120 Jahre ausgelegt sein – über unseren Lebensstil beeinflussen wir das tatsächlich erreichbare Alter, und was noch wichtiger ist: Die Dauer der aktiven Lebensspanne.

Nochmals die Bitte an den total tole-ranten Fachmann nach Akzeptanz die-ser Kurzdarstellung eines sehr komplexen Themenbereichs, dem total interessierten Laien zu Liebe!

Literatur

Darazs, G Gesund und Vital altern. Das biologische Alter um 10 bis 20 Jahre zurückdrehen, S 22 ff. ISBN 978–3-7439-8688-6

Jester, F Arginin, OPC und Entsäuerung. ISBN 978-3943453102

Weiterfuehrende Literatur

Ganten D, Niehaus J Die Gesundheits-Formel, S 140 ff., ISBN 978–3-8135-0648-8

Szenario 6: Aktive Lebenszeit-Faktoren

© Springer-Verlag GmbH Deutschland, ein Teil von Springer Nature 2019
H. Benölken, *FIT für gute 120 Jahre*, https://doi.org/10.1007/978-3-662-58927-4_6

6.1 Rahmenbedingungen für Lebenszeit-Faktoren

> » „Wer sich zu wenig Zeit für seine
> Gesundheit nimmt, muss sich später
> viel Zeit für seine Krankheiten nehmen."
> (Sebastian Kneipp)

Wie können Menschen erfolgreich älter werden und sich einen hohen geistigen und körperlichen Fitnessstand bei guter Gesundheit erhalten? Durch die Gestaltung Ihrer aktiven Lebenszeit, von Gerontologen auch als funktionelle Lebensspanne bezeichnet, und damit Ihrer Lebensuhr. Daraus können Sie ableiten, was Sie für Ihre eigene Prävention planen und umsetzen können und wollen.

Lebenszeitfaktoren, in der Literatur auch „Alterungsfaktoren" genannt, sind Faktoren, mit denen wir die Alterung hinaus zögern und damit unsere aktive Lebenszeit (deshalb bevorzugen wir den Begriff „Lebenszeitfaktoren") verlängern können. Das kann gelingen, wenn man folgenden vier Thesen (Darazs, a. a. O., S. 56) folgt:

- Für sein Alter ist jeder selbst verantwortlich.
- Lebenszeit-Faktor-Interventionen sollen früh beginnen.
- Man bestimmt selbst die Geschwindigkeit der Alterung, damit der aktiven Lebenszeit.
- Wer die Schrittmacher stoppt, bremst das Altern.

Aus der ausführlichen Behandlung dieser Lebenszeitfaktoren bei Darazs greifen wir wesentliche Erläuterungen heraus.*

6.2 Lebenszeitfaktor Telomere pflegen

> » „Das wichtigste Organ des Menschen
> ist nicht das Herz, sondern das Gehirn."
> (Hippokrates, 460–370 v. Chr.)

- **„Altern": Abhängig von der Lebensdauer von Zellen, was man steuern kann**

Anschaulich erläutert Professor Björn Schuhmacher, Deutsche Gesellschaft für Altersforschung der Universität Köln, den Prozess des Alterns*: Zwar bestimmt das Erbgut, wie alt wir höchstens werden können. Während

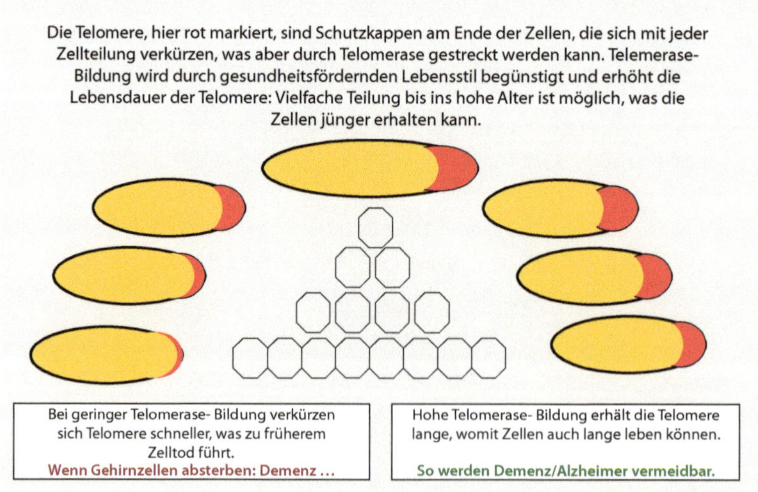

◘ Abb. 6.1   Das Telomere-Modell

Schildkröten Erbgut für mehrere 100 Jahre haben, sieht man es beim Menschen bis zu 150 Jahren. Aber ob wir das nur zur Hälfte ausschöpfen können hängt auch vom persönlichen Lebensstil ab. Schumacher: „Auch Umwelteinflüsse und der eigene Lebensstil bestimmen den Prozess bis zu zwei Dritteln mit." Zwei Drittel des heutigen Durchschnittsalters von 80 Jahren und der genetischen Obergrenze bis zu 150 Jahren: Wenn wir das erreichen, stände unsere Lebensuhr bei 120 Jahren – damit ist der Titel dieses Buches keine unrealistische Utopie. Das hängt primär vom langen Funktionieren unserer Telomere ab, die wir Ihnen hier kurz vorstellen (◘ Abb. 6.1).

Die Entdeckung der Telomere gelang den amerikanischen Forscherinnen Elisabeth Blackburn und Elissa Epel, die dafür im Jahr 2007 den Nobelpreis für Medizin erhielten.

Die Telomere sind Schutzkappen, mit denen die DNA in den Zellen geschützt wird. Diese Telomere verkürzen sich mit jeder Zellteilung etwas, was durch Telomerase teilweise ersetzt werden kann. Die Telomerase-Produktion hängt von den wesentlichen Faktoren des körperlichen, seelischen und sozialen Wohlbefindens ab (vgl. ► Kap. 9 und die Teile B–D).

■ **Das passiert zwischen Geburt und Tod in den Zellen**

– In unseren Zellen und den Zellkernen ist das Erbgut in Chromosomen verpackt. Ihre Enden, die Telomere, verkürzen sich etwas mit jeder Zellteilung.

– In den Chromosomen sind Erbgutfäden, die DNA, aneinander gereiht. Chemische Signale bestimmen, ob und wie oft die im Gen verpackte Information abgelesen wird.

– Das Erbgut in den Zellen ist ständig Stress ausgesetzt. Die Stressfaktoren produzieren freie Radikale. Reparaturmechanismen in den Zellen versuchen, diese zu beseitigen. Durch externe Zufuhr von Substanzen, die „Antioxydantien" (erläutern wir in ► Abschn. 6.2) bilden, können Menschen die Vernichtung von freien Radikalen fördern.

– Die Enden der Chromosomen (Telomere) verkürzen sich im Laufe des Lebens, bis sie eine bestimmte Länge unterschreiten. Dann teilen sich die betreffenden Zellen nicht mehr. Diesen Prozess können Menschen über ihren Lebensstil verlängern mit zwei Hebeln, um Ihr Leben zu verlängern: Die Unterstützung der Erbgutfäden in den Zellen im Kampf der Antioxydantien

Hinweis: Im Text integrierte Word-Tabelle

Telomere-Verlängerungsfaktoren	Telomere-Spiegel	Telomere-Verkürzungsfaktoren
	←	Verarbeitete Fleischprodukte
	←	Raffinierter Zucker
	←	Soziale Vereinsamung
Vitamin C	→	
Vitamin D	→	
Erfüllende soziale Beziehungen	→	

◘ **Abb. 6.2** Modell für Freunde und Feinde der Telomere. (Quelle: Eigene Entwicklung)

gegen frei Radikale und durch Verlängerung der Fähigkeit der Telomere zur Unterstützung der Teilung der Zellen. Daran orientiert sich das in den Teil B–D dargestellte System der 10 Bausteine für einen präventologischen Lebensstil.

- **Telomere haben Freunde und Feinde**

Als „Freunde" bezeichnen wir alle Einflussfaktoren, die auf die Lebensdauer von Telomeren einen positiven Einfluss haben, hingegen als Feinde die Einflussfaktoren, die ihre Lebensdauer verkürzen können. Leider ist die Zahl der Feinde oft größer als die Zahl der Freunde. In dieser Abbildung sehen Sie das Prinzip, das wir im Teil E, ▶ Kap. 21 nochmals aufgreifen und alle wichtigen einschlägigen Informationen aus den Teilen B, C und D darin integrieren (◘ Abb. 6.2).

Eine detaillierte Darstellung zeigen wir im ▶ Kap. 21.

6.3 **Lebenszeitfaktor Vermeidung von DNA-Mutation**

» „Sämtliche Alterungsprozesse und die meisten Erkrankungen hängen mir der Oxidation unserer Körperzellen zusammen." (Günter Darazs)

- **Genom und DNA**

Geht es bei den Telomeren darum, warum Zellen ab einem gewissen Stadium sich nicht mehr teilen und damit ihren eigenen Nachwuchs unterbinden, geht es bei der DNA-Mutation um die Frage, warum Zellen altern oder wuchern. Letzteres ist vor allem für die Krebsforschung interessant. Unser Erbgut in den Zellen ist im *Genom* gebündelt, dem Erbgut eines Lebewesens oder eines Virus. Es enthält die Gesamtheit der materiellen Träger der vererbbaren Informationen einer Zelle (DNA). Diese kann mutieren, sich verwandeln, wenn gefräßige freie Radikale auf die Zellen

einwirken. Dafür können innere Faktoren verantwortlich sein, wenn bei Zellteilungen das Erbgut fehlerhaft kopiert wird. Äußere Faktoren einer DNA-Mutation können Schäden sein, die durch freie Radikale oder auch UV-Strahlung verursacht werden.

- **Freie Radikale als Räuber: Von Antioxydantien umarmt**

Zellen sind täglich mindestens 10.000 Mal den Angriffen von freien Radikalen ausgesetzt, den Räubern auf der Suche nach einem Sauerstoffatom, um sich damit chemisch zu vervollständigen. Dieses wollen sie gesunden Zellen entreißen, wenn sie nicht durch Ihre Radikalenfänger als Schutzpolizisten, den Antioxydantien daran gehindert werden. Im Einzelnen passiert Folgendes:

- Die freien Radikalen, denen ein Sauerstoffatom fehlt, entreißen gesunden Zellen jeweils ein Sauerstoffatom.
- Diese damit ausgeplünderte Zelle wird ihrerseits zur freien Radikalen und greift eine andere gesunde Zelle an, um sich ein Sauerstoffatom wieder zu holen. Dadurch entsteht eine Kettenreaktion wie bei der Explosion einer Atombombe.
- Nun tauchen hilfreiche Antioxydantien auf und stellen den räuberischen freien Radikalen jeweils bereitwillig das gesuchte Sauerstoffatom zur Verfügung – die Kettenreaktion ist damit gestoppt.

Bei dieser Erläuterung wollen wir es belassen. Wichtig ist, was Sie tun können, um möglichst die Zahl der auf Ihre Zellen einwirkenden freien Radikalen zu begrenzen und im Gegenzug die Zahl der Radikalenfänger zu vermehren. Darazs (S. 103) nennt diese Punkte:

- Vermeidung von negativen äußeren Einflüssen wie Einnahme industrialisierter Ernährungsfüllsel, Elektrosmog, belastete Luft, Schlafdefizite,

- Vermeidung von Stress jeder Art. Gelingt das nicht, möglichst schneller Abbau der Stress-Ursachen.
- Viel Bewegung als besonders intelligente Radikalenabwehr. Schlüssel zur Jugendlichkeit und Leistungsfähigkeit unabhängig vom Alter.
- Bewusste Ernährung, u. a. kalorische Restriktion: Nicht mehr Kalorien zu sich nehmen als man verbraucht.
- Auswahl der Lebensmittel, die in hohem Maße den Aufbau von Radikalenfängern fördern, wie Gemüse, Salate, Früchte, Kräuter, Sprossen, Wildpflanzen.

Wir werden Ihnen im Teil E hierzu ein umfangreiches Programm vorstellen, wie sich in der Summe DNA-Mutation im Verein mit den Telomere-Freunden reduzieren lässt.

- **Transparenz der DNA durch den Proteom-Code**

Mit dem Proteom-Code, der Entschlüsselung aller körpereigenen Proteine, liegt seit 2003 die menschliche DNA decodiert vor. Das eröffnet Erkenntnisse, dass man „Krankheiten nicht mehr als Organproblematik versteht, sondern als Deregulierung von molekularen Vorgängen" (Prof. Angelika Eggert).

Bisher hat die Schulmedizin eine Krankheit untersucht, wenn sie ausbrach. Mit der Beobachtung des menschlichen Proteoms kann man erstmals den Prozess der Krankheit und ihrer Bedingungen beobachten. Das ermöglicht ein grundlegend neues Verständnis des menschlichen Organismus: Das Genom ist die Blaupause, die Proteine sind die handelnden Akteure. Ihre Zusammensetzung und ihre Struktur bestimmen unsere Gesundheit. Proteine können normale Zellen zu Tumorzellen machen und sind somit der Ansatz für Therapien und Medikamente. Denn das Protein-Inventar der Zelle ist sehr viel größer als sein Genom.

*Darazs, Günter: Gesund und vital altern,, S. 76 ff. ISBN 978–7439-8688–6

6.4 Lebenszeitfaktor „Gene": 50(!):30:20(?)-Formel

» „Ich habe halt schlechte Gene. Mein Großvater hatte diese Krankheit auch – was soll ich dagegen tun?" (Häufig im Volksmund zu hören)

Was ist davon Realität, was eher als Ausrede einzustufen? Die genetische Disposition geht zurück auf die Zeit der Jäger und Sammler bzw. der ersten Ackerbauern vor 10.000 Jahren. Was ist davon heute noch prägend? Was kann man durch die evolutorische Entwicklung des Menschen als teilweise überholt betrachten? Damit Sie nicht rätseln, was mit 50–30–20 gemeint ist: 50 % Lebensstileinfluss, 30 % Umwelteinfluss, verbleiben 20 % für genetische Erblasten.

- **Geringer genetischer Einfluss im Erbgut abgeschlossen lebender Völker**

Abgeschlossene Völker sind bei Erbgut-Entschlüsselungen für Forscher ein beliebter Ansatz, weil man so eine relativ homogene Grundgesamtheit untersuchen kann. Beispiele:

- Traditionell lebende Samen im nördlichen Skandinavien: Sie essen kaum Fertigprodukte, aber viel Gemüse. Da sie als Hirten zudem sehr bewegungsintensiv leben, ist ihr körperliches Wohlbefinden im Vergleich zu anderen Gruppen überdurchschnittlich gut.
- Tsimané in den Bergwäldern Boliviens: Ballaststoffreiche Ernährung, zudem praktizieren sie viel Feldarbeit und leben von der Jagd. Sie leiden kaum an Arterienverkalkung, z. B. fünfmal weniger als „Durchschnittsamerikaner". (Forscherteam aus New York).
- Die Amish in den Wäldern Pennsilveniens in den USA: Diese Nachkommen von Deutsch-Schweizern sind Selbstversorger mit Produkten aus eigener Landwirtschaft, nutzen kaum Autos und moderne Technik. Haben (trotz vielfachem Übergewicht) selten Diabetes dank hohem Anteil von

gesundheitsgefördernden Fettsäuren in ihrem Blut.

- Forscher aus Frankfurt und Kanada untersuchten die Hutterer, ebenfalls in Nordamerika ansässig, im 19. Jh. aus Südtirol eingewandert. Jeder 10. von ihnen trägt das Bowen-Conradi-Syndrom, das Entwicklungsstörungen verursacht und sich weiter vererbt.
- Isländer als gesamtes Volk (332.000): Aufgrund von Genmutationen haben viele ein im europäischen Vergleich erhöhtes Risiko von Alzheimer, Brust- und Prostatakrebs (Forscher Kari Stefansson).

Bei den genannten Naturvölkern gibt es kaum Raucher und Alkoholtrinker. Sie haben eines (einschließlich Isländer) gemeinsam: Sie heiraten nur untereinander, durchmischen sich nicht mit anderen Volksrassen – gemeinsame genetische Eigenschaften innerhalb einer jeden Gruppe (gilt auch für Island) als Ergebnis von Inzucht? Wie weit ist das für allgemeine Betrachtungen der Bedeutung von Genen übertragbar?

- **Bahnbrechende neue Erkenntnisse: Lebensstil vor Umwelt und „Genen"**

Zu folgenden Ergebnissen kamen der Epidemiologe Rudolf Kaaks vom Deutschen Krebsforschungszentrum in Heidelberg und der Internist Herbert Löllgen, Ehrenpräsident der Deutschen Gesellschaft für Sportmedizin und Prävention:

- Der gesundheitliche Werdegang von Menschen wird nur zu etwa 20 % durch seine Gene vorgeprägt.
- Einen größeren Einfluss kann schon mit etwa 30 % die Umwelt haben, in die Menschen hinein geboren werden.
- Aber den größten Einfluss hat der persönliche Lebensstil von Menschen, der auf die Lebenserwartung mit 50 % zu Buche schlägt.

Der Mensch verfügt bei entsprechendem Lebensstil über ein zusätzliches Lebenszeit-Potenzial von 17, vor allem gesunden Jahren.

Rudolf Kaaks: „Jetzt, da die Zahlen auf dem Tisch liegen, sollte jeder seine Wahl treffen."

- **Liptons Epigenetik-Forschungen zu „intelligenten Zellen" überlagern genetische Einflüsse**

Bevor wir auf Liptons Forschungen eingehen, bitten wir Sie, sich Folgendes vorzustellen: Sie überziehen einen verkratzten älteren Tisch, an dem Sie hängen, mit einer schicken Tischdecke – und vergessen so die unsichtbar gemachten Kratzer auf der Tischplatte.

In diesem Bild wären die Gene als Kratzer auf der Tischplatte durch die Schönheit epigenetischer Erkenntnisse verhüllt. Wie das möglich ist, berichtet in seinem Forschungsbericht der amerikanische Zellbiologe Bruce Lipton*. Demzufolge wirken auf molekularer Ebene Denken und Fühlen auf jede unserer Zellen ein. Nach seinen Erkenntnissen wird sowohl das persönliche Leben von Menschen und auch ihr kollektives Dasein durch die Verbindung von innen und außen, von Geist und Materie gesteuert. Das kann auch weitreichende spirituelle Konsequenzen haben. Für wissenschaftlich Interessierte: Lipton baut seine Forschungsergebnisse nicht auf dem von ihm als überholt erachteten Newton'schen Webmodell auf, sondern auf dem Einstein'schen Quantenmodell, wonach grundsätzlich kombinatorisch alles mit allem verknüpft ist. Mit diesem Ansatz stellt Lipton die traditionelle Auffassung auf den Kopf, dass unsere DNA weitgehend unser physisches Dasein bestimmt. Diesem Ansatz folgen wir auch im Modell der zehn Bausteine, die alle miteinander zusammen hängen (vgl. ► Kap. 10 und die folgenden Teile B–E sowie die Visualisierung im ► Kap. 23).

Aus den vielen Einzelergebnissen seiner Forschung greifen wir ein Thema heraus: Aufgrund der ständigen Umwelteinflüssen unterliegenden Molekularstrukturen im menschlichen Körperhaushalt können Indikationen chemischer Arzneimittel kaum treffsicher wirken, da sie je nach Einnahmerhythmus auf unterschiedliche Molekularstrukturen treffen können – ein Schlüssel für die Erkenntnis, wonach die

Nebenwirkungen und weiter induzierte Nebenwirkungen von Medikamenten auch aus schulmedizinischer Sicht schwer abzuschätzen sind und somit Ärzte ungewollt zu Bütteln der Pharma-Industrie werden können.

■ **Ergänzende Erläuterungen**

Eine gute Zusammenfassung zum wissenschaftlichen Epigenetik-Erkenntnisstand bietet Darazs (a. a. O., S. 125 ff.), woraus wir Kernsätze entnehmen:

Epigenetische Einwirkungen, seien sie verhaltens- oder umweltbedingt, führen nicht zu einer DNA-Mutation, sondern setzen bei den Stammzellen an. Diese undifferenzierten Blanko-Zellen sind wie eine Modelliermasse durch neue Informationen von außen formbar. Nur so ist erklärbar, dass sich eineiige Zwillinge, die getrennt leben, durch unterschiedliche Lebensstile und Umwelteinflusse vollkommen unterschiedlich entwickeln können. Ihre Stammzellen sind jeweils unterschiedlich modelliert worden. Man bezeichnet das als „Methylierung" mit Bezug zu den Stammzellen. Damit können wir ein neues Verständnis für ganzheitliche Heilkunde gewinnen, worüber wir schon im ▶ Kap. 2 berichtet haben.

Die Umwelt wirkt auf die Stammzellen, ebenso Lebensstil-Einflüsse wie Stress und Rauchen. Letzteres kann sich besonders bei Schwangeren, die rauchen, fatal auf die Gene von noch nicht Geborenen auswirken. Das gleiche gilt für Leben in stark verschmutzter Luft: Die Mutter atmet die „Drecksluft" ein, auf sie wirkt das durch Stammzellen-Mythilierung epigenetisch, beim Ungeborenen kann es zu einer genetischen Verankerung kommen – bis der junge Mensch die Chance hat, in reiner Luft diesen epigenetischen Einfluss der Mutter wieder zurück zu drängen.

Fazit: Der Mensch ist nicht Gefangener seiner Gene, er hat sogar in epigenetischer Sicht Einfluss auf diese, z. B. durch Stressvermeidung, positives Denken, Sozialisation, als erfüllend empfundene Freundschaften, Partnerschaft und Erotik

und Angstvermeidung, dazu natürlich durch Bewegung und die Wahl seiner Ernährung. Wenn man Altern als „epigenetische Krankheit" (Darazs) betrachtet, folgt daraus: „Sie sind der Regisseur Ihrer Gene!"

Darazs, Günter: Gesund und vital altern, S. 125 ff., ISBN 978–7439-8688–6

(Vorstehende Quellen zitiert nach: Das Geheimnis der Amish, zitiert nach: o. V., Welt am Sonntag, Nr. 38, 17.09.2017.)

6.5 Lebenszeitfaktor Glykation und Insulinresistenz

» „Drei von vier Herzinfarkte würden nicht eintreten, wenn sich die Betroffenen Jahrzehnte zuvor für ein gesünderes Leben entschieden hätten." (Jochen Niehaus)

Zu den primären Lebenszeitfaktoren rechnet man auch Glykation, zu Deutsch Verzuckerung, die zu einer Insulin-Resistenz führen kann.

■ **Wie sich Glykation auf den menschlichen Körper auswirkt**

Glykation hat für den Körper eine zwiespältige Funktion: Zwar braucht der menschliche Körper auch Zucker, aber ein Zuviel davon führt zur schädlichen Verzuckerung der Zellen und langfristig zur Schädigung des Körpergewebes: Dadurch kann man auch schon früh alt aussehen. Der Grund: Die Verzuckerung schädigt die Proteine, die für das Funktionieren von lebenden Organismen verantwortlich sind, und schädigt weiter die Collagen-Fasern, die der Haut Festigkeit und Spannkraft durch ihre Feuchtigkeitsspeicher-Fähigkeit verleihen. Sinkt diese und schreitet damit die Faltenbildung fort, sieht man „alt" aus. Auch eine zu geringe Trinkmenge, Medikamente und Schadstoffe wie Rauchen und Alkohol verursachen Falten. Zudem begünstigt (neben einem Übergenuss an denaturierten gesättigten Fettsäuren) eine stark zucker- und stärkehaltige Ernährung die Hautveränderung.

Besonders nachteilig wirkt sich die Glykation aus, wenn sie in Verbindung mit der kombinierten Erhitzung (über 120 Grad) von Eiweiß und Zucker auftritt, auch bei Grillprozessen. Fachleute sprechen von Advanced Glucation Endproduct (AGE), die nicht verstoffwechselt und nur teilweise über die Nieren ausgeschieden werden können. Der Rest wird im Körper eingelagert und kann zu vielen Problemen führen. Nach dem Entdecker dieser Erscheinung nennt man das die Maillard Reaction. In der Lebensmittelindustrie wird die AGE-Erhitzung zur Geschmacksverfeinerung und Aromabildung genutzt – aus Sicht der Produzenten umsatzsteigernd mit Wirkung für die Konsumenten „nach mir die Sintflut"? Ein zusätzlicher Grund, um beim Konsum industriell verarbeiteten Lebensmitteln zurückhaltend zu sein.

- **Wege zur Vermeidung von Glykation**

Glykation führt zu hohen Blutzuckerwerten, Insulin-Resistenz, begünstigt Entzündungen – die Kette der Wirkungen ist lang. Glykation-Vermeidung ist mit sechs Faktoren möglich:

- Über eine gesunde Ernährung einen hohen Blutzuckerspiegel vermeiden.
- Gute Insulinwirkung: Wenn Zellen insulinintensiv sind, können sie überschüssige Glykose schnell aufsauen. Sind sie insulinresistent, bleibt der Blutzuckerspiegel hoch.
- Einen optimalen Vitamin-D-Spiegel sichern.
- Bewegung und Training.
- Kein Stress, genug Schlaf und Erholung.
- Keine Genussgifte.

Schlussfolgerungen: Aufrechterhaltung eines niedrigen Blutzuckerspiegels, lebenslange gute Insulinempfindlichkeit, keine stark erhitzte Nahrung, Kalorienreduktion auf das notwendige Maß. Wer das seit Kindesbeinen verfolge, kann sich auf gesundes Altern freuen.

Literatur

Blackburn E, Epel E (2017) Die Entschlüsselung des Alterns – Der Telomere-Effekt, 3. Aufl. ISBN 978-3-442-39288-9

Darazs G Gesund und vital altern, S 64 ff., 106 ff., 125 ff. ISBN 978–3-7439-8688-8

Lipton B Intelligente Zellen. Wie Erfahrungen unsere Gene steuern. ISBN 978–3-936862-88-1

o. V. Das Geheimnis der Amish (2017) Welt am Sonntag 38, 17. September

Weiterführende Literatur

Albrecht J (2006) Und Opa ist an allem schuld. Frankfurter Allgemeine Sonntagszeitung 22, 5. Juni

Blech J (2017) Das Schicksal in unserer Hand. Der Spiegel 1, 30. Dezember

Hobom B (2017) Gene haben etwas übrig für die Umwelt. FAZ 63, 18. März

Spork P (2017) Gesundheit ist kein Zufall. Wie das Leben unsere Gene prägt. ISBN 10:3.6 41.198.194

Szenario 7: Sekundäre Lebenszeitfaktoren

© Springer-Verlag GmbH Deutschland, ein Teil von Springer Nature 2019
H. Benölken, *FIT für gute 120 Jahre*, https://doi.org/10.1007/978-3-662-58927-4_7

Während Sie die im ▶ Kap. 6 aufgezeigten aktiven Lebenszeit-Faktoren in gewissen Grenzen durch Ihren Lebensstil beeinflussen können, sind Ihre Handlungsmöglichkeiten bei den passiven Lebenszeit-Faktoren geringer: Sie können die Auswirkungen durch sorgfältigen Umgang mit den Faktoren teilweise reduzieren. Bevor wir in die Faktoren einsteigen, nochmals unsere herzliche Bitte an den total toleranten Fachmann: Wir möchten auch diese Faktoren dem erläutern, aber uns dabei kurz halten (ausführlich bei Darazs, S. 143 ff.).

7.1 Umgehen mit Entzündungsherden

» „‚Gesundheitsindustrie' lebt primär von den Kranken. An Prävention lässt sich weniger verdienen, denn Naturstoffe lassen sich nicht patentieren.“

Entzündungsherde (z. B. Arthritis, Gastritis, Bronchitis, Meningitis, Parodontose) können im Organismus entstehen und die Telomere – Lebenszeit-Faktor 1 – verkürzen. Mögliche Ursachen können sowohl Essgewohnheiten als auch virale oder bakterielle Erreger sein. Das kann auch durch die Bildung von Amyloid-Plaques auf die Gesundheit des Gehirns bis zur Alzheimer-Begünstigung durchschlagen. Ob dadurch in hohem Maße Gehirnzellen absterben, beschäftigt die Forschung intensiv. Entzündungen lösen natürliche Abwehrmechanismen des Körpers aus, z. B. Hitzebildung, vermehrte Bildung weißer Blutkörperchen zur Abwehr. Unentdeckte Entzündungsherde können schwere Krankheiten zur Folge haben.

Und damit kommen wir zu der Frage nach einem entzündungshemmenden Lebensstil, beginnend mit entzündungshemmender Nahrung: Vermeidung von Zucker und Zucker-Inkubatoren wie Auszugsmehl, minderwertigen Fetten und übermäßigem tierischen Eiweiß, was den Säure-Basen-Haushalt aus dem Gleichgewicht bringen kann.

Als entzündungshemmend gilt eine ausgewogene Mineralstoffversorgung, vor allem mit viel Magnesium sowie generell der Verzehr von Obst und Gemüse, Vitamin D3, auch OPC. Das dient der Bildung von vielen Antioxydantien und hilft, dem Alterungsprozess im Kopf, gesteuert über den nur mandelkerngroßen Hypothalamus, entgegenzuwirken. Der Hypothalamus beeinflusst über Hormone und Botenstoffe alle Körperfunktionen hinsichtlich Wachstum, Fortpflanzung und Stoffwechsel. Abschließend noch ein Hinweis: Schulmedizinisch häufig verordnete Cortisone beeinflussen nur Auswirkungen von Entzündungen wie Fieber, beheben aber nicht deren Ursachen und können zudem die Darmflora zerstören.

7.2 Umgehen mit dem eigenen Hormonhaushalt

» „Die Pharmazie-Industrie verhält sich gegenüber dem I-WOG-Chef Sawitzky nach dem Motto: Wir brauchen einen Priester, aber der darf nicht gläubig sein.“

Die Produktion von Hormonen, chemischen Botenstoffen, die der Körper in einer Reihe von Drüsen selbst erstellt, gesteuert vom Hypothalamus und der Hypophyse (Hirnanhangdrüse), kann mit zunehmendem Alter und auf Grund des alternden Hormondrüsen-Systems nachlassen. Am bekanntesten sind die Steroide- oder Geschlechtshormone wie Progesteron, Östrogen und Testosteron, die für die Ausbildung der Geschlechtsorgane und Fortpflanzung zuständig sind. Aus dem sehr umfangreichen Hormonthema wollen wir nur einige Aspekte heraus greifen, die in gewissen Grenzen einer Beeinflussung durch Ihre Lebensstil-Entscheidungen unterliegen. Beispiele:

– Sie können über Ihr Schlafverhalten ihre Melatonin-Produktion, deren Schwerpunkt im Tiefschlaf etwa 2–3 h nach dem Einschlafen erfolgt, beeinflussen und damit u. a. das Risiko für die Entstehung von diversen Krebsarten reduzieren: Also nicht zu spät und möglichst zur gleichen Uhrzeit zu Bett gehen.

- In die gleiche Richtung wirkt das Hormon Calcitriol, besser bekannt unter dem Namen Vitamin D. Es soll neben Krebs auch Herzinfarkten vorbeugen.

- Das Jungbrunnenhormon DHEA, das hauptsächlich in der Nebenniere gebildet wird und Vorstufe für Östrogen, Progesteron und Testosteron ist. Eine nachlassende DHEA-Produktion begünstigt das Altern, ein hoher DHEA-Spiegel stärkt hingegen das Wohlbefinden, die Leistungskraft und die Libido. DHEA wirkt zudem energiesparend im Gegenteil zum Energieverzehrer Cortisol. Zu den Hormonen im Einzelnen:

- Das Wohlfühlhormon Progesteron, Vorläuferhormon für Cortisol, Testosteron und Östrogen, wirkt antidepressiv und schützt als Gegenspieler von Testosteron die Prostata.

- Das Weiblichkeitshormon Östrogen, zu dem noch viele weitere Hormone zählen, steuert das sexuelle Verlangen und sorgt für eine gut befeuchtete Schleimhaut.

- Das androgene Stresshormon Cortisol wird vorwiegend in der zweiten Nachthälfte gebildet und erreicht seinen höchsten Wert beim Aufwachen: Auf in einen aktiven Tag? Da Stress den Alterungsprozess begünstigt, also Stressreduktion, um über eine verringerte Cortison-Produktion langsamer zu altern.

- Kommen wir zum Männlichkeitshormon Testosteron, das bei Männern und Frauen (!) Spannkraft, gute Laune, die Durchsetzungskraft und die Lust auf Sex steigern kann. Testosteron verbessert auch die Knochendichte und stärkt die Herzmuskulatur. Als Schlüssel zu einer erfolgreichen Testosteron-Steigerung gelten die Zuführung vieler pflanzlicher Stoffe zum Körper – und viel Bewegung und Krafttraining: So kann der Umbau von 5 kg Fett in Muskelmasse die körpereigene Testosteronbildung um 30 % erhöhen.

- Nun zum Wachstumshormon HGH, dem angesagten Hormon für Successful Aging: Es ist erforderlich, um fortwährende Zellerneuerung zu gewährleisten, wird in der Hypophyse gebildet und in der ersten Nachthälfte ausgeschüttet.

- Unser Wohlfühlhormon Serotonin, Botenstoff im Gehirn und im Zentralnervensystem, regelt den Ess- und Sexualtrieb und ist für unser Suchtverhalten verantwortlich.

- Wir wollen den Streifzug durch die Hormonlandschaft mit dem in der Bauchspeicheldrüse gebildeten Blutzuckerregulator Insulin beschließen. Wenn bei unzureichender Bildung der Blutzuckerspiegel steigt, kann es sich zur Diabetes Typ 2, Altersdiabetes genannt, kommen.

- **Gibt es eine allgemeine Hormontherapie?**

Ein schwieriges Thema: Wenn Sie sich Testosteron extern zuführen, kann das bei Männern zu einer Vergrößerung der Prostata mit hohem PSA-Wert führen: Über eine gutmütige Wucherung zum bösartigen Krebsleiden? Hormontherapien können schädliche Nebenwirkung haben. Als wirkungsvoll und unproblematisch gelten: Sport an frischer Luft, eine motivierende Partnerwahl, bei der der Körper Amor spielt.

Wie kann man die körpereigene Hormonproduktion anregen? Ideen reichen vom „Dinner Canceling" – keine belastenden Speisen nach 18.00 Uhr, um das Wachstumshormon nicht zu behindern, das um Mitternacht am meisten produziert, bis zur Melatonin-Orientierung, um die Körpertemperatur zu senken und die Lebensdauer der Organe zu verlängern. Ernsthaft verbleiben: Auf guten Schlaf achten, viel Bewegung, Stress abbauen, auf ausgewogene Ernährung achten.

7.3 Umgehen mit nachlassender Arbeit der Mitochondrien

» „In unserer Gesellschaft wird Gesundheit daran gemessen, dass man sich nicht schlecht fühlt."

Die Arbeit der Mitochondrien, als Organellen in den Zellen die Kraftwerke in fast jeder einzelnen Zelle und damit in unserem ganzen Körper, die für die Energiegewinnung der Zellen gebraucht werden, kann nachlassen. Diese Kraftwerke produzieren aus der Nahrungsaufnahme den Energiebedarf des Körpers, den sie selbst wieder zur Hälfte für ihre Arbeit verbrauchen. Außerdem besorgen sie den Fettsäureabbau in den Zellen, entgiften Harnstoffe und schicken überalterte Zellen in den programmierten Zelltod, um so Organe gesund und intakt zu halten. Sie erneuern sich ständig, gesteuert von ihrer eigenen DNA.

Die Muskulatur, Herz und Gehirn haben einen sehr hohen Energieverbrauch, der auch andauert, wenn die Mitochondrien mit zunehmender Alter des Körpers eigentlich immer mehr Energie produzieren müssten, um die mit dem Alter abnehmende Energieausbeute zu kompensieren. Hier fragt man sich, ob das durch mehr Nahrungsaufnahme möglich ist. Aber da mehr Nahrungsaufnahme auch mehr freie Radikale bewirkt, ist das augenscheinlich ein zweifelhafter Weg. Da Essen eine Ursache für Altern ist, ist das zusätzliche Energieproblem nur über eine besonders sorgfältige Nahrungsauswahl lösbar. Hingegen gilt mehr Energiegewinnung durch mehr Sauerstoffaufnahme als denkbarer Weg. Damit sind wir bei den Möglichkeiten zur Gestaltung der Energieanpassung. Entscheidend ist die Effizienz, da mehr gewonnene Energie nicht durch mehr Radikalen-Schädlinge begleitet werden darf.

Ob Nahrungsergänzungsmittel helfen können, wollen wir hier nicht vertiefen, zumal wir uns ja auch jeder Produktwerbung enthalten wollen. Was aber ein Jungbrunnen für Mitochondrien sein kann, ist Bewegung:

Wer Sport treibt, trainiert nicht nur seine Muskeln, sondern auch sein Gehirn gleich mit. Es geht also um das mitrochondiale Fitnessprogramm" (Darazs, S. 179), das oxidativen Belastungen entgegen wirkt und den antioxydativen Schutz hochfährt. Darazs: „Sport führt nicht nur dazu, dass neue Mitochondrien gebildet werden. Er verbessert auch die Funktion bereits bestehenden Mikrokraftwerke."

7.4 Gewährleisten von Entsäuerung und Entschlackung

» „Die Übersäuerung des Körpers ist das Grundübel aller Krankheiten." (Paracelsus)

Diesem Satz des bekannten medizinischen Pioniers stimmen ganzheitlich denkende Mediziner und Heilpraktiker zu, während mehr symptomorientierte Schulmediziner damit ihre Probleme haben, da es im gesunden Körper nach ihrer Meinung keine Übersäuerung und Verschlackung gäbe. Ganzheitlich orientierte Mediziner sehen hingegen im pH-Wert das einzig verbindliche Messkriterium, während Werte für Blutdruck, Cholesterin u. a. nur Folgeerscheinungen einer Übersäuerung messen würden.

Säuren und Schlacken (als Stoffwechsel-Endprodukte) können an der Gewebesubstanz nagen und den Körper von Innen verschlacken. Sie entscheiden damit in ganzheitlich-medizinischer Sicht über Krankheit und Gesundheit des Körpers und Entzündungen. Messinstrument ist der pH-Wert. Liegt dieser ph-Wert über 7, gibt es ein basisches, unter 7 ein saures Übergewicht. Aufgrund verschiedener Körperflüssigkeiten (z. B. Blut, Urin, Magen, Galle, Stuhl, Schweiß etc.) unterscheidet sich der ph-Wert! Die Puffersysteme im Körper (über Atmung, Nieren, oder eigene chemische Umsetzung) sorgen dafür, dass sich Basen und Säuren weitgehend ausgleichen. Besonders Obst und Gemüse bilden Basen. Da Dauerstress zudem einen großen Einfluss auf das Hormongleichgewicht hat und zu einer Übersäuerung führt, ist eine Körperentgiftung bei gleichzeitig guter Vitalstoffversorgung unumgänglich. Das mündet wieder in der Empfehlung nach einer ausgewogenen Ernährung und Flüssigkeitsaufnahme ohne Zucker und ähnliche Säuretreiber.

Literatur

Darazs G Gesund und vital altern, S 144 ff., 155 ff. und 174 ff. ISBN 978-3-7439–8688-8

Weiterfuehrende Literatur

Reiter RJ Melatonin. ISBN 3–426-26882-5
Vasey C Das Säuren-Basen-Gleichgewicht. ISBN 3–310-00691-3

Szenario 8:
Selbstoptimierungs-Ansätze

© Springer-Verlag GmbH Deutschland, ein Teil von Springer Nature 2019
H. Benölken, *FIT für gute 120 Jahre*, https://doi.org/10.1007/978-3-662-58927-4_8

8.1 Wenn Kommunen kollektiv Gesundheit managen wollen

» „Erfolgreiche Menschen handeln auf Grund von geprüften Informationen – erfolglose Menschen auf Grund von ungeprüften Vorurteilen!" (Karl Pilsl)

Was können Kommunen zur Steigerung der Volksgesundheit tun? Hierzu zwei Beispiele.

■ Oklahoma-City: Eine Großstadt speckt kollektiv ab

Das ist die Zahl des Jahres 2014: 49824. Soviel von den 600.000 Einwohnern von Oklahoma-City beteiligten sich an der von ihrem Bürgermeister Mick Cornett vor einigen Jahren eingeläuteten Abspeckaktion mit dem Ziel, kollektiv eine Million englische Pfund abzunehmen (entspricht dem Gewicht von 100 Elefanten). Diese Bürger meldeten einer zentralen Stelle ihre reduzierten Pfunde als Ergebnis von mehr Bewegung und bewussterer Ernährung. Die Stadt unterstützte das mit großen Investitionen in Sportanlagen, Umwidmung von Parkplätzen in Radfahrer- und Fußgängerbereiche und einer permanenten Kampagne. Als Ende 2013 die Million Pfund erreicht waren, hörte man auf zu zählen.

■ Gaggenau: „Sinn&Freude" als Blaupause für präventologische Kollektiv-Initiativen

In der badischen Stadt Gaggenau liegt die Lebenserwartung mit 83,6 Jahren bei Frauen und 78,6 Jahren bei Männern etwa ein Jahr über den analogen Bundesdurchschnittswerten: Grund für Professor Joachim Fischer, Leiter des Instituts für „Publik Health" der Universität Heidelberg, die Ursachen vor Ort in Gaggenau zu erforschen. Als einen wesentlichen Grund identifizierte er eine überdurchschnittliche soziale Schichtung der Bevölkerung: Niedrige Arbeitslosigkeit, ein ausgeprägtes oberschichtorientiertes Bildungsniveau, damit auch mehr verbreitetes Bewusstsein für den Sinn von bewusster Ernährung und Bewegung.

Damit die Lebenserwartung auch in Zukunft weiter steigt, regte Fischer die Gründung einer Ballettschule an nach der Devise: Je mehr und besser sich Kinder bewegen, desto weniger anfällig sind sie für Übergewicht und desto bessere Leistungen bringen sie in der Schule. Das fand breiten Anklang, wenn auch mit Hindernissen: Die Besucher des örtlichen (verräucherten) Jugendhauses blockierten zunächst nach dem Motto: Intensiver – schließt das auch Suchtmittel ein? – die jungen Jahre erleben sei wichtiger als länger zu leben. Ein weiterer Ansatzpunkt für Sinn&Freude sind Gaggenauer Unternehmen mit folgenden Projektzielen: Wie schafft man gute psychosoziale Arbeitsbedingungen und animiert die Mitarbeiter und ihre Familien zum gesunden Essen?

Quelle: Kelnberger, Josef: In alle Ewigkeit, in: Süddeutsche Zeitung 298, 29.12.2017.

8.2 Ergebnisse eines Selbstvermessungs-Sozialexperiments

» „Jahrhunderte lang setzte sich die Medizin erst mit Krankheiten auseinander, wenn diese auftraten."

■ Zu Fünfen gestartet, danach 2 gesünder und 3 kranker?

Fünf Mitarbeiter der ZEIT haben, jeweils ausgerüstet mit Fitnessarmbändern, ein Sozialexperiment einer gegenseitigen achtwöchigen Gesundheitskontrolle durchgeführt. Mit der App Dacadoo haben sie die Entwicklung eigener Veränderungsdaten ihrer Körperwerte zum „emotionalen Wohlbefinden" und „Lebensstil" (Bewegung, Sport, Ernährung, Stress, Schlaf) erfasst und sie über die App miteinander verglichen.

Bei einer Bewertungsskala von 1 (sehr schlecht) bis 1000 (sehr gut) war das Ergebnis ernüchternd. Gemessen wurde zum Start des Experiments und bei gegenseitiger Transparenz der Zwischenwerte untereinander bis zum Abschluss nach acht Wochen. Ihre Ergebnisse:

- Karin, Top-BMI, 67 kg bei 1,77 Körpergröße, 45 Jahre, startete mit einem Gesundheitsindex von 614 und rutschte auf 520 ab. Sie schwimmt zwei Kilometer pro Woche und ist ansonsten sportabstinent. Sie wehrt sich gegen den Druck der permanenten Überwachung dadurch, dass sie kurz vor 10.000 Schritten aus dem Messprozess aussteigt und sich eine Zigarette raucht. Bei einer Abschluss-Joggingrunde um die Hamburger Außenalster nach acht Wochen forderte sie Felix als Minderleister zu Straf-Liegestütz auf. Nach dem Experiment will sie das Armband ohne Druck weiter nutzen.
- Felix, 109 kg bei 2,04 m, 30 Jahre, brach trotz einem Anstieg von 561 auf 596 nach acht Wochen ab. Lebt ohne Rad und wandern sportabstinent. Er stieg aus dem Experiment in der achten Woche aus, als man ihn wegen Bewegungsfaulheit bei einer Abschluss-Joggingrunde um die Hamburger Außenalster zu Straf-Liegestützen aufforderte,
- Luisa, 53,5 kg, 1,68 m, 25 Jahre, Mitglied in einem Fitnessstudio und nutzt möglichst Aufzüge. War nach acht Wochen von 578 auf 496 Punkte abgerutscht. Fühlt sich durch die ständigen Vergleiche in diesem Gruppen-Experiment genervt. Ernährt sich aber bewusster, trinkt viel Wasser und raucht weniger. Geht wegen ihres steigenden Pulses zum Internisten, der ihr bestätigt, dass die Messerei sie nervös macht. In der Abschlussrunde schlenderte Luisa meist hinterher. Die Armbandkontrolle hat sie als Druck empfunden.
- Michael, 48 Jahre, kann mit 71 kg und 1,77 m einen Traum-BMI vorweisen. Ist von 706 Punkten beim Start auf 732 Punkten am Ende geklettert. Nutzt seine Jogging-Hose auch zum Joggen. Fährt viel Fahrrad, mal eben 30 km vor dem Frühstück. Er nutzt alle Bewegungsmöglichkeiten und nimmt auch die Alster-Abschlussrunde ernst.
- Auch Johannes hat bei 74,9 kg und 1,78 einen Top-BMI, ist 37 Jahre. Ist seit Jahren Aufzug-Verächter und spielt einmal wöchentlich Fußball. Kämpft bei Index Energie-Burner um den ersten Platz. Ist aber nicht frei von Unwohlsein und empfindet Druck.

Einig waren sich alle Teilnehmer: Eine Welt der ständigen Leistungsmessung empfinden sie als Druck und fühlen sich zu „paranoiden Angsthasen" (Luisa) gegängelt.

8.3 Fitness-Tracker zwischen Wunschdenken und Realität

» „Für mich sind das Fantasiewerte" (Andreas Schreiber, Deutsche Gesellschaft für Luft- und Raumfahrt DLR, über die Ergebnisse handelsüblicher Fitness-Trecker)

■ **Kritische Fragen zu „Wearables" und ihrem Input.**

Körpernahe elektronische Geräte, „Wearables" genannt, messen zurückgelegte Schritte, errechnen daraus verbrannte Kalorien, kombinieren diese über separate Eingaben durch die Benutzer mit den mit der Nahrung zu sich genommenen Kalorien und können sogar Herzfrequenzen und Schlafgewohnheiten aus Bewegungen ermitteln. Sie gelten als wissenschaftlich noch unzureichend untersucht und liefern nach Analysen des „Deutschen Zentrums für Luft und Raumfahrt" (DLR) eher „Fantasiewerte" als präzise Messergebnisse: Die technisch übliche Messung mit Drei-Achsen-Beschleunigungssensoren" könne bei vertretbaren Kosten keine verlässlichen Werte liefern.

Bei üblichen Kombinationen mit Dateninput zur Kalorienmenge zugeführter Nahrung ist anzumerken: Qualitative Aspekte der Nahrung zwischen Vollwertigkeit und Fastfood, Flüssigkeitsaufnahmen und Vitalstoffgehalt werden in den bekanten Apps nicht berücksichtigt.

- **Neuer „Sport": Wie überlistet man das System?**

Nach Medienberichten – ein Thema, das Journalisten gern zu kritischen Berichten zu motivieren scheint – nimmt die Zahl der „Spezialisten" zu, die es versteht, beim Wearable-Input die Daten zu manipulieren: Wer vor dem Fernseher mit den Füßen wackelt, kann auch den Schrittimpulse-Zähler zum Zählen bringen, also austricksen. Versierte Informatik-Spezialisten schaffen es sogar, Fremdpersonen-Daten einzubeziehen: Man kann eigene Daten – „wie viele 1000 Schritte brauchst du noch?" weitergeben bzw. freundschaftlich angebotene Daten – „wie viele Schritte kannst du mir noch abtreten?" – aufnehmen. Bei der Kalorienzufuhr ist man sowie so auf die Ehrlichkeit der Benutzer angewiesen. Wir wollen nicht anzweifeln, dass die Mehrzahl der Wearables-Nutzer sich ehrlich verhält – aber die Möglichkeit von Manipulationen bringt das gesamte System in ein Zwielicht.

Fazit: Die Kombination von ungenauen Bewegungsergebnissen und schematischer Kalorienzählung ohne Bewertung der qualitativen Nahrungssubstanz liefert noch keinen verlässlichen Informationen über den individuellen Gesundheitsstand und als Basis für eine eigene Gesundheitsstrategie. Wenn Wearables eher Scheinlösungen hinsichtlich Aussagefähigkeit Ergebnisse bieten, die aber zunächst eine gewisse Lufthoheit haben. wie die Zunahme der Trackbänder etc. zeigen. stellt sich die Frage nach objektiven Mess-Systemen. Der Weg dahin kann nur in Lösungen liegen, die eine ehrliche individuelle Selbstbewertung ermöglichen: Wer zu sich selbst ehrlich ist, gewinnt aussagefähige Ergebnisse und kann selbst seine Gesundheit managen.

- **Krankenkassen-Sicht: Gar nicht nutzen, Mehrleister belohnen, Minderleister bestrafen?**

Wenn unsere Marktanalysen und Einschätzungen richtig sind, stellt sich die Frage, ob solche Systeme für die Nutzung durch Krankenkassen und –versicherungen ein sinnvoller Weg sein kann. Soll man „Mehrleister", die ihre obligatorischen 10.000 Schritte übertreffen, mit Bonifikationen belohnen oder „Minderleister" mit unzureichenden Schrittfrequenzen durch Zuzahlungen zu ihrer Basisprämie „bestrafen"? Hier sollte man nicht eine richtige Antwort auf eine falsch gestellte Frage suchen. Deshalb ist nachvollziehbar, dass sich hier derzeit noch viele Krankenkassen und –versicherungen in Zurückhaltung üben.

Weiterführende Literatur

Keinberger, J (2017) In alle Ewigkeit. Süddeutsche Zeitung 298, 29. Dezember
Oberhuber, N (2016) Wie viele Dicke verträgt eine Versicherung? Frankfurter Allgemeine Sonntagszeitung 31, 7. August
O. V. (2014) Das Gewicht ist kein Tabu mehr. Frankfurter Allgemeine Sonntagszeitung, Nr. 29, 20. Juli
O. V. (2018) Nah, alles FIT? Die Zeit16, 14. April

Szenario 9: Ganzheitliche Gesundheit

© Springer-Verlag GmbH Deutschland, ein Teil von Springer Nature 2019
H. Benölken, *FIT für gute 120 Jahre*, https://doi.org/10.1007/978-3-662-58927-4_9

9.1 Mit dreimal Wohlbefinden „gesund" (WHO*)

» „Wenn jemand Gesundheit sucht, frage ihn erst, ob er bereit ist, zukünftig alle Ursachen seiner Krankheiten zu meiden. Dann erst darfst du ihm helfen." (Sokrates, 470–393 v. Chr.)

■ **Dreimal Wohlbefinden heißt „gesund"**

So steht es im Gesundheitsbanner der WHO (◘ Abb. 9.1). Eine umfassende Definition zu „Gesundheit" steht in der Verfassung der Weltgesundheitsorganisation (WHO) von 1946: „Die Gesundheit ist ein Zustand des vollständigen körperlichen, geistigen und sozialen Wohlergehens und nicht nur das Fehlen von Krankheit oder Gebrechen. Der Besitz des bestmöglichen Gesundheitszustandes bildet eines der Grundrechte jedes menschlichen Wesens, ohne Unterschied der Rasse, der Religion, der politischen Anschauung und der wirtschaftlichen oder sozialen Stellung. Die Gesundheit aller Völker ist eine Grundbedingung für den Weltfrieden und die Sicherheit."*

In diesem ganzheitlichen Ansatz sind damit alle Einflussfaktoren für menschliche Gesundheit und ihre Auswirkungen auf die Lebenssituation (für Erwerbstätige auch Arbeitsfähigkeit) einzubeziehen. Dieser Leitschnur der WHO folgen wir mit einer Modifikation: Wir erweitern den Ansatz „geistiges" zum aussagekräftigeren „seelischen" Wohlbefinden und fassen diese drei Wohlbefindens-Dimensionen in einem „Wohlbefindens-Dreieck" zusammen.* (◘ Abb. 9.2).

Diese Schlüsselfaktoren sind präventiv zu fördern, bevor Signale für Krankheiten erkennbar werden. Das ist mit einem Unterbau von „Wohlbefindens-Bausteinen" gestaltbar.

Zitierweise: WHO-Verfassung: Gesundheit als Grundrecht

9.2 Bausteine-Unterbau macht Wohlbefinden operativ steuerbar

■ **Bausteine für die Einschätzung des körperlichen Wohlbefindens:**

Ziel ist die Erhaltung des gesunden Körpers, damit Krankheitssymptome, die ärztliche Behandlungen nach sich ziehen könnten, erst gar nicht auftreten. Bausteine: Ernährung, Bewegung, Körper-Umfeld. Mit einem umfassenden körperlichen Wohlbefinden (◘ Abb. 9.3) über ihren Lebensstil können Menschen dem Auftreten krankheitsbedingter Symptome vorbeugen.

■ **Bausteine für die Einschätzung des seelischen Wohlbefindens**

Positiv-Denken ist der Basis-Baustein für die weiteren Bausteine erfüllende Partnerschaft, Freundschafts- und Sozialkontakte und erfüllende Erotik. Der Bogen erstreckt sich von Vorsorge gegen stressbezogene Überlastung bis zur Burnout-Prophylaxe (◘ Abb. 9.4).

■ **Bausteine für die Einschätzung des sozialen Wohlbefindens**

Lebt man in einem wirtschaftlich akzeptablen Rahmen oder fürchtet man krankheitsverursachende Armut, hat Angst vor Altersarmut? Fordert man sich ständig, dass man geistig FIT bleibt? Ist man mit sich und positiven Werten im Reinen? Das zeigt kombiniert ◘ Abb. 9.5.

Menschen, bei denen der Finanzrahmen soweit passt, dass sie keine Sorge vor Altersarmut haben, fällt es leichter, an ihrer eigenen Persönlichkeit zu arbeiten und sich für positive Werte wie Freiheit, Umwelt und soziale Gerechtigkeit zu engagieren.

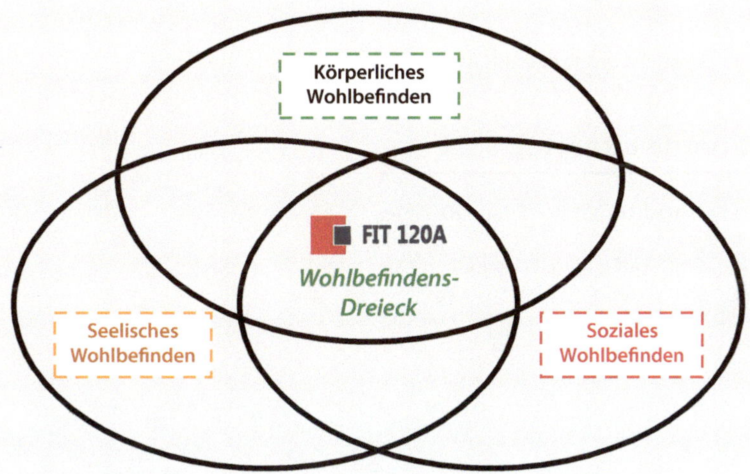

Abb. 9.1 Gesundheitsbanner der WHO

Abb. 9.2 Im FIT120-Wohlbefindens-Dreieck hängt alles mit allem zusammen

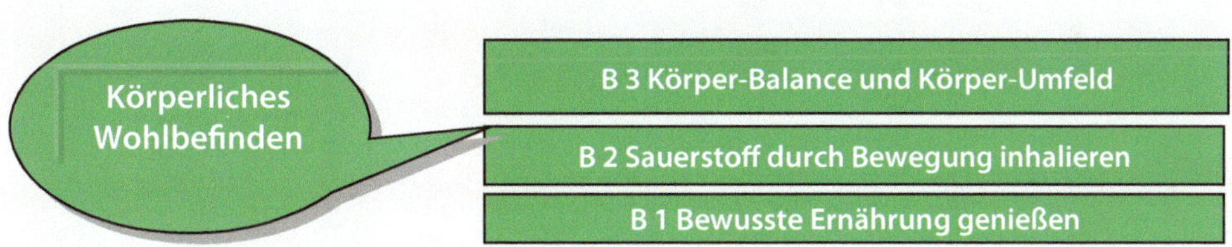

Abb. 9.3 Drei Bausteine des körperlichen Wohlbefindens

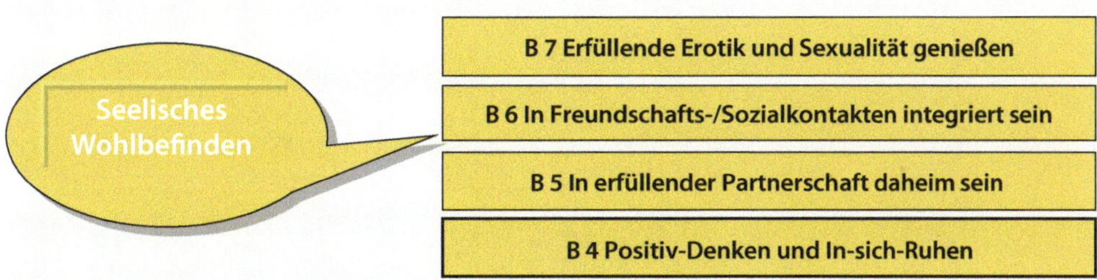

Abb. 9.4 Vier Bausteine des seelischen Wohlbefindens

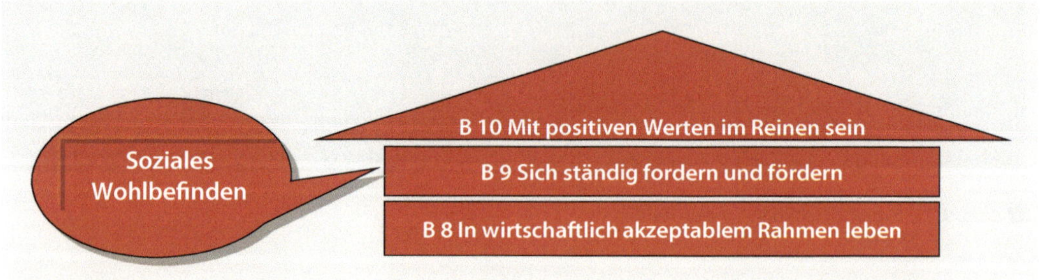

◨ **Abb. 9.5**   Drei Bausteine des sozialen Wohlbefindens

Weiterführende Literatur

Benölken H, Pauli-Hensel H (2014) FIT für 120 Jahre. Hamburg im Blick

WHO-Zitierweise WHO-Verfassung: Gesundheit als Grundrecht

9

Szenario 10: Zehn „Wohlbefindens"-Bausteine

© Springer-Verlag GmbH Deutschland, ein Teil von Springer Nature 2019
H. Benölken, *FIT für gute 120 Jahre*, https://doi.org/10.1007/978-3-662-58927-4_10

10.1 „Wohlbefinden": Nur über sachgerechte Differenzierung

» „Die Kunst des Jüngerwerdens hat viele Facetten, von Ernährung und körperlicher Betätigung bis hin zu Lebenseinstellung und – stil." (Dwight McKee)

■ **Auf körperliches Wohlbefinden wirken Ernährung, Bewegung und das Körperumfeld ein**

Das gilt zunächst ohne Rückkoppelungen aus den Bereichen seelisches und soziales Wohlbefinden. Sie erinnern sich noch an die Selbstoptimierungs-Geschichte in ▶ Abschn. 8.2? Die Ergebnisse waren deshalb so heterogen, weil die Menschen so verschieden sind. Die simple Automatik – Schritte und Kalorien messen und abgleichen und nebenbei noch den Blutdruck messen ist zu undifferenziert. Und kommt dann noch ein widriges Körper-Umfeld hinzu wie schlechte Luft, Schlafstörungen durch Elektrosmog am Bett und nerviger Pendlerstress, so lautet die Schlussfolgerung: Wir brauchen Ernährung, Bewegung und Facetten des Körperumfeldes (vgl. hierzu ▶ Kap. 13), um die Einflussfaktoren des körperlichen Wohlbefindens zu erkennen.

■ **Seelisches Wohlbefinden wird durch vier markante Schwerpunkte beeinflusst**

Beim seelischen Wohlbefinden könnte es folgende Ursachen geben: Unzureichende Fähigkeiten zum positiven Denken bis hin zur Depression und Burnout-Gefahr, das so auf Partner, Familie, Freunde und KollegInnen am Arbeitsplatz ausstrahlt, dass man diesem Zeitgenossen am liebsten aus dem Wege gehen würde – was seine Depression noch steigern könnte. Oder sind es originäre Konflikte in einer Partnerschaft, sodass man räumlich zusammen bleibt, ohne mental zusammen zu leben? In Verbindung damit auch ein gestörtes Verhältnis zur Sexualität? Oder Konstellationen am Arbeitsplatz, die

ein Dauer-Burnout bewirken können bis hin zum Bandscheibenvorfall und organischen Störungen? Enttäuschungen im Freundeskreis, die beiderseitig sein können, sodass die Balance des sozialen Netzwerkes nicht mehr gegeben ist? Diese Beispiele zeigen, dass man auch oder gerade im seelischen Bereich keine Dinge über einen Kamm scheren kann, die einer eigenständigen und differenzierten Betrachtung bedürfen, auch im Hinblick darauf, wie sie auf körperliches Wohlbefinden zurück schlagen und ins soziale Wohlbefinden wie ein Keil hinein ragen können. Darum loten wir seelisches Wohlbefinden mit den Schwerpunkten (= Bausteinen) Positiv-Denken Partnerschaftsbeziehungen, Freundschafts- und Sozialkontakten und erfüllende Erotik aus, um so Menschen seelisch gerecht zu werden. Diese Schwerpunkte über einen Kamm zu scheren heißt, nicht die Dinge auszuloten, sondern zu nivellieren.

■ **Soziales Wohlbefinden: Gesundheitsstabilisierende und – zerstörende Einflussfaktoren**

Wir wissen heute aus vielen gleichgerichteten Untersuchungsergebnissen, dass Angst vor ungesicherten wirtschaftlichen Verhältnissen bis zur Altersarmut dazu führen kann, dass Menschen ein Jahrzehnt früher schwer erkranken und sogar sterben im Vergleich zu Menschen, die diese Sorgen nicht haben. Und wir wissen, dass Menschen, die sich durch kreative Tätigkeiten auch im „Rentnerstand" bis zur Firmengründung ständig fordern und so fördern, lange bis über 100 Jahre hinaus ein aktives Leben führen, wie die Beispiele im ▶ Abschn. 1.2 zeigen. Und wir wissen, dass Menschen, die sich mit positiven Werten – aus sozialer, umweltbezogener oder religiöser Sicht – im Einklang sehen, ein gesundheitsstabilisierendes In-sich-Ruhen entwickeln, während andere gesundheitszermürbend mit sich und ihrer Umwelt bis zur politischen Radikalisierung hadern. Diese drei Beispiele zeigen plakativ, dass die Themen wirtschaftlicher Rahmen, aktiv sein in jeder Lebensphase und Werteorientierung differenziert, d. h. auf der Basis eigenständiger Bausteine zu betrachten sind.

10.2 Bausteinsäulen, die das Wohlbefindens-Dach tragen

» „Gesundheit durchzieht alle gesellschaftlichen Teilbereiche, sei es Bildung, Erwerbsarbeit, Familie, Verkehr, Ernährung oder städtisches Leben. Gesundheit, als Humanvermögen verstanden, bezieht theoretisch wie praktisch das Konzept der Nachhaltigkeit ein." (Detlef Ganten und Jochen Niehaus)

Diese Zusammenhänge lassen sich wunderbar grafisch visualisieren. Dazu benutzen wir die anschauliche Darstellungsform antiker Tempel. Die Wohlbefindens-Akropolis besteht aus drei Wohlbefindenstempeln, die den Obertempel ganzheitliche Gesundheit tragen (◻ Abb. 10.1).

Die Leitidee des dreifachen Wohlbefindens-Ansatzes der WHO wird von den drei Wohlbefindens-Tempeln und diese von insgesamt zehn Bausteinen getragen. Damit wird sichtbar, dass das Streben nach Wohlbefinden in allen drei Bereichen operativ gestaltbar ist. Der Erfolg ist wesentlich durch die Differenzierung in der Bausteinstruktur fundierbar. Danach ordnen wir unsere Forschungsergebnisse und Erfahrungsberichte zum langjährigen körperlichen, seelischen und sozialen Wohlbefinden als Eckpunkte für Ihre persönliche „FIT für gute 120 Jahre"-Planung und -Umsetzung.

10.3 Wohlbefindens-Baukasten: Alles mit Allem

» „Wissen ist der wirksamste Schutz vor Krankheiten. Gesundheitsratschläge sind so gesehen die beste Medizin." (Jochen Niehaus)

Die goldenen Fäden verbinden sich mit den Bausteinperlen zum Regelkreis (◻ Abb. 10.2).

Entscheidend ist die ganzheitliche Betrachtung: Nicht der einzelne Baustein, so

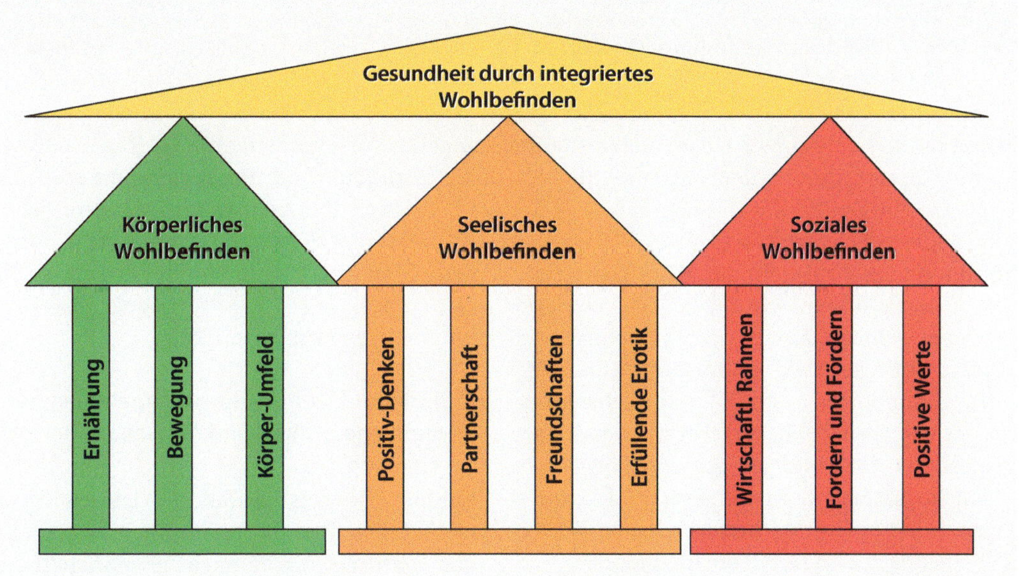

◻ Abb. 10.1   Gesundheit als Wohlbefindens-Pyramide

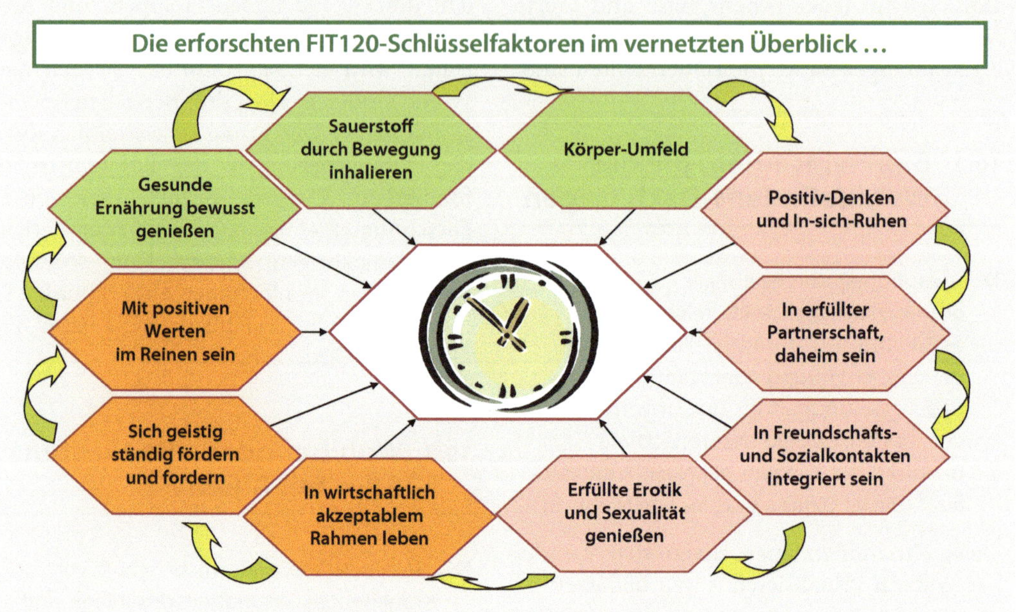

◘ Abb. 10.2   10 Bausteine für FIT für gute 120 Jahre

10

wichtig er im individuellen Einzelfall auch sein mag, steht isoliert im Mittelpunkt, sondern ihre Vernetzung im Regelkreis durch die goldenen Fäden (vgl. auch Benölken, Heinz, Pauli-Hensel, Heidi).

■ **Wie wir Sie durch ihren langjährigen Fitness-Marsch führen möchten**

Um gemeinsam vor lauter Bäumen den Wald zu erkennen, führen wir Sie im ersten Kapitel tour d'orizont durch alle Bausteine. So können Sie ein Gefühl dafür gewinnen, was das Besondere der einzelnen Bausteine ausmacht und wie Sie sie zusammen nutzen können.

Danach führen wir Sie im Detail durch jeden einzelnen Baustein, was Ihnen folgenden Nutzen bringen soll: Sie können so ihr eigener Gesundheits-, Fitness- und Lebens-Manager werden und erkennen, was nach Goethes Faust „Ihre geistige und körperliche Welt im Innersten zusammen hält". Für unser gemeinsames Fitness-Thema bedeutet das:

— Sie erleben im Detail die mögliche Wirkungsweise jedes einzelnen Bausteins.

— Sie gewinnen auf dieser Grundlage ein besonders tiefes Gefühl über ihr Zusammenwirken zur langjährigen Gestaltung Ihrer geistigen und körperlichen Fitness.

Sie können sich so weitgehend unabhängig von Therapeuten aller Spezies machen, zumindest soweit es die Diagnose angeht. Vorsorgemedizin: Ja, Reparatur-Medizin: Adieu! Und Sie bestimmen so selbst, wo Sie sich therapeutisch was holen: Sie als Ihr souveräner eigener Fitness- und Gesundheits-Manager. Instrumentell können wir das mit einer „FIT120-Gesundheit-Scorecard" unterstützen (vgl. ► Kap. 22).

■ **Individuelle Prävention gegen gesundheitliche Risiken und für Gesundheitschancen**

Kennen Sie den „Rubikon"? Diesen damaligen Grenzfluss in Norditalien hat Caesar überschritten, als er nach gewonnenen gallischen Kriegen mit seinem Expeditionsheer

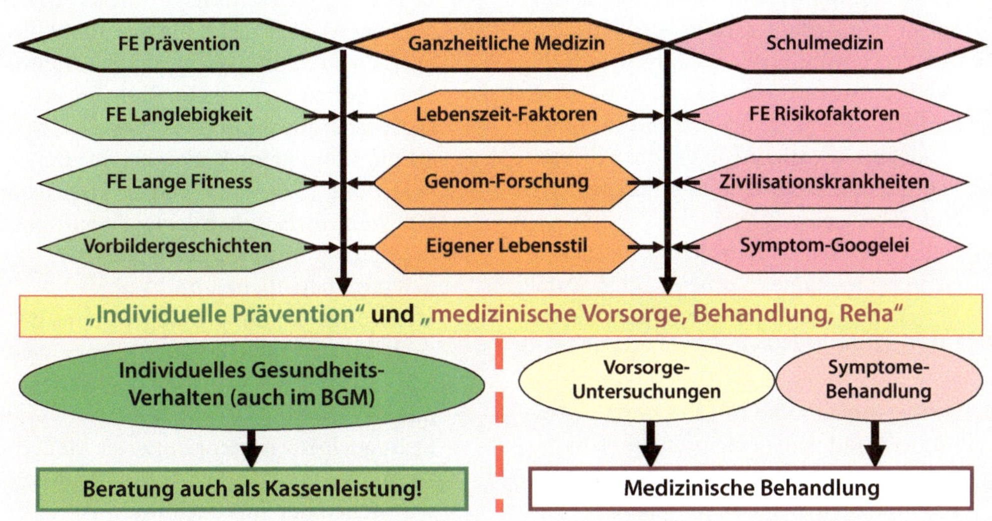

Abb. 10.3 Dreiklang von Prävention, ganzheitlicher und Schul-Medizin

auf Rom zumarschierte, um einen korrupten römischen Senat zu entmachten. Vor dieser Grenzüberschreitung zur medizinischen Vorsorge und Behandlung wollen wir uns hüten, denn das Wissen eines schulmedizinischen Studiums ist nicht unser Thema, vielmehr: Einen Beitrag dazu zu leisten, dass Menschen ihre gesundheitlichen Chancen erkennen und sie eigenverantwortlich nutzen (**Abb. 10.3**). Wir würden es begrüßen, wenn sich auch viele „Schulmediziner" in gesundheitlicher Beratung engagieren und Krankenkassen und –versicherungen das Chancenpotenzial der Prävention (wie die Mitglieder des Bundestags 1999, die diese Entschließung auf den Weg gebracht haben) in ihr Abrechnungssystem aufnehmen.

10.4 Unser FIT120-Fallbeispiel „Friedrich"

» „Gesundheitsratschläge wirken nur, wenn sie wahr, verständlich und für jedermann anwendbar sind." (Jochen Niehaus)

Wir stellen Ihnen jetzt Friedrich mit seinem individuellen Lebensstil vor. Er wird uns in den einzelnen Bausteinen der folgenden Teile B, C und D nach den Basisüberlegungen in der jeweiligen Baustein-Scorecard wieder begegnen. Zunächst wollten wir Frieda wählen, da ihr Lebensstil präventologisch sehr aufschlussreich ist. Aber Frauen leben schon gesünder als Männer, bei denen der Handlungsbedarf größer ist. Also wählten wir Friedrich als ein Fallbeispiel, von dem man viel lernen kann. Sein Kurzprofil im Spiel der zehn Prüffragen, wie wir Sie Ihnen im Einblick vorgestellt haben:

— Friedrich, Mitte 40, schlank mit BMI bei 25, achtet auf vollwertige Ernährung mit ausreichend Vitaminen und Ballaststoffen, bei Süßgetränken ist er sehr zurückhaltend, trinkt auch viel Wasser und liebt sein feierabendliches Bier. Zum Essen nimmt er sich Zeit.

— Er treibt ganzjährig Ausdauersport, spielte auch ganzjährig Tennis und gelegentlich Fußball. Radfahren und Gymnastik sind weniger sein Fall. Von Gelenkbeschwerden blieb er bisher weitgehend verschont.

— Aufgrund seiner Wohnlage leidet er etwas unter Straßenlärm und nicht gerade sauberer Luft. Seine Schlafqualität könnte besser sein, beruflich ist er Fernpendler.

- Pointiert positiv zu denken nimmt er für sich in Anspruch. Mit seinen Berufskollegen und ganz allgemein in seiner Firma kommt er gut klar. Mit seiner Fähigkeit zur Selbstoptimierung versucht er, alles unter einen Hut zu bringen.

- Mit seiner Frau fühlt er sich wohl, auch wenn gemeinsamer Sex bescheiden ausfällt. Er bemüht sich, sie zu einem fitten Lebensstil bei gesunder Ernährung anzuhalten. Sie liebt mehr Klöhnen und Bridge, sodass sie wenige gemeinsame Hobbys außer ihren Kindern und dem gemeinsamen Haus haben. In der Freizeit gehen beide primär getrennt ihren Liebhabereien nach.

- Er genießt gute Freundschafts- und Sozialkontakte, beginnend mit zwei halbwüchsigen Kindern, einem netten Verwandtenkreis, Kollegen, mit denen er auch in Freundschaft und Sportaktivitäten verbunden ist, dazu seine Sportkameraden in den Vereinen.

- Wie schon angedeutet: Erfüllende Erotik in seiner Partnerschaft fiel seit Jahren eher bescheiden aus.

- Er hat eine auskömmliche Altersvorsorge auf den Weg gebracht, hinzu kommt das bis zu seinem 60. Lebensjahr abbezahlte Haus, der wirtschaftliche Rahmen sieht akzeptabel aus ohne Angst vor Altersarmut, wenn keine Rückschläge durch langwierige Erkrankungen und Berufsunfähigkeit sowie Arbeitslosigkeit auftreten.

- Friedrich nimmt jede Gelegenheit zum beruflichen und Selbsterfahrungs-Training wahr, letzteres in einer kreativen Diskussionsgruppe. Das will er später als Rentner noch weiter intensivieren.

- Er ist auch ein werteorientierter Mensch: Soziale Verantwortung, Umweltbewusstsein stehen bei ihm hoch im Kurs.

Schauen wir, wie sich Friedrich durch das jetzt vorgestellte System der Gesundheitsbausteine bewegt.

Weiterführende Literatur

Benölken H, Pauli-Hensel H (2014) FIT für 120 Jahre. Hamburg im Blick

Bausteine für das körperliche Wohlbefinden

Mit den Bausteinen für das körperliche Wohlbefinden – Ernährung, Bewegung und Gestaltung des Körperumfelds – kann der (junge) Mensch das Tempo des Alterungsprozesses seiner Zellen bis zum epigenetischen Überlagern genetischer Grundlagen mitgestalten (◘ Abb. 1).

Baustein 1: Gesunde Ernährung bewusst genießen

Hier geht es um die gesamte Ernährungszufuhr von der Vollwerternährung, Flüssigkeitsaufnahme, Nahrungsergänzungsmittelzufuhr, Fragen individueller Ernährungsanpassung bis zu Suchtmitteln (Nikotin, Alkohol, Rauschgifte, Medikamente) und den Stoffwechselprozess zur Ausschöpfung des Ernährungspotenzials.

Baustein 2: Bewegung in sauerstoffreicher Luft

Wir erläutern die Wirkungen von Ausdauersport für die Sauerstoffaufnahme, die Bildung roter Blutkörperchen für die Sauerstoff-Transportkapazität, Bio-Verfügbarkeit der Nahrungsverwertung und Bildung zusätzlicher weißer Blutkörperchen zur Stärkung des Immunsystems. Danach zeigen wir Möglichkeiten auf, den Bewegungsapparat durch Gymnastik und Krafttraining intakt zu halten. Abschließend betrachten wir das Zusammenwirken von Ausdauer- und Krafttraining als Basis von z. B. Wettkampfsportarten.

Baustein 3: Gesundes Körper-Umfeld

Dieses wird beeinflusst durch Sonne und Licht, Luft-, Ruhe-Qualität, Vermeidung von Elektrosmog, einen erfüllenden Schlaf. Dann geht es noch darum, mit der modernen Geißel einer mobilen Gesellschaft, dem Pendlerstress, den richtigen Umgang zu finden.

Für freundliche Unterstützung bei der Erstellung des Teil A danken wir Martin Jaeger, Gerhard Mielke und Sibylle Reker-Vogel.

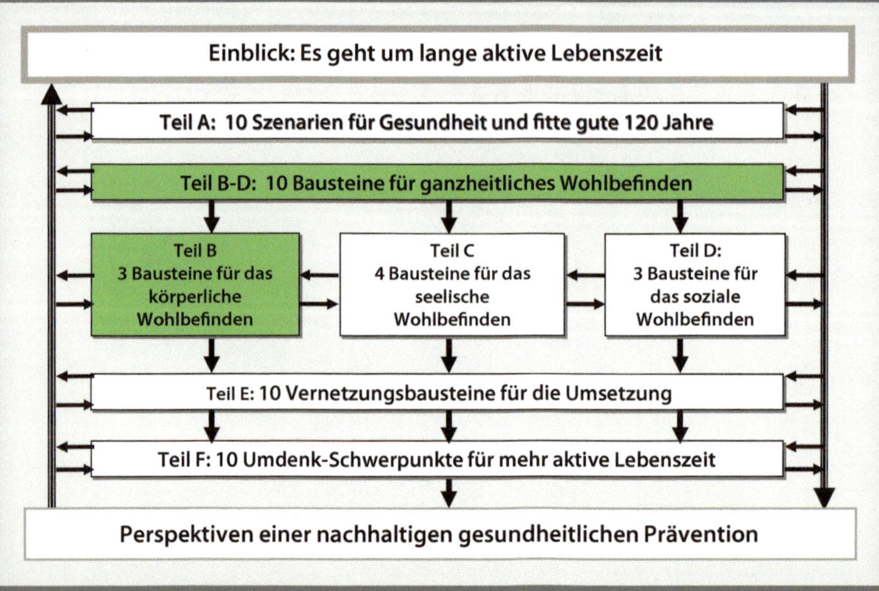

■ **Abb. 1**   Bausteine für ganzheitliches Wohlbefinden

Inhaltsverzeichnis

Baustein 1: Gesunde Ernährung bewusst genießen

© Springer-Verlag GmbH Deutschland, ein Teil von Springer Nature 2019
H. Benölken, *FIT für gute 120 Jahre*, https://doi.org/10.1007/978-3-662-58927-4_11

Inwieweit trägt eine gesunde Ernährung des körperlichen Wohlbefindens mit Ausstrahlung auf das seelische und soziale Wohlbefinden bei? Umgekehrt: Inwieweit kann eine ungesunde Ernährung die Gesundheit gefährden?

11.1 Schlaglichter auf „gesunde Ernährung"

» „Menschen nehmen sich die Zeit, den Körper von außen zu reinigen. Aber wie reinigen sie ihren Körper von innen?"

- **Worum es bei bewusster Ernährung geht**

80 % aller Erkrankungen gelten auch als Resultat langfristiger Fehlernährungen. Es geht um Wirkungen von Ernährung auf Körperfunktionen, Zellalterungsprozesse und Elemente gesunder Ernährung, Aspekte der industrialisierten Ernährungswirtschaft bezüglich Vitalstoffgehalt landwirtschaftlicher Produkte in der Nahrungskette, den Wert von Bio-Produkten, Fragen nach Ob und Wie ergänzender hochwertiger Vitalstoffe und individueller Ernährungsanpassung. Zu berücksichtigen ist auch das individuelle Suchtverhalten.

- **Schmeckt, was weniger gesund ist? Das Un-Vorbild eines Spitzenpolitikers**

Die Antwort eines westdeutschen Ministerpräsidenten auf die Frage einer Schülerin in einer Life-Interview-Stunde, was sein Lieblingsessen sei und was er gar nicht möge. „Dicke Bohnen mag ich gar nicht. Wenn ich wählen kann zwischen Fleisch und Fisch, wähle ich meistens Fleisch. Ich esse gerne Nudeln und besonders gern italienische Pasta." (Zitiert nach einem Interview in einer Tageszeitung der Funke-Medien-Gruppe; weitere Angaben möchten wir aus Diskretionsgründen nicht nennen).

Wir übersetzen mal die Antwort des Politikers in eine ernährungsphysiologische Sprache: „Ich esse nicht gern ein bestimmtes vollwertiges Gemüse. Wenn ich wählen kann zwischen darmkrebsförderndem Fleisch und Omega 3-reichem Fisch, wähle ich den Darmkrebstreiber. Ich esse gern Produkte aus gebleichtem Auszugsmehl ohne Vitalstoffe und mit hohem Zuckerpotenzial." Wollte er den Schülern nach dem Munde reden? Ist er sich bewusst, dass er mit seinen Ernährungspräferenzen ein negatives Beispiel für junge Menschen gibt?

- **Oder ist gesund, was oder obwohl es vermeintlich weniger gut schmeckt?**

„Mama, ich mag keine Suppe und keinen Salat". Aber vielleicht lieber Gummibärchen, weil ein bekannter Fernseh-Talkmaster diese so anschaulich in einem Werbespot kurz vor der Tagesschau kaut? Und damit sind wir bei dem Punkt, den Unternehmen, die an der Produktion von Zucker und an der Herstellung und Vertrieb von zuckerhaltigen Produkten so gut verdienen, dass sie sich veranlasst sehen, ihre goldgeränderten Firmenbilanzen möglichst in Steueroasen erstellen zu lassen: Möglichst früh den Hypothalamus von Kleinkindern an Süßes gewöhnen, damit die Sucht: „Ich will was Süßes!" bis ins Erwachsenenalter erhalten bleibt. Wenn man dann in mittleren Jahren erkennt, dass man schon seit Kindesbeinen seine Frühdiabetiker-Entwicklung gefördert hat, bleibt einem immer noch die zweite (verkürzte?) Lebenshälfte, um die Diabetes zu bekämpfen. Umsatzstrategisch löst bei solchen Zeitgenossen die Arzneimittelindustrie die Zuckerindustrie ab. Wenn es doch gelingt, bereits Kinder durch pfiffige Zubereitungen an vollwertige Ernährung zu gewöhnen, bis es ihnen tatsächlich schmeckt …

- **Das epigenetische Wirken des Hypothalamus**

… dann ist es uns gelungen, die Fähigkeiten des Hypothalamus für ein gesundes Leben bereits bei jungen Menschen zu wecken. Zunächst zum Begriff Hypothalamus: Es handelt sich um einen Teil des Zwischenhirns, liegt über der Hypophyse und steuert zusammen mit dieser die vegetativen Funktionen des Körpers: Die Regulation der Körpertemperatur, die Homöostase der Osmolarität, die Regulation der Nahrungsaufnahme, den Schlaf sowie die Beeinflussung des Sexualverhaltens und der Pubertät. Für die uns hier interessierende Nahrungsaufnahme gilt: Unser Hypothalamus ist ein Gewohnheitstier: Er hält sich lange am Vertrauten fest, sei es gesund oder weniger gesund, geht zögernd an etwas Neues ran, aber wenn er es für gut befindet, kann er dem Neuen auch lange treu bleiben. Er hat damit, wenn Sie sich an ▶ Kap. 5 erinnern, einen epigenetischen Prozess durchlaufen.

Schauen wir uns zunächst mal das Ernährungsverhalten von Vera und Hein an.

11.2 Vera: Figurbewusst mit latenten Risiken

» „Mode-Diäten können nicht funktionieren, weil sie dem Körper Vitalstoffe entziehen, ihn ausmergeln, so dass Jojo-Attacken vorprogrammiert sind." (Eckard von Hirschhausen)

Vera, schlank, gerade 60 plus und gelernte Versicherungskauffrau, hatte exzessiv gelebt. Zwei Ehen mit begeisterten Seglern genossen, die erste beendet, weil ihr damaliger Gemahl, ein Beamter, sein Alkoholproblem nicht in den Griff bekam. In der zweiten Ehe war ihr Mann, Manager in einem Wirtschaftsunternehmen, einem Herz- und Kreislaufleiden kurz nach seiner Pensionierung erlegen. Sie lebte nach der Geburt ihrer beiden Söhne in einem Mix aus Mutter, Hausfrau und Partnerbegleiterin: „Eine Beamten-/Managerfrau arbeitet doch nicht." Mit ihrem zweiten Mann ging sie oft auf Geschäftsreisen im In- und Ausland. Für einen Manager mit seinen internationalen Verpflichtungen organisierten die jeweiligen Gastgeber regelmäßig geschäftlich motivierende kurze Segeltörns.

Manche Segler bewegen sich bevorzugt zwischen Cockpit und Niedergang der Jacht, in Häfen zwischen Anlegesteg, Bäckerei und Hafenpinte. Veras Männer waren beide übergewichtig, starke Raucher, und Vera rauchte tapfer mit.

In Veras Haushalt hatten neben Fleisch, Fisch, Gemüse auch Kuchen, Marmelade und Süßigkeiten Platz. Veras Gewicht focht das nicht an: Sie blieb schlank dank ihres guten Stoffwechsels. Ihr Maß an Bewegung war auf Gassigänge ihres jeweiligen Hundes ausgerichtet. Zum Frühstück gab es Brötchen aus Weizenmehl, Marmelade, Honig und Kaffee. Gewichtsmäßig schlug das sowie das nachmittägliche Kuchenstück bei ihr wenig an. Ihren Bäuchleinansatz konnte sie geschickt unter ihrer geschmackvollen Kleidung verstecken.

Alles o. k. mit Vera? Bei einer Routine-Untersuchung hatte man festgestellt, dass sich ihr Körper bei einer durch Ablagerung verstopften Arterie selbst geholfen hatte: Das in den Unterschenkel strömende Blut hatte sich parallel zur Arterie neue Wege gesucht. Welche Langzeitfolgen muss sich Vera vergegenwärtigen? Immer unzureichendere Blutversorgung des Fußes und Unterschenkels wie bei einer starken Raucherin, die Vera bis zum Tod ihres zweiten Mannes auch war? Fazit: Wer schlank erscheint, signalisiert damit noch nicht, dass er auch nachhaltig gesund ist. Wie wirkt sich „Ernährung" auf Veras Körper aus? Auch ihr Körper braucht täglich Vitamine, Mineralien, Spurenelemente. Hat Veras Körper davon in der Vergangenheit zu wenig vereinnahmen können und hat zukünftig durch Umstellung ihrer Essgewohnheiten eine neue Chance auf ein gesundes Leben in Zukunft?

11.3 Bewegungsbewusster Hein: Ernährungs-Jugendsünden

» „Natürlich oder biologisch – oder beides? Ist das Produkt natürlichen Ursprungs oder hat es Bioqualität – oder sind das nur verwirrende Wortspiele?"

Hein hatte schon sieben Jahrzehnte hinter sich gebracht, ohne in seinem Leben – außer dem Auskurieren von Sportverletzungen – jemals krank gewesen zu sein. Fragte man ihn nach den Gründen für sein Gesundheitsglück, pflegte er auf seinen kontinuierlichen Sport seit Schülerzeiten hinzuweisen, ergänzt durch den Start in eine bewusste Ernährung.

Natürlich aß er im Pfadfinderlager auch schon mal deftig nach dem Motto: Wer verpackt die meisten Frikadellen? Und auch bayerischer Leberkäse hatte es ihm während seiner in München genossenen Studienzeit angetan. So in den 30ern ging er langsam zu einer bewussteren Ernährung über. Zu seinen Studienzeiten standen noch Roggenbrötchen mit Leberwurst und aufgespritzter Mayonnaise bei ihm hoch im Kurs, in München hatte er den bayerischen Obatzda entdeckt, und von da war es zum fettarmen Handkäse (manchmal nach hessischer Art mit „Musik") ein logischer Schritt.

Heute lebt Hein kulinarisch als Vollwert- und Ballaststoff-Fan. Den Tag beginnt er mit einem großen Glas stillem Wasser, einem Müsli aus dem Bioladen oder auch mal Vollkornbrot mit Quark, Käse und Tomaten. Er verzichtet auf denaturierte Kohlenhydrate wie Weißmehl und Zucker, denn das sind die eigentlichen Dickmacher. Stattdessen bevorzugt er basenreiche Kost, eher Kartoffeln als Nudeln, mehr Fisch als Fleisch, viel Salat und frisches Gemüse, Nüsse, zwischendurch Obst oder einen Shake mit Vitalstoffen. Statt raffiniertem Salz nimmt er naturbelassenes Meer- oder Steinsalz.

Hin und wieder gönnt er sich rheinische „Riefkoche" (aber bitte mit Lachsscheiben!) oder einen steirerischen Tafelspitz mit Apfelkren, und ab und zu 70 %-ige Bitterschokolade mit wenig Zucker und vielen Antioxidanzien, ein Stück Käsekuchen als verschmitzte Konzession an Genüsse. Weitere Süßigkeiten hingegen waren für ihn nie wichtig. Gewichtsprobleme hatte er nie, sein BMI lag dank Bewegung immer unterhalb von 25.

Über möglichen Darmkrebs machen sich viele Bürger Gedanken. In Studien der Onkologie wurden folgende Risikofaktoren beobachtet:

- Das durchschnittliche Alter bei Diagnosestellung ist etwa Mitte 60 Jahren.
- Bei einer Darmspiegelung kann das Risiko erheblich reduziert werden, wenn gutartige Polypen entfernt werden.
- Darmkrebs in der Familie kann das eigene Risiko begünstigen.
- Der erbliche Kolonkrebs ist der häufigste genetisch bedingte Darmkrebs. Er macht etwa 2 % aller Darmkrebsfälle aus.
- Menschen mit einer Krebs-Vorgeschichte können auch an Darmkrebs erkranken.
- Eine Entzündung im Darmbereich kann das Risiko erhöhen.

Laut Ernährungsstudien kann eine Ernährung reich an tierischen Fetten das Darmkrebsrisiko erhöhen. Wichtig ist auch eine Ernährung aus viel Obst und Gemüse. Es gibt viele wertvolle sekundäre Pflanzenstoffe, Kräuter und Gewürze, die Krebszellen entgegenwirken.

11.4 Was ist also „gesunde Ernährung?"

» „Wir essen uns krank und wollen durch Medizin gesund werden" (Pfarrer Sebastian Kneipp)

■ **Ist gesunde Ernährung das, was den Menschen schlank erhält oder mehr?**

Hierzu möchten wir Sie mit einem Phänomen konfrontieren: Die Art der individuell gewählten Ernährung führt wie bei Vera – unter anderem – zu unterschiedlichen Ablagerungen in den Arterien, die sauerstoffreiches Blut in den Körper transportieren.

Gesunde Ernährung bedeutet neben ausreichender Vitaminzufuhr eine ballaststoffreiche, damit primär basische und säurearme Ernährung, um den Körper ins Gleichgewicht zu bringen. Übersäuerung ist neben den Volkskrankheiten Arteriosklerose und Diabetes auch mitverantwortlich für zahlreiche andere Krankheiten, zum Beispiel Arthrose, Rheuma, Rückenschmerzen, Hautkrankheiten. Säurebildende Lebensmittel erkennen Sie an der Farbe. Produkte der „Unschuldsfarbe" Weiß: Mehl und Zucker oder braungelb: Gebäck, Kuchen, helle Brötchen, Süßigkeiten. Fast Food und Zucker braucht und will der Körper nicht.

■ **Gesundes Essen kann auch ein Hochgenuss für Ihre Sinne sein**

Stellen Sie sich ein leckeres Fischgericht vor, zubereitet mit gutem Rapsöl, Rosmarinkartöffelchen und knackigem Brokkoli oder einem frischem, bunten Salat mit kaltgepresstem Olivenöl oder einer selbst zubereiteten Joghurtsoße. Sie müssen deshalb nicht vollständig auf Pizza oder Pasta verzichten. Hin und wieder auch elsässischen Flammkuchen mit einem trockenen Weißwein dürfen Sie ebenso genießen wie die Tasse Kaffee am Morgen. Wie alles im Leben ist gesunde Ernährung letztendlich eine Frage der Ausgewogenheit und der guten Balance. Eine abwechslungsreiche Kost, die überwiegend die Frischeküche bevorzugt, ohne sich dabei kasteien zu müssen, sollte das Ziel sein, um FIT zu bleiben bis 120.

■ **Was weiterhin gesunde Ernährung ausmacht**

Dazu gibt es gesicherte Erkenntnisse: Ballaststoffreich, fett-, zuckerarm, eher basisch, nicht säurehaltig. Die Alltagspraxis vieler Bürger sieht anders aus: Übermäßig Zucker und Fett, was zu einem säurelastigen Körperhaushalt führt und den Zellalterungsprozess beschleunigt.

Dass übermäßiger Fett-Genuss den Arterienskleroseprozess beschleunigt, ist landläufig bekannt. Neben dem Aspekt Fett ist bei Fleischgenuss auch dessen Verweildauer im Verdauungstrakt wesentliche Ursache für hohe Darmkrebsanfälligkeit: Bei Schweine- und Lammfleisch bis zu 8 h, Rindfleisch und Geflügel 4–6 h, ebenso fettreiche Fischarten, während fettarme Fischarten

schon nach wenigen Stunden verdaut und damit weniger karzinogen sind. Wer nicht ganz auf „schwere" Fleischsorten verzichten will, hilft vielleicht die Regel: Keine Tugend ohne Ausnahme – aber eben nur Ausnahme!

11.5 Nochmals zu den Todfeinden einer gesunden Ernährung

» „Der Schlüssel für richtige Ernährung liegt im richtigen Maß, nicht in strenger Diät."

■ **Todfeind 1 Fleisch-Massenkonsum: Deutschland EU-Spitzenreiter**

Bundesbürger verbrauchen 2017 so wenig Fleisch wie lange nicht mehr. Der Verbrauch ist auf das niedrigste Niveau seit mehr als zwei Jahrzehnten gesunken, knapp 60 Kilogramm im Jahr pro Bürger. (Quelle: Redaktion „fleischwirtschaft.de" vom 25.03.2018)

Wie schon im ▶ Abschn. 3.4 erläutert, ist Deutschland innerhalb der EU Spitzenreiter im Fleischkonsum und bei der Darmkrebshäufigkeit. Diese beiden zweifelhaften Spitzenplätze hat Eurostat ermittelt. Und nun wieder zum Fleisch: Rotes, vor allem fettes Schweinefleisch (gilt auch für Bio-Fleisch) belastet den Darm bis zu acht Stunden, relativ magere Fischsorten und Geflügel etwa vier Stunden. Neben der Erhöhung der Krebswahrscheinlichkeit führt Fleisch über Fettablagerungen in den Arterien zu einer verstärkten Arteriosklerose und belastet so das Herz- und Kreislaufsystem, kann damit das Risiko von frühem Herzinfarkt verstärken. Wenn dann noch die Beilagen wenig Vitalstoffe enthalten, kann sich so eine gutbürgerliche Zivilisationskrankheit entwickelt, die sich nur über die Verhaltensänderung zu weniger Fleisch vermeiden lässt.

■ **Nochmals zum Todfeind Zuckerindustrie und Co**

Unterschätzt wird die heimtückische Gefahr von Nahrungsmitteln mit hohem Zuckergehalt. Vermeintlich Normalgewichtige meinen, sich mit Blick auf die Waage Süßes leisten zu können. Weiß der Bürger, dass ein Liter Cola 35 Stück Würfelzucker enthält? Weiß er, dass Zucker direkt ins Blut geht, den Kreislauf hochpuscht, der aber schon nach kurzer Zeit wieder unter das Ausgangsniveau absinkt und die Botenstoffe im Gehirn noch mehr Zucker schreien – ein Teufelskreis. Fruchtzucker hingegen geht weder direkt ins Blut noch durchläuft es den Verdauungstrakt, sondern wird direkt der Leber zugeführt, was zu ihrer Verfettung beiträgt. So leidet die Leber still auch unter den angeblich so gesunden Früchten (weil sie auch Vitamin C enthalten) wie Weintrauben, süßen Zitrusfrüchten, Pflaumen.

Die fatalen Folgen von fettreicher Ernährung und zu viel Süßem für die Säure-Basis-Bilanz: Viele Zeitgenossen bewegen sich in der üblichen Messlatte, wie man sie als Urin-Teststreifen in Apotheken kaufen kann, zwischen 5 (maximale Säuredominanz) und 8 (maximale Basedominanz), im kritischen Bereich (unter etwa 6,6), was den Zellalterungsprozess beschleunigt, der hingegen bei ballaststoffreicher Ernährung wesentlich langsamer verläuft. Eine ausgewogene Säure-Basen-Bilanz oberhalb 7 kann jeder selbst überwachen, ohne damit zum Müsli-Freak (wie war das noch mit dem Zucker?) zu werden.

- **Todfeind 3: Ausgemergelte, zugleich überdüngte Böden**

Hier geht es um die unheilvolle Rolle der industrialisierten Ernährungswirtschaft: Auf welche Strukturen treffen Hein und Vera in der industrialisierten Ernährungswirtschaft? Lassen wir hierzu den Nährstand der Nation zu Worte kommen. Wie alljährlich trafen sich im Juni 2014 über 200 landwirtschaftliche Funktionäre, eskortiert von politischer Prominenz, zum „Deutschen Bauerntag". Aber mit der bäuerlichen Drei-Felder-Historie ist es inzwischen weit her, denn die Nährstand-Vertreter haben sich industriell aufgerüstet:

- Die Qualität unserer Böden stimmt nicht mehr. Sie hat in den letzten Jahrzehnten, bedingt durch industrielle landwirtschaftliche Produktionsweisen bis hin zu Tomatenzucht auf gedüngter Glaswolle in spanischen und holländischen Gewächshäusern, dramatisch abgenommen. Der natürliche Vitalstoffgehalt im Boden war zur Zeit unserer Vorfahren mit üblicher Drei-Felder-Wirtschaft um ein Mehrfaches höher als heute; das heißt, sie wurden auf natürliche Weise mit Vitalstoffen versorgt. Heutige vielfache Realität: Kastrierte Nahrung des Pflanzenwachstums durch ausgemergelte „Anbauböden".

- Der in den letzten Jahrzehnten erheblich gestiegene CO_2-Gehalt der Luft begünstigt zwar ein schnelleres Pflanzenwachstum, aber der Vitalgehalt wächst nicht mit. Agrarische Früchte kann man so mit Fabrik-Jungschweinen vergleichen, die sich auf dem Förderband im Schlachthof beim Ausrutschen wegen Osteoporose ein Bein brechen, wie auch schauderhaft in Fernsehsendungen zu sehen.

- **Zweifelhafte Titelehre: Deutschland ist Gülle-Europameister**

Im Juni 2018 bekam die Bundesregierung von der EU eine Klageschrift eingereicht: Deutschland sei das Land mit der stärksten Nitratverseuchung seiner Böden, hervorgerufen durch Überdüngung mit Gülle der Landwirtschaft. Der deutsche Gülle-Atlas, den Sie im Internet finden, weist aus, dass Teilregionen im Nordwesten und Südosten von Deutschland so übergüllt sind, dass das Grundwasser in hohem Maße mit Nitrat belastet wird und die Qualität des Leitungswassers beeinträchtigen kann.

Auf dem oben zitierten Bauerntag waren deshalb keine kritischen Töne zugelassen. Im Gegenteil, so ein leitender Funktionär, gefährde der kritische Verbraucher die Rentabilität der auf industrielle Produktionsmethoden ausgerichteten landwirtschaftlichen Betriebe.

Auf Betrachtungen zu Rauschgiftgenuss wie übermäßiger Alkoholgenuss, Rauchen und Drogeneinnahme verzichten wir hier. Auch auf mögliche Zusammenhänge zwischen Ernährungsdefiziten und Demenz-/Alzheimergefahr, weil es noch keine gesicherten Forschungsergebnisse gibt. Gesichert ist: Übergewicht verstärkt Diabetes- und Krebsgefahr.

■ Nur mit „Bewegung" humpelt der Sportcrack auf dem anderen Bein

In seinem Tennis-Club war Kurt hochgeachtet: Seit Jahrzehnten bewährter Mannschaftsspieler, mit 60 plus noch Kreismeister im Einzel und Mixed. Seine Figur war mit 1,75 m und 80 kg unauffällig „normal", nur seine Tenniskollegen und Duschpartner „danach" und vielleicht seine Frau wussten von seinem Diabetikerbäuchlein, gut gesponsert durch Bier und herzhaftes Schweinefleisch.

Damit sind wir bei einem zweiten Merkmal von Kurt: Er bezeichnete sich selbst als Fleisch fressende Pflanze, liebte Gegrilltes über alles, z. B. saftige Schweinesteaks. Als Mannschaftsführer sorgte er dafür, dass es nach einem Mannschaftsspiel gemeinsam mit der gegnerischen Mannschaft eine herzhafte Mahlzeit gab, Schweinesteaks, Würstchen, „Fritten" und Würstchen durften nicht fehlen.

Sein Gewicht, so verriet er, halte er mit Joggen und Radfahren unter Kontrolle. Also schien sich alles im gesundheitlichen Einklang zu befinden, bis die Tage der Wahrheit kamen: Eine Standard-Vorsorge-Untersuchung bei seinem Hausarzt für Allgemein-Medizin, wozu ihn seine Frau nach jahrelangem Sträuben endlich überreden konnte. Einige Analyseergebnisse: Sein Blutbild wies sehr hohe LDL-Cholesterinwerte und einen zweistelligen PSA-Wert aus, zudem eine hohe Übersäuerung seines Körpers, also Gefahr für diverse Organe. Eine Ultraschall-Aufnahme der Arterien zeigte zudem hohe Ablagerungen, also musste zusätzlich ein Kardiologe ran, der mit ihm über einen vorsorglichen „Stent" sprach. Eine Darmspiegelung erbrachte mehrere Zotten, die aber noch ausgeschabt werden konnten. Und der Urologe konstatierte eine bereits vergrößerte Prostata, doch eine Biopsie nährte noch keinen nachhaltigen Krebsverdacht.

Lassen wir mal offen, was dabei herauskam, ob tatsächlich die Gefahr von Darm-, Prostatakrebs und Herz- und Kreislaufbeschwerden drohte. Vielleicht ging alles gut, aber: Unser Crack Kurt war jetzt voll im Zirkus der Reparaturmedizin eingebunden, musste seine Ernährung umstellen. Und die Moral seiner Story: Wer sportlich sehr aktiv ist, aber ernährungsmäßig wenig auf Vollwertkost Wert legt, sondern beliebig völlert, hat nur geringe Chancen, die durchschnittliche statistische Lebenserwartung von knapp 80 Jahren zu überschreiten – mit welcher Lebensqualität, wenn Kurt jetzt viele Praxiskliniken putzen musste?

■ Zusammengefasst

Wer regelmäßig Sport treibt, aber in seinen Körper undifferenziert hineinstopft, was ihm schmeckt, hält vielleicht ein akzeptables Gewicht, aber bewahrt seine Arterien vielleicht kaum gegen versteckten („viszeralen") Diabetes und Arteriosklerose mit den Folgeerscheinungen für sein Herz- und Kreislauf-System.

11.6   Was also tun, um gesund und vital zu bleiben?

» „Fehlinformationen über Ernährung sind ein komplexes Thema, das leider nicht immer auf wissenschaftlicher Basis diskutiert wird, weil Irrtümer weit verbreitet sind und manchmal von interessierter Seite bewusst gepflegt werden."

Die Deutsche Gesellschaft für Ernährung empfiehlt als Minimum täglich etwa fünf Portionen frisches und vollreif geerntetes

Obst und Gemüse von mineralstoffreichen Böden ohne Giftstoffe und bei stressfreiem Leben. Nur – wem gelingt das heute noch? Allenfalls dem, der auf einer einsamen Insel lebt, frei von Umweltgiften und frei von jeglichem Stress. Interessant, dass es auch heute noch Naturvölker gibt, deren Mitglieder bei solchen Bedingungen tatsächlich 120 Jahre alt werden, und das bei guter Gesundheit. Dazu müssen wir nicht einmal in den Urwald oder in den Kaukasus. Schauen Sie sich doch einfach mal die Einwohner von Okinawa (Japan) an.

Verzehrstudien haben gezeigt, dass 98 % der Bevölkerung es nicht schaffen, diese Minimalmengen täglich zu sich zu nehmen. 10 bis 15 % der Männer in Deutschland essen weniger als einmal pro Woche Obst und Gemüse. Noch besorgniserregender ist es, dass über 20 % unserer Kinder überhaupt kein Obst und Gemüse mehr essen und sich nahezu ausschließlich von Junk-Food ernähren.

Interessant auch: Früher glaubten die Wissenschaftler, dass die Intelligenz eines Menschen angeboren und im Laufe des Lebens nicht zu verändern sei. Heute ist dagegen bekannt, dass die Ernährung einen großen Einfluss auf Intelligenz und geistige Fitness hat, und Fehlernährung eine Komponente für die Entstehung von Alzheimer sein kann.*

Bereits vor 2500 Jahren empfahl der Arzt Hippokrates gesunde Nahrung als Medizin. Was sich seither verändert hat, zeigen die folgenden fünf Haupt Risikofaktoren:

- Viele ernähren uns in hohem Maße von industriell hergestellten Produkten!
- Viele essen zu viel Zucker und schlechte Fette!
- Viele trinken süße Limonaden, Alkohol und rauchen!
- Viele bewegen sich zu wenig!
- Viele von uns leben im Dauerstress, schütten dabei Cortisol aus, das die Herzinfarkt-Anfälligkeit steigert.

- **Je mehr Punkte Sie für sich ankreuzen, umso gesundheitsgefährdeter könnten Sie sein**

Das Ergebnis sind die ständig steigenden Zahlen von Allergien und „Zivilisationskrankheiten". 75 % aller Krankheiten sind ernährungsbedingt. Eine chronische Unterversorgung an Vitalstoffen gilt inzwischen als Hauptursache für zahlreiche Volkskrankheiten.

Die Chance, aufgrund unserer Lebensweise irgendwann an einer Herz-, Kreislauf- oder Gefäßerkrankung zu sterben, liegt bei 1:2: Es trifft jeden Zweiten. Aber wie Vera denken viele: „Warum sollte es ausgerechnet mich treffen?" Gesundheit ist nicht auch zwangsläufig die Abwesenheit von Krankheit. Erst wenn wir 70 % unserer Leistungsfähigkeit verloren haben, merken wir einen Unterschied, sagt Dr. Ulrich Strunz, Autor vieler Gesundheitsratgeber und Entwickler des „Forever –Young- Projekts".

- **Was aber tun, wenn unsere heutige Ernährung für eine körperliche und geistige Fitness bis ins hohe Alter nicht mehr ausreicht?**

Die nach dem amerikanischen Nobelpreisträger Linus Pauling genannte „orthomolekulare Medizin" beinhaltet eine Behandlung mit den richtigen „Molekülen", mit Vitaminen und Mineralstoffen. Bei vielen Erkrankungen gilt ein Vitalstoffmangel als (Mit)Ursache. Genannt seien hier nur Herz- und Kreislauferkrankungen, Stoffwechselstörungen, Allergien und sogar Erkrankungen des Nervensystems. Mit hochwertigen natürlichen Vitalstoffen erzielen Orthomolekularmediziner heute erstaunliche Ergebnisse. Auch hier gibt es Studien über Studien. Erstaunlich nur, dass dieses Wissen darüber kaum in der Öffentlichkeit bekannt wird. Sucht man nach den Gründen, so ist nachvollziehbar, dass eine starke Lobby der Pharmaindustrie naturgemäß kein Interesse daran hat, dass Menschen gesund bleiben.

Unsere „Gesundheitsindustrie" lebt primär von den Kranken. An Prävention lässt sich weniger verdienen, denn Naturstoffe lassen sich nicht patentieren. So lässt sich auch erklären, dass in den Medien das Thema „Nahrungsergänzung" – über einen Kamm geschoren – oft undifferenziert an den Pranger gestellt wird. Erwähnt wird dabei nicht, dass jährlich rund 20.000 Menschen an den Nebenwirkungen von Arzneimitteln sterben.

Wir haben keine Präventions-, sondern eine Symptom-Medizin. Ärzte lernen während ihres Studiums in erster Linie, wie man Krankheiten behandelt und nicht, wie man sie verhindert.

Wir möchten an dieser Stelle nicht missverstanden werden: Wenn das Kind bereits in den Brunnen gefallen ist, so sind selbstverständlich Medikamente und der Gang zum Arzt vonnöten. Ideal ist dann ein Arzt, der den Menschen ganzheitlich betrachtet und über seinen Schulmedizin-Tellerrand herausblickt.

11.7   6 Erfolgsfaktoren für „gesunde Ernährung"

» „Die Nahrungsqualität sinkt seit Jahrzehnten durch sich verschlechternde Qualität von Luft, Boden und Grundwasser." (Heidi Pauli-Hensel)

■ Der Weg zu gesunder Ernährung führt über

– Ernährungsauswahl mit hohem Anteil vollwertiger Lebensmittel in Form von ausreichend Ballast- und Vitalstoffen,
– Flüssigkeitsauswahl mit Schwergewicht auf natürliche, z. B. ungezuckerte Getränke,
– bei Bedarf einer ergänzenden Vitalstoffzufuhr,
– bei Bedarf einer individuellen Anpassung der Ernährung an den Körper,
– Verzicht auf Rauchen und verantwortungsvoller Umgang mit anderen Suchtmitteln

– und Umsetzung der Kunst des Essens, um die Verstoffwechselung des Nahrungsprozesse zu unterstützen und das Ernährungspotenzial auszuschöpfen.

Dieses Spektrum für gesunde Ernährung wirkt einfach und überzeugend und bestimmt den Inhalt der folgenden Erfolgsfaktoren (■ Abb. 11.1). Was uns wichtig ist: Abgesehen vom Thema Rauchen sagen wir nicht, was man ernährungsmäßig nicht tun soll, sondern stellen heraus, was dazugehört. Wer eine gute Auswahl von vollwertigen Speisen und Getränken genießt, der darf auch schon mal zu etwas Deftigem oder Süßem greifen, denn seelisches Leid durch Puritanismus ist ungesünder.

Diese sechs EF zur gesunden Ernährung stellen wir im Einzelnen vor. Unser Anspruch lautet dabei: Wir sprechen die wichtigen Aspekte an, ohne alles in der Tiefe behandeln zu wollen. Dafür verweisen wir auf spezielle Ernährungsliteratur.

11.8   Ernährungs-EF 1.1: Anteil vollwertiger Lebensmittel

» „Ganz gleich, ob Sie im Herzen, im Körper oder im Geist jung bleiben wollen: Ihr Essverhalten unterstützt Sie dabei, Ihre Ziele zu erreichen."

Gute Ernährung startet mit ballast- und vitalstoffreichen Inhalten der Nahrungsmittel, zuckerarm, mäßig fett. Die Deutsche Gesellschaft für Ernährung (DGE) hält 5 Portionen Obst und Gemüse pro Tag für ausreichend. Ist das befriedigend? Optimal? Auch bei Bio gibt es unterschiedliche Qualitäten (Transportketten!). Fleisch: Eher weißes, rotes wegen langer (darmkrebsfördernder) Verdauungszeiten nicht nach 17.00 Uhr, kann in vielfacher Hinsicht schädlich sein, wenn es aus Massentierhaltung kommt.

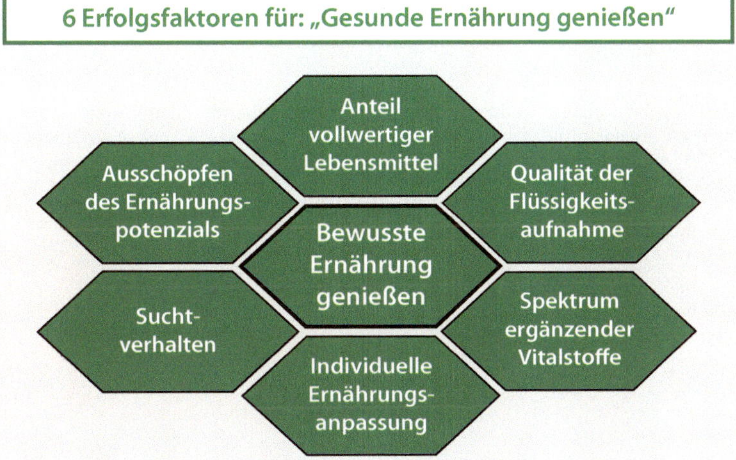

◖ **Abb. 11.1**   6 Erfolgsfaktoren für „gesunde Ernährung bewusst genießen"

■ **Das Sechs-Spalten-Ernährungstagebuch nach Ernährungsforscher Prof. Dr. Kollath …**

… bietet eine gute Leitschnur für ausgewogene Ernährung ohne Verzicht auf Genuss (◖ Abb. 11.2).

Die ersten drei Spalten von der Tabelle von Prof. Kollath fassen „Lebensmittel" zusammen, was meint: Diese Produkte fördern Gesundheit durch Ernährung. Die Lebensmittel:

1. „Ganze" Lebensmittel wie Vollgetreide, Obst, Frischgemüse, Eier.
2. Zerkleinerte Lebensmittel wie Getreideschrote, Öle.
3. Fermentativ veränderte Lebensmittel (noch nicht erhitzt): Getreidebrei, Gärgemüse sichern eine vitamin- und vitalstoffreiche Ernährung.

Mit der Spalte 4 beginnen die „Nahrungsmittel", bei denen der Magen-Füll-Effekt im Vordergrund steht, bei Spalte 4 noch bedingt Auch-Lebensmittel, und letztere dann mit abnehmendem Grat, bis wir uns in den Spalten 5 und 6 nur noch den Magen füllen;

4. Erhitzte Nahrung, wobei Eiweiße und Vitalstoffe teilweise verändert und zerstört werden.

5. Konserven wie Dosengemüse, Dauerbackwaren, auch H-Milch.
6. Präparate wie Fabrikzucker, raffinierte Öle, Auszugsmehle schwerpunktmäßig eine Füllsel-Ernährung beinhaltet.

Dominieren bei Ihnen 1–3, dann können Sie sich in Maßen auch 4 leisten, zusammen ein guter Unterbau für Muskelentwicklung. Der Rest sind Füllsel nach dem Motto: Für Risiken und Nebenwirkungen ist die Zucker- und Ernährungspräparations-Industrie zuständig.

■ **Achten Sie auch auf Ihr Säure-Basen-Gleichgewicht**

Ein optimales Säure-Basen-Gleichgewicht trägt zu einem starken Immunsystem bei und entlastet das Bindegewebe. Der menschliche Körper liebt es mehr basisch als sauer, man nennt es auch alkalisch. Krebszellen können nur in einem sauren Umfeld wuchern, während sie in einem auch basischen Umfeld verhungern. Entscheidend ist das Gleichgewicht.

Heute vielfache übliche Ernährungsgewohnheiten mit einem hohen Anteil von

Ohne Änderung	Manipulation	Fermentierung	Flora / Fauna / Trank	Erhitzung	Konservierung	Präparierung
Getreide Nüsse, Samen Obst, Salate Gemüse	Frischgemüse Mahlprodukte aus Vollkorn Obstsalate	Eigenfermente Vollkorn-Breie Gärsäfte, Gärgemüse		Vollkorn-Gebäcke Breie aus Vollkorn	Mehl-Gebäcke Fruchtkonserven, Gemüse- Konserven	Fabrikfette Zuckerarten Auszugsmehl- Produkte
Eier Rohe Milch Muttermilch	Butter Frische Sahne Blut	Quark, Käse Gärprodukte aus Rohmilch		Fleisch Fisch gekochte Milch Erhitztes Obst	Fleischkonserven Fischkonserven H-Milch H-Sahne Kakao	Tierpräparate Milchpräparate Säuglingsnahrun gs-Produkte
Quellwasser	Leitungswasser	Gegorene Getränke		Extrakte Brühe, Tee	Obst-, Gemüsesäfte aus Konzentrat	Hochprozentige Alkoholika Cola Limonaden

◘ Abb. 11.2   Die Ordnung unserer Nahrung

industriell verarbeiteten Lebensmitteln – „Nahrungsmittel" in der Tabelle von Prof. Kollath – zerstören das Gleichgewicht und führen zu einer permanenten Übersäuerung des Organismus mit der Folge: Übersäuerung ist ein Mineralstoffräuber und kann eine Vielzahl unterschiedlicher Beschwerden auslösen. Um der Übersäuerung entgegenzuwirken, können Sie sich an entsprechenden Tabellen orientieren, wie in der folgenden Quelle angegeben sind.

Entscheidend ist nicht, wie sauer ein Nahrungsmittel schmeckt, sondern welches Maß an Säure sich im Verstoffwechselungs- und Verdauungsprozess bildet und das besonders im Hinblick auf die beim Verdauungsprozess sich bildende Harnsäure. Eine Übersicht darüber vermitteln Purin-Tabellen, die tierische oder pflanzliche Nahrungsmittel nach ihrem Puringehalt – je höher, umso mehr Harnsäure

bildet sich – ordnen. So liegt der Puringehalt in mg pro 100 g Nahrungsmittel bei Fleisch- und Fischprodukten etwa zwischen 100 und 300 mg, bei Kohlsorten und anderen Gemüsearten unter 20, aber bei Kaffee und Schokolade z. B. auch bei 1200 bzw. 600 Purin. Die Empfehlung: Möglichst wenig Puringehalt und damit geringe Harnstoffproduktion und Säurelastigkeit.

Einen exzellenten Überblick vermittelt der Naturpathe Christopher Vasey: Das Säure-Basen-Gleichgewicht, ISBN 3-310-00691-3.

■ Daraus resultiert: Füllsel ohne Vitalstoffe

Die meisten Menschen ernähren sich von industriell hergestellten Produkten, die den Begriff „Nahrungsmittel" nicht mehr verdienen. Sie nähren uns nicht, sie füllen uns nur. Obwohl wir täglich vor vollen Regalen in Supermärkten stehen, „verhungern" unsere Zellen. Zivilisationskrankheiten durch Vitalstoffmangel sind für viele Menschen die Folge.

Woran liegt das? In den Lebensmitteln von heute sind nicht mehr die biologischen Wirkstoffe, die vor Jahren einmal enthalten waren. Zahlreichen wissenschaftlichen Studien zufolge verlor der Apfel im Zeitraum von 1994 bis 2005 65 % an wichtigen Vitalstoffen, Strauchtomaten 40 % und Bananen 30 %. Stattdessen bekommen Sie vielleicht ein paar Pestizide oder Genmanipulationen mitgeliefert.

Wissen Sie, dass Obst und Gemüse, das nach der Ernte zwei Tage liegt, nur noch rund 50 % des wichtigen Vitamins C enthält, nach einer Woche ist fast nichts mehr. Gründe: Lange Transportwege, Turbowachstum, extreme Düngung, Ernte im unreifen Zustand. Konservieren, Mikrowelle, lange Garzeiten und lange Lagerungszeiten im heimischen Kühlschrank: Da bleiben wichtige Nährstoffe auf der Strecke. „Keimfreies totes Essen" so das Fazit des Ex-Spiegel-Redakteurs Hans-Ulrich Grimm in seinem Buch „Die schöne neue Welt des Essens" (nachzulesen auch bei Frank Jester: „Arginin, OPC und Entsäuerung").

■ **Abschließend einige praktische Ernährungshinweise**

- Achten Sie auf kontrolliert biologisches Obst und Gemüse.
- Kaufen Sie möglichst regional und fragen: Wo kommt es her? Wie wurde es angebaut und behandelt? Durch unser Interesse beeinflussen wir auch das künftige Angebot.
- Essen Sie wenig Fleisch, wenn, dann weißes, stattdessen mehr Fisch.
- Meiden Sie industriell verarbeitete Lebensmittel. Meist ist der Nährstoffgehalt gering, der Zucker- und Salz-Anteil hoch, die vielfältigen Zusatzstoffe belasten Ihren Körper.
- Erntefrisch tief gefrorenes Gemüse ist eine sinnvolle Alternative.
- Informieren Sie sich über den Einfluss Ihrer Nahrung auf Ihr Säure-Basen-Gleichgewicht.

11.9 Ernährungs-EF 1.2: Qualität der Flüssigkeitsaufnahme

» „Sie sind nicht krank, Sie sind durstig."
(Faridun Batmanghelidj)

■ **Wovon unser Flüssigkeitsbedarf abhängt**

Unser Körper besteht zu bis zu 70 % aus Wasser. Das ist nichts Statisches. Alles in uns und um uns ist in Bewegung, auch unser Wasserhaushalt. Das Wasser in uns muss ständig in Bewegung sein. Neben Wasser, das wir dem Körper direkt zuführen, wandelt der Körper im Stoffwechselprozess zugeführte Flüssigkeiten und Flüssigkeitsanteile in der gesamten Nahrung in Wasser um, denn er kann nur Wasser speichern. Als Grundbedarf rechnet man 30 ml pro 1 kg Körpergewicht, also z. B. 2¼ L bei 75 kg Körpergewicht. Was für den Körper zählt, ist die Nettozufuhr an (verstoffwechseltem) Wasser. Ohne feste Nahrung können wir mehrere Wochen überleben, ohne Wasser nur sehr wenige Tage. Bereits ein geringes Wasserdefizit kann zu einem überproportionalen Energieverlust führen

Zu diesem Grundbedarf kommt zusätzlicher Bedarf, wenn man körperlich arbeitet, Sport treibt oder sich lange in trockenen, klimatisierten Räumen aufhalten muss. Nicht zu vergessen, der Ausgleich für „Flüssigkeitsräuber", was man sich z. B. am „Volksgetränk" Bier klarmachen kann: Vom Volumen dieser Flüssigkeit, z. B. einem Liter in einem gut eingeschenkten Maßkrug gehen zunächst feste Bestandteile wie Hefe, Zucker u. a. m. ab. Dann enthält Bier aus dem Gärprozess Alkohol, der verstoffwechselt werden muss und dem Körper Flüssigkeit entzieht. Wenn ein Mensch z. B. 2,5 L netto Wasserzufuhr für seinen Körper braucht, zählt nur das „Destillat" nach Abzug aller Feststoffanteile und Flüssigkeitsverbraucher aus der Verstoffwechselung. Deshalb ist es notwendig, dass wir die einzelnen Flüssigkeitstypen darauf abklopfen, was sie dem Körper netto an Wasserzufuhr bringen und welche Nebenwirkungen mit ihrer Einnahme verbunden sein können.

■ Der Anspruch: Gutes Wasser ohne Fremdstoffe

Ist es schon gutes Wasser, was aus dem häuslichen Wasserhahn läuft? Möglich, aber nicht sicher. Positiv: Leitungswasser in Deutschland gilt als bestens kontrolliertes Lebensmittel.

„Flaschenwasser" sind kaum eine Alternative: Die Mineralwasserverordnung hat viel höhere Grenzwerte als die Trinkwasserverordnung. Z. B. dürfen im Leitungswasser maximal 10 μg/Liter Arsen sein, im Flaschenwasser sind bis zu 50 μg/Liter erlaubt. Mehr als die Hälfte der Flaschenwasser, die wir angeboten bekommen, dürften deshalb die Wasserwerke gar nicht in unsere Leitungen lassen. Zudem wird es im Hinblick auf eine längere Haltbarkeit bestrahlt oder mit Kohlensäure versetzt, was den PH-Wert unseres Körpers verschlechtert. Und aus Plastikflaschen lösen sich mit der Zeit schädliche Chemikalien und dringen in unsere Zellen ein: Zusätzliche Quellen für freie Radikale.

■ Auch streng kontrolliertes Leitungswasser kann Risiken bergen!

Wenn wir an die weltweite Wasserversorgung denken, können wir jeden Tag dankbar sein, dass wir – bei kleinen örtlichen Unterschieden nur einzelnen Schadfällen – unser Leitungswasser trinken können, ohne befürchten zu müssen, davon krank zu werden. Aber auch als gut eingestuftes Leitungswasser kann Nebenwirkungen haben.

Über das Wasser, das wir täglich trinken, gehen wir eine enge Verbindung mit der Umwelt ein, in der wir leben. Das kann bei gutem Quellwasser sehr positiv sein, ist aber auch kritisch in manchen Regionen, z. B. mit großer Bedeutung von Massentierhaltung. Wie der deutsche Gülle-Atlas zeigt, gibt es vor allem in Nord- und Westdeutschland und auch in Bayern Gebiete, in denen das Grundwasser in hohem Maße mit Gülle belastet ist. Hinzu kommen Mengen von Medikamenten, die Menschen statt über Rückgabe an Apotheker oder wenigstens Entsorgung über Restmüll in Toiletten kippen – mit allen darin enthaltenen Wirkstoffen, Hormonen etc., die Klärwerke mit vertretbaren Kosten nicht heraus filtern können und die somit über das Grundwasser in unsere Leitungen landen können.

Wir können davon ausgehen, dass unsere Wasserwerke optimales Wasser für 96 % unseres häuslichen Verbrauchs liefern, der sich durchschnittlich so aufteilt: 36 % Körperhygiene, 27 % Toilettenspülung, 12 % Wäsche, 9 % Kleingewerbe und je 6 % Raumreinigung und Geschirrspülen. Nur 4 % des Leitungswassers wird zum Trinken und zur Zubereitung von Speisen verwendet.

■ Wege zur weiteren Steigerung der Trinkwasser-Qualität

Auch wenn die Wasserwerke zu 100 % alle Schadstoffe herausfiltern könnten, wesentliche Belastungen des Wassers, das aus unserem häuslichen Wasserhahn kommt, können aus dem eigenen Haus stammen: Schwermetalle und Kunststoff-Ausscheidungen von Leitungen oder Bakterien und Viren von den Leitungsteilen, in denen Wasser für längere Zeit nicht fließt. Haustiere haben hierfür eine feinere Nase als Menschen. Sie verweigern oft das Wasser in ihrem Schälchen und trinken lieber draußen aus Pfützen.

Für die 4 % des Leitungswassers, das wir trinken oder zur Zubereitung von Speisen verwenden, kann es sinnvoll sein, einen Filter zu verwenden. Wenn wir es vermeiden, dass unsere Körper de facto zu Filtern für Schadstoffe werden, laufen wir weniger Gefahr, im Laufe der Jahre zu wandelnden Sondermülldeponien mit vielfältigen Infektionsgefahren zu werden.

■ Was über andere Flüssigkeiten zu wissen wichtig ist

Erinnern Sie sich noch an einem bekannten Tennis-Crack, der das auf Rasenbelag ausgetragene Grand-Slam-Turnier in London-Wimbledon nie gewann und sich mit dem Satz verabschiedete: „Gras ist für die Kühe!" So kann es auch (viele?) Menschen geben, die analog auf dem Standpunkt stehen, Wasser sei für das Waschen von Mensch und Auto, Wäsche reinigen, Rasen sprengen und Blumen gießen da. „Ich trinke, Kaffee, Säfte gegen Durst, Bier und Wein zum Vergnügen." Aus dem alten Ohrwurm „Wasser ist zum Waschen da ..." aus den 50er Jahren: „Kein Mensch kann so tief sinken und das Wasser einmal trinken." Was Menschen mit anderen Getränken in sich hineinfahren:

- Handgepresste Fruchtsäfte, Vitamin C-Lieferanten und Durstlöscher. Den gleichen Effekt erreichen Sie mit dem Genuss von Früchten.
- Industriell aufbereitete Fruchtsäfte und Limonaden- und Cola-Getränke aller Art: Kaum Vitamin-Lieferanten und nur Vorgaukel-Durstlöscher, weil ihr hoher Zuckergehalt nach „Mehr" schreit. Damit hochgradige Dickmacher, Diabetes 2-Treiber, die auch die körpereigene Insulin-Produktion unterminieren und Ursachen für weitere Zivilisationskrankheiten wie Herz- und Kreislauferkrankungen bis zu frühzeitiger Demenz sein können. Ihre Verstoffwechselung erfordert viel Energiebedarf, ihr Nettobeitrag zur 2,5 L-Zielmarke ist gering.
- Das wird noch übertroffen durch Alkoholika aller Art.
- Zu den vermeintlichen Muntermachern Kaffee und schwarzem Tee: Bei säurearmen Sorten („mild") akzeptabel.
- Bei Rauchern: Nach ihrem gefäßverengenden Tun regt sich eine Sucht nach zuckerhaltigen und gefäßerweiternden Getränken durch ihre Verstoffwechselung und erfordern einen adäquaten Ausgleich durch zusätzliches Trinken von klarem Wasser.

- **Wie Ihr Fazit für Ihren FIT120-Flüssigkeitshaushalt aussehen könnte**
- Deckung Ihres Wasser-Grundbedarfs von 2,5–3, 5 L je nach Ihrem Körpergewicht primär durch (bei Bedarf aufbereitetes) Wasser.
- Darauf können Sie säurearmen Kaffee und Tee mit einem hohen Prozentsatz anrechnen, auch naturgepresste Fruchtsäfte sowie Obst bis zu 500 ml, wenn Sie die Empfehlung von fünf Obsteinheiten täglich praktizieren, begrenzt auch Kartoffeln und Gemüse.
- Süßgetränke aller Art können Sie gar nicht anrechnen, sie müssten darauf sogar eine Zugabe Wasser trinken.

Und noch einige weitere praktische Tipps
- Trinken Sie nur aus der kalten Leitung. In erwärmtem Wasser können sich zusätzliche Bakterien bilden, also bei längerer Nichtbenutzung der Leitung erst kalt laufen lassen.
- Wenn Sie Ihr Wasser aus einer Naturquelle bekommen, die ständig auf ihre Qualität überprüft wird, sind Sie optimal versorgt.
- Ansonsten empfiehlt sich die Installation eines Filters, der mit einem elektronischen Überwachungssystem dafür zertifiziert ist, Fungizide, Spuren von Medikamenten und Hormonen zurückzuhalten, Bakterien und Viren zu zerstören, aber keine Mineralien wie Kalzium und Magnesium.

11.10 Ernährungs-EF 1.3: Spektrum ergänzender Vitalstoffe

>> „Wir erhalten oft keimfreies, aber totes Essen mit geringem Vitalstoffgehalt" (Heidi Pauli-Hensel)

- **Brauchen Sie überhaupt „Nahrungsergänzungsmittel"?**

Der Nahrungsergänzungs(NEG)-Markt wird auf etwa 20 Mio. Konsumenten geschätzt, die dafür etwa 1 Mrd. EUR pro Jahr ausgeben. Zum Vergleich: Der Arzneimittel-Markt, soweit durch Krankenkassen finanziert, umfasst jährlich etwa 30 Mrd. EUR.

Zunächst zur Klarstellung: Nahrungsergänzungsmittel sind kein Ersatz für eine abwechselungsreiche und ausgewogene Ernährung, die zusammen mit einer gesunden Lebensweise von Bedeutung ist. Deshalb verwenden wir auch nicht den Begriff „Nahrungsergänzungsmittel", sondern sprechen von ergänzenden Vitalstoffen. Wir möchten mit diesem EF Ihnen eine Handreichung geben, damit Sie angesichts der vielfältigen Werbung für „NEG" eine klare persönliche Entscheidung treffen zu können, ob Sie ergänzende Vitalstoffe und mit welchen Verwendungsmöglichkeiten brauchen.

■ **Vitalstoffe als Treiber für Körperfunktionen und Stärker des Immunsystems**

Unser Körper braucht nicht nur Wasser und Makronährstoffe (Kohlenhydrate, Protein, Fett), sondern auch viele Mikronährstoffe (Vitamine, Mineralien, Omega-3-Fettsäuren etc.). Dazu gehören sekundäre Pflanzenbegleitstoffe, die die Pflanzen für ihre Farben, Düfte, Stabilität gegen Wind, Abwehrkräfte etc., d. h. für ihr Überleben herstellen. Es sind über 30.000 verschiedene Stoffe bekannt, einige Hundert sind schon näher untersucht. Nur von einigem Dutzend weiß man etwas über die Bedeutung für unseren Körper. Klar ist: Die sekundären Pflanzenbegleitstoffe, auch Phytofaktoren genannt, sind wichtig für unsere Gesundheit und sind primär nur in Pflanzen enthalten, die in biologisch einwandfreiem Anbau aufwuchsen.

Die Herausforderung: Wir haben mit Durst und Hunger Warnsysteme für Wasser und Makronährstoffe, nicht jedoch für Mikronährstoffe. Wir benötigen sie in nur sehr geringen Mengen, doch diese sind für unsere Gesundheit ganz entscheidend. Sie arbeiten zusammen wie in einem hochwertigen Uhrwerk, doch Mängel manifestieren sich wesentlich später als „unerklärliche" Beschwerden und Krankheiten.

Ein Vergleich mit dem Auto: Wenn uns unser „Heilig's-Blechle" etwas wert ist, gönnen wir ihm hochwertiges Öl. Auch wenn wir mit schlechtem, billigem Öl eine ganze Weile fahren könnten, lohnt es sich langfristig, dem Motor das Beste zu geben.

■ **Beispiele für die „Nützlichkeit" von hochwertigen Vitalstoffen**

Wichtige Vitalstoffe sind u. a. Kalium und Magnesium, die wesentlich die elektrischen Impulse im Körper steuern. Ein Mangel an diesen Stoffen kann u. a. zu Herzrhythmusstörungen führen. Wird das in kardiologischen Untersuchungen auch geprüft, bevor man dem Patienten chemische Medikamente verordnet? Also ein Feld für den Ernährungscheck.

„Vitalstoffe sind der Treibstoff für unseren Körper. Wenn unsere Zellen täglich die rund 100 Mikro- und Makromineralien, Vitamine und Spurenelemente erhalten, kommt unser Immunsystem besser in sein Gleichgewicht, funktionieren auch die Selbstheilungskräfte und wirken dort, wo sie gebraucht werden", so Dirk Kessler über Vitalstoffe. Wir benötigen sie in nur sehr geringen Mengen, doch diese sind für unsere Gesundheit wichtig. Sie arbeiten zusammen wie in einem hochwertigen Uhrwerk, doch Mängel manifestieren sich meist wesentlich später als „unerklärliche" Beschwerden und Krankheiten.

■ **Beispiele für die „Schädlichkeit" von nicht hochwertigen Vitalstoffen als NEG**

Im Gegensatz zu biologisch hochwertigen Vitalstoffen, die direkt ins Blut gehen und die Bioverfügbarkeit des Körpers für wertvolle Nahrungsmittel und Sauerstoffaufnahme insgesamt steigern, haben NEG-Mittel aus nicht biologisch hochwertigen, sondern industriell hergestellten synthetischen Zutaten diesen Effekt nicht: Der Körper versteht sie nicht, nimmt sie nicht auf, sie gelangen gar nicht erst in den Blutkreislauf, der Körper scheidet sie kurzerhand aus. Im besten Fall sind sie nutzlos, oft sogar schädlich. Häufig liest man in Gesundheitsmagazinen Warnungen vor „Nahrungsergänzungen". Diese Warnungen sind im Blick auf viele industriell hergestellte synthetische Produkte vielfach berechtigt.

Es gibt noch einen anderen Aspekt: Wenn wissenschaftliche Studien zu dem Ergebnis kommen, man habe in umfassenden Untersuchungen keinen Zusammenhang zwischen der Einnahme von NEG und der Vorbeugung gegen Schlaganfall und Herzinfarkt feststellen können, so ist das nicht anzuzweifeln. Das ergibt auch eine Befragung von über zwei Millionen Menschen zu diesem Thema*. Nur muss man vorsichtig sein mit einer Verallgemeinerung für gänzlich andere Indikationsbereiche von hochwertigen Vitalstoffen, wofür wir noch einige Beispiele bringen. Deshalb können durchaus die Mehrzahl der Ergebnisse von inzwischen sechsstelligen NEG-Studien fragwürdig sein: Sind sie interessengeleitet wie Arzneimitteltests in Indien und nützen primär dem Hersteller synthetischer NEG-Fabrikate?

Fragwürdige NEG-Produkte: Industriell vorgefertigte Nahrung plus preiswerte (weil auch industriell erstellte) NEG beinhalten keine Erfolgsformel und sind kein Ersatz für gutes Obst und Gemüse bei gleichzeitiger ausreichender Bewegung und damit Vermeiden von Übergewicht. Und wenn dann noch Rauchen hinzukommt – haben dann die NEG versagt?

*Quelle: Medizinisches Fachblatt „Circulation: Cardiovascular Quality and Outcomes", zitiert nach Spiegel Nr. 37, 08.09.2018, Seite 98)

■ Was bringt „Bio" bei belasteter Luft und nitratverseuchtem Grundwasser?

Selbst Bio-Obst und -Gemüse enthalten heute nicht mehr die Mengen an Mikronährstoffen, die sie zur Zeit unserer Großeltern noch hatten. Die Belastung der Böden und Umwelteinflüsse machen es den Pflanzen immer schwerer, diese Stoffe zu entwickeln. Gleichzeitig werden angesichts der Lebensverhältnisse in industrialisierten Gesellschaften die Mikronährstoffe für unsere Gesundheit immer wichtiger. Das kann erfordern, gesunde Ernährung mit viel

gutem Obst und Gemüse noch mit einer täglichen Dosis an Vitaminen, Mineralien und Omega-3-Fettsäuren zu ergänzen. Da wir nicht wissen können, welches der winzigen Rädchen im komplexen Uhrwerk wir durch einen spezifischen Mangel langfristig schädigen, kommen biobasierte und kaltgepressten Multivatiminpräparate in Betracht.

Außer der Grundversorgung mit zusätzlichen hochwertigen (!) Vitalstoffen weitere Beispiele:

- Ab 35 Jahren nimmt die Fähigkeit des Körpers, das Coenzym Q10 selbst herzustellen, kontinuierlich ab. Die Zellen benötigen es für ihre Energie. Daher ist eine Coenzym Q10-Ergänzung etwa ab 50 erwägenswert.
- Frauen haben oft einen Mangel an Folsäure. Vor allem für Schwangere und Stillende ist es wichtig, zusätzlichen Vitalstoff-Bedarf zu decken.
- Böden in Deutschland enthalten wenig Selen, daher haben wir einen verbreiteten Mangel an diesem Mikronährstoff und damit körpereigenen Abwehr, z. B. hinsichtlich Prostata- oder Brustkrebs.
- Offizielle Vitalstoff-Empfehlungen betreffen lediglich Minimaldosen, welche notwendig sind, um Mangelkrankheiten zu verhindern. Ein Beispiel: Vitamin C ist der wichtigste Fänger der zerstörerischen „Freien Radikalen". Die DGE hält 100 mg Vitamin C für ausreichend, für Affen im Zoo sind jedoch 2500 mg täglich vorgeschrieben.

Für die meisten der Mikronährstoffe sind Obergrenzen nicht sinnvoll. Eine der Ausnahmen ist Vitamin A. Daher bieten verantwortungsbewusste Hersteller nur Beta-Karotin an, aus dem sich der Körper die Menge holt, die er braucht.

Also: Zwar generell Vorsicht bei NEG, was aber sinnvolle Vitalstoff-Ergänzung aus Pflanzen aus biologischem Anbau mit nachweisbar hochwertigen Inhaltsstoffen einbeziehen kann. Und deshalb haben für versucht, dieses Thema tief auszuleuchten, um damit 20 Mio. Nutzern eine Orientierung für die Verwendung ihres 1 Mrd. EUR-Etats zu geben.

■ Brunhilde und Julia im Vitalstoff-Dialog

Brunhilde besorgte sich regelmäßig Nahrungsergänzungsstoffe, früher in ihrer Stammapotheke, inzwischen auch in Supermärkten, die von ihr gesuchte Ergänzungsstoffe besonders preiswert anbieten. Stolz berichtete sie darüber im Freundinnenkreis, welche günstigen Einkaufsmöglichkeiten sie dafür gefunden hatte.

Julia, eine Ernährungsberaterin aus ihrem Freundeskreis, erläuterte ihr darauf hin: Auf Supermarkt-Nahrungsergänzungsstoffe solle sie in Zukunft besser verzichten, denn die brächten ihr nichts: Es würde sich um auf biochemischem Wege gewonnene Stoffe handeln, die das körpereigene Blut nicht als „verwandt" erkennen und deshalb als Fremdkörper wieder ausscheiden würde. Das gelte besonders, wenn diese Stoffe in Pillenform mit einer Masse ummantelt seien, die ebenfalls synthetisch gewonnen sei. Es bestände sogar die Möglichkeit, dass der Körper diese so sehr als Fremdkörper behandeln würde, dass sie zwar im Magen durch die Magensäure geöffnet würden. Aber wenn die Akzeptanz durch das Blut fehle, würden diese Pseudo-Vitalstoffe wirkungslos wieder ausgeschieden.

Also meinte Brunhilde, wenn sie sich dann solche Ergänzungsmittel mit „Vitalstoffen", wie man diese auch nennen würde, in der Apotheke besorgen würde, könnte sie doch dafür etwas biologisch Wirksames erwarten, womit auch die Aufnahme durch das Blut gesichert sei. „Jein", meinte Julia, und aus folgendem Grunde: Sie gehe auch davon aus, dass Ergänzungsstoffe, die man in Apotheken beziehen könnte, nur aus biologischer Basis gewonnen würden, nämlich aus Früchten, die auf Feldern gewachsen seien. Aber auf welchen Feldern? In Kulturen mit einem strikt biologischen Anbau und auf Böden, die ihrerseits so vitalstoffreich seien wie die Böden in den Hochtälern des Kaukasus, in denen Menschen durch die Qualität von Nahrung, Wasser und Luft eine Lebenserwartung bis zu 140 Jahren erreichen würden. Solche hochwertigen Produkte seien natürlich auch eine Kostenfrage. „Deshalb bin ich skeptisch, ob dein Apotheker, der ja auch verkaufen will, sich nicht mit einfacheren Standard-Ergänzungsmitteln begnügt, deren Basisprodukte auf durch industrielle Agrarproduktion eher ausgelaugten Böden gewachsen sind und kaum noch die Hälfte der erstrebten Vitalstoffe enthalten."

■ Messgröße 1: Ihre eigenen Ernährungsgewohnheiten

Die Herausforderung: Mit Durst und Hunger haben wir Warnsysteme für Wasser und Makronährstoffe, nicht jedoch für Mikronährstoffe. Aber es gibt auch eine plausible Messgröße für ergänzende Vitalstoffe: Ihre Ernährungsauswahl. Als Maßstab eignet sich ein Ampel-System auf Basis der Ernährungstabelle von Prof. Kollath (◘ Abb. 11.3):

Bei einem hohen Anteil natürlicher unveränderter Lebensmittel ist Ihr Vitalstoff-Ergänzungsbedarf relativ gering, bei einem hohen Anteil von präparierter Nahrung kann die externe Zufuhr von hochwertigen Vitalstoffen zu einer Überlebensfrage werden. Allerdings kann das auch ein zweischneidiges Schwert sein: Wer sich, weil es ihm so gut schmeckt, in hohem Maße präparierte Nahrungs-(keine Lebens-)Mittel „reinbaggert", kann vielleicht mit zusätzlichen Vitalstoffen Lücken schließen. Aber er belastet seinen Organismus auch mit vielen Arteriosklerose-, Diabetes- und weiteren Krankmachern. Die Lösung könnte sein: Vitaleinnahme begleitet von einer sukzessiven Umstrukturierung der eigenen Ernährungsgewohnheiten in Richtung „Lebensmittel".

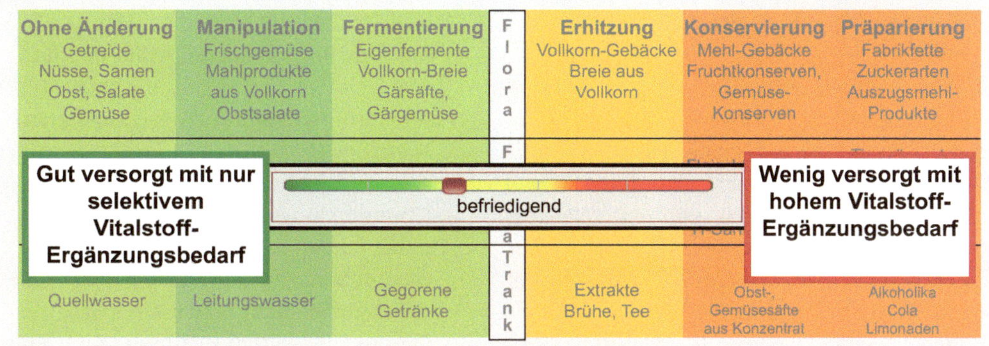

▣ Abb. 11.3   Entscheidungstableau zum Nahrungsergänzungsbedarf

■ **Messgröße 2: Die für Ihre Region relevante Bodenqualität**

Diese Bodenqualität kann zwischen „biolike" und Gülle-verseucht schwanken. Brauchen wir Nahrungs-Ergänzungsmittel, wenn alles „bio" wäre? Bio bietet noch keine hinreichende Gewähr für gesunde Ernährung, sondern besagt nur, dass Bio-Produkte ohne Pestizide bei Pflanzen und Antibiotika bei Tieren aufgezogen wurden. Hinzu nehmen kann man bei Tieren noch die Frage der Haltung: Nur „Freilandhaltung" deutet bei guter Bodenqualität auf bio hin, Bodenhaltung kann eine Bio-Mogelpackung sein.

Offen ist also noch die Qualität der Böden, die über den Vitalstoffreichtum von Pflanzen entscheidet. Bei Fleischgenuss: Welche Pflanzenqualität geht in das Tierfutter ein, abgesehen von den Beimischungen wie zum Beispiel Wachstumshormone?

■ **Bodenqualität: Saurer Regen von oben und Gülle-verseuchtes Grundwasser von unten?**

Die Bodenqualität wird auf zwei Wegen beeinflusst: Über die Feuchtigkeit, die von oben kommt. Landläufig spricht man von saurem Regen, wenn dieser in hohem Maße mit industriellen Abgasen und ähnlichen Verunreinigungen angereichert ist. Wer noch das Ruhrgebiet der 60er Jahre in Erinnerung hat, kann sich das sicherlich gut vorstellen. Dank heute vielfach greifender Umweltauflagen für Luftqualität ist die Bedeutung von saurem Regen in den letzten Jahrzehnten erheblich geringer geworden, wenn man mal von Mega-Katastrophen wie Gau von Atom-Reaktoren absieht.

Kommen wir zu dem, was Bodenqualität über das Grundwasser beeinträchtigen kann. Hierzu leisten Insektenvernichtungsmittel (z. B. Glyphosat) sowie die Gülle aus den Exkrementen von Tieren wesentliche – aus Bio-Sicht – unerfreuliche Beiträge. Der deutsche Gülle-Atlas zeigt einen Nordwest-Südost-Gürtel als Ergebnis der jeweils lokalen Bedeutung von Massentierhaltung. Wenn Sie in der Nachbarschaft solcher Gülle-Regionen wohnen, können Sie ermessen, welchen Wert „regional" und bio für Sie haben, es sei denn, Sie finden andere Gülle-arme Regionen mit diesen Herkunftsbezeichnungen.

Bei abnehmender Bodenqualität ist damit zu rechnen, dass selbst Bio-Obst und -Gemüse heute nicht mehr die Mengen an Mikronährstoffen wie zur Zeit unserer Großeltern enthält. Die Belastung der Böden und Umwelteinflüsse machen es den Pflanzen immer schwerer, diese Stoffe zu entwickeln. Gleichzeitig werden angesichts der Lebensverhältnisse in industrialisierten Gesellschaften die Mikronährstoffe für unsere Gesundheit immer wichtiger. Daher muss auch gesunde Ernährung neben gutem Obst und Gemüse auch ausreichende Dosen an Vitaminen, Mineralien und Omega-3-Fettsäuren enthalten.

- **Qualitative Anforderungen an die Gewinnung von hochwertigen Vitalstoffen**

Fangen wir an mit einer selbstverständlichen qualitativen Anforderung an: Vitalstoffe müssen biologischer Herkunft sein, damit sie sich organisch mit dem Körper ihres Nutzers verbinden können. Welchen Reichtum man sich damit erschließen kann, haben wir in der Geschichte der chinesischen Naturmedizin und bei Hildegard von Bingen gelernt. Chemisch erzeugte Vitalstoffe gibt es definitionsgemäß nicht, chemische Verbindungen mit gewünschten Vitalstofffunktionen stößt der Körper schnell wieder ab.

Die nächste Anforderung gilt der Gewinnungsmethode. Vitalstoffe müssen das dem Körper zuführen, was ihm die feste oder flüssige Nahrung nicht liefert oder liefern kann. Dazu müssen ihre Ingredienzien auf natürlichem Wege ohne Erhitzen gewonnen werden. Die adäquate Produktionsmethode lautet „kalt gepresst". Das ist nicht die preiswerteste Produktionsmethode, aber bei ihr bleiben die „Vitalstoffe" erhalten.

- **Wie und von wem Sie Vitalstoffe beziehen können**

Einfach formuliert: Bei keinem Händler, der über den Preis verkauft, denn das geht zulasten von qualitativer Auswahl der Zutaten oder nicht adäquater Produktionsmethode: Qualitätsanspruch wird nicht erfüllt. Der Markt bietet folgende Optionen:

- Qualitativ hochwertig, aber teuer sind anbieterbezogene Spezialvertriebe. Ihr Ruf hängt von der gelieferten Qualität bei adäquater Betreuung ab. Produkte dieser Unternehmen basieren auf wirksamen Rezepturen im Einklang mit den Erkenntnissen der orthomolekularen Medizin aus eigenen oder nach ihren Prinzipien zertifizierten Anbaugebieten. Diese Unternehmen arbeiten ständig an neuen Rezepturen, die den aktuellen wissenschaftlichen Erkenntnissen entsprechen. Dann ein

guter Weg, wenn Sie der Preis nicht stört, weil Sie Qualität über alles setzen.
- Bei Nahrungsergänzungsmitteln über Drogerie- und sonstigen Märkten müssen Sie entweder mit niedrig dosierten Natur- oder chemischen Ersatzprodukten bzw. wenig Natur mit chemischen Ummantelungen rechnen. Diese Produkte taugen in beiden Fällen nicht für Gesundheitsvorsorge, da der Körper diese „Wirkstoffe" nicht verwerten kann. In diesem Fall werden sie unverdaut wieder ausgeschieden.
- Nahrungsergänzungsmittel aus der Apotheke? Vergewissern Sie sich über Herkunft und Produktionsmethode, damit sie keine Zusatz- und Bindestoffe enthalten, die die Bioverfügbarkeit einschränken oder gar aufheben.

Sie sollten also wissen, wer „hinter" den Produkten steht, die sie kaufen.

- **Praktische Tipps zum Markt mit einer zweigeteilten Anbieterstruktur**
- Empfehlen kann man nur Nahrungsergänzungen aus Pflanzen aus garantiert kontrolliert biologischem Anbau und mit nachweisbar hochwertigen Inhaltstoffen.
- Abzuraten: Anbieter von industriell hergestellten synthetischen Stoffen, die im besten Fall nutzlos, oft schädlich sein können und vor denen Verbraucherschützer warnen.
- Deshalb achten Sie darauf, dass man bei Nahrungsergänzungen den Herstellungsprozess nachvollziehen kann vom kontrolliert (!) biologischen Anbau über die Herstellung nach pharmakologischen Standards bis zum transparenten Handelsweg.

Nur wenn diese Anforderungen durchweg erfüllt werden, kann man sicher sein, dass man mit der Nutzung von Nahrungsergänzungsmitteln wirklich etwas für seine Gesundheit tut: Im Zweifelsfall lieber

Zurückhaltung und Suche nach Alternativen, denn Sie wollen ja nicht Ihre Garage mit abgelegten „Ergänzungspaketen" füllen.

- **Nochmal zu Vera**

Kann Vera nun mit natürlichen hochwertigen Vitalstoffen alleine aus ihrem gesundheitlichen Dilemma herausfinden? Jein! Das ist ein Baustein dafür. Eine Umstellung ihrer Lebens- und Essgewohnheiten der zweite. Eine gesunde eiweiß- und basenreiche Ernährung mit viel Obst, Gemüse und Ballaststoffen unter Verzicht auf Zucker, ungesundes gesättigtes Fett, Alkohol und Rauch. Bewegung, Lebensfreude und erfüllte soziale Beziehungen als weitere Bausteine: Alles zusammen sind das die Eckpfeiler für ein langes gesundes Leben für Vera – und dann können zusätzliche hochwertige Vitalstoffe ein „add on" werden.

- **Praktische Tipps für die Nutzung ergänzender Vitalstoffe**
- Achten Sie bei der Wahl von Vitalstoffen darauf, dass Sie den Herstellungsprozess nachvollziehen können, vom kontrolliert (!) biologischen Anbau über die Herstellung nach pharmakologischen Standards bis zum transparenten Handelsweg. Dann können Sie sicher sein, dass Sie mit ihrer Einnahme etwas für Ihre Gesundheit tun können.
- Frage Sie im Zweifelsfall, wo und wie die Pflanzen angebaut und wie sie verarbeitet wurden. Wenn Sie dabei keine genauen Antworten bekommen, verzichten Sie besser und suchen bei Bedarf nach Vitalstoff-Alternativen.

11.11 Ernährungs-EF 1.4: Individuelle Ernährungsanpassung

» „Der Stoffwechsel-Prozess von Menschen wird durch eine Vielzahl von Faktoren beeinflusst, von den Genen bis zum Geschlecht."

Eine entscheidende Rolle bei der Ernährung spielt die Zusammensetzung der Makronährstoffe, vor allem das Verhältnis von Kohlehydraten und Fett. Beim Auto sagt uns der Hersteller, ob wir Benzin oder Diesel einfüllen sollen. Es zeigt uns schnell, wenn wir beim Tanken einen Fehler gemacht haben. Unser Körper ist da leider (oder zum Glück) viel flexibler. Die Fehler, die wir bei Ernährung machen, zeigen sich oft erst Jahrzehnte später. Die Volkskrankheiten wie Herz-Kreislauf-Krankheiten, Osteoporose, Diabetes, Adipositas, Demenz etc. gehören sehr oft zu den langfristigen Folgen falscher Ernährung.

Doch es ist (fast) nie zu spät für hilfreiche Korrekturen. Wie dies aussehen soll, kann (unabhängig von den heutigen Erkenntnissen zum Wirksamwerden epigenetischer Entwicklungen) bei vielen Menschen durch genetische Einflüsse vorgeprägt sein. was sich über eine DNA-Analyse identifizieren lässt. Eine darauf aufbauende personalisierte Ernährung kann bei Betroffenen vielfältige positive gesundheitliche Auswirkungen haben. Wir können so unser Leistungspotenzial steigern und abrufen, Fehlentwicklungen korrigieren und vermeiden. Hierauf kann eine symptombezogene Ernährungsberatung aufbauen. Dass viele Diäten keinen dauerhaften Erfolg bringen, kann auch daran liegen, dass sie nicht zu den individuellen Genen passen. Wenn wichtige Nährstoffe fehlen, kann das Gehirn „Hunger" bemerken und gibt dann die Order „Einlagern, sobald es wieder etwas gibt".

- **Praktische Hinweise zur individuellen Ernährungsanpassung**
- Die vollständige Entschlüsselung des menschlichen Genoms im Jahr 2000 hat die Möglichkeit einer individualisierten Medizin einschließlich einer personalisierten Ernährungsweise eröffnet. In den Jahren 2011 bis 2015 finanzierte die EU ein Forschungsprojekt zur „Integrierten Analyse der Chancen und Herausforderungen einer personalisierten Ernährungsweise" (Internetseite ▶ www.food4me.org).

- Wo und wie Sie einen solchen Gentest machen lassen können und mit welchen Spielregeln, können Ihnen u. a. Ernährungsberater sagen. Wenn Sie Ernährungsberatung in Anspruch nehmen, achten Sie darauf, dass bei der Beratung der Fokus zuerst auf Darmgesundheit liegt. Denn 80 % unseres Immunsystems gehen vom Darm aus.
- Wenn Sie sich noch nicht zu einem Gentest entschließen können, hören Sie auf die Signale Ihres Körpers.
- Und achten Sie auf die Hinweise der anderen Teilbereiche des Bausteins 1.

11.12 Ernährungs-EF 1.5: Suchtverhalten

» „Schon eine Zigarette am Tag erhöht das Risiko für Herz- und Kreislauferkrankungen und Schlaganfall erheblich." (aus einem Forschungsbericht des „British Medical Journal")

Das Sucht-Spektrum umfasst Alkohol, Nikotin, Medikamente, Rauschgifte.

- **Fernsehfilme: Domäne der schrankenlosen Alkohol-Popularisierung**

„Stars im Rausch – Im deutschen TV wird viel getrunken, aber nur wenig über Sucht gesprochen." So war ein Bericht in der Westfalenpost vom 07.11.2018 überschrieben, und das weist auf ein gravierendes Problem hin: Die zügellose Alkoholwerbung in den Medien. Lässig an die Bar gelehnt, konsumiert 007 seinen Whisky, seine Mitspieler Wein, Martini und andere Alkoholika quer durch die Cocktail-Bar.

Zu dem Bericht im Einzelnen: Ein Team der Universität Würzburg hat im Auftrag der Drogenbeauftragten des Deutschen Bundestags, Marlene Mortler, und des Ministeriums für Gesundheit sieben Tage hintereinander Filmsendungen der ARD und des ZDF sowie der durch Werbung finanzierten Privatsender Pro7, Sat 1, RTL, RTL.Nitro

und RTL 2, Sender, die bei Jugendlichen als besonders beliebt gelten, ausgewertet. In fast jedem Film, den die Forscher sahen, wurde Alkohol konsumiert, an der Spitze in Filmen der werbefinanzierten Privatsender. Marlene Mortler: „Die Botschaft, die davon ausgeht, ist doch klar: Ohne Alkohol geht es nicht." Das kann erhebliche Sogwirkungen für einen Alkoholkonsum schon in jungen Jahren haben: „Fernsehen ist eine Sozialisationsinstanz. Jugendliche orientieren sich daran (Kim Otto, Professor für Wirtschaftsjournalismus an der Universität Würzburg)." Nur in jedem 10. Fall wurde das Alkoholtrinken auch bewertet. Ein abschließender Trost: Beim Zigarettenkonsum war man in den Fernsehfilmen zurückhaltender. Hier scheinen öffentliche Appelle zur Selbstbeschränkung erste Früchte zu tragen.

- **Alkohol: Gesellschaftlich anerkanntes Genussmittel und Droge**

Beim Alkoholkonsum hängt alles von einem verantwortlichen Umgang damit ab: 202 Menschen sterben Schätzungen zufolge in Deutschland jeden Tag an den Folgen ihres riskanten Alkoholkonsums, ergibt über 74.000 im Jahr. Unfälle, die nach übermäßigem Alkoholkonsum passieren, sind in dieser Zahl nicht enthalten (BZgA).

Trost für Mäßig-Genießer: „Ein mäßiger Alkoholkonsum (zwei bis drei Gläser von etwa 120 ml pro Tag bei Männern und ein bis zwei Gläser bei Frauen) verringert über alle Todesursachen hinweg das Sterberisiko deutlich (um 25–30 %). Wird diese Menge überschritten, steigt das Sterblichkeitsrisiko rapide." (R. Béliveau und D. Gingras, S. 262.).

Es gibt einen wichtigen Tipp zur Beherrschung der Alkoholsucht: In Maßen. Dabei kann auch die Aktion Sieben-Wochen-Ohne in der Fastenzeit oder einer frei gewählte Periode, in der Sie ganz auf Alkohol verzichten, helfen, Ihnen Abhängigkeiten zu vermeiden. Anschließend werden Sie Ihr Glas Bier oder Wein wieder mehr genießen.

- **Alkohol und Nikotin: Bei jüngeren Menschen verändern geringe Mengen das Gehirn**

Alkohol und Nikotin sind besonders für junge Menschen, deren Gefäßsystem noch im Wachsen ist, schädlich. Bisher war man der Meinung, dass hierfür eine bestimmte Dosis nötig war. Doch nun haben Wissenschaftler herausgefunden, dass schon kleine Mengen reichen und zwar in jungen Lebensjahren.

- **Rauchen: Schon eine Zigarette am Tag ist extrem schädlich!**

Alkoholkonsum erfolgt oft in Kombination mit Rauchen. Man weiß heute: Unabhängig von der Anzahl der gerauchten Zigaretten erfolgt durch Nikotin eine Schädigung aller Organe, und das beginnt schon mit einer Zigarette. Primär die Entwicklung von Lungenkrebs hängt vom Zigarettenkonsum ab, d. h. von der Anzahl der „Glimmstängel".

Rauchen beginnt oft in jungen Jahren. Man will cool sein oder ist zu schwach, dem Anpassungsdruck von Freunden standzuhalten. Abhängigkeit vom Nikotin entwickelt sich schnell. Es gibt eine ganze Industrie von Rauchen-Verharmlosern: „Mein Onkel rauchte auch, und der ist über 80 geworden." Deshalb ist es an der Zeit, mit Raucher-Latein aufzuräumen:

- Wussten Sie, dass bereits eine Zigarette am Tag das Risiko von Schlaganfall und koronaren Herzerkrankungen entscheidend erhöht? Es erreicht etwa 50 % des Risikos von Vielrauchern mit 20 Zigaretten am Tag.
- Das Volumen einer nicht selbst gerauchten Zigarette ist durch Passiv-mit-Nichtrauchern schnell erreicht: Andere Menschen dem passiven Mitrauchen auszusetzen ist grob-fahrlässige Körperverletzung.
- Nur bei Lungenkrebs steigt das Lungenkrebsrisiko proportional mit der Zahl der gerauchten Zigaretten.

Angesichts dieses Szenarios ist es unverständlich, dass viele Politiker angesichts von aus Rauchen geschöpften Verbrauchs- und Umsatzsteuern im wahrsten Sinne des Wortes wegschauen und Tabakwerbung im öffentlichen Raum tolerieren. Bedenken diese, dass die gesellschaftlichen Folgekosten für die Sozialkassen, mal abgesehen von der humanen Bewertung, höher sein können als die oben genannten Steuereinnahmen und sie dann mit Zitronen Geld gewechselt haben?

Nikotin ist eine gefährliche Einstiegsdroge. Es gibt fast keine Alkoholiker oder Abhängige von anderen Drogen, die nicht auch rauchen. Wer schwach genug ist und sich gegen die Versuchungen des Rauchens nicht wehren, bzw. von der Nikotinsucht nicht loskommen kann, landet schnell auch in anderen Süchten.

- **Tipps, wie Sie der Geißel Rauchen entrinnen können**

- Falls Sie Raucher/in waren und es geschafft hast, damit aufzuhören, seien Sie stolz und bleiben Sie stark.
- Wenn Sie Raucher/in sind, egal in welchem Alter, versuchen Sie schnellstmöglich, davon loszukommen. Wer mit 50 aufhört, kann noch ein halbes Jahrzehnt gesunde Lebenszeit gewinnen. Es lohnt sich also.
- Wenn Sie aufhören wollen, sollten Sie Ihre individuellen Hürden kennen: Schreiben Sie einige Tage auf, warum und wann Sie zur Zigarette greifen. So können Sie sich auf typische Rauchsituationen vorbereiten und sie geschickt umgehen.
- Legen Sie den Tag des Rauchstopps fest. So können Sie Stolz dafür entwickeln, sich für Nichtrauchen entschieden zu haben.
- Es gibt vielfältige Angebote, die Ihnen versprechen, sich von dieser Sucht zu befreien. Seien Sie kritisch und erkundige sich genau, vor allem, bevor Sie für Entwöhnung viel Geld bezahlen.
- Binden Sie Ihr soziales Umfeld ein und erhöhen so die soziale Kontrolle über den Vollzug Ihrer Abkehr vom Rauchen.

- Arbeiten Sie an Ihrer persönlichen Willenskraft. Alle Wunder-Methoden, Sie vom Rauchen zu befreien, helfen nicht, zumindest nicht dauerhaft, wenn Sie nicht im Zentrum Ihrer Person stark werden. Die Hinweise zu anderen Bausteinen, vor allem 4, werden Ihnen helfen.

- **Cannabis: Verharmloste am häufigsten konsumierte illegale Droge**

In Deutschland haben im Jahr 2018 etwa 7 % der 12-17-Jährigen Jugendlichen Cannabis konsumiert, Jungen konsumieren die Droge doppelt so stark wie Mädchen, 1,5 % sogar häufig. Bei jungen Konsumenten können minimale Dosen schon merkliche Veränderungen beim Gehirn bewirken, was das logische Denkvermögen, Arbeitsgeschwindigkeit sowie Geschicklichkeit beeinträchtigt. Deshalb ist es laut Eva Hoch, Leiterin einer einschlägigen Forschungsgruppe an der LMU München, sehr wichtig, dass Jugendliche über die Gefahren der Cannabinoide möglichst früh aufgeklärt werden müssen, vergleichbar der Frühaufklärung beim Rauchen und Alkoholkonsum. Der Schlüssel zur Beherrschung dieser Sucht ist Prävention.*

In einem erschütternden Bericht über die Jugend-Drogenszene der ZEIT entnehmen wir, dass in diesem Alter überhöhter Drogenkonsum bei einem kleinen Teil von Jugendlichen „in" ist und sogar Drogentote im jugendlichen Alter billigend in Kauf genommen werden (Beer, Isabell**). Deshalb überrascht das Fazit von Marlene Mörtler, Drogenbeauftragte der Bundesregierung, nicht: „Sucht ist kein Randphänomen". Auch wenn Jugendliche weniger rauchen, ist es bedenklich, wenn sie das z. B. durch das Rauschmittel Shisha ersetzen.**

Reichardt, Alina: Studie: „Schon zwei Joints verändern das Gehirn", in: Westfalenpost, 15.01.2019

*Martus, Theresa: „Sucht ist kein Randphänomen", in: Westfalenpost, 19.10.2018

**Beer, Isabell: „Josh wuchs behütet auf. Mit 15 verfiel er den Drogen. An Stoff zu kommen, war nicht schwer. Er hatte ja Facebook", in: DIE ZEIT, Nr. 6, 31.01.2019*

- **Morgens, mittags, abends, nachts: Zunehmender Tabletten- und Medikamentenkonsum**

Bei vielen, nicht nur älteren Menschen, sondern auch nach eigener Einschätzung stressgeplagten „Leistungsträgern" liegt die Pillenschachtel mit den Tageszeitbeschriftungen neben der Zahnbürste. Statistisch ausgewertet wird der Bereich von Menschen ab etwa 65 Jahren, von denen viele in ihrem Leben bereits je nach Lebensstil mehrere Krankheiten angesammelt haben – mit der Konsequenz: Die Wirkungen mit sich überlagernden Nebenwirkungen sind oft schwer kontrollierbar.

Eine weitere Medikamenten-Konsumentengruppe wurde schon angesprochen: Vielgestresste. Hinzu kommen auch Kinder und vor allem Kleinkinder im Stadium von sog. Kinderkrankheiten. Über alles addiert zahlen so die gesetzlichen Krankenkassen jährlich etwa 35 Mrd. EUR für Medikamente. Hinzu kommen noch die analogen Ausgaben der privaten Krankenversicherungen.

- **Was es noch an weiteren Suchtmitteln gibt**

Der Bogen reicht von „traditionellen" Rauschgiften wie Marihuana, Opium und LSD bis zu neuen Drogen wie Cannabis und Ecstasy – wir belassen es hier bei ihrer Erwähnung.

- **Praktische Tipps für den Umgang mit Rauschgiften aller Art**

- Wenn Sie merken, dass Sie von Rauchen, Alkohol, Tabletten oder Rauschgiften abhängig sind/werden, können Sie eine Beratungsstelle aufsuchen – je früher, desto besser.

- Alkohol-Konsum: Können Sie bis zur 20-Uhr-Tagesschau darauf verzichten und dann mit umgerechnet 1–2 Glas Bier und 1 Glas Wein auskommen? So können Sie die Menge im Griff behalten.

- Rauch-Konsum: Da Herz und Kreislauf bereits bei einer Zigarette massiv geschädigt werden, gibt es hier keinen „Schonkonsum": Suchen Sie einen Entwöhnungsweg!
- Das gilt sinngemäß auch für andere Drogen.
- Tablettenkonsum: Wenn, dann nur Natur-Mittel. Chemiekonsum hat Nebenwirkungen, kann Herz und Kreislauf stark belasten und wie bei Antibiotika die Darmflora zerstören.
- Sollten Sie (z. B. nach einem Zeckenbiss) zur Eindämmung einer Borreliose-Gefahr eine Antibiotika-Behandlung nicht vermeiden können, ist es wichtig, mit einer Naturmittel-Behandlung die dadurch zerstörte Darmflora wieder aufzubauen.

11.13 Ernährungs-EF 1.6: Ausschöpfen des Nahrungspotenzials

» „Menschen sind heute viel unterwegs. Wie schaffen sie die Herausforderung, auch unterwegs das Richtige richtig zu essen?"

Die Verstoffwechselung der Nahrung findet bereits beim Kauen statt, und dieses wird vorbereitet beim Anblick des Essens, bei dem das Wasser im Munde zusammenläuft.

Die besten Zutaten können totgekocht werden, also nur köcheln bei mittlerer Hitze. Viele Vitalstoffe, die man mit Biogemüse teuer bezahlt, sind hitzeempfindlich. Daher empfiehlt es sich, viel frisches Obst und Gemüse roh zu essen. Doch sollte man nicht 100 %ige Rohkost anstreben. Das wäre schon bei Tomaten kein guter Rat. Denn durch Erhitzung wird die Bioverfügbarkeit des darin enthaltenen Antioxidans Lycopin wesentlich erhöht. Und dieses stärkt das Kollagen der Haut und schützt sie z. B. gegen UV-Strahlen.

Essen in Gemeinschaft, in der Familie, mit Freunden und Kollegen und Kolleginnen ist in mehrfacher Hinsicht zu empfehlen.

- **Das sind unsere ergänzenden Ernährungshinweise**

Sie sollten sich nicht nur im Urlaub Zeit zum Essen nehmen. Das Genießen und das gründliche Kauen fördern Ihre Gesundheit. Auch wenn Ihnen Ihr Alltag dies sehr schwer macht, können Sie mit einer Mahlzeit am Tag damit beginnen: Vorfreude (das geht, ob man zu Hause essen darf oder in der Kantine oder auf dem Autositz), anschauen, riechen, danken, langsam essen, gut kauen, genießen.

Sie werden erleben, dass Ihre Freude am Essen wächst, gleichzeitig auch Ihr Wunsch mehr hochwertige Nahrung zu genießen. Sie werden geringere Mengen benötigen, können sich hochwertigere Zutaten leisten und sich dadurch vielerlei Belastungen (z. B. Gewicht, Übersäuerung, Arztkosten etc.) ersparen. Das normale Kochen oder heißes Dampfgaren muss nicht sein. Damit werden unnötig viele Vital- und Geschmacksstoffe zerstört. Manchmal genügt kurzes Dämpfen, sonst gibt es Niedrigtemperatur-Gar-Töpfe. Dabei gart das Gemüse bei 60–70 °C, und die Nährstoffe bleiben in hohem Maße erhalten. Sie werden erstaunt sein, wie viel besser Ihr Essen schmecken kann.

11.14 „Diät": Nützlich? Wann? Wie?

» „Die Deutschen essen vielleicht bewusster, aber: Fastfood bleibt Fastfood."

- **Diät-Grundlagen: Alle Ernährungs-EF hängen mit allen zusammen**

Falls Sie, vielleicht etwas übergewichtig, in den Ausführungen zum Baustein Ernährung das Thema Diätkuren vermissen: Dazu braucht man Argumente aus allen EF des Bausteins 1:

- Diät macht nur Sinn bei einer radikalen Ernährungsumstellung …
- … die auch eine Umstellung der Flüssigkeitsaufnahme einschließt …

- … wobei sicher sein muss, dass keine Avitaminosen und Vitalstoffmängel auftreten …
- … unter Beachtung genetischer und individueller Ernährungsanforderungen …
- … bei konsequenter Reduktion von Suchtmitteln aller Art …
- … und einer sehr sorgfältigen Stoffverwechselung.

Deshalb kommt „Diät" erst zum Abschluss von Baustein 1. Es ist nicht nur ein Thema nur für „Dicke", denn man kann eine Diät auch zur Entschlackung des Körpers durchführen.

- **Diätkur-Erfolg setzt eine Langzeitprogramm durch begleitenden Bewegung voraus**

Falls Sie sich bisher noch nicht intensiv bewegt haben, beachten Sie bitte:

- Wie wir im Folgenden erläutern, setzt der Abbau von Depot 3-Fettpolstern eine Umwandlung in Muskelmasse voraus, was Sie primär mit Krafttraining erreichen können.
- Zudem gelingt die Transformation dann besonders gut, wenn Sie für die Verwertung von Ballaststoffen und hochwertigen Vitalstoffen die Bio-Verfügbarkeit im Stoffwechselprozess steigern. Das erreichen Sie mit Steigerung der Sauerstoffzufuhr über kontinuierlichem Ausdauertraining, das Sie je nach Ausgangssituation zunächst mit zügigem Spazierengehen und Radfahren angehen können.

- **Die beste „Diät": Kontinuierlich bewusste Ernährung mit viel Bewegung**

Viele Anhänger einer bewussten Ernährung, in deren Nahrungsverhalten sich viele Elemente aus den EF dieses Bausteins widerspiegeln, haben den Standpunkt: Lebe durchweg vernünftig, nicht unbedingt asketisch, dann braucht man keine Kraftakte wie Diätkuren.

- **Brauchen Menschen Diätkuren, und wenn, warum?**

Von den 40 Mio. männlichen Bewohnern von Deutschland gelten etwa 25 Mio. als übergewichtig, von den 42 Mio. Frauen jede zweite, also etwa 21 Mio., teilweise bereits von Diabetes 2 geprägt. Sie werden vor allem im Frühjahr mit fragwürdigen Werbesprüchen bombardiert wie: „Mit unserer todsicheren Diät X kommst du zu deiner Sommer-Figura!" Da diese achtstellige Zielgruppe auch in Folgejahren wieder ansprechbar sein soll, werden ihre Mitglieder dann mit dem üblichen kalorien- und zuckerreichen Süßwarenangebot der „Supermärkte" auf Konsumtrab gehalten, mit diabetessteigernden Aktionen zu Biergarten-, Schützen-, Oktober- und Karnevalsfesten, bis der BMI mit 30 plus wieder ihre „Träger" reif macht für die nächste Sommer-Figura-Diätkur. Auch wenn Sie keine Diät brauchen: Lesen Sie dieses Kapitel doch, damit Sie es Freunden und Menschen, die eine verantwortungsvolle Diät brauchen, weitersagen und was Gutes tun können.

- **Diätphilosophien zwischen Abnehmen und Substanzsicherung**

Beim Begriff Diät denken viele nur ans Abnehmen und wundern sich, wenn sie durch eine Diät ihren Körper so auslaugen, dass man sich schlapp und nicht mehr so leistungsfähig fühlt wie vor einer Diät fühlt: Kann das der Sinn einer Diät sein, zumal wenn man hinterher, den Mangel an Energie durch Heißhunger ausgleicht.

Das Kontrastprogramm lautet: Zwar Abnehmen, überflüssige Fettpolster – darum geht es primär – loswerden, aber die Leistungsfähigkeit des Körpers, seine Vitalität und Substanz auch bei Diät erhalten. Das könnten Sie mit einer „Vitalstoffbegleiteten Stoffwechsel-Kur (VSK)": Beim Abnehmen eine ausreichende Einnahme von Ballaststoffen, Vitaminen und wichtigen Elementen aller Art sicherstellen. Die folgenden Ausführungen zur VSK verstehen sich nicht als Empfehlung zum Machen, sondern als Information, um mit dem Thema Diät sorgfältig umgehen zu können: Wenn schon Diät, dann …

- **Eine VSK braucht einen Steuermann: Den Hypothalamus**

Der Hypothalamus weiß, wo Fett im Körper gespeichert ist, kennt Fettarten und -reserven und weiß damit, wo und wie viel Fett er in den einzelnen Depots locker machen kann. Sein Schlüssel zu den Fettdepots ist das im Körper produzierte Glykoprotein HCG (= humanes Choriongonadotropin), ein Hormon, das während der Schwangerschaft von Frauen erhöht produziert und in den Zellen der Plazenta gebildet Wird. Das HCG, auch Schwangerschaftshormon genannt, gelangt über die Nieren in die Blutbahn und kann im Urin und Blut nachgewiesen werden. HCG als Hormon-Vorstufe ist in jedem Körper, auch bei Männern, vorhanden. Bei Frauen erhöht sich der HCG-Spiegel durch eine Schwangerschaft, was für Schwangerschaftstest genutzt wird.

Wenn dieses Glykoprotein im Körper vorhanden ist, sagt dies dem Hypothalamus: So, du gibst jetzt alles an Reserven her, das brauchen wir jetzt. Deshalb macht der Hypothalamus die Fettzellen auf, und sie können entleert werden. Diesen Mechanismus macht sich der Körper zwar besonders zu Beginn einer Schwangerschaft zunutze. Aber diesen HCG-Mechanismus gibt es auch ohne Schwangerschaft und auch bei Männern (sie haben HCG in geringen Mengen im Körper). Bei manchen Menschen ist die Konzentration an HCG niedrig, deshalb gibt der Körper die Fettzellen nur zögerlich her. Ob eine zusätzliche externe homöopathische Stimulierung sinnvoll ist, um die Konzentration nach oben zu treiben: „Fragen Sie Ihren Arzt oder Heilpraktiker …" Die Information an den Hypothalamus: Die Fettzellen hergeben.

Übergewicht entwickelt sich, wenn der HCG-Mechanismus nicht mehr funktioniert. Der Grund kann falsche Ernährung sein, z. B. Junk Food aus industrieller Ernährung mit zuckerträchtigen Geschmacks- und Aromastoffen, künstlichen Süßstoffen und noch viel mehr – und auf der anderen Seite Mangelernährung mit zu wenig Obst, Gemüse und Ballaststoffen. Ob auch eine Diätengewöhnung und Vererbung eine Rolle spielen, sei dahin gestellt.

- **Welche Fettzellen werden entleert? Wo setzt das *Glykoprotein HCG an*?**

Es gibt drei Arten von Körperfett:
- Typ eins ist Strukturfett und füllt die Lücken zwischen den Organen aus.
- Typ zwei: Normale Brennstoff-Reserven, vergleichbar einem Girokonto, auf die der Körper bei Bedarf zugreifen kann, wenn das Nahrungsangebot ungenügend ist, sie werden überall im Körper lokalisiert. Bei körperlichen Beanspruchungen verbrennt der Körper zunächst seine leicht erschließbaren Kohlenhydratreserven, bevor er sich an die schwerer zu erschließenden Fettreserven heran macht. Menschen spüren dieses Umsteigen von Kohlenhydrate auf Fettverbrennung als toten Punkt. Ausdauer-Extremsportler wie Marathonläufer fürchten diesen Punkt als Mann mit dem Hammer, der spätestens nach absolvierten 30 km auf sie lauert.
- Typ drei ist abnormal die Anhäufung solchen Fetts, unter dem Übergewichtige leiden. Es ist zwar eine Brennstoffreserve, aber im Ernährungsnotfall nicht verfügbar, vergleichbar einem Festgeldkonto und kein Girokonto bei den normalen Fettreserven. Beim Typ 3 wird der Hypothalamus mit HCG-Aktivierung aktiv: „Fettreserve, öffne dich!"

- **Die drei Bausteine einer VSK**

Auch bei einer VSK sind alle guten Dinge drei:
- Der erste Baustein heißt Abnehmen, was nicht ohne Kalorienreduktion geht. Deshalb ist es für die VSK-Dauer wichtig, bei der täglichen Kalorienzufuhr unter 1000

Kalorien zu halten. Neben dem FdH-Prinzip erreicht man das, wenn man auf kalorienreiche Ernährung verzichtet (auch keine Soßen zur Spargelzeit!) und sich primär mit viel Gemüse und Obst ernährt. Auch Fisch und mageres Fleisch sind nicht tabu, aber natürlich keine Süßigkeiten und Alkoholika, als Flüssigkeit möglichst nur klares Wasser und Tee.

— Baustein 2 ist Krafttraining: Es kommt darauf an, trotz des mit dem Fettabbau verbundenen Gewichtverlustes nicht Substanz zu verlieren, was zu Muskelschwund und Osteoporose führen könnte. Zweimal wöchentlich Krafttraining ist erstrebenswert, um Fett 3 in Muskelmasse zu verwandeln. Dabei helfen die Collagene in den Muskeln, die bei untrainierten Menschen primär mit Wasser gefüllt sind.

— Nun kommen wir zu dem dritten Baustein, nämlich einer reichlichen Vitalstoffzufuhr, mit der der Körper so gestellt wird, als würde ihm mit bester vollwertiger Qualität reichlich Nahrung zugeführt. Hierzu verweisen wir auf unsere Ausführungen im ▶ Abschn. 11.10.

Die Kombination dieses VSK-Dreigestirns kann eine VSK zum Erfolgsprogramm machen, als eine Anti-Adipositaskur mit folgendem Nutzen: Der Stoffwechsel wird auf Werte wie bei normalgewichtigen Menschen erhöht und dadurch der Hypothalamus auf gesunde/normale Funktionsstärke zurück gesetzt und somit auch ein Reset des Set-Points erreicht: Eine Beschränkung der Typ 3-Fettreserve und ein Gewicht, das immer und immer wieder erreicht werden kann: Natürliche permanente Gewichtsregulierung.

- #### Nochmal zum Unterschied von VCK und Jojo-Diäten

Bei VCK wird nur das „abnormale Fett" ab- und Muskelmasse aufgebaut, wenn man parallel dazu intensives Krafttraining betreibt (Baustein 2). Wasser bleibt konstant. Das abnormale Fett wird aus den Zellen gespült und ausgeschieden. Die Ergebnisse einer Testperson mit einem BMI bei 30 nach vier Wochen einer Dreigestirn-VSK-Kur:

- Ihr Gewichtsverlust betrug etwa acht Kilo.
- Der Taillenumfang nahm um sechs Zentimeter, der Brustumfang um vier und der Hüften-Umfang um sechs Zentimeter ab.
- Auch Oberarme und Oberschenkel wiesen zwei Zentimeter weniger Umfang auf.

Bei „normalen Diäten" beklagen die Absolventen, dass sie das falsche Fett verlieren. So fühlen sich dann wie beim Verhungern, sind müde, ihr Gesicht wirkt hager und ausgezehrt, aber Bauch, Hüften, Schenkel und Oberarme zeigen wenig Verbesserung. So bekommt man Heißhunger und gibt die Diät dann auf: Jojo-Effekt bis zur nächsten Winter-Figur!

- #### Die Auswirkungen einer Stoffwechseldiät

In den Fettzellen befinden sich viele Giftstoffe und Schlacken. Öffnet der Körper die Fettzellen, werden die Giftstoffe und Schlacken frei. Damit müssen die Entgiftungsorgane ihre Arbeit erheblich steigern. Ohne zusätzliche Vitalstoffe können Giftstoffe, die zu gesundheitlichen Schäden führen (z. B. Wadenkrämpfen), nicht abgebaut werden.

Aus Vitaminen und Vitalstoffen werden auch Enzyme hergestellt. Der Stoffwechsel funktioniert nur, wenn Mikronährstoffe im Körper ausreichend vorhanden sind. Der Körper kann nur entgiften, wenn man ihm die geeigneten Werkzeuge dazu gibt. Deshalb ist es zwingend notwendig, dass eine Diätkur nur mit zusätzlichen Vitalstoffen durchgeführt wird. Das sagt einem schon der gesunde Menschenverstand: Wenn wir von unseren Entgiftungsorganen mehr Leistung erwarten, müssen wir ihnen auch Futter geben. Es empfiehlt sich zudem, bei einer VSK laufend den Säuren-/Basen-Status (z. B. mit Teststreifen) zu messen und auch Magnesium hinzuzuführen, um z. B. Wadenkrämpfe zu vermeiden.

Wir brauchen Makro- und Mikronährstoffe. In der Natur mit biologisch hochwertiger Ernährung ist normalerweise alles zusammen vorhanden. Deshalb ist der Körper so gemacht, dass er gute Ernährung komplett braucht. Wenn er sie nicht bekommt, schreit er „Hunger". Wenn wir ihm diese Stoffe über einen längeren Zeitraum und auch nach der Kur geben, können sie den Hypothalamus stabilisieren. Dann merkt der Organismus: Ich habe alles, was ich brauche und muss nicht immer „Hunger" schreien. Es ist alles in Ordnung und wir können unser Gewicht sehr gut halten. Das erreichen Sie, wenn Sie auch nach einer VSK-Kur ihren Vitalstoff-Haushalt auf hohem Niveau stabilisieren.

- **Wie eine VSK-Kur ablaufen kann**

Gemäß dem VSK-Dreigestirn 21 bis 30 Tage: Energiezufuhr unter 1000 Kalorien, 2–3 mal wöchentlich Krafttraining zum Hervorkitzeln der Fetttyp 3-Reserven, Sicherung der hochwertigen Vitalstoff-Versorgung aus nachweislich biologischem Anbau.

Der Nutzen wird besonders nachhaltig, wenn Sie eine mehrmonatige Stabilisierungsphase anschließen, in der die Energiezufuhr wieder auf es wieder bis zu 1500 Kalorien ansteigen darf, bei Bedarf ergänzt um externe Vitalstoffzufuhr. Ideal ist dabei ein paralleles Ausdauer- und Krafttraining, wie wir es im Baustein 2 vorstellen. Dann sind auch wieder 2000 Kalorien am Tag kein Tabu.

- **Zusammengefasst der Ablauf einer VSK-Kur**

Der Schlüsselfaktor ist die Anregung des Hypothalamus zum Abbau von adipösem Typ 3-Depotfett. So kann er seinen Setpoint neu setzen und alle Hormone und das vegetative Nervensystem so steuern, dass dieser Fettabbau erfolgt. Dieser Mechanismus ist bei vielen Menschen gestört. Vitalstoffe können dann den Rest machen: Sie führen die Entschlackung und Entgiftung herbei, indem sie wie ein Staubsauger dem Körper Giftstoffe entziehen.

11.15 „Ernährung" auf einen Blick

» „Die Art und Weise, wie der Körper Nahrung in Energie umwandelt, ist einem Feuer vergleichbar, das Brennstoff benötigt."

- **Zusammenfassung im „Sterneprofil Ernährung" zur globalen Standortbestimmung**

Die vorgestellten vielen Einzelaspekte können Sie nach Ihrer individuellen Positionseinschätzung in einem „Sternprofil Ernährung" zusammen, indem Sie sich grün (möglichst viele Treffer), gelb oder rot positionieren und dann ihre Einschätzpunkte verbinden (◉ Abb. 11.4).

An diesem Stern können Sie Ihre eigene Position spiegeln: Sehen Sie sich primär in der grünen Ringstraße oder teilweise im gelben Bereich, auch ein Ausreißer in die rote Zone?

- **Detaillierte Zusammenfassung in der FIT120-Ernährungs-Scorecard**

» „Was man nicht messen kann, kann man auch nicht managen." (Controlling-Regel)

Unsere Pilotperson Friedrich, den wir Ihnen im ▶ Abschn. 10.4 vorgestellt haben, hat für sich eine Scorecard entwickelt und auf dieser Basis zur Bewertung seiner Ernährung eine Selbsteinschätzung durchgeführt (◉ Abb. 11.5). Die von ihm dabei benutzten methodischen Grundlagen stellen wir Ihnen im ▶ Kap. 22 vor. Weitere anwendungsbezogene Informationen finden Sie im Anhang unter „Wichtige Adressen".

Friedrich hat seine Selbsteinschätzung in dieser Ernährungs-Scorecard dokumentiert und so die Möglichkeit, sich für sein eigenes Ernährungs-Management die Engpässe

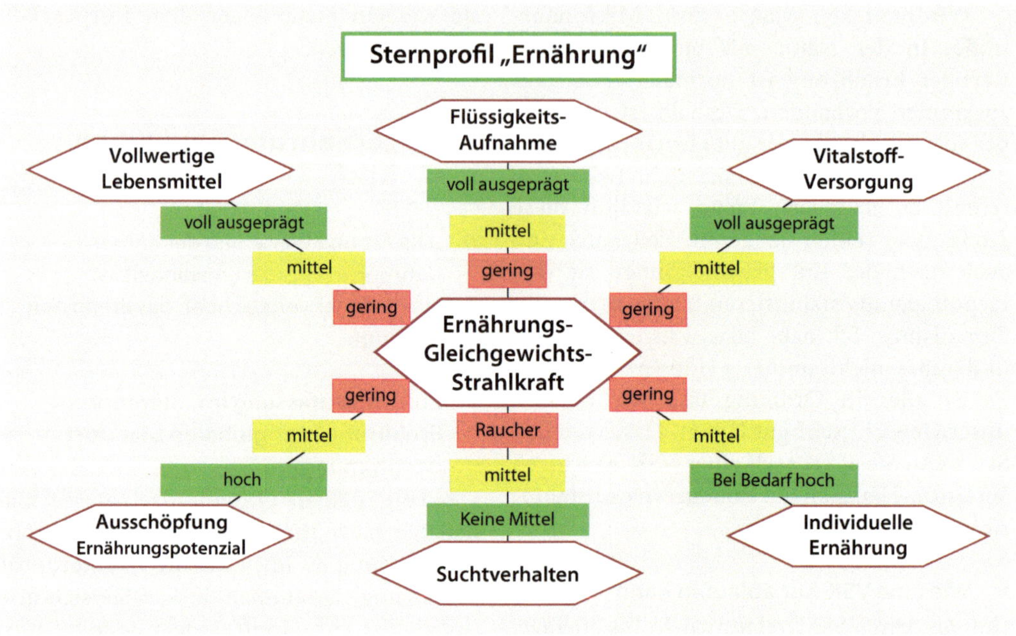

■ **Abb. 11.4** Sternprofil Ernährung

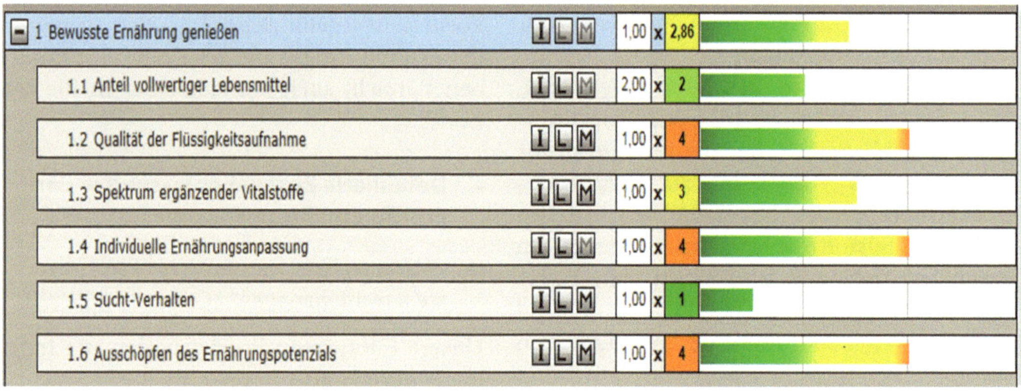

Die folgende Abbildung zeigt die Ernährungs-Scorecard:

■ **Abb. 11.5** Ernährungs-Scorecard

herauszusuchen und in der Umsetzung des eigenen präventologischen Ernährungsplans damit zu beginnen. Friedrich hat sich so eingeschätzt:

- Er achtet auf die Qualität der Nahrungsmittel,
- aber weniger auf seine Flüssigkeitsaufnahme,
- woraus sich die Frage nach dem Maß notwendiger zusätzlicher Vitalstoffe herleitet.
- Über die Notwendigkeit individueller Ernährungsanpassung hat er keine Transparenz
- Sein Suchtverhalten liegt schon über der kritischen Grenze.
- Aber er nimmt sich viel Zeit für sein Essen

Auf dieser Basis hat er einen individuellen Maßnahmen-Input zur Verbesserung seiner Ernährungsqualität, um bei Ernährung insgesamt in den grünen Bereich zu kommen.

Weiterführende Literatur

Beer I (2019) Josh wuchs behütet auf. Mit 15 verfiel er den Drogen. An Stoff zu kommen, war nicht schwer. Er hatte ja Facebook. DIE ZEIT, 31. Januar, Nr. 6

Béliveau R, Gingras D Krebszellen mögen keine Himbeeren, …

Benölken H, Pauli-Hensel H (2014) FIT für 120 Jahre. Bewusste Ernährung genießen. Hamburg im Blick

Bundesregierung Deutschland: Drogenbericht (2018). ▶ www.drogenbeauftragte.de

Charbonnier J-M Das Gesundheits-Geheimnis des 21. Jahrhunderts (OPC). ISBN 978-90-78057-192

Döll M Das Antioxydantien-Wunder. ISBN 3-7766-2354-3

Frohn B Natürlich heilen mit Olivenöl. ISBN 3-310-00494-5

Ganten D, Niehaus J Die Gesundheits-Formel, S 268 ff. ISBN 978–3-8135-0648-8

Herden B (2018) Das Ende des Rauchens, wie wir es kennen. WELT AM SONNTAG, 30. Dezember, Nr. 52

Jester F (2013) Arginin, OPC und Entsäuerung. Hamburg

Jopp A Risikofaktor Vitaminmangel. ISBN 978-3-8304-3894-6

Kast B Der Ernährungskompass. ISBN 978-3-570-10319-7

Kalle M (2019) Der Anfang vom Ende. Bericht über eine Rachen-Entwöhnungskur. ZEIT MAGAZIN, 10. Januar

Kessler D Vitalstoffe. Die gesunde Revolution, …

Krohn P (2014) Auf einem neuen Planeten. Frankfurter Allgemeine Zeitung, 8. Februar, Nr. 33

Lang A-S (2019) Wenn Medizin zu Gift wird. Frankfurter Allgemeine Sonntagszeitung, 11. November, Nr. 45

Lauer NJ (2015) Gesund mit veganer Ernährung. Lingen Verlag, Köln

Martus T (2018a) Stars im Rausch. Westfalenpost, 7. November

Martus T (2018b) Sucht ist kein Randphänomen. Westfalenpost, 19. Oktober

Neubauer D (2019) Das wohlige Gefühl von damals. Frankfurter Allgemeine Sonntagszeitung, 13. Januar, Nr 2

Reichardt A (2019) Studie: Schon zwei Joints verändern das Gehirn. Westfalenpost, 15. Januar

Rosenfelder L (2018) Gegenwind. Bericht über Tabakwerbung im öffentlichen Raum. Frankfurter Allgemeine Sonntagszeitung, 29. Juli, Nr 30

Simons A, Rücker A Gesund länger leben mit OPC. ISBN 978-3980674638

Strunz U Forever Young-Geheimnis Eiweiß. ISBN 978-3453120020

Strunz U Warum macht die Nudel dumm? ISBN 978-3453200630

Vasey C Das Säure-Basen-Gleichgewicht. ISBN 3-310-00226-8

Wenzel P Die Vitalstoff-Entscheidung. ISBN 978-3-9809573-1-1

Baustein 2: Bewegung in sauerstoffreicher Luft

© Springer-Verlag GmbH Deutschland, ein Teil von Springer Nature 2019
H. Benölken, *FIT für gute 120 Jahre*, https://doi.org/10.1007/978-3-662-58927-4_12

Inwieweit trägt Bewegung in sauerstoffreicher Luft zur Förderung des körperlichen Wohlbefindens mit Ausstrahlung auf das seelische und soziale Wohlbefinden bei? Umgekehrt: Inwieweit kann eine unzureichende Bewegung die Gesundheit gefährden?

12.1 „Bewegung": Begriffliches und Gesundheitswirkungen

» „Vogel fliegt, Fisch schwimmt, Mensch läuft." (Emil Zatopek, 3-facher Olympiasieger – 5000 und 10.000 m, Marathonlauf – von Helsinki 1956)

Was – Warum – Welche Auswirkungen für Gesundheitserhaltung/-gewinnung – Wie viel?

- **„Was" – ist mit „Bewegung" gemeint?**

Wenige Wörter werden so vielschichtig gebraucht wie Bewegung. Krankenkassen und Versicherungen argumentieren hierzu mit den bekannten 10.0000 Schritten, mit denen man sein Gewicht im Sinne von Normalgewicht im Griff halten kann. Bewegung wird auch dem seelischen Bereich zugeschrieben: Ein Mensch kann „sehr bewegt" sein. Auch im soziologischen und politischen Bereich: Aktuell sei die französische Bewegung „Marchons".

Auch in Verbindung mit Gesundheit hat Bewegung unterschiedliche Nuancen. Es fängt gemütlich mit Gassi-Gehen mit dem Hund an, steigert sich über längeres Spazierengehen über „Walken" bis zum Training für Wettkampfstärke. Für den Kraftsportler der seine Muskeln entwickeln will, orientiert sich Bewegung am Zusammenspiel mit seinen technischen Geräten. Mitglieder von Ballsportmannschaften denken vielleicht bei Bewegung primär an Aufwärmtraining, z. B. durch Rundendrehen und Stretching.

Dieses Bewegungs-Kaleidoskop zeigt: Bewegung erstreckt sich über den gesamten Körper, sein Muskelskelett, das vom Knochenskelett getragen wird, dessen Bewegungsfunktionen vom Muskelskelett gestützt

werden. Zusammen gefasst: Bewegungsarten, die Ausdauer dadurch fördern wollen, dass sich der Mensch in der Landschaft mehr oder weniger intensiv bewegt. Dann Bewegungsarten, die am stehenden Körper das Beste aus ihm hinsichtlich seiner Muskeln und Sehnen machen wollen. Und Bewegungsarten, die eher Mittel zum Zweck sind, um Spaßsportarten mit und ohne Ball zu treiben. Und dann interessiert noch die Frage, wie diese einzelnen Aspekte von Bewegung sich ergänzen könnten.

Sport und Bewegung tragen dazu bei, den gesamten Bewegungsapparat sowie die Mobilität und Leistungsfähigkeit in Gang zu halten und zwar auf allen Ebenen: Körper, Geist und Psyche. Empfundene mittlere Belastungen, bei denen man außer Atem kommen, leicht schwitzen und die Belastung auch körperlich spüren kann, sind für Ihre Gesundheit geeignet. Eine geringere Intensität hilft wenig, weil sie zu keinem Trainingseffekt führt. In diesem Sinne reicht es auch nicht, sich darauf zu beschränken, mit dem Hund Gassi zu gehen.

Bewegung trägt dazu bei, die Sauerstoffzufuhr für den Körper dadurch zu stärken, dass der Mensch durch Bewegung schneller atmet und vermehrt Sauerstoff aufnimmt – und so mehr rote Blutkörperchen als Transporteure für den Sauerstoff braucht, um mit diesem alle Zellen zu versorgen. Das steigert die Chancen, so den Verbrennungsgrad vollwertiger Lebensmittel zu erhöhen und die „Bioverfügbarkeit" der Zellen für die Potenzialausschöpfung vollwertiger Nahrung zu steigern.

- **„Warum" – Die Bedeutung von Bewegung für die Gesundheit schätzen zwar viele hoch ein**

Auf die Frage, was wichtig sei, um gesund zu bleiben, nannten in einer Studie von 30.000 befragten Erwerbstätigen besonders häufig: „Viel Bewegung", „genügend Schlaf" und „eigene Zufriedenheit". Ernüchtert liest man dann aber über eine Befragung der Krankenversicherung DKV von 2900 Befragten, dass nur 43 % sich moderat bewegen oder

Sport treiben (zitiert nach Focus online vom 01.08.2018). Wir wollen versuchen, diese erkennbare Trägheit zu überwinden, Erkenntnisse zu Bewegung als möglichen Jungbrunnen für Gesundheit zu nutzen, indem wir Informationen zu folgenden beiden Fragen nennen:

- **„Welche" – vorbeugenden Wirkungen hat Bewegung für die Gesundheit?**

Die Wirkungen auf die Gesundheit erstrecken sich über das gesamte Herz-Kreislauf-System, die Kalorienverbrennung und das Wohlbefinden durch …

- erhöhten Energieverbrauch, wodurch Bauchfett verbrannt wird.
- vermehrten Blutfluss. So bleiben Gefäßwände elastisch und sinken Blutdruckwerte.
- steigenden Transport und Verbrauch von Zucker in den Muskeln, sodass der Blutzuckerspiegel sinkt.
- Anregung der Bauchspeicheldrüse durch erhöhte Fettverbrennung im Bauch- und Leberbereich, was das Risiko senkt, an Diabetes zu erkranken.
- Senken des Blutdrucks, Senken von Cholesterinwerten, Verbesserung des Immunsystems.
- Bewegung stärkt Knochen und Gelenke, lindert Rücken-, Schulter-, Nackenschmerzen.
- Bewegung leistet auch einen Beitrag zur Vorbeugung gegen Krebsleiden bis zu 25 %.
- Die Wirkungen von Bewegung auf den Körper fördern geistige Fitness: Das nährt die Hoffnung, dass Bewegung Demenzerkrankungen (bis hin zu Alzheimer) entgegenwirken kann, da man durch regelmäßige Bewegung besser denken kann.

Und es gibt noch eine Vielzahl anderer Effekte wie Verbesserung des Hormonhaushaltes, Ausschüttung von diversen Glückshormonen, Verminderung von Stresshormonen, Steigerung des Wohlgefühls insgesamt. Also sollten Ärzte weniger Medikamente, sondern primär „Sporteinheiten" verschreiben: Medizin ohne Tabletten.

- **„Welche" schon aufgetretenen Erkrankungen kann man mit Bewegung heilen?**

Hierzu möchten wir uns nur vorsichtig äußern, um nicht den Rubikon zwischen präventologischer und schulmedizinischer Sicht zu überschreiten. Mit dieser gebotenen Vorsicht:

- Die Muskulatur bildet hunderte von Botenstoffen (Myokine), wenn diese genutzt werden und nicht verkümmern! Reparaturprozesse werden so besser in Gang gesetzt. Besonders in der 2. Lebenshälfte können wir durch Bewegungsaktivitäten den gesamten Stoffwechsel erheblich steigern, Abwehrzellen mobilisieren und biologisch jünger bleiben, wie Frau Professor Bente Pederson (Ärztin aus Dänemark) herausfand.
- Intensive Bewegung kann bei manchen Krebserkrankungen die Sterblichkeit der Patienten um 40 % senken, wie Frau Prof. Karen Steindorf vom deutschen Krebsforschungszentrum in Heidelberg, Abteilung für Bewegung, Präventionsforschung und Krebs heraus fand.* Bewegung wird deshalb bei Krebs begleitend seit einigen Jahren auf der Basis von Forschungsergebnissen von Prof. Bloch, Sporthochschule Köln, eingesetzt.*
- Bei guter körperlicher Fitness erfolgen Heilung und Regeneration nach Verletzungen viel schneller als bei einem untrainierten Körper, wie Frau Prof. Elke Zimmermann am Zentrum für sportmedizinische Prävention an der Uni Bielefeld erforschte.*
- Mit gezieltem Rückenmuskeltraining kann man Rückenleiden vorbeugen. Wie wir beim EF 2.5 erläutern, kann man aufgetretene Symptome aus der Hexenschussküche (ohne Medikamente!) mit einem individuell ausgewählten Bewegungsprogramm bekämpfen.

- Durch Bewegung kann man auch ein aktuelles Diabetesleiden zurückentwickeln. Die Argumente sind schon genannt: Erhöhte Sauerstoffversorgung steigert zunächst die Kohlenhydrate- und dann die Fettverbrennung – zu Lasten des Diabetiker-Bäuchleins.
- Bei Diabetes Typ2 Patienten wird auch die Insulinresistenz gesenkt.
- Bewegung kann dazu beitragen, die Folgen eines Herzinfarktes und Schlaganfalls zu überwinden. Hierzu hat auch in der Schulmedizin ein Umdenken eingesetzt: Statt in der Nachsorge Patienten sorgsam im Bett zu pflegen in der Hoffnung, dass kein Wiederholungsinfarkt/Schlaganfall kommt, jagt man sie heute sinnbildlich in einer frühzeitigen Rehabilitationsphase in den Wald, damit sie sich ohne Leistungsdruck bewegen.
- Bewegung könnte auch dazu beitragen, ein vorhandenes Krebsleiden zurück zu entwickeln, mindestens aber der Entwicklung weiterer Metastasen vorzubeugen. Sicherlich wissen hier noch zu wenig für sichere Aussagen, bieten aber dennoch folgende Plausibilitätsüberlegung an: Krebs egal welcher Art ist nicht primär genetisch (eher ein Vorurteil) oder organisch, sondern eher psychisch bedingt. Organisch kann ein Krebs dadurch werden, dass sich die Millionen Krebsviren, die sich in jedem menschlichen Körper tummeln, ein vergleichsweise schwaches Organ ausspähen und sich dort konzentriert vermehren bis zum Wuchern. Heilung erfordert, die Stressursachen zu überwinden. Das kann mit einer grundsätzlichen Umstellung des Lebensstils gelingen, und dabei hat auch regelmäßige Bewegung seine Bedeutung.

Sie spüren schon: Wir wurden zunehmend konjunktivischer in unserer Argumentation.

*Jeweils berichtet von der Apotheken-Umschau, 21.03.2017

■ **„Wie viel" – Bewegung braucht ein gesunder Mensch, um Krankheiten vorzubeugen?**

Das ist individuell verschieden. Die WHO nennt als Leitlinie 150 min moderate Bewegung pro Woche. Wer möchte, kann sich ein leicht verständliches Bewegungstagebuch downloaden (Aktivitäten, Belastung, Dauer, in Minuten, Schritten.*) Wer sportliche Ziele verfolgt, strengt sich intensiver an, merkt noch 1–2 Tage danach die Anstrengung und braucht eine Regenerationsphase von einem Tag.

*Unter „Bewegungstagebuch" finden Sie ein von der Apotheken-Umschau bereitgestelltes Exemplar zum Ausdrucken.

„Der Körper ist nie zu alt, um durch Sport in Form gebracht zu werden."

■ **Reagieren Sie doch auf körperliche Anspannungen mit Bewegung!**

Je nach Ihrer persönlichen Diagnose: Integrieren Sie mehr Bewegung in Ihren Alltag, achten Sie auf Ihr Körperbedürfnis. Spüren Sie Unbehagen oder Verspannungen, Belastungen oder verminderte Beweglichkeit?

Man muss keinen Leistungssport betreiben, um gesund zu bleiben. Es fördert die Gesundheit, sich zunächst leicht bis mittelmäßig – aber regelmäßig zu belasten. Egal, ob wir 30 bis 45 min flott spazieren gehen, Fahrrad fahren, im Garten arbeiten oder zu Musik Morgengymnastik machen. Oder zwei- dreimal wöchentliches Fitnesstraining mit netten Leuten und ausgebildeten Trainern in einem guten Studio machen. Jede regelmäßige Bewegung in Form von Ausdauer- und Muskeltraining ist eine hervorragende Waffe gegen Erkrankungen, depressive Verstimmungen, Kopflastigkeit und andere Einschränkungen. Wer mehr Aktivität in seinen Alltag integriert, gewinnt mehr Energie!

■ **Mit Bewegung Arterien auf Sauerstoffdurchzug stellen wie einen gut ziehenden Kamin**

Intensive Bewegung ist vergleichbar einem Sauerstoff-Durchzug in einem Kaminfeuer:

Mit kontinuierlicher Bewegung erreicht man eine Sauerstoff-Durchzug-Situation für die Arterien, ohne sich dabei zu überfordern. So kann sauerstoffansaugende Bewegung hervorragend dazu beitragen, Ablagerungen an den Rändern Ihrer Arterien wegzupusten, und zwar durch eine erhöhte Blutfließgeschwindigkeit: Das führt zu einer natürlichen Abnahme des Blutdruckes ohne teure Beta-Blocker mit Nebenwirkungen.

Weil sich Arm in Arm mit roten auch weiße Blutkörperchen als Schutzpolizisten gegen Infektionen vermehren, trägt Bewegung auch dazu bei, das Immunsystem zu stärken.

- **„Bewegung" ist mehr als 10.000 Schritte pro Tag zählen, um Kalorien zu verbrennen**

Sie erinnern sich an unsere Fitness-Trecker-Betrachtung im ▶ Kap. 8? Da ging es um 10.000 Schritte zur Kalorienverbrennung mit parallelem Zählen von Kalorien, die mit der Ernährung einschließlich des Kalorienkonsums vor dem Fernseher eingenommen werden. Es geht auch um das qualitative Arbeiten mit dem Körper, mit all seinen 650 Muskeln, Sehnen, Faszien, um dadurch dem Knochenskelett seine Stabilität zu geben und so z. B. Bandscheibenleiden zu vermeiden. Wenn gemäß Erkenntnissen von Krankenkassen jeder zweite Deutsche mit Rückenproblemen kämpft, beleuchtet das die Notwendigkeit, dem menschlichen Bewegungsapparat hohe Aufmerksamkeit zu widmen. Wie lässt sich das Muskelskelett so stärken, dass es das Knochenskelett zuverlässig stützt und nicht einzelnen Bandscheiben erlaubt, „vorzufallen"?

Durch Muskelentwicklung kann man im Schlaf abnehmen, weil Muskelzellen auch im Schlaf im Gegensatz zu Fettzellen, die sich nach dem Einschlafen nur ablagern, arbeiten.

- **Bewegung hat auch eine seelische Dimension: Durch Vermittlung von mehr Lebensfreude**

Der Beitrag zum körperlichen Wohlbefinden ist essenziell – der Beitrag von Bewegung zur Lebensfreude genau so wichtig. Damit haben wir wieder die Verschränkung mit dem seelischen Wohlbefinden. Bei einer Walking-, Radfahr-, Skilanglauf-Runde durch den Wald kann man durch sein eigenes autogenes Training durchflutet werden. Das Unterbewusstsein arbeitet, es fördert die positiven Erinnerungen nach oben, die den Beflügelungsprozess in der Natur weiter bewegen. So genießen wir, wie alles mit allem zusammenhängt.

Die Schriftstellerin Mirjam Pressler umreißt das so: *„Wenn ich mich bewege, funktionieren meine Gedanken besser, ich bin mehr bei mir."* Damit stellt Bewegung auch eine Brücke zum „In-sich-Ruhen" dar, was viele so ausdrücken: Bewegung sei wie autogenes Training, egal, ob man walkend oder joggend oder als Radler Wälder und Fluren durchstreift, Skilanglauf-Pisten in faszinierender Winterlandschaft genießt oder als Schwimmer sich durch Meere, Seen und Flüsse bewegt. Regelmäßige Bewegung kennt nur einen Gewinner: Sie!

12.2 Die Geschichte der Isolda Sommerfigura

> „Leben ist Bewegung – Bewegung ist Leben." (Dr. Rudolf Holzapfel, zitiert nach DER SPIEGEL, 28/2014, S. 8)

- **Mit dem Frühjahrs-Diät-Kraftakt zur schlanken Sommerfigur?**

Isolda Sommerfigura, nennen wir sie kurz Isolda, liebte es, im Sommer beim Sonnenbaden, am Strand oder auch im heimischen Garten sich mit einer zwar schlanken Figur zu präsentieren, ohne aber das Gefühl zu haben, sie käme als Bohnenstange daher. In der Nichtbadesaison war sie etwas weniger figurbewusst, denn ihre geschmackvolle Kleidung verbarg kleine Pölsterchen. Also startete sie im März eine passende Diätrunde, damit sie im Mai ihre Wunschfigur erreichen konnte. Diese hielt sie dann etwa bis zur Zeit der heute üblichen

Volksfeste im Oktoberfeststil und Winzer-festen in Weinregionen konstant. Zur detail-lierten Diät-Diskussion verweisen wir auf ► Abschn. 11.14.

■ Mit der herbstlichen Schmauserunde zur üppigen Winterfigur?

Zu diesen Volksfesten konnte sie wieder wie gewohnt „zuschlagen", denn zu den jeweils angesagten Getränken gab es die passen-den kulinarischen Zutaten. Den herbst-lichen Volksfesten schloss sich auch die Karnevalzeit an, die sich vom 11.11. bis zum Aschermittwoch des Folgejahres hinzog, unterbrochen von der Advents- und Weih-nachtszeit. Fürs Kulinarische einschließ-lich Festtagssüßigkeiten war gesorgt. Über diese Wintermonate hatten sich so 6–8 k angesammelt. Das war Isoldas Konzession an Lebensfreude.

■ Das Geschenk von Franko

Passend zum nächsten Frühjahr bereitete Isolda dann ihre nächste sommerliche Wunschfigur vor. Ein bisschen Fitness-Studio gehörte auch dazu, und bei dieser Gelegen-heit lernte sie Franco kennen. Als man sich menschlich näher gekommen war, erfuhr sie: Franco trainierte regelmäßig, brauchte keine Diätrunden. Nach Feierabend gönnte er sich wohl ein Fläschchen Bier oder ein Glas Wein, aber schlug nie zu, bezeichnete sich als „Pescetarier", aß viel Fisch und lebte ansonsten weitgehend vegetarisch mit nur geringen Süßigkeits-Konzessionen, z. B. zart- oder edelbittere Schokolade. Ohne Kraftakte hielt er ein Gewicht von 80 k bei einem BMI von 24. Er schenkte Isolda ein Buch über einen gesunden Lebensstil, bevor er zu einer längeren geschäftlichen Reise nach Übersee startete.

■ „Franco, ich will meinen Zell-alterungs-Prozess verlangsamen"

Als ihn zwei Monate später Isolda am Flug-hafen abholte, strahlte sie ihn an: „Franco,

du bist mein Retter" und erzählte ihm von ihrem Lebensstilwandel: Ihr sei klar geworden, dass sie in fünf Wintermonaten doppelt so schnell gealtert sei wie in sieben Sommermonaten. Sie werde zwar kein Kind von Traurigkeit werden, aber nicht nur weni-ger Alkohol trinken und das Gelegenheits-rauchen in Gesellschaft ganz einstellen. Rotes Fleisch sei auch gestrichen, zum Bier oder gelegentlichen Glas Wein passten auch Salate und vollkörnige Brotsorten und mit Käse. Auch passivem Nichtrauchen werde sie sich entziehen.

Isolda wusste, dass Franco sich bisher ihr gegenüber zurückgehalten habe, weil er ihren Lebensstil nicht hinreichend gesund fand. Aber jetzt sei das anders: „Franco, wollen wir es als Paar miteinander probieren?"

12.3 Die Geschichte des Tennis-Cracks Kurt

> » „Unser Stoffwechsel braucht regelmäßige Aktivierung, um gut zu funktionieren."
> (Detlef Ganten und Jochen Niehaus)

■ Vom sportlichen Jugend-Crack …

Kurt war zwar in jungen Jahren ein Ten-nis-Crack, aber ließ sich sportlich seit Stu-dium und Berufseintritt „sacken". Als er beruflich gesattelt mit Übergewicht wieder sein Tennis aktivierte, erfolgte das ohne flan-kierendes Fitness-, weder Ausdauer- noch Kraft-Training.

In seinem Tennis-Club war Kurt hoch-geachtet: Als Mannschaftsführer hatte er manchen Pokal miterkämpft, der die Tro-phäen-Vitrine zierte. Seine Figur wirkte noch unauffällig „normal", nur seine Tenniskollegen und Duschpartner danach und seine Frau wussten, dass er ein Mini-Diabetikerbäuch-lein hatte, gut gesponsert durch Bier und Schweinefleisch.

Damit sind wir bei einem zweiten Merk-mal von Kurt: Er bezeichnete sich selbst als

Fleisch fressende Pflanze, liebte Gegrilltes über alles, z. B. saftige Schweinesteaks. Als Mannschaftsführer sorgte er dafür, dass es nach einem Mannschaftsspiel gemeinsam mit der gegnerischen Mannschaft eine herzhafte Mahlzeit gab, Schweinesteaks, Würstchen und „Fritten" durften nicht fehlen.

- **Durch lange Bewegungspause reif für „Zivilisationskrankheiten"**

Sein Gewicht, so verriet er, wollte er mit Joggen und Radfahren unter Kontrolle halten. Also schien sich alles im gesundheitlichen Einklang zu befinden, bis die Tage der Wahrheit kamen: Seine Frau hatte trotz Peters jahrelangem Sträuben durchgesetzt, dass er sich vor einem ersten Turnierspiel gründlich medizinisch untersuchen ließ. Einige Analyseergebnisse: Sein Blutbild wies sehr hohe LDL-Cholesterinwerte und einen zweistelligen PSA-Wert aus, zudem eine hohe Übersäuerung seines Körpers, also Gefahr für diverse Organe. Eine Ultraschall-Aufnahme der Arterien zeigte zudem hohe Ablagerungen, also musste zusätzlich ein Kardiologe ran, der mit ihm über einen vorsorglichen „Stent" sprach. Eine Darmspiegelung erbrachte mehrere Zotten, die aber noch ausgeschabt werden konnten. Und der Urologe konstatierte eine bereits vergrößerte Prostata, doch eine Biopsie nährte noch keinen nachhaltigen Krebsverdacht.

Lassen wir mal offen, was dabei herauskam, ob tatsächlich die Gefahr von Darm-, Prostatakrebs und Herz- Kreislaufbeschwerden drohte. Vielleicht ging alles gut, aber: Unser Crack Kurt war jetzt voll im Zirkus der Reparaturmedizin eingebunden, musste seine Ernährung umstellen. Und die Moral seiner Story: Wer sportlich sehr aktiv ist, aber ernährungsmäßig wenig auf Vollwertkost Wert legt, sondern beliebig völlert, hat nur geringe Chancen, die durchschnittliche statistische Lebenserwartung von knapp 80 Jahren zu überschreiten – mit welcher Lebensqualität, wenn Peter viele Praxiskliniken putzen musste?

12.4 Überlegte Bewegungstrainings-Strategien

» „Bevor Sie sich auf Ihr Fahrrad schwingen oder loslaufen, sollten Sie sich zunächst aufwärmen" (Dwight L. McKee).

- **Warum viele Zeitgenossen für Bewegung keine Zeit haben**

Christoph ist Spezialist für Ausreden, wenn es um Bewegung geht: Heute wollte er damit anfangen, aber da war es ihm noch zu warm. Später musste er einkaufen, dann wartete das Abendessen, und mit vollem Bauch läuft man doch nicht. Also wurde eine Laufrunde am nächsten Tag nach der Arbeit geplant, aber da stand ja ein Treffen mit Freunden auf dem Programm. Also blieb das kommende Wochenende. Da erschrak er über seine abgewetzten Laufschuhe, also mussten in der kommenden Woche ein Paar neue Schuhe her. Nun wartete in zwei Wochen der Urlaub: Dann war ja Gelegenheit, mit dem Lauftraining anzufangen. Bis dahin radelte Christoph – also wenigstens etwas Bewegung – die etwa 5 km lange Strecke ins Büro, waren retour 10 km, also schon etwas Bewegung.

Tina steht in der Ausredenfindung dem Christoph kaum nach: Joggen war nie ihr Fall, sie hat auch Schmerzen in den Knien, also abgehakt. Wie wäre es denn mit Fahrrad fahren: Hat sie zu Schülerzeiten mal gemacht, aber irgendwann fühlte sie sich durch einen Hund bedroht, als sie durch einen Park fuhr. Wie wäre es mit Nordic Walking? Mit den Stöcken durch die Landschaft stochern – nicht ihr Ding. Oder schwimmen? Darunter könnte ihre Frisur in Mitleidenschaft gezogen werden. Also verblieb gemächlicher Einkaufsbummel.

- **Tünnes, der alles vom Leibe-Stürmer – Schäl, der bedachtsame Einteiler seiner Kräfte**

Kennen Sie die Regenzeiten-Story von Tünnes und Schäl, den bekannten Kölner

Identifikationsfiguren? Sie hatten einen gemeinsamen Zeitungs-Zusteller-Job für den weltbekannten Kölner Stadtanzünder übernommen. Als es eines Morgens zur besten Zustellerzeit zwischen 5 und 7 Uhr fürchterlich regnete, drehte Schäl sich im Bett um und artikulierte: Bei diesem Sch…-Wetter geh ich nicht nach draußen, da müssen die Leute heute mal auf ihre Zeitung verzichten. Drehte sich um und schlief weiter.

Um acht Uhr erwachte er, weil Tünnes aufgeregt und erschöpft schnaufend in den gemeinsamen Wigwam zurückkam. Nachdem er seine nassen „Klamotten" ausgezogen hatte, fragte ihn Schäl nach den Gründen seiner erkennbaren mentalen Aufgelöstheit, „Ist doch klar, Schäl, wir müssen doch anständig sein. Ich bin bei allen Abonnenten gewesen und habe ihnen erzählt, dass sie heute wegen des Regens keine Zeitung bekommen."

- **Acht Möglichkeiten, ein gutes Training zum Erfolg zu bringen**

Ihr Training soll natürlich dazu beitragen, dass es sich für Ihren Körper und Ihre Seele positiv auswirkt. Folgende 10 Grundregeln helfen Ihnen dabei:

- Setzen Sie sich nur realistische Ziele, die Sie auch sicher erreichen können.
- Planen Sie ausreichende Erholungsphasen ein.
- Ergänzen Sie einseitiges Training, z. B. Ballsportarten mit Muskel- und Rückentraining.
- Trainieren Sie regelmäßig, z. B. zwei- dreimal pro Woche.
- Üben Sie alle Sportarten mit Geduld aus, denn so vermeiden Sie auch Verletzungen.
- Achten Sie auf vollwertige Nährstoffe in Ihrer Nahrung: Energie für Ihre Muskeln.
- Tragen Sie für die jeweils ausgeübte Sportart die passende bequeme Kleidung.
- Dosieren Sie Ihr Training richtig zwischen „zu leicht" und „übermäßig".

- **Bei Fitness-Centern sich genau über ihr Angebot informieren!**

Welchen Beitrag können „Fitness-Center" (FC) zu unseren Bewegungszielen leisten und welchen Standard müssen sie erfüllen, wenn Sie mehr erreichen wollen als auf dem Standrad oder Laufband zu strampeln und so Ausdauer gewinnen oder doch lieber mehr Sauerstoff draußen tanken: open air toppt inhouse.

Wie kann das FC Muskeltraining unterstützen? Die Bewertungs-Checkliste umfasst:
- Gibt es gut ausgebildete Trainer?
- Wird ein Fitness-Check durchgeführt und regelmäßig wiederholt?
- Wird ein Trainingsplan erstellt, der auf die persönlichen Bedürfnisse abgestimmt ist? Wird dieser Trainingsplan regelmäßig überprüft und angepasst?
- Gibt es eine gründliche Einweisung für die Nutzung der Geräte?
- Ist während der Trainingszeiten ein Trainer anwesend?
- Gibt es ausreichend differenzierte Geräte für die 14 wichtigsten Muskelgruppen?

Weitere Bewertungsfaktoren nach Ihrem persönlichen Geschmack:
- Gefällt ihnen das Publikum in diesem Studio?
- Wie beurteilen Sie die Atmosphäre und die Sauberkeit?
- Gibt es eine Sauna oder sogar einen Wellnessbereich?
- Wie gut kann können Sie das Studio erreichen?
- Das Preis-Leistungsverhältnis: Billig kann nicht gut sein!

Drum prüfe das alles, wer sich an einen Fitness Club ein Jahr oder länger bindet.

- **Ausdauersportarten und Muskeltraining ohne Altersgrenze**

Muskelentwicklung durch Krafttraining und Ausdauertraining führen auch bei „Best

Agern" zu deutlicher Verbesserung von Kraft und damit Ihres medizinischen Risikoprofils. Altersunabhängigkeit gilt für fast alle Ausdauer-Sportarten. Wenn Senioren Ihre Muskelkraft effektiv trainieren, können sie sich länger selbst versorgen und selbstständig leben. Man kann in jedem Alter mit dem Training beginnen und seine Leistungsfähigkeit verbessern.

■ **Warum auch Freizeitsportler mehr Vitalstoffe und Antioxidanzien brauchen**

Das interessiert besonders unter dem Aspekt, wie sich durch Ausdauersport erhöhter Sauerstoffumsatz auf das Entstehen von freien Radikalen auswirkt. Diese kann man durch antioxidative Vitamine binden, sodass sie Muskelzellen und Zellmembrane nicht schädigen und damit die Gefahr einer vorzeitigen Zellalterung vermieden wird. Ratschlag: Ausdauersport nicht exzessiv, sondern eher moderat betreiben, damit der Körper nicht durch Sauerstoffmangel in Übersäuerung gerät. Auch Spitzensportler brauchen Vitalstoff-Strategien.

Die Versorgung des Körpers mit ausreichend vielem Obst und Gemüse führt dem Körper die nötigen Mengen an Vitaminen und Vitalstoffen zu, die er braucht. Die Deutsche Gesellschaft für Ernährung (DGE) nennt als ausreichende Menge 5 Hände voll pro Tag für einen Freizeitsportler. Nur Leistungssportler benötigen ergänzende Nahrungsprodukte.

■ **Sport muss kein Mord sein …**

Wer sich wie Kurt (wieder) mit noch unzureichender Fitness in Ausdauertraining oder in eine andere Sportart hineinstürzt, riskiert langwierige Muskelverletzungen. Fazit: Steigern Sie langsam und kontinuierlich Ihre Leistung. Und zu Leistungssportlern: Diese belasten ihren Körper oft zu stark und sind kaum als Vorbild empfehlenswert. Sie verbrauchen durch Extremanstrengungen viele Mineralien. Energiedrinks reichen dann nicht. Sie müssen diese Verluste dadurch ausgleichen, dass Sie den Körper mit allen notwendigen Mineralien und Vitalstoffen zu versorgen.

■ **Aber pointierter Leistungssport ist nicht unbedingt gesund**

Werfen wir mal einen Blick auf die Leistungssportler-Szene: An die 1000 Spieler in den drei Fußball-Bundesligen, eine vergleichbare Zahl in anderen Ballsportarten, etwa 1800 Leistungssportler, die Sportförderung erhalten: Zusammen mehrere 1000 Leistungssportler, die „liefern" müssen: Punkte in ihren jeweiligen Ligen, sonst winkt keine Vertragsverlängerung, Rekorde und Top-Platzierungen in den betriebenen Sportarten, um die Sportförderung zu behalten. Man kennt ihre Geschichte, solange sie aktiv und im Brennpunkt der Öffentlichkeit stehen. Wie viele von ihnen sind, selbst wenn sie von gravierenden Verletzungen verschont bleiben, bereits mit 30 Jahren fertig? Wie viele haben sich so verbraucht, dass sie mit Mühe gesund das 70. Lebensjahr erreichen, was man nur noch bei wenigen Prominenten registriert. In unserer Oldie-Sammlung im ▶ Kap. 2 ist kein Leistungssportler enthalten, vom Wunder-von-Bern-Team lebt nur noch einer. Fazit: Spitzen-Leistungssport ist kaum gesund.

■ **Heißes Thema: Mit Bewegung Sozialetats entlasten**

Mit regelmäßiger Bewegung gesellschaftliche Folgekosten von Übergewicht – oft schon im Schulalter! – senken, so „Zivilisationskrankheiten" und Krankheitskostenbelastungen vermeiden. Wie motiviert man früh Jugendliche zu „Bewegung"? Lesen Sie auch ▶ Kap. 38.

■ **Auch für Bewegungsmuffel ist aller Anfang nicht schwer**

Denken Sie stets daran: Bewegung verhilft Ihnen zu einem gesunden Körper – und ein gesunder Körper ist eine wesentliche Voraussetzung für ein langes und erfülltes Leben.

12.5 Ausdauer-Sportarten für die individuelle Auswahl

> **»** „Das Rad gibt Freiheit." (Markus Storck, Gründer Storck Bycicle GmbH, Idstein)

Kennen Sie Ihren Fitnesstyp? Damit Sie Ihr Trainingsprogramm richtig auswählen können, sollten Sie eine Aktivität auswählen, die Ihnen Spaß macht. Welche Sportart können Sie am besten in Ihren Alltag integrieren? Welche passt zu Ihrem Körper auch im Hinblick auf Vorbelastungen, z. B. von Gelenken? Trainieren Sie lieber allein oder mit Freunden (hilft gegen den „inneren Schweinehund"). Unter diesen Aspekten diskutieren wir Radeln, Walken, Nordic Walking, Schwimmen, alle Ausdauer-Sportarten mit geringen Gelenkbelastungen, zudem Tanzen, Mountainbike-Fahren, Ski-Langlauf bis zum Aqua-Jogging, das bei vorhandenen Gelenkproblemen eine gute Alternative ist. Natürlich vergessen wir auch Jogging nicht. So können Sie aus vielen Möglichkeiten wählen, was für Sie geeignet ist.

■ Radeln: Schon wenig ist gesund

Mit Radeln meinen wir zunächst lockeres Trampeln, das bereits einen großen Einfluss auf Ihre Gesundheit haben kann. Oft reicht schon der Weg zur Arbeit und zurück, möglichst nicht an Abgaspisten entlang. Eine große Tour muss man nicht jeden Tag fahren.

Wissenschaftler der Deutschen Sporthochschule in *Köln* haben schon vor fast 15 Jahren mit 7000 Fallstudien nachgewiesen, wie gesund auch lockeres Radeln ist: Wenn Sie täglich nur 10 min Rad fahren, profitiert Ihre Gesundheit schon: Gelenke und Muskeln werden gestärkt, die Durchblutung wird verbessert. Mit einer halben Stunde Trampeln verbessert sich die Herzfunktion, ab 45 min bringt man auch seinen Fettstoffwechsel auf Trab. Wenn Sie leicht nach vorn gebeugt auf Ihrem Rad sitzen, kräftigen Sie Ihre Rückenmuskeln, durch die gleichmäßige Bewegung beim Trampeln außerdem die Lendenwirbelsäule, was gerade für Vielsitzende wichtig ist. Mit Radfahren belastet man kaum die Gelenke, weil 70 bis 80 % des Körpergewichts der Sattel trägt, was z. B. die Knie entlastet.

■ Walken: Start mit flotten Spaziergängen

> **»** „Wenn Sie jeden Tag mindestens 30 min zügig gehen, senken Sie Ihr Risiko für Herzinfarkte, Schlaganfälle und Diabetes um 30–40 %." (Aus einer NDR-Doc-Sendung).

Hier gilt das Motto: Jeder Weg zum Wandern beginnt mit dem ersten Schritt. Wer erst spät startet, für den ist Wandern ein erstes Aufbautraining. Je mehr man steigert, umso mehr verstärkt man auch die gesundheitlichen Effekte. Sie können sich steigern durch
- Längere Wanderstrecken nach dem Motto: Mach aus einer halben eine ganze Stunde.
- Vom Walking zum Nordic Walking.
- Vom Walken zum Joggen.
- Und wem es gefällt: Zusätzlich Tanzen und Schwimmen – geht auch ganzjährig.

Nun zeichnen wir für diese Ausdauer- und Ergänzungs-Sportarten ein kurzes Profil.

■ Nordic Walking: Fast alle Muskeln werden betätigt

Nordic Walking läuft man auch mit den Händen – wenn sie auf den richtigen Stockeinsatz achten! Über die Oberarme und Schultermuskulare setzt sich der NW-Rhythmus durch alle Faszien der Rückenmuskulatur fort, bis er sich in den Oberschenkeln mit dem Geh-Rhythmus vereint: Der ganze Körper arbeitet und damit viele Muskeln.

Die Bodenbeschaffenheit ist zwar nicht unwichtig, denn federnder Waldboden ist für alle Sportarten besser als unnachgiebiger Hartboden. Aber im Gegensatz zum Jogging gibt es keine Aufprallfläche mit physikalischer Aufprallgeschwindigkeit, sondern primär ein sanftes Abrollen im armgetriebenen Körperrhythmus – und damit die Gelenke schonend.

- **Schwimmen: „Zügig" bringt den Erfolg für Ausdauer und Gesundheit**

Schwimmen als eine Form des Ausdauertrainings zu beschreiben mutet manchem an wie Eulen nach Athen zu tragen. Aber so einfach ist die Einschätzung der Schwimm- für Ausdauerqualität nicht, denn: Es kommt darauf an, wie sich Schwimmen im Bewegungsrhythmus der gesamten Körpermuskulatur integriert. Rückenschwimmen, egal ob als Rücken-Crawl oder Rücken-Butterfly, knetet die gesamte Rückenmuskulatur, mindestens so gut wie eine gute Thai-Massage. Letztere wirkt sich eher passiv auf die Muskelarbeit aus, während das Durchziehen des langen Armzugs (beim Butterfly beider Armzüge) den Muskeln verbrennungsfördernde Schwerstarbeit bescheren kann.

Natürlich kann auch Brustschwimmen ausdauerfördernd sein, wenn man kräftige Armzüge und Beingrätschen kombiniert. Das schafft man nicht, wenn man ängstlich bemüht ist, die kostbare Haarfrisur vor einem Nasswerden zu schützen, indem man den Kopf nach hinten reckt: Es sieht dann nicht nur aus wie eine Geißeltier-Parade, sondern kann sogar zu Verkrampfungen in der Nackenmuskulatur führen, und in der Rückenmuskulatur kommt wenig Dynamik an und erst recht keine Fortsetzung in einem kräftigen Beinschlag. Wenn Sie auf der Brust schwimmen, dann bitte im Interesse Ihrer Rückengesundheit und Ausdauerentwicklung so: Arme so lang wie möglich nach vorn strecken, kräftig und raumgreifend durchziehen bis hinter die Schulterlinie, dann wieder kräftig nach vorn und so weiter. Der Kopf gleitet dabei teilweise unter Wasser, sodass man unter Wasser gut ausatmen und beim erneuten Strecken wieder einatmen kann. Und wer dabei mit dem Kopf ganz untertaucht, tut besonders viel für seine Streckung.

- **Aqua-Jogging und -Gymnastik**

Das Archimedische Prinzip bei diesen beiden Unterwasser-Bewegungs-Sportarten: Jeder Körper verliert im Wasser so viel an Gewicht, wie die von ihm verdrängte Wassermenge wiegt. Diese physikalische Erkenntnis nutzte man zunächst für Krankengymnastik, um so mit sanft abgefederter Bewegung Reha-Patienten wieder an normales Bewegen heranzuführen, weil sich so Bewegungen weich abgefedert wieder trainieren ließen. Aus der orthopädischen Notwendigkeit wurde eine Tugend: Man entwickelte daraus eine sportliche Wassergymnastik, die heute vorzugsweise in Sole- und Thermalbädern angeboten wird.

(Archimedes: Griechischer Philosoph, der im 3. Jahrhundert vor Christus auf Sizilien lebte und bei der Eroberung von Syrakus durch die Römer von ihnen erschlagen wurde).

- **Tanzen: Fast eine Kreuzung von Nordic Walking und sportlichem Schwimmen**

„Tanze mit mir in den Himmel hinein …" – Dazu braucht man Schwung, um die Schwerkraft zu überwinden, und schon sind wir beim Verhältnis von Tanzen und Ausdauer mit seinen gesundheitlichen Effekten. Denken Sie mal an einen Wiener Walzer, durch den Sie sich mit großem Drehschwung oder Promenade führen lassen oder selbst führen: Dazu brauchen Sie eine gute Körperbeherrschung, erworben durch intensives Muskel- und Gymnastik-Training. Und dieses Bild passt auch für einen schnellen Foxtrott oder Rock and Roll. Hierzu ein Geständnis des Autors: Er tanzt auch mit 70 plus noch alle drei (und ein paar mehr) Tänze, beim Rock and Roll muss es kein Überschlag der Partnerin mehr sein.

- **Radeln und Mountainbike-Fahren**

Fangen wir mit Radeln an: Jogging ohne Gelenkbelastung. Die Stärkung der Beinmuskulatur ist ein willkommener Effekt, während der Effekt für den Rücken geringer ist als beim Nordic Walking. Aber wer zügig Rad (und möglichst nicht neben Benzinpisten) fährt, kann sich eine gute Ausdauer aufbauen. Zu beachten: Sattel und Lenker müssen passend für den Radler eingestellt sein, um Rückenverspannungen zu vermeiden.

Mountainbikefahren ist eine besonders sportliche und ausdauerfördernde Bewegungsart mit vielen Parallelen zum später diskutierten Steigetraining: Bergauf wird trainiert, bergab geht es mit großer Vorsicht. Durch die Vielgestaltigkeit eines Geländes kann der Ausdauer- und Bewegungseffekt besonders groß sein, z. B. wie beim besonders sportlich durchgeführten Nordic Walking oder Schwimmen über lange Strecken. Und wer jetzt zum Bergsteigen durchsteigen will, liegt hier auch richtig.

■ **Ski-Langlauf: Muskel-Integration von Nordic Walking und sportlichem Schwimmen**

„SLL" ist die natürliche Ergänzung von NW im Winter bei passendem Wetter und Gelände. Man läuft ihn besonders intensiv mit den Händen, denn bei der sportlichen Variante watschelt man nicht mit symbolischen Stockeinsätzen durch die Loipe, sondern setzt möglichst weit vorne ein (wesentlich weiter als beim NW) und zieht sich daran gewissermaßen nach vorn. Für Könner gibt es auch den Doppelstock-Schub, bergab zum Kontrollieren, in ebener Loipe zum Variieren und bergauf zum sachten Steigen, bis man in den Fischgrätenschritt wechseln muss, um nicht zurückzurutschen.

Die Überschrift deutet es schon an: Beim SLL treffen sich viele Wirkungen für Ausdauer- und Muskelentwicklung, die wir schon beim NW und Schwimmen beschrieben haben.

■ **Jogging: Nicht ohne Nebenwirkungen**

Sie finden Jogging bei den Ausdauer-Sportarten erst am Ende dieser Auflistung, weil es auch gelenkbelastend ist: Schon bei mäßigem Joggingtempo prallt der Fuß mit hoher Fallgeschwindigkeit auf den Boden. Die effektive Gelenkbelastung ist abhängig vom Boden-Härtegrad der gewählten Laufpiste und den Eigenschaften des von Ihnen benutzen Schuhwerks. Die Bodenbeschaffenheit reicht von Waldboden mit bestmöglicher Sauerstoffzufuhr bis zu harten Pisten mit hoher Aufprallwirkung. Wenn diese zudem wie kombinierte Rad- und Fußwege parallel zu Verkehrsstraßen verlaufen, atmet man schnell ein Sauerstoff-/Autoabgasgemisch statt sauerstoffreicher Luft ein. Dazwischen liegen Laufbänder in Fitness-Centern: Zwar mit akzeptabler Dämpfung, aber ohne Freiluft-Sauerstoffversorgung.

■ **Kurzer Blick auf die Spaß-Sportarten**

Allen Ballsportarten ist gemein: Abwechselnd steht man, startet man, muss abrupt bremsen – und belastet so in bunter Reihenfolge seine Fuß-, Knie- und Hüftgelenke. Will man sich den Spaß erhalten, müssen die Muskeln in einem guten Trainingszustand sein, denn bei Muskelzerrungen etc., die sich über Monate hinziehen können, ist der Spaß schnell vorbei. Zudem stellt sich die Frage, was Sie in dieser Zeit noch an Bewegung machen können – oder es hinnehmen müssen, dass sich Ihre Muskeln weitgehend abbauen. Das würde einen Muskelneuaufbau erfordern. So kann eine Saison im Mai schon beendet sein.

■ **Die Bedeutung von gutem Schuhwerk**

Die Trainings-Gesundheitsqualität ist auch abhängig von der Qualität der benutzten Schuhe, besonders für Jogging. Dämpfungseigenschaften der Sohlen? In welchem Maße stützt das Schuhbett den Fuß? Es müssen zwar nicht unbedingt die von olympischen Wettkämpfen „geadelten" Spitzenmodelle mit den prestigeträchtigen Bildmarken sein. Aber mit Preiswert-Joggingschuhen aus der Krabbelkiste mit bescheidenen Dämpfungseigenschaften der Sohle kann man sich nur auf Waldwege trauen. Wer damit Hartpisten herunterfegt, trägt dazu bei, dass Orthopäden und Physiotherapeuten gut beschäftigt bleiben.

- **Bodenbeschaffenheit-Frei-luft-Drinnen-Überlegungen**

Wenn man gemäß EF 2.5 auch großen Wert auf Schonung seiner Gelenke legt und zudem nicht in eine Smog-Wolke hineinlaufen möchte, hat man für Ausdauer-Sportarten wie Laufen, Radfahren folgende Alternativen:

- Sie können auf weichem Boden bei frischer Waldluft laufen: Das schont Ihre Gelenke und beschert Ihnen maximalen Sauerstoff-Genuss.
- Sie können das auch in einem Fitness-Center mit geeigneten Laufbändern und Radgeräten durchführen: Auch gelenkschonend mit reduziertem Sauerstoff-Genuss.
- Sie können auf hartem Boden in der Natur (z. B. Wirtschaftswege) oder in ruhigen Vorstadtbereichen oder Siedlungen laufen: Strapaziert zwar Ihre Gelenke, aber die Luftqualität kann sauerstoffreich sein.
- Sie rennen bzw. fahren Rad auf Rad- bzw. Fußwegen entlang vielbefahrener Verkehrswege: Kann Verbindung von hoher Gelenkbelastung mit schlechter Luftqualität sein.

Die Attraktivität dieser Ausdauer-Alternativen korrespondiert mit ihrer Reihenfolge.

12.6 Praktische Tipps, damit Bewegung nicht schadet

» „Beim Training sind nicht nur unsere Muskeln gefordert."

Der Winston Churchill, britischer Premier in der Zeit des zweiten Weltkriegs zugeschriebene Satz, warum er so gesund im hohen Alter sei: „No sports!" soll zwar so nicht gefallen sein, da Sir Winston ein leistungsstarker Schwimmer und Polo-Spieler sowie auch in fortgeschrittenen Jahren eifriger Reiter war. Aber wir nehmen dieses geflügelte Wort mal als Anlass, auch über mögliche Gefahren von sportlicher Betätigung nachzudenken.

Zu nennen sind:

- Falsches Schuhwerk in Kombination mit harter Bodenbeschaffenheit führt zum Knorpel-Abrieb in den Gelenken. So tragen heute schon mehrere 100.000 Deutsche in den Kniegelenken eine „TEP": Totale Endprothese. Also Hartbelege meiden oder wenn, dann nur mit Top-Schuhen mit Luftkissenfederung oder ähnlichem Standard.
- Überzogenes Leistungstraining belastet die Organe und kann das Immunsystem schädigen. Der Grund: Es werden zusätzlich freie Radikale freigesetzt, die ihrerseits versuchen, aus anderen Zellen Sauerstoffatome herauszureißen. Das kann Organe irreversibel schädigen und früh altern lassen. Kennen Sie zum Beispiel einen Spitzensportler der Nachkriegszeit, der das 90. Lebensjahr gesund erreicht hat? Demzufolge würde der praktische Tipp lauten: Überlege dir als junger Mensch genau, ob du auf die Lebensfreude wegen des harten Trainings verzichten und das Risiko eingehen willst, mit z. B. 70 schon alt und verbraucht zu sein.
- Manche Sportarten beinhalten irreparable Verletzungsrisiken, wie z. B. Kopfbälle beim Fußballspiel, ganz zu schweigen von Boxarten wie Boxen und Catchen, die das Erreichen der Kampfunfähigkeit bis zum K.o.-Treffer des jeweiligen Gegners zum Ziel haben. Dazu gibt es nur einen praktischen Tipp: Lass es!

Fazit: Ausgewogene Bewegung ist gut, Leistungssport ist für Ihre Gesundheit grenzwertig. Hierzu meine persönliche Erfahrung: Mit etwa 15 Marathonläufen im 3-h-Bereich und etwa fünf „langen" zwischen 65 und 100 km (für den, der die Szene kennt: „Einmal im Leben musst du nach Biel!") habe ich meine Organe wohl nicht überfordert, da mir seit Schülerzeiten alle Krankheiten erspart blieben. Aber als Hartpistengeschädigter gehöre auch ich zum Heer der TEP-Träger. Als mittelprächtiger Ballsportler und Ski-Alpinist sowie Bergsteiger blieb ich wohl unter der kritischen Grenze der Gesundheitsschädigung.

12.7 6 EF für Bewegung in sauerstoffreicher Luft

» „Regelmäßige Bewegung bewirkt Veränderungen in der Regulation der Gene, die teilweise lange über die Dauer der Belastung hinaus anhalten." (Detlef Ganten, Jochen Niehaus)

Zum Einstieg stellen wir Ihnen die sechs Bewegungs-Waben vor. Mit dem Zusatz „in sauerstoffreicher Luft" wollen wir ausdrücken: Auch wenn nicht alles im Freien umsetzbar ist: Nutzen Sie soweit wie möglich Sauerstoffaufnahme, weil das über Ihre Bewegung auch den Verbrennungsprozess Ihrer guten Nahrung fördert (◨ Abb. 12.1).

Wir stellen das 6-Waben-Bewegungsmodell vor mit einer EF-Kombination aus zwei Ausdauerfaktoren – Ganzjahres-Ausdauer- und Steige-Training, Muskelentwicklung, gymnastische Bewegung, Auswirkungen auf die Gelenke sowie das erfolgreiche Zusammenwirken von Bewegung und Ernährung im Team.

12.8 Bewegungs-EF 2.1: Ganzjahres-Ausdauer-Training

» „Bewegung ist ein Thema in jedem Alter und zu jeder Jahreszeit, nicht nur wenn der Schnee geschmolzen ist und die Sonne scheint."

Unter Ausdauertraining fassen wir alle bewegungsintensiven Betätigungen zusammen, die zu einer Erhöhung des Pulsschlags führen und so den Körper in Sauerstoffnot bringen, sodass er sich durch vermehrte Bildung roter Blutkörperchen anpasst, um seine Sauerstoff-Transportkapazität zu erhöhen.

- **Nicht nur in 7 Monaten Sommerzeit, sondern auch in 5 Monaten Winterzeit trainieren!**

Viele Menschen tun primär nur im Sommer etwas für ihre Ausdauer, aber das reicht nicht, denn: Seinen Körper hat man das ganze Jahr. Auch eine gute Muskulatur baut

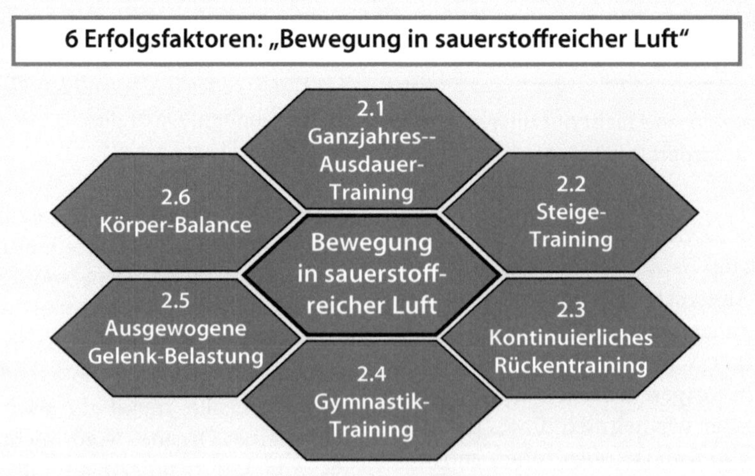

◨ **Abb. 12.1**   6 Erfolgsfaktoren für Bewegung in sauerstoffreicher Luft

sich in wenigen Wochen ab, wenn sie nicht gepflegt, d. h. gefordert wird.

Kontinuierliches Winter-Ausdauertraining ist deshalb das Pendant zum Sommer-Ausdauer-Training und genau so wichtig für den Körper. Bei Freiluft-Bewegung gilt das friesische Motto: Es gibt kein schlechtes Wetter, sondern nur unzweckmäßige Kleidung. Und wenn es regnet, kalt und glatt ist: Auch Tanzen ist eine Ausdauersportart, für ältere Menschen auch mit einem Rollator. Auch der Trainingseffekt von sportlichem Bauchtanz kann hoch sein.

So können Sie sich somit Ihre ausdauergeprägte Muskulatur ganzjährig erhalten und müssen sie nicht wieder im Frühjahr neu aufbauen, mit Verletzungsgefahren und zur Freude der Jojo-Diät-Anbieter für ihre angeblich todsicheren Diäten gegen den Winterspeck, den sich viele Menschen liebevoll von der Advents- über die Weihnachts- bis zur Karnevalszeit anbauen als Geschäftsbesorgung für Sommer-Figura-Diätanbieter.

- **Praktische Hinweise für Ausdauertraining:**
  - Wenn Sie noch kein Profi sind, können Sie sich langsam heranbewegen. Gelegenheiten bieten Lauftreffs, Tanz- und Schwimmstunden für reife Menschen.
  - Wählen Sie das für Sie geeignete Ausdauertraining aus: Nordic Walking, Schwimmen, Tanzen, Ski-Langlauf. Sie belasten Gelenke weniger als Joggen.
  - Zeit fürs Training einplanen: „Eine der größten Herausforderungen, denen sich gesundheitsbewusste Menschen gegenüber sehen, besteht darin, Zeit für den Sport zu finden."
  - Es gibt kein schlechtes kaltes Wetter – nur ungeeignete Kleidung.

12.9 Bewegungs-EF 2.2: Steige-Training

» „Ein Diamant ist ein Stück Kohle, das Ausdauer hatte." (Uwe Keschke)

- **Die Zahl des Tages: Himmelstreppe geschafft**

Gehören Sie zu den Menschen, bei denen in der Zeitfallen-Kombination von Berufstätigkeit plus zwei Stunden Pendlerzeit, dann gemeinsames motivierendes Familienleben das eigene sportliche Training meist „hinten runterfällt"? Wie oft haben Sie auf allen Wegen „Aufstiegshilfen" benutzt, obwohl es in Sichtweite Treppen-Alternativen gab? 250 mögliche Stufen bis zum Abend verschenkt?

Steige-Training ist auch deshalb wunderbar, weil es nicht nur für gesunde Steiger, sondern auch für Sie geeignet sein kann, wenn Sie z. B. eine Knie- oder Hüftoperation überstanden haben: Treppauf mit eigener Kraft ohne Gelenkbelastung, danach gelenkschonend abwärts mit Lift oder Rolltreppe. Es geht also darum, Aufstiegshilfen zu vermeiden und dafür den eigenen Bewegungsmotor zu nutzen, indem man die parallel verlaufende Treppe nimmt: Eine zeitsparende Methode von Ausdauertraining. Gelegenheiten dazu hat man nicht nur in Häusern, sondern auch in Bahnanlagen aller Art. Ihre Zahl des Tages könnte lauten: 350 Stufen plus, dann ist man auf der Aussichtsplattform des Hamburger Michel oder der obersten Plattform der Himmelstreppe am Hennesee im Hochsauerland. Mit 500 Stufen plus hat man den Kölner Dom im Griff oder das Ulmer Münster geschafft.

- **Praktische Hinweise**

Es muss nicht immer spektakulär sein: Wer als Berufspendler unterwegs ist, kann mit Aufgängen zu Gleisanlagen oder Aufstieg aus der U-Bahn etc. jeweils zwischen 30 – 40 Stufen „machen", was sich bis zum Abend bis zu einer Himmelstreppe läppern kann:

„Immer wenn man denkt, man hat es hinter sich, hat man es noch vor sich."

Steige-Training ist auch eine ideale Ausdauer-Bewegungsart für alle, die viel unterwegs sind, ihre Gelenke wenig belasten und möglichst wenig zusätzliche Zeit für Ausdauersport einsetzen wollen oder können. Bahnsteige, Kaufhäuser, die eigene Wohnung in der x-ten Etage, in Mittelgebirgsorten auch Treppenanlagen: Es kommt einiges zusammen, wenn man Aufstiegshilfen meidet und Treppen nutzt: Ihre individuelle Zahl des Tages.

12.10 Bewegungs-EF 2.3: Kontinuierliches Kraft-Training

» „Es sind einzig die Muskeln, die uns durchs Leben tragen" (Werner Kieser)

- **Muskelskelett – vielfach verkannt und vernachlässigt!**

Bekannt: Der Mensch hat ein Knochenskelett. Dass sie auch ein Muskelskelett haben, dessen wesentliche Funktion es ist, das Knochenskelett zu tragen, wird vielen Menschen oft erst bewusst, wenn die Volkskrankheit Rückenleiden sie ereilt hat. Hierzu Fakten aus dem DAK-Gesundheitsreport 2018 (Basis: Krankmeldungsdaten von 2,5 Mio. Versicherten):

- In NRW fielen 7,3 Mio. Arbeitstage im Jahr 2017 wegen Rückenbeschwerden aus.
- Drei Viertel aller Berufstätigen (nach 50 % im Jahr 2003) gaben 2017 an, unter erheblichen Rückenproblemen zu leiden.
- 2016 wurden 220.000 Rückenpatienten stationär in Krankenhäusern behandelt, was im Vergleich zum Jahr 2007 einem Anstieg von 80 % entspricht. Und davon gilt nach neueren Erkenntnissen ein Großteil als „überflüssig".

Einige große Krankenkassen haben geeignete Rückenprogramme entwickelt, über die sie im Internet informieren (vgl. auch unter praktische Tipps).

- **Es geht darum, Rückenleiden nachhaltig zu verhüten**

Denn auch hier ist vorbeugen besser als heilen. Regelmäßiges Krafttraining ist der geeignete und wohl einzige Weg, um dieser Volkskrankheit vorzubeugen. Ein optisch muskulärer Körper ist nicht das Ziel von Muskeltraining (mag vielleicht für manche ein angenehm anzuschauender Nebeneffekt sein), sondern eine funktionsfähige Muskulatur, die das Knochenskelett zuverlässig stützt und z. B. Bandscheibenvorfälle verhindert. Die oft gehörte Meinung, solange man kein Rückenleiden spüre, müsse man nichts dagegen tun, ist grundfalsch und entlarvend für die generelle Einstellung, erst sich um etwas zu sorgen, wenn die Symptome schon schlagend geworden sind und es damit zu spät sein kann.

Man kann spezielle Rückenentlastungsübungen, die dem Muskelaufbau dienen, zwar an jedem beliebigen Ort machen, wo man sich bewegen kann. Nachhaltige Wirkung erreicht man besonders, wenn man systematisch mit der Unterstützung durch geeignete Geräte den noch schmerzfreien und noch als gesund empfundenen Rücken trainiert, damit er nicht krank wird. Neben Ausdauertraining muss also Muskel-Krafttraining gestellt werden. Bei unzureichender Rückenmuskelbildung können Bandscheibenvorfälle drohen.

Die Kernfrage der langfristigen Rückengesundheit: Wie können Sie dumpfe Schmerzen, Hexenschuss und einen Bandscheibenvorfall vermeiden? Generell kann man feststellen: Wenn man noch als junger Mensch startet, kann man sich mit Krafttraining ein Korsett schaffen, das bei kontinuierlichem Erhaltungstraining ein Leben lang trägt und stützt. Auch in fortgeschrittenem Lebensalter kann man mit Krafttraining die Abbauvorgänge im gesamten Körper verlangsamen, denn die Muskulatur bleibt bis ins hohe Alter trainierbar.

- **Ihre Muskeln im weiteren körperlichen Umfeld**

Egal, wie wir uns bewegen: Stets sind es die Muskeln, die die Arbeit leisten. Können Sie sich vorstellen, dass die Wirbelsäule ohne Muskulatur einer vertikalen Belastung von 2 k schon nicht mehr stand hält? Der Zustand eines Rückens liefert einen Hinweis auf den Gesamtzustand des Körpers. Einen starken Rücken können Sie über Beschwerdefreiheit hinaus über eine Kraftreserve auffangen. Mit systematischem Krafttraining können Sie zunächst den Trigger-Faktor ansprechen und von dem aus eine Kettenreaktion für alle weiteren Muskeln auslösen.

■ **Charakteristika der Muskulatur**

Damit wir das gemeinsam verstehen, stellen wir Ihnen kurz einige Charakteristika Ihrer Muskeln vor und bitten Sie, in den unten angegebenen Quellen weiterzulesen.

- Je länger ein Muskel arbeitet, umso mehr benötigt er auch Sauerstoff, den er durch die Kapillaren des Muskels aufnimmt. Muskeln können „anaerob" mit wenig Sauerstoff arbeiten, bei aerober Arbeit verbrauchen sie viel Sauerstoff.
- Ein Muskel hat neben aktiven Fasern, mit denen er arbeitet, auch Reservefasern. Letztere werden beim Training in aktive Fasern verwandelt. Im Trainingseffekt erfolgt stets eine Zunahme der aktiven Fasern zulasten der Reservefasern.
- Für diesen Prozess brauchen Muskeln zusätzliche Flüssigkeit, weshalb man davor und danach und auch zwischendurch mehrfach klares Wasser trinken soll, womit der Muskel zusätzliches Volumen gewinnen kann.
- Aus dem Wechsel von Anspannungs- und Entspannungsphase schöpft der Muskel ein Kraftwachstum. Dieses verteilt sich über die Hormone über den ganzen Körper. Wenn man also seine Beine und Gesäßmuskeln trainiert, werden auch die Arme stärker.
- Muskelkraft entwickelt sich nicht beim Training, sondern danach.
- Einander gegenüberliegende Muskeln können sich sehr unterschiedlich entwickeln. Wer zum Beispiel für schwere Körperarbeit seinen Bizeps braucht (dieser ist der Agonist), kann nicht in gleicher Weise seinen Trizeps (den Antagonisten) trainieren.

Wenn Sie über diese Erstinformationen über ihre Muskel mehr wissen möchten, bitten wir, das in der angegebenen Literatur zu vertiefen.

■ **Verhalten von Muskeln und Fett bei Diäten**

- Die Muskulatur gibt dem Körper die Form, das Fett ist ein Vorratsspeicher.
- Wenn Muskeln nicht intensiv gebraucht werden, wird auch das Muskelgewebe der Energiegewinnung zugeführt, d. h. es wird abgebaut.
- Bei 10 k Gewichtsverlust durch eine Diät sind dieser etwa 7 k Muskelmasse und nur 3 k Fett zum Opfer gefallen.
- Fett kann man nicht durch Diät abbauen, sondern es nur loswerden, wenn man intensives Krafttraining durch eiweißreiche und kalorienarme Ernährung begleitet und viel Wasser dazu trinkt. Mit dem Training verhindert man, dass Muskeln abgebaut werden, sodass der Körper an sein Fett ran muss.
- Wenn man nicht trainiert, sondern nur hungert, verliert man primär Muskelmasse: Das Fett bleibt, die Muskeln schwinden.
- Trainierte Muskeln verbrauchen im Schlaf mehr Kalorien als untrainierte. So können Sie mit gut trainierten Muskeln im Schlaf abnehmen.

■ **Wie Kraftmaschinen ein Muskeltraining unterstützen können**

Gegenüber freien Gymnastikbewegungen bieten Kraftmaschinen folgende Vorzüge:

- Von der vollständigen Dehnung des Muskels bis zu seiner Kontraktion sind der Belastungsverlauf und damit der Trainingseffekt steuerbar.
- Der muskuläre Bewegungsverlauf bleibt immer richtig, weil die Maschine das von der Kontraktion bis zum Entspannen vorgibt.

- Der arbeitende Muskel wird durch Polster und Stützen isoliert und so verhindert, dass andere nicht adressierte Muskeln zur Hilfe kommen.
- Das Training an Maschinen stellt (z. B. hinsichtlich Wahrung des Gleichgewichts) keine Anforderungen an die Koordination dar: Man kann sich auf den Muskel konzentrieren.
- Der mit Maschinen erzielte Trainingsfortschritt ist reiner Kraftgewinn und nicht eine Mischung aus Kraft- und Koordinationsgewinn.

Muskel-Training ist Krafttraining und macht den Körper tauglich für den Alltag und Sport. Das erfordert Konzentration nach innen auf die Übung.

■ Wie der Rücken auch ohne Geräte trainiert werden kann

Was tun, wenn ein Fitness-Anbieter mit Trainingsgeräten für den Rücken weit entfernt ist? Es gibt individuelle Trainingsprogramme rund um den gesunden Rücken ohne Geräte-Verfügbarkeit. Übungen, die man auch im Büro und zu Hause durchführen kann. Ihre Anwendung erfordert viel Disziplin, da die Steuerung über Geräte nicht gegeben ist und deshalb kontraproduktive Ausrutscher möglich sind. Aber: Man muss mindestens zweimal wöchentlich was Gutes für seinen Rücken tun und wenn es nicht anders geht, auch ohne Geräte. Dafür bietet das unter den Quellen genannte Sachbuch viel Trainingsvorschlägen.

■ Ziele und Umsetzung eines nachhaltigen Krafttrainings

Ziel ist der Aufbau und die Instandhaltung des Muskelapparates.

Wenn der Rücken schon leidend geworden ist, geht es zunächst um seine Instandstellung. Vorsicht: Muskeltraining zu beenden, wenn die Schmerzen weg sind, führt nicht zu nachhaltigen Ergebnissen, denn dann kann der nächste Schmerzanfall vorprogrammiert sein. Ist die Zwischenstufe Schmerzfreiheit erreicht, gilt es deshalb, in allen Muskeln eine Kraftreserve aufzubauen. Der Leidephase folgt deshalb ein systematischer Muskelaufbau, den man in etwa einem Jahr schaffen kann. Wenn das geschafft ist, folgt die Instandhaltung. Um die Muskelkraft zu erhalten, reichen ein bis zwei Trainingseinheiten pro Woche aus.

Gerätebasiertes Muskelaufbau-Training sollte man etwa zweimal in der Woche machen, damit die Muskeln in der dazwischen liegenden Ruhepause wachsen können. Schließlich müssen sich Reservefasern in krafttragende Fasern wandeln. Tägliches intensives Training schwächt das Immunsystem und beschleunigt nicht den Muskelaufbau!

■ Statt Jojo-Diäten die Muskel-Genies zum Abnehmen nutzen

Da laut Erhebungen der Deutschen Gesellschaft für Ernährung (DGE) 63 % aller Männer und 52 % aller Frauen in Deutschland als übergewichtig gelten, könnten auch Sie dabei sein? Wenn Sie Herz und Kreislauf vom Mehrgewicht entlasten und Diabetes mit seinen vielverzweigten Auswirkungen vorbeugen wollen, müssen Sie sich beileibe nichts vom Leibe hungern. Nutzen Sie ganz einfach den Teamgeist von Ernährung und Bewegung.

Gehilfen sind dabei die Universalgenies Muskeln, die Sie so programmieren können, dass sie Fettpolster wegfressen, die der Körper für vermeintlich schlechte Zeiten abgelagert hat. Wenn Sie Muskeln bewegen, strömen entsprechende Signale ans Gehirn, sich zum weiteren Aufbau der Muskeln der Energiereserven in den Fettpolstern zu bedienen. Besonders effizient ist eine Kombination von – an Ihre Körper-Fitness angepasstem – Ausdauer- und Krafttraining. Sie können im Sinne bewusster Ernährung weiter essen, was Ihnen schmeckt – Abnehmen geht so nebenbei, denn: Trainierte Muskeln sind unersättlich, sie holen sich 24 h die Energie, die sie brauchen. Das macht schlank, sogar im Schlaf: Ein Kilogramm Muskelmasse verbraucht im Ruhezustand 75 Kalorien, ein Kilo Fett nur 4 Kalorien.

- **Trainings-Tipps für ein wirkungsvolles Krafttraining**

- Trainieren Sie ein- bis zweimal pro Woche den ganzen Körper.
- Wählen Sie für die einzelnen Geräte ein Übungsgewicht, das Ihnen eine Übungsdauer von etwa 90–120 s pro Gerät erlaubt bei ca. 12 bis 15 Wiederholungen.
- Vermeiden Sie ruckartige und schnelle Bewegungen. Sie können zu Zerrungen führen.
- Führen Sie jede Übung bis zur lokalen Erschöpfung des betreffenden Muskels aus.
- Isolieren Sie die Muskeln soweit wie möglich und vermeiden Sie Hilfen durch Drehen oder Mitschwingen des Körpers.
- Halten Sie während der Bewegung nicht den Atem an. Atmen Sie bei der Belastung aus und bei der Entlastung ein!
- Wechseln Sie mit möglichst kurzer Unterbrechung von einem Gerät zum anderen, damit auch Herz und Blutkreislauf vom Training profitieren.
- Erhöhen Sie nie das Gewicht auf Kosten einer sauberen Übungsausführung,
- Notieren Sie das Gewicht, das Sie im nächsten Training verwenden wollen, auf Ihrer Trainingskarte.
- Trinken Sie vor, während und nach dem Training Wasser.
- Gönnen Sie sich nach dem Training mindestens 48 h Erholung.

12.11 Bewegungs-EF 2.4: Kontinuierliche Gymnastik

» „Krafttraining macht die Muskulatur zur Stütze für Gelenke und hilft, auch im Ruhezustand mehr Energien (Kalorien) zu verbrennen." (Detlef Ganten und Jochen Niehaus)

- **Gymnastik rundet Krafttraining und Muskel-Entwicklung perfekt ab**

Die Frage, wozu man noch Gymnastik-Training braucht, wenn man z. B. zweimal pro Woche Muskelentwicklungs-Training betreibt, lässt sich mehrfach beantworten:

- Die unterschiedlichen Varianten von Gymnastik-Training haben jeweils eigenständige Ziele, die neben den Zielen des Krafttrainings stehen, z. B. auch Ziele, die den meditativen Bereich betreffen, worauf wir bei den Trainingsarten eingehen.
- Für Gymnastik-Training brauchen Sie keine Geräte und können Ihre Übungen sozusagen losgelöst von Zeit und Raum durchführen.
- Steigen Sie z. B. morgens nicht ins Auto, bevor sie einige ausgewählte Gymnastikübungen gemacht haben. So fahren Sie auch aufmerksamer.
- Über regelmäßige Gymnastik freuen sich nicht nur die Muskeln im ganzen Körper, sondern auch die Seele. Das gilt besonders für Übungen, bei denen Sie von der Bewegungsausübung in Meditation übergehen können, wie folgende Beispiele zeigen. In dieser Verbindung von körperlichem und seelischem Wohlbefinden wird besonders deutlich, dass alles mit allem zusammenhängt.

Es gibt viele Wege zum Gymnastik-Training. In Betracht kommen auch Übungen zwischendurch, die man sich z. B. am Fernsehen abgeschaut hat. Hier einige ausgewählte, wobei manche Definitionen bunt sind:

- **Fangen wir an mit hausbackener Gymnastik**

Jeder kennt die Übungen, zum Teil noch aus Schulzeiten. Und wer Anschauungsunterricht wünscht, findet Anregungen in morgendlichen Gymnastik-Sendungen von Regionalsendern, z. B. des Bayerischen Rundfunks. Hier können Sie sich an Erich Kästner halten: „Es gibt nichts Gutes, außer man tut es."

■ Zwischendurch das Palme-Quartett

Wie der Name schon sagt: Die Übung Palme ist dabei. Bitte, stellen Sie sich aufrecht, ohne Hängeschultern und wiegen sich wie eine Palme im Tropenwind mehrmals nach links und rechts und verharren jeweils ca. 30 Sekunden am äußersten Punkt. Schon durchflutet es Ihren Körper, erfrischt die Rücken- und Nacken-Muskulatur. Ihnen will jemand eine Krone aufsetzen? Dann müssen Sie Ihren Kopf nach oben und hinten recken, damit die Krone nicht in die Stirn rutscht. Darüber freuen sich die für Beugung zuständigen Muskeln Ihres Nackens.

Sie haben eine Medaillen-Auszeichnung gewonnen, die man Ihnen als Plakette mit Band über den Kopf stülpen möchte? Also beugen Sie Kopf und Hals, sodass die Auszeichnung platziert werden kann. Es freuen sich die Streckmuskeln im Nacken.

„Palme" ist überall für Sie bereit: Auf Ihrer Terrasse vor dem Duschen, tagsüber an der Bushaltestelle und im Gang des rollenden Zuges, bei abendlichen Spaziergängen mal eben zwischendurch und vor allem beim Start zu Spaß-Sportarten.

■ Yoga: Integrierte Königin aus indischer Sanskrit-Tradition

Yoga – Übersetzung von Anjochen, zusammenbinden – aus dem Sanskrit ist eine aus Indien stammende philosophische Lehre, die eine Reihe geistiger und körperlicher Übungen bzw. Praktiken umfasst. Der Begriff *Yoga* kann sowohl „Vereinigung" oder „Integration" bedeuten, als auch im Sinne von „Anspannen" des Körpers an die Seele zur Sammlung und Konzentration bzw. zum Einswerden mit dem Bewusstsein verstanden werden. Da jeder Weg zur Selbsterkenntnis als Yoga bezeichnet werden kann, gibt es im Hinduismus zahlreiche Namen für die verschiedenen Yoga-Wege, die den jeweiligen Veranlagungen der nach Selbsterkenntnis Strebenden angepasst sind. Während im Ursprungsland der Weg zur Selbsterkenntnis, der auch über körperliche Übungen führt, im Vordergrund steht, sieht

man in Europa und Nordamerika primär körperliche Übungen im Vordergrund. Vielbenutzte körperliche Yoga-Übungen sind beispielsweise:

- Sonnengruß, ein richtiges Figuren-Ensemble
- Yoga-Positionen in Rückenlage
- Yoga-Positionen im Sitzen
- Yoga-Positionen in Bauchlage
- Yoga-Positionen im Stehen
- Hinzu kommen Atmungs- und Meditationsübungen

Einige meditative Formen von Yoga legen ihren Schwerpunkt auf die geistige Konzentration, andere mehr auf körperliche Übungen und Positionen sowie Atemübungen. Andere Richtungen betonen die Askese. Auf die Besonderheiten der insgesamt sechs Schulen wollen wir hier nicht eingehen. Im Zusammenhang mit Bewegung sind für Yoga-Praktizierende die rhythmischen Bewegungen interessant, die in die Meditation überleiten.

■ Pilates: Entstanden am Niederrhein aus Beckenboden-Training

Die Pilates-Methode ist ein systematisches Ganzkörpertraining zur Kräftigung der Muskulatur, primär von Beckenboden-, Bauch- und Rückenmuskulatur. Das Pilatestraining kann auf der Matte und an speziell entwickelten Geräten stattfinden. Erfunden hat es der 1883 in Mönchengladbach geborene Joseph Hubert Pilates. Er nannte seine Methode zunächst *Contrology*, da es bei Pilates darum geht, die Muskeln mithilfe des Geistes zu steuern.

■ Qi-Gong: Atmen, Bewegen, sich konzentrieren und meditieren

Qi-Gong, in geläufiger deutscher Schreibweise auch Chigong, ist eine chinesische Meditations-, Konzentrations- und Bewegungsform zur Kultivierung von Körper und Geist. Auch Kampfkunst-Übungen werden darunter verstanden. Zur Praxis gehören Atemübungen, Körper- und Bewegungsübungen,

Konzentrationsübungen und Meditationsübungen. Die Übungen sollen der Harmonisierung und Regulierung des Qi-Flusses im Körper dienen.

■ **Thai-Chi: Vom Kampfsport zur Persönlichkeits- und Gesundheitsentwicklung**

Das Taijiquan, kurz: Thai-Chi oder Schattenboxen genannt, ist eine im Kaiserreich China entwickelte Kampfkunst, die heutzutage von mehreren Millionen Menschen weltweit praktiziert wird und damit zu den am häufigsten geübten Kampfkünsten zählt. In der Volksrepublik China werden einzelne Bewegungsabläufe (sogenannte Formen) aus dem Taijiquan als Volkssport praktiziert.

Ursprünglich ist Taijiquan eine sogenannte innere Kampfkunst für den bewaffneten oder unbewaffneten Nahkampf. Vor allem in jüngerer Zeit wird es häufig als System der Bewegungslehre oder der Gymnastik betrachtet, das der Gesundheit, der Persönlichkeitsentwicklung und der Meditation dienen kann. Der eigentliche Kampfkunstaspekt tritt vor diesem Hintergrund immer häufiger zurück und verschwindet bisweilen ganz.

■ **Alternative Kombinationsmöglichkeiten**

Sie haben sicherlich die Ihnen am meisten zusagende Variante gefunden. In Kombination mit Rückentraining und Ihren ausgewählten Ausdauerschwerpunkten geben Sie Ihrer Seele so die Chance, dass sie sich in Ihrem Körper wohlfühlt.

■ **Tipps für kontinuierliches Gymnastik-Training**

— Sich morgens ein Ritual angewöhnen, z. B. einen Yoga-Sonnengruß vor dem Frühstück trainieren. Lässt sich auch abends vor dem Vespern einplanen.

— Beim Warten auf Bus oder Zug: Tasche abstellen, einige Gymnastikübungen machen, die man kennt. Dumm sind die Zuschauer, die sich darüber lustig machen.

— Bei längeren Autofahrten etwa alle zwei Stunden nicht nur die Keramikabteilungen besuchen, sondern auch einige Minuten Gymnastik treiben. Das kann den üblichen Kaffee ersetzen und erfrischt auf längere Sicht.

12.12 Bewegungs-EF 2.5: Ausgewogene Gelenkbelastung

» „Am günstigsten sind gelenkschonende Ausdauersportarten wie Joggen, Walken, Radfahren und Schwimmen." (Detlef Ganten und Jochen Niehaus)

■ **Auf die Durchmischung der Sportarten kommt es an**

Vielfach ist zu hören: Was schmeckt, ist nicht immer gesund, denn wer denkt beim Genuss eines saftigen Steaks schon gern an erhöhte Darmkrebsgefahr wegen der sehr langen Verweildauer im Darm? Und so ist es auch bei vielen Spaßsportarten, zu denen die meisten Ballspiele und auch z. B. Ski-alpin zählen, das vor allem auf buckeligen Pisten die Gelenke stark belastet. Die Auflösung dieses Dilemmas: Spaß-Sportarten mit hoher Gelenkbelastung nicht isoliert betrieben, sondern mit einem wirkungsvollen Paket von Ausdauer- und Muskelaufbau-Sportarten kombinieren: Je höher der Anteil gelenkbelastender Sportarten am individuellen Sportprogramm ist, um so mehr Wert muss man darauf legen, intensiv was für Ausdauer und Muskelentwicklung zu tun. Also keine Spaßsportarten, wie man im Sportlerjargon sagt, „aus der kalten Hose", sondern nur mit guter Vorbereitung.

■ **Synergien von Ausdauer- und Krafttraining**

Unzureichende Ausdauer spürt man, wenn man schnell bei Sportarten wie Tennis außer Puste gerät. Den fehlenden Sauerstoff-Push spürt der Blutkreislauf und verbrennt weniger Fett – auch wenn Kurt das gar nicht merkt. Wie wirken Muskel- und Knochenskelett zusammen. Die meisten Menschen wissen im Gegensatz zum Knochenskelett wenig über das zweischichtige Muskelskelett, vor allem über die tiefer liegenden Muskeln, die die Gelenke halten und die Wirbelsäule schützen. Wenn diese im Alltag zu wenig aktiviert werden und sich zurückbilden und die Oberflächen-Muskulatur notgedrungen diese Arbeit übernimmt, führt das zu Verspannungen in allen Muskelschichten. So stöhnen fas 40 % der Erwachsenen über Rückenschmerzen bis zu Bandscheiben-Vorfällen. Dazu erläutern wir die Wege eines guten Rückentrainings statt Medikamentenkonsum.

- **Das Tempeldach für Ausdauer-. Muskelentwicklung und Spaßsportarten**

Man stelle sich zwei Säulen und darüber ein Tempeldach vor: Säule 1 sei Ausdauersport, Säule 2 Gymnastik und Krafttraining: Dann haben die Spaß-Sportarten, zu denen alle Ballsportarten zählen, ein starkes Fundament, das vor Muskelzerrungen und anderen schmerzhaften Verletzungen gut schützt (◧ Abb. 12.2).

- **Tipps für gelenkschonende Sportarten**
- Vermeiden Sie den Frontalangriff auf Ihre Gelenke wie bei Ballsportarten auf Hartplätzen und Kunstrasen, wo Sie nicht den Brems-/Wendedruck „ausrutschen" können.
- Aufwärmpflicht bei allen Spaßsportarten, nie „aus der kalten Hose" starten.

12.13 Bewegungs-EF 2.6: Ausgewogene Körper-Balance

» „Den Brennstoff holt sich der Körper durch Bewegung in sauerstoffreicher Luft vergleichbar dem Bild eines Kamins, in dem ein gutes Scheit durch einen Sauerstoffdurchzug vom Glimmen zum Lodern gebracht wird."

- **Körper-Balance als Integrationsplattform von Ernährung und Bewegung**

Diese Balance-Zusammenhänge stellen wir Ihnen sehr ausführlich da – der Begriff Balance sagt es schon: Alles ist zu berücksichtigen, was einen sich wohl fühlenden stabilen Körper ausmacht. Ernährung und Bewegung können Sie zum unschlagbaren Team entwickeln.

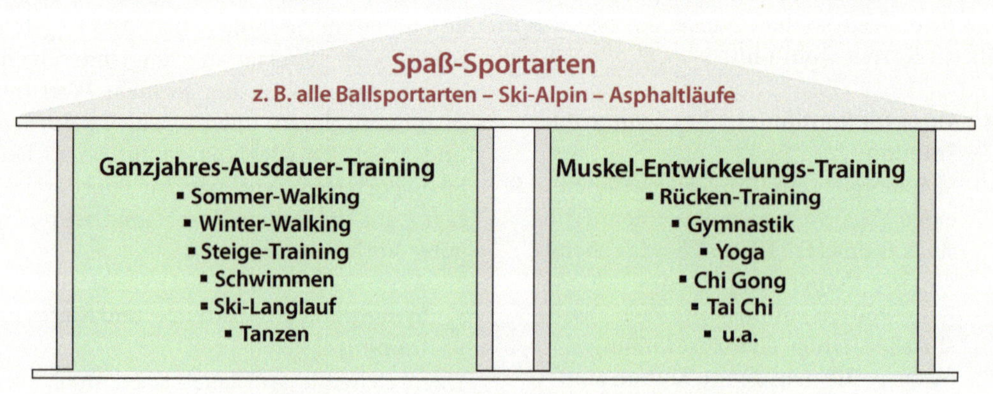

◧ **Abb. 12.2** Ausdauer- und Muskelentwicklungs-Training: Basis für Spaßsportarten

„Ernährung" ist das Thema von Baustein 1, „Bewegung" von Baustein 2. Gemeinsam ist beiden Bausteinen, dass sie die einzelnen EF unter quantitativen und qualitativen Aspekten umfassend ausloten. Die Betrachtungen überschreiten aber jeweils nicht die Grenzen der Bausteine. Es gibt mit den Fitness-Trackern (vgl. ► Kap. 8) einen ersten Ansatz zur bausteinübergreifenden Betrachtung im quantitativen Bereich, allerdings mit vielen Unsicherheiten. Eine bausteinübergreifende quantitative und qualitative Betrachtung nehmen wir in dem Erfolgsfaktor Körper-Balance vor. Diese ist zudem ein Paradebeispiel für einen wesentliche Pfeiler der FIT120A-Philosophie dar: Es hängt alles mit allem zusammen. Die Basis für eine gute Körper-Balance sind eine gute Ernährungsbilanz, Immunsystemstärkende Ausdauer, starkes Muskelskelett als Zwillingsbruder eines starken Knochenskeletts.

Die Art und Weise, wie der Körper Nahrung in Energie umwandelt, ist einem Feuer vergleichbar, das Brennstoff benötigt. Den Brennstoff holt sich der Körper durch Bewegung in sauerstoffreicher Luft vergleichbar dem Bild eines Kamins, in dem ein gutes Scheit durch einen Sauerstoffdurchzug vom Glimmen zum Lodern gebracht wird.

■ Warum Ernährung und Bewegung ein Winner-Team bilden können

Das zeigen eindrucksvoll Julius Brink und Jonas Reckermann, die bereits 2009 Weltmeister wurden und 2012 als Duo-Traumteam die olympische Goldmedaille im Beach-Volleyball gewannen, weil sie Pritschen, Baggern, Stellen und Schmettern von Bällen perfekt zelebrierten: Vier Jahre Teamarbeit auf höchstem Niveau. Für erfolgreiche Teamarbeit gibt es viele Beispiele. So gelten auch Paare, die sich privat und beruflich zusammengespannt haben, als fast unschlagbar. Diesen Teamgeist können auch „Bewusste Ernährung genießen" und „Bewegung in sauerstoffreicher

Luft" miteinander entwickeln. Das zeigt die Erfolgsgeschichte von Thomas, der parallel sein Ernährung- und Bewegungsverhalten ins Gleichgewicht brachte.

■ Thomas: Von der 230-KG-Kugel zum Marathonläufer

Thomas liebte als Jugendlicher Süßigkeiten, von denen im Elternhaus nichts vor ihm sicher war. Hinzu kamen Fastfoodprodukte aller Art, sodass er sich schon bis zum Schulabschluss ein beachtliches Übergewicht aufgebaut hatte. In seinen ersten Berufsjahren lechzte er in Arbeitspausen nach seiner Currywurst mit „Pommes Majo rot-weiß", Pasta-Gerichte wie Spaghetti, Pizza. Schon seine Schülerzeit hatte er bewegungsarm verlebt, seine zunehmende Fülle schränkte seine Beweglichkeit immer mehr ein. Bei einem Routinebesuch beim Hausarzt konnte die MTA seine 230 kg nur verteilt auf zwei Wagen wiegen.

Bei der Arbeit lernte er Susanne kennen, die ihm signalisierte: „Ich mag dich, deshalb versuche ich mit deinem Gewicht zu leben." Aber, meinte sie auch, etwas weniger Körperfülle und damit mehr Beweglichkeit wären durchaus förderlich für ein erfülltes Liebesleben. Susanne zog ins ferne Berlin, um dort einen neuen Job anzutreten, Thomas wollte sie nicht verlieren. Er begleitete sie zum Bahnsteig. Wieder in seiner Wohnung angekommen änderte er vieles in seiner Lebensführung. Zunächst verschwanden Süßigkeiten, er räumte alles latent Süße an Essen und Drinks aus und stellte seine Ernährung auf vitamin- und ballaststoffreiche Kost um. Parallel begann er in einem Fitness-Center zu trainieren und wagte sich nach einigen Monaten mit bereits erheblich reduziertem Gewicht an erste Joggingstrecken ran. Einmal im Monat fuhr er nach Berlin zu Susanne, die über Thomas' körperliche Verwandlung hoch erfreut war. Das alles passierte im Jahr 2011.

Bis 2013 hatte er sich auf die Hälfte seines ursprünglichen Gewichtes runtertrainiert, seine Joggingstrecken lagen schon im Halbmarathon-Bereich, und 2013 schaffte er den Frankfurt-Marathon bei nur noch 80 k in 3,42 h. Mit leuchtenden Augen fuhr er wieder nach Berlin und beschloss danach, für den Ironman zu trainieren. Lassen wir offen, wie sich die Geschichte mit Susanne weiter entwickelte: Thomas hatte seine körperliche Neugeburt geschafft und sich selbst eine neue Lebensperspektive erarbeitet: Er war auf einem neuen Planeten angekommen (Krohn, Philipp*).

■ Ernährung und Bewegung im Sternprofil

Im Sternprofil lassen sich auch Ernährung (obere Hälfte) und Bewegung (untere Hälfte) anschaulich mit jeweils ausgewählten EF kombinieren. Wer bei beiden Bausteinen an der grünen Ringstraße zu Hause ist, ist dem körperlichen Wohlbefinden schon sehr nahe – wenn das im Baustein 3 vorgestellte Körper-Umfeld dem entspricht (■ Abb. 12.3).

■ Ernährung und Bewegung im Körper-Fitness-Portfolio

Sie haben noch die Geschichte über Hein (aus Baustein 1 „Ernährung") vor Augen, der sich seit Jugendtagen bemühte, sein Körper-Gleichgewicht mit bewusster Ernährung und intensiver Bewegung zu pflegen? Und die Geschichte vom Tennis-Crack Peter (aus Baustein 2 „Bewegung"). Das ist unser Anschauungsmaterial für das folgende Körper-Fitness-Portfolio, man kann es auch als Körper-Instandhaltungs-Portfolio betrachten (■ Abb. 12.4).

■ Jeder dieser vier Eck-Grundtypen hat seine eigene Entwicklungsperspektive

Im Einzelnen können Sie sich in der Kombination von guter vitalstoffreicher Ernährung und integrierter Bewegung zu folgenden Eck-Grundtypen entwickeln:

– **Typ 1 im Feld 1.1: „FIT für 100 Jahre +":** Er befindet sich in der Ideal-Kombination von viel Bewegung in sauerstoffreicher

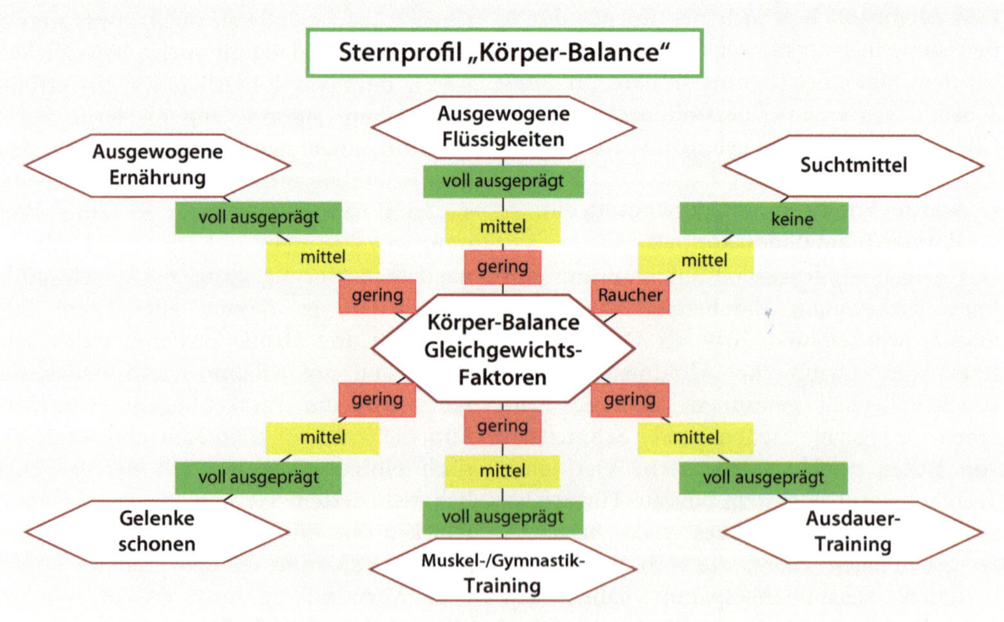

■ **Abb. 12.3**   Sternprofil Körper-Balance

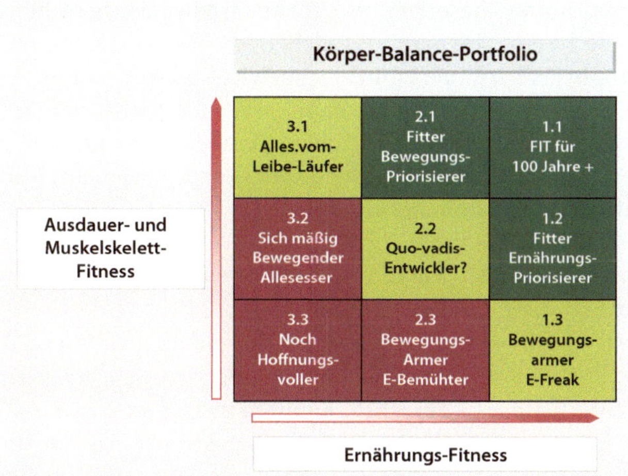

◻ **Abb. 12.4**   Körper-Balance-Portfolio

Luft und hervorragender Ernährung und kann sein Leben mit hohem Körper-Gleichgewicht leben.

- **Typ 2 im Feld 1.3:„Bewegungsarmer Gesundheitsfreak":** Er hält mit zurückhaltendem Ernährungsverhalten ein akzeptables Gewicht, aber: Was tut er für sein Immunsystem und seine Skelettmuskeln? Infektionsanfälligkeit und Rückenschmerzen können ihm die Lebensfreude vermiesen.

- **Typ 3 im Feld 3.1:„Alles-vom-Leibe-Läufer":** Seine körperliche Fitness ist nicht gefährdet, aber wegen unzureichender Vitalstoffe muss er vielleicht einen früheren Alterungsprozess seiner Zellen hinnehmen einschließlich einer Unterversorgung seiner Gehirnzellen mit Vitalstoffen – körperlich noch FIT, aber in Krebs-, Diabetes- und Demenzgefahr?

- **Typ 4 im Feld 3.3:„Noch Hoffnungsvoller" mit wenig Bewegung und großen Defiziten im Ernährungsbereich:** Egal, ob mit und mit wie viel Übergewicht: Er ist prädestiniert für viele häufig auftretende „Zivilisationskrankheiten" wie Diabetes, Herz- und Kreislaufbeschwerden, Organschädigungen, Krebsanfälligkeit etc. Auch wenn er 80 überschreitet, kann seine Beweglichkeit und Lebensqualität bescheiden sein, zumal wenn er von anderen Menschen betreuungsmäßig abhängig ist, da dieser Typ sich in einer hohen Demenz-Gefahr befindet.

Falls Sie sich noch in den Zwischentypen und in der Durchgangsstation des Quo-vadis-Entwicklers sehen: Wo zielt Ihre Entwicklung hin? Was können Sie in Ihrer Bewegung zum Eck-Grundtyp 1.1 oben rechts tun?

- ■ **Wie speziell Senioren ein Übergewicht abbauen können**

Da in der Altersgruppe der 70–74-Jährigen sogar 63 % der Frauen und 74 % der Männer gemäß DGE Übergewicht haben, ist es gerade für Senioren besonders wichtig, durch Nutzen der genialen Muskeln ein eventuelles Übergewicht abzubauen. Wenn ab dem 30. Lebensjahr ohne Ausdauer- und Muskeltraining der Körper bis zum 70. Lebensjahr fast die Hälfte seiner wertvollen Muskelsubstanz verliert, kann das zu zunehmenden Störungen der Bewegungskoordination führen bis hin zu erhöhten Sturzgefahren. Permanente Muskelentwicklung hilft, das zu vermeiden und erhält so die Selbstständigkeit im Alltag: Wichtige Voraussetzung für ein selbstbestimmtes Leben bis ins hohe Alter. Insofern ist Fitness-Training die beste Therapie mit dem Ergebnis: Sturzprophylaxe und Wohlgefühl.

Für Gewichtsabnahme und Trainingsaufbau auch in reifen Jahren haben wir folgende Tipps: Grundsätzlich gilt die Gleichung, dass man abnimmt, wenn der Energieverbrauch höher liegt als die Energiezufuhr. Dabei müssen Sie sich von allen geliebten Lebensmitteln, die diesen Namen auch verdienen und nicht nur Füllsel sind, nichts verkneifen, denn kleine Ernährungssünden kann man durch Bewegung ausgleichen.

Bewegung: Kontrolliert angehen, langsam steigern, egal, welchen Ausdauersport Sie bevorzugen. Arthrosegeschädigte können auch hervorragend radeln und schwimmen. Die Bewegung soll in Ihr Leben passen und Spaß machen. Auch ein Spaziergang mit Ihrem Hund ist schon ein Schritt in die richtige Richtung. Sie können auch einige Stationen früher aus dem Bus steigen, eine Treppe grundsätzlich beim Steigen dem Aufzug vorziehen, den sie gelenkschonend beim Abstieg nutzen können.

- **Mit ausgeprägter Körper-Balance sind Sie gegen viele Zivilisationskrankheiten gefeit wie …**

… koronare Herz- und Kreislauferkrankungen, Bluthochdruck, Diabetes, Auswirkungen auf weitere Organe. Für Ihren generellen Fitness-Zustand kommt es weiterhin darauf an, dass auch die seelischen und sozialen Faktoren passen, was wir in Bausteinen 4 ff. untersuchen.

- **Mit hohem körperlichen Wohlbefinden die Stürme des Lebens besser meistern!**

Bisher haben wir Ihnen von unseren 10 erst 3 Bausteine vorgestellt. Reichen diese, wozu brauchen wir die anderen? Die Antwort ist einfach: Weil der Mensch nicht nur eine Ausdauer- und Muskel-Trainingsmaschine ist mit der passenden Nahrungsstoffezufuhr, sondern auch ein hochsensibles und

beseeltes psychosomatisches Mysterium verkörpert, das sich über das Nur-Körperliche hinaus im Gleichgewicht befinden muss. Und umgekehrt kann sich der Geist des Menschen nur schwer entfalten, wenn ihn ein ungleichgewichtiger Körper wie ein Mühlstein herunterzieht.

- **Praktische Hinweise für eine gute Körper-Balance**
- Überlegen Sie, dass die simple Fitness-Tracker-Rechnung: Gelaufene Schritte gegen verzehrte Kalorien nicht ausreicht, weil die qualitativen Aspekte von Nahrung und Bewegung unberücksichtigt sind, die für den Körper-Balance-Abgleich eine wesentliche Rolle spielen.
- Machen Sie mal für sich eine Bestandsaufnahme, was in Ihrem Umfeld auf den Körper negativ einwirkt, und dann starten Sie Ihre Selbsteinschätzung.

12.14 „Bewegung" auf einen Blick

» „Ein Pferdekenner: „Ein Pferd braucht 3 Stunden Bewegung am Tag, um als Turnierpferd lange FIT zu bleiben" – Wie viel Bewegung verordnet der Pferdekenner sich selbst?"

- **Zusammenfassung im „Sternprofil Bewegung" zur globalen Standortbestimmung**

Wieder haben Sie die Möglichkeit, sich an der grünen äußeren Ringstraße zu einzuordnen (◘ Abb. 12.5).

- **Detaillierte Zusammenfassung in der FIT120-Bewegungs-Scorecard**

Für unseren Piloten Friedrich ist der vorstehende Stern erwartungsgemäß zu global, und er hat sich auf der Basis einer eigen entwickelten Legende zu jedem EF selbst eingeschätzt, In der folgenden Scorecard Bewegung erkennen Sie seine Selbsteinschätzung (◘ Abb. 12.6).

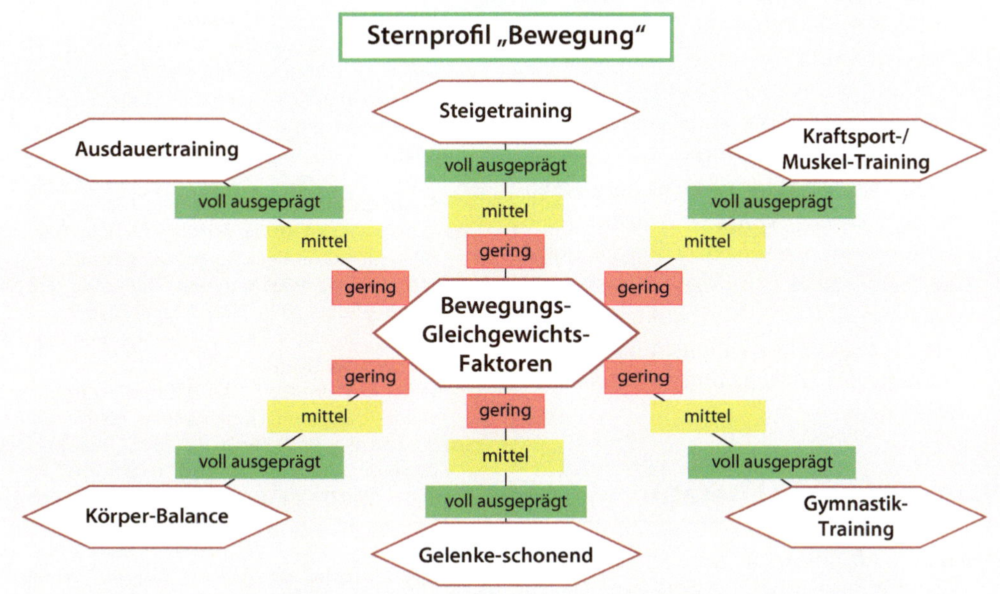

Abb. 12.5 „Bewegung" im Sterneprofil

	I L M	1,00 x	3,50	
2 Bewegung in sauerstoffrreicher Luft	I L M	1,00 x	3,50	
2.1 Ganzjahres-Ausdauertraining	I L M	1,00 x	1	
2.2 Steige-Training	I L M	1,00 x	4	
2.3 Anteil gelenkschonender Sportarten	I L M	1,00 x	5	
2.4 Kontinuierliches Muskel- und Krafttraining	I L M	1,00 x	4	
2.5 Kontinuerlliche Gymnastik-Übungen	I L M	1,00 x	4	
2.6 Körper-Balance	I L M	1,00 x	3	

Abb. 12.6 Bewegungs-Scorecard

Das Ergebnis der Selbsteinschätzung von Friedrich:

- Ausdauertraining in frischer Luft ist seine Stärke, weniger Steigetraining. Damit sieht er sich bei Herz- und Kreislauf-Prävention auf einem guten Weg.
- Krafttraining und Gymnastik pflegt er nur zum Aufwärmen vor einem Joggingstart.
- Der Anteil gelenkbelastender Sportarten – Ballspiele, nur Joggen – ist hoch.
- Die Körper-Balance zeigt: Er verlässt sich auf seine Schritte-Kalorienautomatik und denkt vielleicht zu wenig an qualitative Aspekte seiner Ernährung und Bewegung.
- In seiner Maßnahmenplanung liegen die Umsetzungsschwerpunkte bei einer

Differenzierung seines Ausdauertrainings und sich Anfreunden mit Krafttraining und Gymnastik.

- **Programmangebote von Krankenkassen für Gesundheitstraining**
  - *DAK: Rücken@fit* (▶ www.dak.de/rueckenfit) *für Coaching bei Rückenleiden.*
  - *AOK:* ▶ www.rueckenaktivimjob.aok-bgf.de *Angebot eines 4-wöchigen Rücken-Programms.*
  - Die TK zeigt online Übungen für die Stärkung des Rückens unter ▶ http://bit.ly/2FUiq2m

Weiterführende Literatur

Benölken H, Pauli-Hensel H (2014) FIT für 120 Jahre. Sauerstoff durch Bewegung inhalieren. Hamburg, Hamburg im Blick

Dieselben (2014) Ernährung und Bewegung im Team. Hamburg im Blick, Hamburg

Döll M (2010) Arthrose Endlich schmerzfrei durch Bio-Stoffe. Herbig, München. ISBN 3-7766-2338-1

Elstner F, Schnack G (2019) Bonusjahre. Durch Bewegung, Meditation, und Elastizität in ein erfülltes und gesundes Leben. Piper, München. ISBN 978-3-492-05836-0

Ganthen D, Niehaus J (2014) Die Gesundheitsformel. Knaus, München, S 52. ISBN 978-3-8135-0648-8

Geck M (2018) Man darf im Alter nichts aufhören. Westfalenpost, 13. November

Kieser W (2005) Gesundheit kennt kein Alter. Heyne, München. ISBN 978-3-453-66012-0

Krohn P (2014) Auf einem neuen Planeten. Frankfurter Allgemeine Zeitung 33, 8. Februar

Lembke J (2018) Die Treppen als Turngerät, Interview mit Ulrike Scherzer. Frankfurter Allgemeine Sonntagszeitung 8, 25. Februar

Marquardt J (2006) Nordic walking. Technik, Training & Gesundheit. Tandem Verlag, Königswinter

Sauer M, Klein B (2005) Ratgeber Starker Rücken. Naumann & Göbel, Köln. ISBN 3-625-11294-9

Scherzer U, Socher J (2016) Altweiberwohnen. Residenz Verlag, Wien

Schneider G, Wormser E (2014) Yoga – konzentriert – stabil – entspannt. Lingen-Verlag, Köln

Speckmann E-J, Wittkowski W (2002) Handbuch der Anatomie. Schattauer Verlag, Stuttgart, S 147

Steffny H (2007) Das große Laufbuch: Vom richtigen Einstieg bis zum Marathon. Südwest-Verlag, Stuttgart

Wormer EJ, Bauer JA Yoga – Gesundheit Vitalität & Lebensfreude, ISBN 2908 5859

Van Aaaken E (1978a) Die schonungslose Therapie. Pohl-Verlag, Lachendorf. ISBN 3-7911-0094-7

Van Aaaken E (1978b) Programmiert für 100 Lebensjahre. Pohl-Verlag, Lachendorf. ISBN 3-7911-0098-X

van Lysebeth A Yoga für Menschen von heute, ISBN 3-570-00464-3

Zoe Grasshoff F, Klasen O, Simon V (2018) Ich radle, also bin ich. Süddeutsche Zeitung 155, 9. Juli

Baustein 3: Gesundes Körper-Umfeld

© Springer-Verlag GmbH Deutschland, ein Teil von Springer Nature 2019
H. Benölken, *FIT für gute 120 Jahre*, https://doi.org/10.1007/978-3-662-58927-4_13

Inwieweit trägt ein gesundes Körper-Umfeld zur Förderung des körperlichen Wohlbefindens mit Ausstrahlung auf das seelische und soziale Wohlbefinden bei? Umgekehrt: Inwieweit kann ein nicht gesundes Körper-Umfeld die Gesundheit insgesamt gefährden?

13.1 Körper-Umfeld-Geschichten von Petra und Fred

» „Sei gut zu deinem Körper, damit deine Seele Lust hat, darin zu wohnen" (Manuela Steinberger)

Ein gutes Körper-Umfeld rundet das körperliche Wohlbefinden ab und stärkt damit die Basis für das seelische und soziale Wohlbefinden.

- **Petra erholt sich in ihrem Umfeld hervorragend**

Sie kann ihr berufliches und privates Umfeld bei Tag und Nacht genießen:

- Beruflich verbringt sie viel Zeit in frischer Luft, oft auf Sonnenkurs gebucht. In ihrer Freizeit kann sie ihre Südwestterrasse nutzen und sogar bei guter Sicht Sonnenuntergänge genießen. Ihr Vitamin D-Pegel befindet sich in einem guten Gleichgewicht.
- Strahlenbelastung aus naheliegenden Objekten (z. B. Hochspannungsleitungen, Windkraftanlagen, Umspannwerke) sind nicht erkennbar. Vor der Auswahl ihrer Wohnung hat sie Fachleute für gesundes Wohnen hinzugezogen, auch um eine Schimmelbelastung oder Belastung durch Wasseradern auszuschließen.
- Die Luftqualität in ihrem Wohnumfeld ist gut, in ihrem Arbeitsumfeld – Arbeitsplatz in einer Fußgängerzone in ausreichender Entfernung von Verkehrsstraßen – akzeptabel.
- Das gilt auch für ihre Ruhequalität. Sie kann im Büro das Fenster lange geöffnet

lassen, dort dringt kein Lärm von außen herein.
- Sie erkundigt sich nach weiteren möglichen Schutzmaßnahmen, ihre Nachbarn haben einen W-LAN Verstärker eingerichtet, sie möchte auch ein Smartphone nutzen.

Damit sind die äußeren Rahmenbedingungen für einen erfüllenden Schlaf gut, zumal ihre Ernährungs- und Bewegungsqualität das begünstigen. Mit ihrem Körperumfeld fühlt sich Petra rundherum wohl.

- **Weniger glücklich mit seinem Umfeld ist Fred**
- Er wohnt in einem architektonisch schönen Haus an der Hauptstraße eines malerischen Ortes, die sich leider zur vielbefahrenen Bundes- und Autobahn-Zubringerstraße mit 24-h-LKW-Verkehr entwickelt hat.
- Da er einen langen Weg zur Arbeit hat, bleibt ihm wenig Zeit für seinen Garten hinter dem Haus, wo auch wegen enger Bebauung rundum wenig Sonne einfallen kann.
- Alle Versorgungsleitungen folgen der Hauptstraße, ohne dass Fred die damit verbundene Strahlenbelastung einschätzen kann. Zudem trägt er sein Smartphone direkt in der Hosen- oder Hemdtasche. Er freut sich über seinen neuen Nachttisch mit Induktionsladefunktion.
- Die Luftqualität wird durch das Verkehrsaufkommen bestimmt. Wenn man vor die Haustüre tritt, riecht man die Abgase, deren „Teppich" auch in seinen Garten hinein wabert.
- Im Büro steht der Laserdrucker in seinem Zimmer, es wurde gerade ein neuer Teppich verlegt, der Kleber und der Teppich „riechen".
- Ungestörter Schlaf ist nicht der Regelfall. Kann er noch erfüllend sein, wenn er mehrmals nachts trotz Thermoverglasung

geschlossener Fenster aufheulende Motoren beim LKW-Anstieg zum Berg in Richtung Ausfallstraße hört und Schwerlaster sein Haus vibrieren lassen? So erlebt er manche Nacht auf seiner Federkernmatratze als Martyrium, immer wieder blickt er zu seinem Radiowecker am Bett.

- Wenn er früh zu seinem 70 km entfernten Arbeitsplatz in einer großen Mittelstadt startet, verlangen auf der PKW-Fahrt zum Bahnhof Stop-and-go-Verkehrssituationen seine volle Aufmerksamkeit. Er hofft, im DB Nahverkehr auf ein funktionierendes W-LAN im Zug, damit er seine sozialen Netzwerke nutzen kann.
- Da Fred gerne deftige Fleischgerichte kocht, erkundigt er sich nach dem neuesten Induktionsherdmodell für seine Küche.

So wartet er sehnsüchtig auf seinen nächsten Urlaub, um auch mal Sonne, gute Luft, Ruhe zu genießen, ausschlafen zu können und nicht an den Pendler-Treck denken zu müssen.

- **Praktische Tipps für die Erfassung der Einwirkungen des Körper-Umfeldes**
- Machen Sie mal für sich eine Bestandsaufnahme, was in Ihrem Umfeld auf Ihren Körper einwirkt.
- Was empfinden Sie davon als positiv?
- Was empfinden Sie als negativ?

13.2 Vielseitigkeits-Baustein mit ambivalenten Auswirkungen

> „Eine gewichtige Einheit der Evolution ist nicht nur das Individuum, sondern kann auch die arbeitsteilige Gesellschaft sein." (Detlef Ganten und Jochen Niehaus)

- **Körper-Umfeld: Viele Eindringliche und äußere Faktoren bedrohen Ihre Gesundheit**

Jeder EF des Körper-Umfelds hat sein spezifisches Umfeld. Deshalb gibt es auch hierzu kein gemeinsames Umfeld-Vorkapitel wie bei Baustein 1 und 2 und weiteren Bausteinen, sondern jeweils ein kurzes spezielles Umfeld-Szenario (◼ Abb. 13.1).

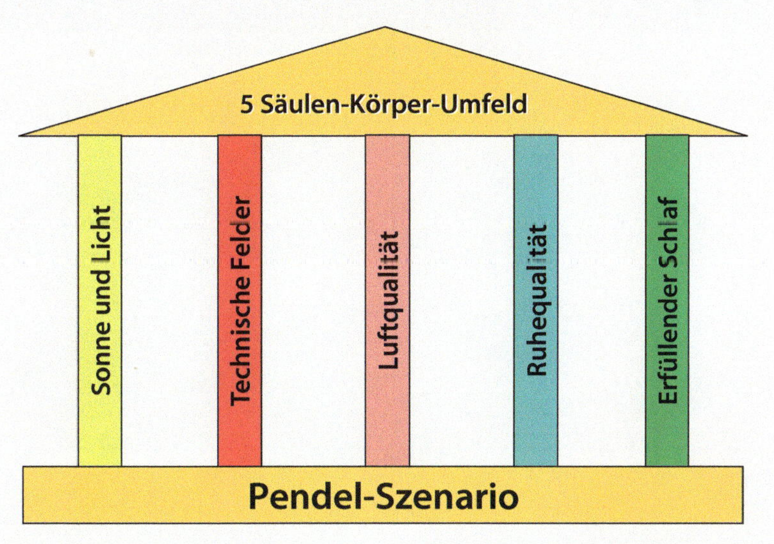

◼ **Abb. 13.1** Tempel-Modell des Körper-Umfeldes

13.3 6 Erfolgsfaktoren des Baustein Körper-Umfeld

» „Man muss das, was die Natur dem Menschen gibt, einfach nur nutzen." (Reinhard Müller, Eigentümer des Berliner Eurecef-Campus)*

In folgendem Schaubild sehen Sie die EF im inzwischen vertrauten Waben-Modell (◨ Abb. 13.2).

13.4 Körperumfeld-EF 3.1: Sonne und Licht-Qualität

» „Bis zu 80 % der Schäden unserer Haut sind lichtbedingt." (Detlef Ganten, Jochen Niehaus)

- **Sonne und Licht fördern Körper und Geist**

Diese kann man am besten verstehen, wenn man sich den ursprünglichen Tag-Nacht-Rhythmus von Menschen vergegenwärtigt: Im Sommer möglichst viel Zeit bei Sonne und Tageslicht verbringen, im Winter sich viel ausruhen, schlafen bis zur Grenze eines längeren Winterschlafs, den wir heute noch bei vielen Tierarten abschauen können. Sonne und Licht sind die Taktgeber für den menschlichen Körper. Ohne anderweitige Einflüsse schläft der Mensch bei Sonnenuntergang ein und wacht auch ohne Wecker bei Sonnenaufgang wieder auf. Tagsüber nimmt er Sonnenlicht auf und kann es sogar speichern: Gut für den Körper, was wir noch vertiefen. Schläft er bei Sonnenuntergang ein, begünstigt er die Bildung des müde machenden Hormons Melatonin, schläft danach besonders gut: Gut nicht nur für den Körper, sondern auch für den Geist.

Besonders gut findet der Mensch seinen natürlichen Tag-Nacht-Rhythmus beim Campen: Er geht buchstäblich mit der Sonne in seinen Schlafsack und wacht beim Sonnenaufgang wieder auf. Die frische Luft begünstigt den Tiefschlaf – gut für die Melatoninbildung.

- **Das gewaltige Organ „Haut"**

Die Projektionsfläche für Sonne und Licht ist die menschliche Haut. Wir möchten Ihnen diese zunächst vorstellen: Ihre Fläche liegt zwischen 1,5 und 2 Quadratmetern bei

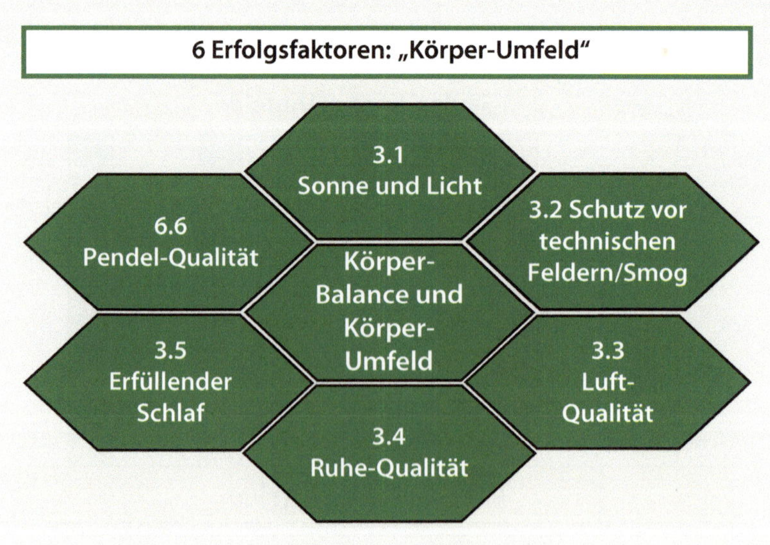

◨ **Abb. 13.2**   EF des Bausteins 3 im Wabenmodell

12–14 kg Gewicht aller drei Hautschichten zusammen. Damit ist Ihre Haut schwerer als Ihr Knochenskelett. In ihrem Erscheinungsbild wird sie in hohem Maße durch ihren Lebensstil, vor allem Ihre Ernährung geprägt. Über seine Haut bestreitet der Mensch einen wesentlichen Teil seiner Atmung und nimmt zur Ergänzung der eigenen Körperproduktion zusätzlich Vitamin D durch Sonnenbestrahlung auf.

Die Haut besteht aus drei Schichten: Die untere enthält Fettgewebe, das auch der Isolation dient, die mittlere Schicht sorgt mit ihrem hohen Anteil an Bindengeweben, Blutgefäßen und Nerven für die Elastizität die obere Schicht mit Nährstoffen. Diese besteht aus Hornhaut, schließt den Körper nach außen ab und erneuert sich etwa alle vier Wochen.

Die Sonne als Vitamin D-Inkubator

Wie viel Sonne kann man genießen, ab wann ist es zu viel? Der menschliche Körper braucht Vitamin D zur Sicherung der Stabilität seiner Knochen. Er stellt es auch selbst her, aber in zu geringem Maße. Seine Vitamin-D-Produktionskapazität kann er erhöhen, wenn er eine halbe Stunde Sonnenlicht pro Tag empfängt – auf bloßer Haut, wozu schon die Sonnenbestrahlung von Gesicht und Händen reichen. UV-Strahlen hemmende Sonnenschutzmittel blockieren die Vitamin-Erweckung, über den mit Cremes eingeschmierten Rücken kann man bei prallem Sonnenbaden kaum Vitamin D aufbauen.

Aber die Intelligenz Ihres Körpers lässt Sie auch bei der „Inkubation" Ihres Vitamin-Depots nicht im Stich: Wenn Sie im Sommer genügend Vitamin D tanken, können Sie damit auch weitgehend übers Winterhalbjahr kommen, weil das Fettgewebe unter der Haut Vitamin D speichern kann – eine gute Botschaft für die Menschen in Alaska, die im Winter die Sonne nur wenig zu sehen bekommen.

▪ Vitamin D im Team mit Kalzium erhöht die Knochendichte

In den ersten 25–30 Jahren kann der Mensch sich ein starkes Knochenskelett aufbauen, danach kann er es über mehrere Jahrzehnte relativ erhalten, wenn er Knochenräuber meidet, also nicht raucht und sich übermäßigen Alkoholgenuss verkneift. Auch cortisonhaltige Medikamente beeinträchtigen die Knochendichte. Hingegen kann man mit viel Gemüse, z. B. mit allen Kohlarten und Spinat, Nüssen und regelmäßiger variantenreicher Bewegung seine Knochendichte und damit – stabilität fördern. Versäumnisse bei Kalzium-reicher Ernährung und Bewegung kann er in reifen Jahren noch teilweise ausgleichen – es ist nie zu spät.

▪ Vitamin messen und ergänzen?

Messverfahren des Vitamin-Spiegels im Blut gelten noch als ungenau. Eine Messung des sog. Parathormons – wenn dieses überdurchschnittlich hoch ist – kann einen Kalzium- und Vitamin-D-Mangel anzeigen. Macht die Einnahme von Nahrungsergänzungsmitteln mit Vitamin-D-Zusatz Sinn? Nach Meinung von Christian Kasperk, Leiter des Instituts für Osteologie an der Universität Heidelberg, ist das nur sinnvoll für Heimbewohner, die kaum an die Sonne kommen. Wer ein Kalzium-Defizit hat, kann das mit Gemüse und Milchprodukten ausgleichen. Die wichtigste Empfehlung, um Osteoporose vorzubeugen: Bewegung.

▪ Wie man seine Haut „unter der Haut" zerstören kann

Unter die Haut gehen im wahrsten Sinne des Wortes Tattoos. Sicherlich, liebe Leserinnen und Leser, sind Sie kein Tattoo-Fan, wenn man im Einzelfall von Tattoo-Jugenderlebnissen absieht. Aber Sie sehen sicherlich auch eine präventologische Impulsaufgabe in Ihrem Umfeld, und dafür fassen wir zu diesem Thema einige Aspekte zusammen:

- Tätowierungen können kurzfristig heftige Entzündungen bewirken.
- Tattoo-Flächen reduzieren die atmungsaktive Hautfläche und damit die Atmungs- und Sauerstoffaufnahme-Kapazität der Betreffenden, wie folgendes Beispiel zeigt: Wenn 20 % der Hautfläche, durch die 60 % der Atmung erfolgen, tätowiert („tattoisiert") sind, reduziert sich damit die Atmungskapazität um mehr als ein Zehntel – Weichenstellung für Kurzatmigkeit spätestens ab den sog. Mittleren Jahren, vor allem, wenn dann noch Rauchen die Lungenbläschen-Kapazität immer mehr einschränkt.
- Tattoo-Einspritzungen, deren Inhalte kaum kontrolliert werden und selbst weitgehend den Tattoo-Einspritzern nicht bekannt sind, beinhalten ein erhebliches Krebsrisiko.
- Die Einspritzungen bleiben nicht nur an der designierten Stelle, sondern wandern über den Blutkreislauf teilweise durch den gesamten Körper und wirken sich so auf das Basen-Säuren-Gleichgewicht und das Immunsystem aus, mit besten Grüßen an Leber, Bauchspeicheldrüse, Nieren etc. bis zur schnelleren Verkürzung der Telomere rundum.

Wir meinen, das reicht als Hinweise zum Weitersagen. Die Tattoo-Auswirkungen erforscht z. B. das Team von Prof. Wolfgang Bäumler, Institut für Dermatologie an Universitätsklinikum Regensburg. Auf nationaler Ebene sind keine Vorbeugeinitiativen bekannt, aber die EU-Kommission versucht, im Vorhaben ECHA für Tattoo-Einspritzungen Grenzwerte festzulegen. Kann man Tätowierung unterbinden wie die Einnahme von Zyankali?

- **Was die Haut FIT pflegen kann**

Das kostbare Organ Haut: Wie kann man sie gegen Funktionsverletzungen schützen und damit ihre wertvollen Funktionen von der Unterstützung der Atmung bis zur Vitamin D-Inkubation erhalten? Indem man sich

vergegenwärtigt, dass gerade auch bei der Hautpflege alles mit allem zusammenhängt. Dazu folgende Beispiele:

- „Eine gute Ernährung sorgt für die Pflege von innen, also für eine starke Darmflora und ein intaktes Immunsystem." (Müller, Verena: „Wie die Haus FIT für den Winter wird", in: Westfalenpost, 03.12.2018). Kompliment für diese treffende Beschreibung der Fachjournalistin! Das macht die Haut generell robuster, sodass sie weniger anfällig ist.
- Hierzu die Berliner Hautärztin Yael Adler: „Vor allem Ballaststoffe wirken wie ein Dünger für unsere Darmbakterien. Sind diese gesund, können sie wertvolle Mikronährstoffe wie Zink, Eisen, Selen oder Omega 3-Fettsäuren besser aus der Nahrung herauslösen und Vitamine bilden", (zitiert nach Westfalenpost, vorstehend).
- Um sicherzustellen, dass nicht auch nur ein wichtiger Nährstoff fehlt, kann Nahrungsergänzung durch hochwertige Vitalstoffe sinnvoll sein (vgl. EF 11.3 im Baustein 3).
- Die Zuführung hochwertiger Öle kann wichtig werden, gegen Austrocknen der Haut im Sommer und Funktionsverlust durch Kälte im Winter, wenn sich die Blutgefäße unter der Haut zusammen ziehen, um die Körperwärme zu bewahren. Dann bekommt die Haut zu wenig Sauerstoff und Nährstoffe, gerät praktisch in eine Art Winterschlaf.
- Einen Ausgleich können hervorragende ätherische Öle schaffen, die sich flexibel dem Flüssigkeitsbedarf der Haut anpassen.
- Wenn Cremes: Fettreiche Cremes mit hoher Konsistenz, keine wasserlöslichen.

Diese Punkte beschreiben die Richtung einer organischen Hautpflege.

- **Weitere praktische Tipps für die Nutzung von Sonne und Licht**
- Nutzen Sie den Sonnentank am Wege: Wenn Sie mit öffentlichen Verkehrsmitteln

zur Arbeit fahren: Steigen Sie eine Station später ein und/oder früher aus, als Sie müssen.
- Wenn Sie Vitamin D-Präparate nehmen: Nutzen Sie die Empfehlungen von Ökotest!

13.5 Körperumfeld-EF 3.2: Elektrosmog, technische Felder

> „Das menschliche Auge ist nicht für die intensive Naharbeit gemacht, sondern in erster Linie für den Blick in die Ferne." (Thomas Truckenbrod, Augenoptik-Verbandspräsident)

■ **Die Bandbreite von elektromagnetischen Feldern: Fremd- oder selbstbestimmt**

Elektro-Smog ist ein Kunstwort und wird im Moment recht inflationär verwendet. Tatsache ist: Überall wo „Strom" fließt oder ansteht, gibt es elektrische, magnetische oder elektromagnetische Felder, sogenannte „EMF". Selbst die Erde hat ihr eigenes Magnetfeld. Wir Menschen sind an dieses Magnetfeld gewöhnt, so wie an die Erdanziehungskraft, und das seit Zigtausenden von Jahren.

EMF-Felder sind in dem Maße fremdbestimmt, wie sie durch Faktoren, die Sie nicht beeinflussen können, auf Ihren Körper einwirken. Sie sind selbstbestimmt, wenn Sie von Ihren Entscheidungen oder Ihrem Verhalten abhängen. Für Beides bringen wir Beispiele.

■ **Schädigungseffekte für Körper und Geist**

Aber die sich ständig weiter erhöhenden technischen Felder greifen in unseren Körper ein. Dieser kommuniziert mit winzig-kleinen Strömen im Gehirn und von Zelle zu Zelle. Eine Zeit lang kann der menschliche (und tierische) Körper diese Belastung kompensieren. Irgendwann aber artet diese Belastung zu Zellstress aus. Wie und in welchen

Krankheiten sich dieser Zellstress bemerkbar macht, ist auch abhängig von unseren Genen und vielem mehr. Deshalb ist es so schwer, die Belastungen aus EMF nachzuweisen.

■ **Auswirkungen fremdbestimmter EMF-Felder**

Wie können technische Felder, u. a. Belastungen durch WLAN-Flächenteppiche in dicht bebauten Innenstadtregionen, Handy-Strahlen, Störfrequenzen durch Einflugschneisen, Hochspannungsleitungen, Windkraftanlagen menschliche Organe schädigen?

Kennen Sie die Strahlenbelastung, der Sie sich permanent ausgesetzt sind? Durch WLAN-Teppiche in Mehrfamilienhäusern und dicht bebauten Wohnvierteln, durch Strahlen von oben durch Flugverkehr, Überlandleitungen, Mobilfunkmasten in Sichtweite. Außerhalb Ihrer Wohnung können Sie wenig dagegen tun, aber innerhalb Ihrer Wohnung, in der Sie incl. (hoffentlich erfüllendem) Schlaf meistens die Hälfte Ihrer Zeit verbringen, kann sich eine Messung der EMF durch eine(n) Fachfrau/-mann lohnen. Diese werden Sie darauf hinweisen, welche Möglichkeiten es gibt, um sich, Ihre Familie und Mitbewohner in wachen Zeiten zu schützen und Ihren erfüllenden Schlaf zu stärken.

■ **Selbstbestimmte Gesundheitsrisiken von Smartphones, PCs und Tablets**

Im Beruf verbringen Menschen mindestens vier Stunden am Tag vor einem Bildschirm. Hinzu kommen Smartphone-Bildschirmzeiten und Fernsehzeiten. Schlaglichter:
- Alarmierend: Das ständige Starren vieler junger Leute auf ihren Mini-Smartphone-Bildschirm hat bereits zu starker Zunahme von Kurzsichtigkeit in jungen Jahren geführt, weil die Nahsicht auf das Handy gepaart mit hoher Computer-Nutzung das Längenwachstum des Augapfels anregt und der Brechwert der Linse steigt: Krankhafte Myopie mit einem Dioptrin-Wert von 6 % plus. In späteren Jahren

sind damit Graue-Star-Operationen – in Deutschland derzeit 800.000 im Jahr – vorprogrammiert. Was ist vermeidbar? Bereits Schulkindern beibringen, dass man nicht mit starrem Blick auf Mini-Bildschirme Straßen kreuzt oder die Haltestellen von Verkehrsmitteln zieren sollte?

— Elektro-Smog durch Smartphones belastet alle Organe in Reichweite, z. B. Herz, Brust, Verdauungsorgane. Hinsichtlich der realen Auswirkungen verfügen wir erst über unzureichende Erkenntnisse.

Damit stellt sich für uns die Frage: Wie lassen sich diese Belastungen in Wohnungen und am Arbeitsplatz neutralisieren, damit man in privatem und beruflichem Umfeld frei von übermäßigen Belastungen durch technische Felder leben kann?

■ **Können Handys die männliche Zeugungsfähigkeit beeinträchtigen?**

Die Qualität der Samenzellen kann bei Männern quantitativ und qualitativ abnehmen, sodass das Progesteron die Brücke zur weiblichen Eizelle weniger findet: Verringerte Zeugungsfähigkeit, damit abnehmende Geburtsraten könnten die Probleme des demografischen Wandels verstärken.

Statt prägnanter Aussagen ist das bewusst im Konjunktiv ausgedrückt, denn wir bewegen uns hier in einem Grenzbereich: Angesichts der weitgehend industriellen Lebensweise geht man davon aus, dass beim westlichen Mann nur etwa zwei Drittel der Spermien beweglich und fruchtbar sind. Wenn dazu z. B. noch ein Spermienverschlechterungseffekt von 20 % kommt, dann können zwei Drittel auf die Hälfte sinken. In diesem Maße kann tatsächlich eine Beeinträchtigung der männlichen Zeugungsfähigkeit erfolgen, wie Wissenschaftler der britischen University of Exeter herausfanden.*

*Quelle: Drösser: Kann ein Handy in der Hosentasche …? DIE ZEIT, Nr. 48, 24.11.2018.

■ **Praktische Tipps, um sich gegen technische Umweltbelastung zu schützen**

— Zunächst die Jugend schützen: Kein Smartphone verschenken ohne die Möglichkeit, ein Schutzsystem einzubauen!

— Lassen Sie den EMF-Pegel Ihres Wohnumfeldes messen und ergreifen Sie bei Bedarf Schutzmaßnahmen.

— Vielleicht können Sie auch Ihren Arbeitgeber dafür motivieren, Ihnen eine Bildschirmbrille zu spendieren – bei Vollzeitbeschäftigung verbringen Sie bis zu 40 % eines 24-h-Tags fünfmal in der Woche am Arbeitsplatz.

— WLAN-Aggregate wie Laptop, WLAN-Drucker ausschalten, wenn sie nicht gebraucht werden, auch den WLAN-Router, wenn er sich im Wohnbereich befindet.

— Handy und Tablett aus dem Schlafraum verbannen. Keine Induktionsladestationen, keinen Induktionsherd oder -platten verwenden

— Keinen Radiowecker oder Funkuhr am Bett verwenden

— Für die Schlafräume Netzfreischalter einbauen lassen.

— Und ganz wesentlich: Nicht einen guten Schlaf und Melatonin dadurch verscheuchen, dass man bis nach Mitternacht auf den Fernseher starrt und sich dann nicht anders zu helfen weiß als zu Schlaftabletten zu greifen.

13.6 Körperumfeld-EF 3.3: Luftqualität als Jungbrunnen

>> „Die Wissenschaft hat in den letzten Jahren enorme Bemühungen unternommen, heraus zu finden, welche Auswirkungen die Umweltbedingungen auf die Gesundheit haben." (Prof. Christian Witte, Pneumologe, Charité Berlin)

- **Stickdioxid-/Feinstauberlebnisse auf einer Nordland-Kreuzfahrt „nach Windrichtung"**

Sylvia hatte sich sehr auf eine Kreuzfahrt nach Grönland und in Polarregionen gefreut. Sie schiffte Mitte Juni in einem Ostseehafen ein, um passend zu den weißen Nächten und zum Sonnenwendfest im Norden zu sein. Bis dahin glitten Sie die norwegische Südküste entlang und nahmen dann via Island Kurs auf Grönland. Bei einem ausgedehnten Hoch konnten Sie viel Zeit auf dem Oberdeck verbringen, wo sie sogar die mitternächtliche Sonne genießen konnten.

Auf dieser faszinierenden Grönland-Kreuzfahrt las Sylvia in einem Magazinartikel einen Bericht über eine Sendung des ARD-Magazins „Plusminus", in der über verdeckt durchgeführte Messergebnisse eines bekannten Kreuzfahrschiffes berichtet wurde: Gemessen wurden sehr hohe Feinstaubwerte, zum Teil vierzig Mal höher als an stark befahrenen Verkehrsstraßen an Land. Der Grund: Verfeuert wurde Schweröl mit sehr hohen schädlichen Abgaspartikeln, die ungefiltert über das Deck verteilt wurden.

Aber nicht nur auf dem Oberdeck, sondern auch in den unteren Etagen herrschte dicke Luft. Das ganze Kreuzfahrtschiff also eine Krebsgefahr-Umgebung? Wie viele von den 2016 erfassten 2 Mio. deutschen Kreuzfahrtgästen haben sich so an der vermeintlich frischen Meerluft verschluckt? Die Technologie für Abgasfilter ist verfügbar, wird aber nur sporadisch genutzt. Man spart sich als Reeder/Veranstalter gern die Kosten, da derzeit in vielen und vor allem nordischen Häfen nur Schweröl-Tankstationen verfügbar seien, sodass man auf Tour keinen schadstoffärmeren Treibstoff nachtanken könne, auch wenn man mit sauberem „Stoff" im Heimathafen losdampft. Also: FIT für gute 120 Jahre heißt auch, eine Kreuzfahrt nur mit einem Schiff mit nachgewiesenem Filter zu planen.

- **Neun Millionen Menschen sterben vorzeitig an Spätfolgen von Feinstaubvergiftung**

Das ist das Ergebnis einer weltweiten Studie, die im Fachblatt Lancet veröffentlicht wurde. Je kleiner Feinstaub ist, umso tiefer dringen seine Partikel in die Lungenbläschen ein und können auch die Blut-Luft-Schranke überwinden und sich in den Organen Hirn und Herz ablagern. Kleinkinder, Asthmatiker, Senioren sind dadurch besonders gefährdet.

Das kann traurigerweise schon im frühkindlichen Alter beginnen. So kann man nachweisen, z. B. auch in den bis vor einigen Jahrzehnten besonders belasteten Regionen des Ruhrgebiets: Kinder, die dort aufgewachsen sind, hatten ein gestörte Lungenwachstum mit der Folge von Asthma und früh auftretenden Herz- und Kreislauferkranken. Auch wenn die Entwicklung von Atemwegerkranken im frühkindlichen Alter „multifaktoriell" ist und auch Eltern dazu mit Rauchen in der Atemreichweite ihrer Kinder beitragen: Das grundsätzliche Problem der Schadstoffbelastung des gesamten Körpers über die Atemwege bleibt. Am Rande: Wann kommt endlich ein Rauchverbot in Autos, vor allem, wenn sich Kinder und Schwangere im Auto befinden?

- **Gegen Mikrofeinstaub in Wohnungen und Büros helfen nur hochsensible Partikelfilter**

In diesen Bereichen, für deren Luftqualität wir Mitverantwortung tragen, halten wir uns den weitaus größten Teil des Tages auf: Die eigene Wohnung und das eigene Büro. Dort ist die Feinstaubbelastung oft wesentlich höher als draußen, weil die Durchlüftung geringer ist.

Am Markt werden verschiedene Luftfilter für den privaten Bereich angeboten. Doch selbst hochwertige Luftfilter lassen die gefährlichsten Feinstäube durch, wenn sie „nur" Partikelgrößen bis zu 0,3 μm zurückhalten. Teile der Feinstäube sind noch bis zu hundertmal kleiner, und sie dringen ungehindert über die Lunge in die Blutbahnen und von dort in alle Organe ein, wo sie langfristig Schäden verursachen können. Je kleiner die Partikel, desto leichter werden sie aufgewirbelt, bleiben länger in der Luft und werden eingeatmet. Manche Luftfilter wirbeln den Ultrafeinstaub nur auf und verschlimmern die Belastung, ohne dass man es unmittelbar bemerkt (vgl. auch praktische Tipps).

■ Der Mensch ist, welche Luft er einatmet

Reine Luft mit hohem Sauerstoffgehalt erreicht über die Atmung alle Zellen Ihres Körpers und fördert die biologische Verwertung guter Ernährung. Das gilt leider auch umgekehrt: „Schlechte", d. h. mit Schmutzpartikeln durchsetzte Luft behindert die Nahrungsverwertung und kann zu unerwünschten Ablagerungen im Gefäßsystem führen. Deshalb ist Luftqualität dort wichtig, wo Menschen sich aufhalten: Im Freien, in ihren Wohnungen, am Arbeitsplatz. Sie wird durch rauminterne Faktoren, aber auch durch unsichtbare Feinstaubbelastungen durch wohnungs- u. arbeitsplatznahe Emissionen aller Art bestimmt. Neben Kohlendioxid-Belastung stehen Belastungen durch Stickstoffdioxid (Vorprodukt von Feinstaub) der Luft durch Dieselabgase im Brennpunkt der Kritik. Die Deutsche Umwelthilfe DUH schätzt 12.860 Todesfälle pro Jahr, viermal so viel wie Verkehrstote, die Europäische Umweltagentur kommt mit niedrigeren Grenzwerten auf 45.000 p.a. Die beziehen sich nicht auf Personen, die plötzlich umfallen, sondern auf errechnete verkürzte Lebenserwartungen.

Belastete Luft streut je nach Windrichtung von berechenbaren Korridoren bis zu Kohlen- und Stickstoffdioxid-Flächenteppichen. So bekommen auch die Bewohner in vermeintlich ruhigen Neben- von stark befahrenen Durchgangsstraßen, auch wenn sie keinen Verkehrslärm hören, ihre Luftverschmutzungs-Dosis mit. Messbar ist bereits heute die kürzere Lebenserwartung im Ruhrgebiet als Nachwirkung der „Dreckschleudern" bis in die 90er Jahre des vorigen Jahrhunderts.

■ Heterogene Quellen von Luftverschmutzung

Es ist derzeit „in", angesichts drohender Fahrverbote in inzwischen fast 20 Städten Deutschland primär auf die Luftverpester Dieselabgase zu schimpfen. Das ist deshalb einseitig, weil es in den Hintergrund treten lässt, dass es mit erheblichen regionalen Unterschieden mehrere weitere Luftverschmutzungsquellen gibt: In Ballungsregionen trägt zwar der Individualverkehr mit Verbrennungsmotoren zur Luftverschmutzung bei, in Wohngebieten auch individuelles Heizen, mag man noch so idyllisch wohnen. In Gewerbegebieten sind es Abgase aus den Schloten, sodass Umweltbewusste wie im Hambacher Forst angesichts der drohenden Rodungen für Braunkohlekraftwerk-Nachschub „auf die Bäume gehen". Aber bedenken Sie auch, dass in idyllischen ländlichen Regionen auch neben Bio-Bauernhöfen Luftverunreinigungen durch Ammoniak- (bald auch Glyphosat-) wolken, Gülle-Ausdünstungen aus den Massentierhaltungsfabriken und „Naturdünger"-Verteilung auf die industrielandwirtschaftlichen Latifundien erfolgen können (dazu gleich ein Bericht).

Dann treffen sich die vereinigten Luftverschmutzer (in der Reihenfolge ihrer relativen Bedeutung) aus Landwirtschaft, Verkehr mit Verbrennungsmotoren, Industrieabgasen und Hausbrand in den oberen Luftschichten über Deutschland, um sich nach Erdrotation und Windrichtungen mit den Abgaswolken des Pekinger und Schanghaier Verkehrs sowie von amerikanischen Ölkraftwerken zum Weltklima-Unrat zu vereinen. Deshalb muss Umweltschutz ein Teil der individuellen Gesundheitsprävention sein* (vgl. ▶ Kap. 29).

Das von Prof. Detlef Müller geleitete Institut für Luftchemie und Luftreinhaltung der Universität Cottbus (hier grüßen die nahe gelegenen sächsischen und brandenburgischen Braunkohlegruben).

- **Idyllischer Urlaub auf dem Bio-Bauernhof neben industrieller Landwirtschaft**

Mathilde und Markus hatten sich zur besten Frühlingszeit riesig auf einen gemeinsamen Urlaub auf einem Bio-Bauernhof gefreut, zu dem auch ein „Hofladen" gehört: Eine Woche das Auto stehen lassen und nach einem erfüllenden Schlaf ein gutes Bio-Frühstück, dann lange Spaziergänge und Radtouren mit einer Bio-Brotzeit im Gepäck und abends eine leicht verdauliche Bio-Vesper-Mahlzeit mit Sonnenuntergang-Genuss auf der Terrasse, dazu ein Bio-Wein.

Als sie sich nach dem Frühstück auf den Weg durch die grünen Auen begaben, wehte Ihnen bereits nach einigen 100 m von einem westlich vom Bio-Bauernhof gelegenen Riesenacker eine stechend riechende Luft entgegen. Nach einigen weiteren 100 m sahen sie eine riesige Fabrikhalle und erfuhren abends von ihrem Gastgeber-Ehepaar: Es handele sich um einen Schweinemaststall, der sich auf Ferkelzucht spezialisiert hatte. Und bei der leichten Wolke müsse es sich um Ammoniak zur Beschleunigung des Pflanzenwachstums handeln. Beide Nachbarn fände man nicht schön, aber man könne sich in einer freien Marktwirtschaft seine Nachbarn leider nicht aussuchen.

Verlassen wir unser Urlauberpaar und wenden uns den Fakten zu: Nach einer Monitor-Sendung der ARD am 17.01.2017 werden jährlich etwa 700.000 t Düngemittel versprüht. Hinzu kommen die Stickoxide aus den Gülle-Nitraten. Von den jährlich etwa 120.000 Feinstaubtoten in Deutschland gingen 45 %, also über 50.000 auf das Konto der Landwirtschaft. Das übertreffe die 25 % bei weitem, die man dem Verkehr zurechne. Der Rest verteile sich auf industrielle und Haushaltsabgase. Wenn man laut Monitor-Research glaube, das Thema bessere Luft bereits

mit selektiven Fahrverboten lösen zu können, lasse man den Hauptverursacher industrielle Landwirtschaft außer Betracht.

Mathilde und Markus machten ab dem zweiten Urlaubstag primär Wander- und Radtouren durch eine ökologisch mehr verschonte Waldregion entlang Bachläufen, die man vom Bio-Hof in etwa einer Viertelstunde per Auto erreichte. Und sie hofften, dass abends nicht unsichtbar auch ihre Biohof-Terrasse von unsichtbarem Feinstaub eingenebelt sei.

- **„Tückisches Reizgas" – Grenzen rauf oder runter setzen?**

So bezeichnet die Umweltepidemiologin Barbara Hoffmann das Gemisch aus Stickstoffdioxid NO2, im Volksmund bekannt als Dieselgestank, und Feinstaub. Schutzmaßnahmen müssen beide Schadstoffschwerpunkte greifen und reduzieren. Den NO2-Grenzwert von 40 µg pro Kubikmeter Außenluft, den 2005 die EU-Kommission auf Vorschlag der WHO festgelegt hat, halten Forscher inzwischen für zu niedrig und fordern eine Absenkung auf 20 µg. Was soll man da von Politikern halten, die mit industriefreundlichem Gruß zur Abwehr von Fahrverboten eine Anhebung auf z. B. 60 µg ernsthaft ins Gespräch bringen, um so die Messstationen zu unterlaufen? Wie kann man dann die Festlegung von Grenzwerten als Folge eines politischen Abwägungsprozesses noch als gesundheitsverträglich ernst nehmen?

Zur politisch aufgeheizten Diesel-Fahrverbotsdebatte und Feinstaubbelastung sei noch angemerkt: Es sterben nicht Zig-Tausend direkt an den Abgasen und Feinstaubwolken, sondern vielleicht erst ein Jahrzehnt später an den subtilen Folgen, z. B. Herzversagen, weil sich über Jahre die Abgase in die Arterien etc. eingefressen haben: Todesursache offiziell: Herzversagen – und keiner analysiert mehr, warum. Kardiologen sind vielleicht berufener, sich hierzu zu äußern als Lungenärzte.

Ist Feinstaub nach Auffassung von Barbara Hoffmann gefährlicher als NO2 – und entsteht vielfach nicht nur durch industrielle Abgabe, sondern auch durch angeblich ökologische Holzöfen: Der Feinstaubproduzent in den eigenen vier Wänden, der über den Kamin auch erheblich zur Klimabelastung beitragen kann. Ist es uncool, darauf hinzuweisen und Alternativen zum häuslichen Kamin zu überlegen?

- **Selbst entflammter Feinstaub im eigenen Wohnzimmer und Feuerwerks-Feinstaub**

Sie haben es aus der Überschrift schon erraten: Feinstaub durch romantische alte offene Kamine und unzureichend abgeschirmte veraltete Kachelöfen: Abhilfe können Sie durch einen staubabschirmenden modernen Kachelofen schaffen. Und Feuerwerke streuen freizügig mit 5000 t Feinstaub 17 % der Luftbelastung durch den Autoverkehr.

- **Praktische Tipps, wie Sie sich gute Luft sichern können**
- Wer an verkehrsbelasteten Straßen wohnt oder dort arbeitet: Fenster, wenn schon, dann nur zur verkehrsabgewandten Seite öffnen! So kann man sich aktuell teilweise schützen. Vorbeugen: Weg vom Diesel.
- Nicht zu unterschätzen sind auch Kohlendioxid-Belastungen durch individuellen Hausbrand einschließlich Kaminfeuerungen.
- Für Arbeitgeber: Gute Luft am Arbeitsplatz unterstützt auch das Betriebliche Gesundheits-Management.
- Passivrauchen unbedingt meiden, Lüften!!
- Laserdrucker, die Feinstaubschleuder sein können, in den Flur verbannen.
- Möglichst biologische Baustoffe verwenden, auch bei der Renovierung.
- Auf mögliche Schimmelbelastungen achten, SOFORT sanieren lassen, ziehen Sie Fachleute hinzu.
- Keine Pressspanmöbel kaufen, vor allem nicht für Baby- und Kinderzimmer, sondern gewachstes Vollholz verwenden, ggf. gebraucht besorgen.

- Auch hier Fachleute für Innenraumbelastung hinzuziehen.
- Bei der Anschaffung eines Luftfilters für Schlaf-, Wohn- und Büro-Räume darauf achten, dass das Gerät Feinstaub bis zur Partikelgröße von 0,01 µm herausfiltert.

13.7 Körperumfeld-EF 3.4: In der Ruhe-Qualität liegt die Kraft

» „Niemand wird schlank, nur weil er sich gern sonnt." (Günter Darazs)

Lärm in allen wesentlichen Lebensbereichen gilt heute als eine Hauptgeißel für Menschen. Es gibt Möglichkeiten, akustikoptimiert zu leben, in der privaten Wohnung und/oder am Arbeitsplatz. Das steigert die Konzentrationsfähigkeit. Lärm darf nicht nerven, gute Musik kann eine gute Vorbereitung auf ein ruhiges Umfeld sein.

Sie werden vielleicht sagen: Lärmschutzwände an vielbefahrenen Straßen, entlang von Bahnschienen u. a. m. gibt es inzwischen genug. Richtig und doch unvollständig: Daheim leiden Sie unter aufbrausenden Motoren von Kavalierstartern per PKW und Motorrad, bei Ihren Sollgängen müssen Sie vielfach Krachschwerpunkte kreuzen.

Lärm am Arbeitsplatz: In Großraumbüros ist das nicht primär ein Problem hoher Dezibel, sondern mehr eines mittleren Geräuschteppichs durch in der Büronachbarschaft telefonierenden Kollegen, durch ihre diverse Handlings. Ist das betriebliche Gesundheits-Management Ihres Arbeitgebers leistungsfähig auch im Hinblick auf Ruhequalität? Stress am Arbeitsplatz hat auch viel mit Lärmteppichen am Arbeitsplatz zu tun.

- **Praktische Tipps zur Vermeidung von belastenden Geräuschen**
- Spielen Sie Musik im 432 Hz Bereich ab, auf Youtube finden sich bereits viele umgewandelte Musikstücke dazu, die beruhigend auf den Körper einwirken.

- Versuchen Sie, in Ihrer Wohnung Körperschall zu vermeiden, Gardinen, Teppiche und stoffbezogene Möbel dämpfen laute Geräusche.
- Wenn sie an einer vielbefahrenen Straße wohnen, lassen sie bei der zuständigen Straßenbauverwaltung (z. B. Hessen Mobil, Straßen.NRW oder der Stadtverwaltung) prüfen, ob sie Anspruch auf Schallschutzfenster haben, dazu gibt es auch schallgedämmte Lüfter, sodass die Fenster nicht geöffnet werden müssen.
- Prüfen sie Möglichkeiten akustikoptimiert zu leben, das senkt zwar den Lärmpegel nicht, aber sie nehmen ihn nicht mehr als stressig wahr.

13.8 Körperumfeld-EF 3.5: Erfüllender Schlaf als Verjünger

» „Viele Menschen leben ohne den natürlichen Hell-Dunkel-Rhythmus."

Wir verbringen ein Drittel unseres Lebens im Schlaf, indem sich der Körper (hoffentlich) regeneriert und der Geist auch durch Träumen entspannt.

Als die Menschen noch als Nomaden mit ihren Tieren durch die Lande zogen, schliefen die Menschen nur wenige Tage am selben Ort. Eine Belastung durch Wasseradern oder Erdstrahlen, Verwerfungen oder Brüchen im Boden kam für sie längerfristig nicht vor. Als die Menschen dann sesshaft wurden, beobachteten sie genau, wo sich ihre Tiere hinlegten, dort wurde das Zelt, die Jurte, das Haus aufgebaut. Das Gefühl dafür steckte den Menschen damals noch in den Füßen.

Mit der Industrialisierung wurden schnell Wohnplätze für viele Menschen benötigt. Neue Städte wie z. B. bereits Jahrhunderte vorher auch Mannheim, entstanden am Reißbrett. Die moderne Städteplanung entsprechend dem lange gepflegten „Leitbild" der autogerechten Stadt trägt auch nicht dazu bei, gesunde Wohnplätze zur Verfügung zu stellen.

Baulinien, Baugrenzen usw. legen genau fest, wo das Haus zu stehen hat, da darf man keinen Zentimeter abweichen.

Der Idealfall wäre: Ich ruhe in mir, habe keine Sorgen, schlafe gut, wache morgens erholt auf und habe eine Möglichkeit gefunden, Erdstrahlen und technische Belastungen innerhalb des Hauses und von außen kommende an meinem Schlafplatz zu neutralisieren.

■ **Caesar zeigte es: Wie man erfüllend schlafen kann**

„In-sich-Ruhen" hat auch was mit gutem Schlaf zu tun: Wie kann man so erfüllend schlafen, dass das Unterbewusstsein sich mit erquickenden Träumen erholt?

Erinnern Sie sich noch an den römischen Feldherrn Caesar, der im letzten vorchristlichen Jahrhundert Statthalter von Gallien war und im Jahre 55 v. Chr. auf dem Marsch nach Rom den Rubikon in Norditalien überschritt, um sich zum Diktator des gesamten Römischen Reiches aufzuschwingen? Er war mit seiner Lebensplanung im Reinen, baute sich mit seinen Gallischen Legionen eine starke Streitmacht auf und kannte wie ein erfahrener Schachspieler seine nächsten Züge und eingeschätzten Reaktionen seiner Gegner. Ihn begleitete der Erfolg, und das war ein wunderbares Ruhekissen. Seine Zeitgenossen berichten, er habe für sich kein komfortables Zelt gebraucht, sondern schlief auf einer einfachen Decke auf dem Boden inmitten seiner Soldaten. Das Beispiel lehrt uns: Das den Schlaf durchwebende Unterbewusstsein ist mindestens so wichtig wie die Nutzung der Produkte der guten Schlaf verheißenden Industrie.

■ **Deutsche schlafen allgemein schlecht: Alltagssorgen lassen viele nicht ruhen**

Nach einer DAK-Studie im Jahr 2017 geht ein großer Teil der Bevölkerung oft müde durch den Tag. Demnach leiden etwa 80 % der Erwachsenen unter Einschlaf- und Durchschlafstörungen. Als eine wesentliche Ursache wird Stress am Arbeitsplatz genannt.

Als gutes Mittel zum Stressabbau vor dem Zu-Bett-Gehen gilt eine Spazierrunde im nahegelegenen Grün oder rund um das Viertel. Zudem hat durch die Abschaltung des Sehsinnes in der Dunkelheit das Gehirn „Ressourcen" für Schrecken und Sorgen. Im Dunkeln ist alles schlimmer, das ist ein Ur-Instinkt. Das sollte man beim Wachwerden wahrnehmen und sich umdrehen und versuchen weiterzuschlafen.

■ **Was können Sie gegen Schnarchen tun?**

Abnehmen durch Bewegung und kalorienreduzierte Ernährung: Wer am Bauch Fett ansetzt, setzt dieses auch unter den Schleimhäuten in seinem Rachen an, sodass der Schlund enger wird und die Schnarchwahrscheinlichkeit steigt. Also rundum das Fett reduzieren!

■ **Schlafraum-Gestaltung: Technikarmes Hüttenruhe-Domizil**

Natürlich spielt auch die Schafraumgestaltung als Rückzugs- und Regenerationsbereich eine Rolle, was Schlafforscher und Wohnpsychologen betonen. Ihre Empfehlungen: Reizarm, wenig Technik, keine überbordenden Bücherregale. Von Hüttenaufenthalten von Bergwanderern kann man lernen: Klare Luft, Dunkelheit und „Hüttenruhe" ab 22.00 sind unverzichtbar. Damit sind wir bei einer von vielen Menschen freiwillig gewählten Strapaze: Fernsehsendungen bis über Mitternacht hinaus – wie korrespondiert das mit der biorhythmischen Anforderung, wonach mindestens zwei Stunden Schlafzeit bis Mitternacht „geleistet" sein sollen? Gegenteiligen Meinungen zum Trotz: Zu kühl darf es nicht sein, weil dann die Luftfeuchtigkeit zu schnell ihren Sättigkeitsgrad erreicht und Feuchte durch Atmen entsteht.

■ **Mit Blaulicht und Alkohol ist eine unruhige Nacht vorprogrammiert**

Blaulicht-Impulse bekommen Sie über Smartphone, Tablet – und den Fernseher! Selbst wenn kein TV-Gerät am Bett steht:

Spätnachrichten ab 22.00 Uhr mit Horror-Informationen, Fußballschlachten bis nach 23.00 Uhr, Polit-Magazine, die durchweg zwischen 22.00 und 01.00 angeboten werden – dazu auf die Pilsken noch Schnaps und Wein – damit ist vorprogrammiert: Übermüdet irgendwann (auch vor dem Fernseher) einschlafen, Entsorgungsgänge nach dem ersten Schlaf. Unruhiges Weiterschlafen – wie wollen Sie da erquickt nach sechs Stunden wach werden? Erfüllender Schlaf nur am Wochenende – mit einem ganz anderen Rhythmus? Kann man mit bewusster Ernährung und viel Bewegung so viel für sein körperliches Wohlbefinden tun, wie man mit ruckartigem alkoholisierten Schlaf wieder verlieren kann, wenn die freien Radikalen in Lauerstellung sind?

■ **Mit zu wenig Schlaf im Bett steigt die Gefahr von „Sekundenschlaf" am Steuer**

Zu wenig Schlaf wirkt wie zu viel Alkohol: 17 h ohne Schlaf hat den gleichen Effekt wie 0,5 % Blutalkohol. Lärm im Schlafraum darf nicht nerven, gute Musik kann eine gute Vorbereitung auf einen ruhigen Schlaf sein. Wer schon mit einem Schlafdefizit in einen neuen Tag startet, möge bedenken, wo er quasi-alkoholisch ohne Alkoholgenuss sich auf einer abendlichen Heimfahrt befindet: Von einem Sekundenschlaf zum nächsten?

Nachfolgend sehen Sie einige Problem-Szenarien, die am Schlafplatz auftreten können:

■ **Am Schlafplatz „Bett" können Sie folgende Störfaktoren quälen:**

– Eine anatomisch ungeeignetes Bett-Ensemble mit veralteter Federkernmatratze auf Lattenrost mit einem Bettgestell, das technische Felder erzeugt, zudem eine Heizdecke

– Ungeeignetes Bettzeug hinsichtlich Gewicht und Wärmeeigenschaften

– Elektrokomponenten im Schlafraum, Arbeitsraum-Gegenstände im Mehrfunktionsraum.

- **Am Schlafplatz „Raum"**

Wasseradern im Schlafbereich.
- Elektro-Smog durch Elektrokomponenten im Haus (W-LAN, Fernseher, Radiowecker)
- Elektro-Smog von außen (Radar, Funk, Stromverteiler, Kraftwerke)
- Lärm durch Verkehrsmittel aller Art (Treppenhaus, Aufzug)
- Inhouse-Feinstaubbelastung, unzweckmäßige Farbgebungen und Beleuchtung.

- **„Was können Sie tun?"**

Abschaffung der vorstehenden Störfaktoren und Ersatz durch Komponenten, die den Schlaf nicht hemmen. Das gilt für Bett und Raum. Zudem Installation eines Abweisers von externem Elektro-Smog, bei Bedarf schalldichte Fenster und Außentüren.

- **Weitere praktische Tipps, wie Sie sich erfüllenden Schlaf sichern können**

Die Fülle der gut gemeinten Tipps reicht von der Bettlektüre und warmen Socken über regelmäßigen Rhythmus beim Zubettgehen, Frischluft, nackenfreundlichem Kissen bis zur Schlafbrille. Wir versuchen, Ihnen einige gute Ideen für erfüllenden Schlaf anzubieten:
- Schlafplätze von Fachleuten testen lassen, siehe Empfehlungen bei 13.2.
- Wenn nötig, das Bett verstellen, nicht an einer Wand mit Sicherungskasten schlafen.
- Gut schlafen trotz Hitze: Körpereigene Klimaanlage durch Anpassen an die Außentemperatur, luftiges Schlafzimmer, lockere Bettdecke, viel trinken vor dem Einschlafen, aber wenig Alkohol, besseres Schlafen als im Winter, weil man sich tagsüber in der Sonne mehr bewegt hat und abgeschlaffter ist als im Winter – wo bleibt das Winter-Ausdauertraining? Besser lauwarm vor dem Einschlafen als kalt duschen, da kaltes Wasser die Blutgefäße verengt, sodass der Körper gespeicherte Wärme schlechter abgeben kann.
- Vorsichtig dosiert mit Alkohol umgehen: Die Einschlafhilfe Alkohol kann auch ein Durchschlafhindernis sein.

- An der Schnittstelle zum Baustein 7: „Was ist der erfüllendste Schlaf? – Der Beischlaf." Wenn Sie danach besonders tief und ausreichend lange schlafen, haben Sie viel für Ihr körperliches und seelisches Wohlbefinden für sich und Ihren Partner getan.

13.9 Körperumfeld-EF 3.6: Pendel-Qualität

> „Das große Pendeln: Immer mehr Berufstätige haben immer längere Wege zu ihrem Arbeitsplatz." (Studie der Süddeutschen Zeitung, veröffentlicht in SZ 271, 24.11.2018)

- **Einpendler als Bevölkerungs- und Abgasvermehrer mit Nebenwirkungen**

„Wussten Sie schon ..." – so würde der legendäre Quizmaster Heinz Mägerlein einleitend fragen. Die Fakten: Die Frankfurter Bevölkerungsanzahl von rd. 700.000 Einwohnern vermehrt sich für die Arbeitszeit um die Hälfte, nämlich um 350.000 Einpendler. Die analogen Einpendler-/Bewohnerquoten liegen in Düsseldorf und Stuttgart bei rd. 35 %, in Köln und Hamburg bei 25 %. Diese Einpendler lassen den Anrainern an den Einfallstraßen und innerstädtischen Durchgangsbereichen ihren „Beitrag" zum NO2-Aufkommen und Kohlenmonoxide zurück. Damit schädigen sie zulasten des EF 3.3 die Gesundheit ihrer temporären Gastgeber und über die Stressbelastung ihre eigene Gesundheit.

Als „Pendler" zählt die Mobilitätsstatistik 18,6 Mio. Berufstätige und damit 60 % der sozialversicherungspflichtig Beschäftigten dieser Gruppe, die auf dem Weg zum und vom Arbeitsplatz mindestens eine Gemeindegrenze überschreiten. Nicht als Pendler erfasst werden Großstadtbewohner, die aus den noch zugehörigen Vororten zu ihrem Arbeitsplatz pendeln und für einen Weg oft mehr als 30 min brauchen. Hinzu kommen 3 Mio. Selbstständige und mehr als eine halbe Million geringfügig Beschäftigte: Zwei Drittel aller 40 Mio. Berufstätigen „pendeln" und stellen damit einen großen Anteil der insgesamt 3 Mrd. Kilometer, die die Menschen täglich in Deutschland zurücklegen, davon 57 % per Auto und nur 10 % mit öffentlichen Verkehrsmitteln. Hinzu kommen 22 % zu Fuß und 11 % auf dem Fahrrad.

- **Pendeln als Stress- und gesundheitlicher Belastungsfaktor**

Warum der Weg zum Job ein Stressfaktor ist, der die Gesundheit beeinträchtigen kann: Staus, verspätete und oft überfüllte Züge und Busse, Parkplatzgerangel, was zu Kontrollverlust – man gerät außer sich – führen kann und man genervt am Arbeitsplatz oder abends zu Hause anlangt. Hinzu kommen oft erhebliche Belastungen des Privatlebens, damit auch der familiären Beziehungen und für den Freundeskreis. Und ist man nach fast 2 Std. hin und zurück noch offen für eine erfüllende Erotik? – Pendeln als Libidogefährder.

Es gibt viele Untersuchungen zu Kosten des Pendelns: Für die Wirtschaft täglich Millionen, und für den Staat jährlich 3 Mrd., nachdem 2008 die Pendlerpausschale gemäß Werkstorprinzip wieder eingeführt wurde.

Erwünscht wären Untersuchungen über Gesundheitskosten des Pendelns. Sind Homeoffice-Tage einplanbar, an denen man nicht pendeln muss? Lassen sich Fahrgemeinschaften bilden? Doppelt verdienen ist schön – aber wie viel geht davon für Pendlerkosten drauf?

- **Wenn Ihr Leben wesentlich durch Pendeln bestimmt wird**

Der ADAC, der sicherlich nicht verdächtig ist, zur Autofahren-Abstinenz zu raten, berichtet aus einer Untersuchung: Auto fahren sei einer der größten Schwerstarbeiten, die sich Bürger freiwillig zumuten: Weil man nicht nur das eigene Fahrverhalten optimieren, sondern auch ständig mit Fehlleistungen seiner Mit-Verkehrsteilnehmer rechnen muss. Dass so die Adrenalinabsonderung – freie Radikale lassen grüßen! – einen Höchststand erreichen und arteriosklerotisch ungünstige Ablagerungen verstärken werden, ist klar.

- **In der Falle der Pendler-Republik**

Gehören Sie zu den etwa 18,6 Mio. pendlergetriebenen Berufstätigen? Oder sogar zu den fast 8 Mio. Fernpendlern, die täglich über eine Stunde bis zu ihrem Arbeitsplatz brauchen und somit fast täglich Stunden ihrer nicht reproduzierbaren Lebenszeit investieren? Sie alle sind durch Stress in überdurchschnittlich hohem Maße anfällig für Kreislauferkrankungen bis hin zu Herzrhythmus-Störungen wie ein Jet-Pilot. Neben den psychischen Belastungen durch Staus, Zugverspätungen und überfüllte Verkehrsmittel sind sie mit hoher Wahrscheinlichkeit überdurchschnittlich anfällig für Erkältungen, Nacken- und Rückenschmerzen. Wo bleibt noch Zeit für sportliche Betätigungen und Vorsorgeuntersuchungen?

Wie wirkt sich das auf private Beziehungen aus, wenn man gestresst heimkommt, abschalten will, bei leisem Protest eines nicht pendelnden noch tatendurstigen Partners? Dass das zu Spannungen in einer Beziehung führen kann, wissen wir heute: Die Wahrscheinlichkeit einer Scheidung in den ersten fünf Ehejahren liegt bei Pendlern um 40 % höher als bei nicht pendlergeschädigten Beziehungen, wie Untersuchungen aus Schweden erweisen.

Pendler trösten sich damit, dass das Glück im Grünen den Pendlerstress aufwiege, sodass unter dem Strich die Auswirkungen der Pendlerfalle erträglich erscheinen. Überlegen Sie mal, wenn Sie heimkommen: Wie viel bleibt noch für Freizeitsport und soziale Kontakte, wenn sich Ihre disponible Wachzeit von vielleicht 20 h pro Woche auf fast die Hälfte verringert? Vielleicht sind Sie ein Glückspilz, der nach einer Stadtflucht mit seiner Familie neue soziale Kontakte im dörflichen Umfeld gefunden hat und dann Pendeln mit all seinen Begleiterscheinungen in Kauf nimmt? Wie können Sie beides – Beruf mit Pendeln und beglückende Privatheit – unter einen Hut bringen? Mit Heimarbeit dank Digitalisierung?

- **Praktische Tipps zum Management des Pendler-Daseins**
- Sind Homeoffice-Tage einplanbar, an denen man nicht pendeln muss?
- Sie sind Autopendler: Lassen sich entspannende Fahrgemeinschaften bilden?
- Sie sind Fernpendler mit öffentlichen Verkehrsmitteln und arbeiten im Zug: Ist das nach Absprache mit dem Arbeitgeber auf Ihre Arbeitszeit adäquat anrechenbar?
- Doppelt verdienen ist schön – aber wie viel geht davon für Pendlerkosten drauf?

13.10 „Körper-Umfeld" auf einen Blick

» „Man muss begreifen, dass man ständig im Werden begriffen ist." (Karl Pilsl)

Jetzt führen wir diesen breit gesattelten Baustein wieder in der Körper-Umfeld-Scorecard zusammen, in die die 6 Erfolgsfaktoren eingebettet sind. Diese Zusammenschau hilft, den Goldfaden der Verbindung zu den „Alles-hängt-mit-allem-zusammen" zu verfolgen.

- **Beim Körper-Umfeld kann man den Kampf um körperliches Wohlbefinden auch verlieren!**

Was bleibt an positiven Beiträgen von den EF der Bausteine 1 (Ernährung) und 2 (Bewegung) übrig, wenn man oft Schlafdefizite hat und darüber hinaus umweltgeschädigt ist, auch über passives Mitrauchen? Und dazu noch daheim und am Arbeitsplatz lärmgeschädigt ist und sein Umfeld hinsichtlich Elektro-Smog nicht im Griff hat? Ein intaktes Körper-Umfeld tut Not!

- **Zusammenfassung im „Sternprofil Körper-Umfeld" zur globalen Standortbestimmung**

Wenn Sie sich auf der grünen Ringstraße bewegen, haben Sie Chancen, gute Vorarbeit bei Ernährung und Bewegung zum Dreiklang für körperliches Wohlbefinden zu erweitern (◼ Abb. 13.3).

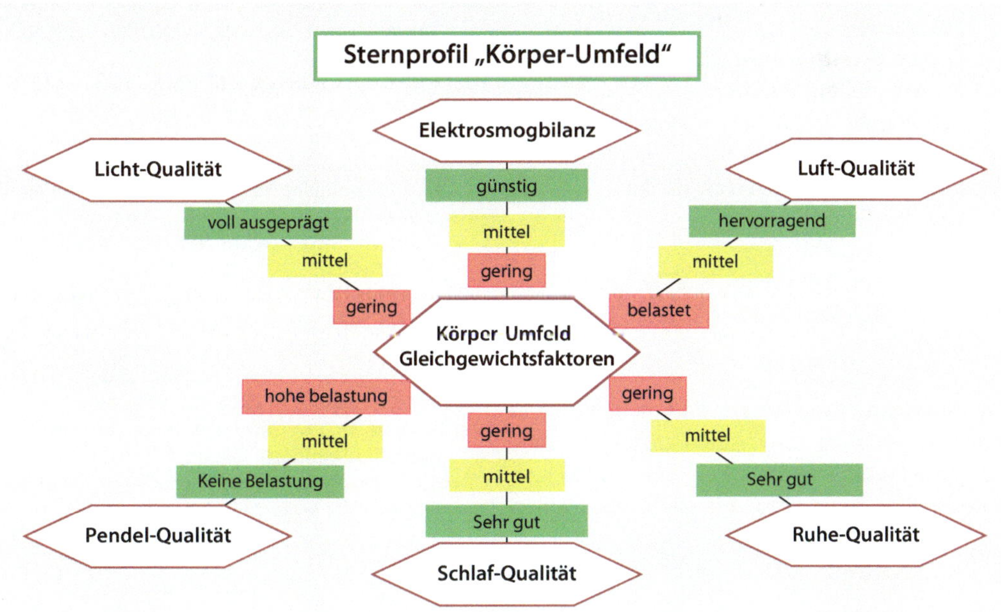

◼ Abb. 13.3 Körper-Umfeld-Scorecard

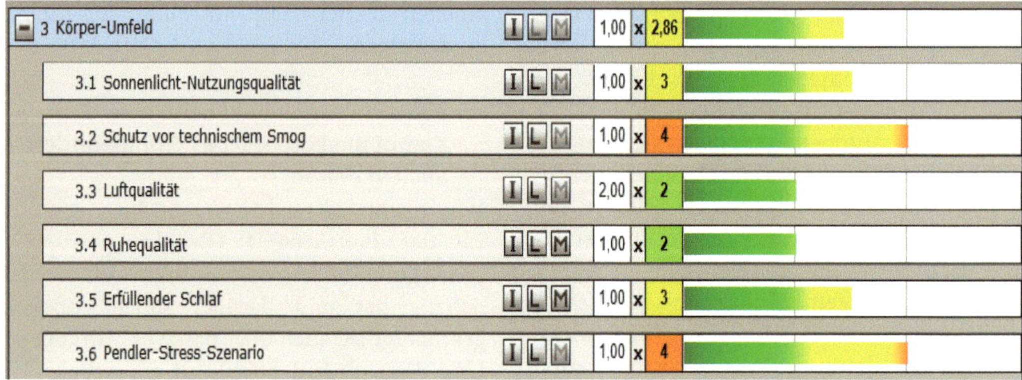

◘ Abb. 13.4   Körper-Umfeld-Scorecard

■ **Friedrichs detaillierte Zusammenfassung in der Körper-Umfeld-Scorecard**

Auch beim Körper-Umfeld hat Friedrich seine Selbsteinschätzung in seiner Scorecard zusammengefasst (◘ Abb. 13.4).

Diese Körper-Umfeld-Scorecard vermittelt folgendes Bild:

- Technische Felder und Elektrosmog, geringe Sonnenlicht-Nutzungsqualität und besonders Pendlerstress bilden ein Bedrohungspotenzial.
- Diesen Belastungen stehen gute Luft- und Ruhequalität gegenüber.
- Erfüllender Schlaf: Stört Elektro-Smog (Handy, Funkwecker) am Schlafplatz?
- Potenzieller Pendlerstress ist ein weiterer Bedroher im Körper-Umfeld.
- Friedrich körperliches Wohlbefinden wird durch sein Körper-Umfeld beeinträchtigt.

Maßnahmenschwerpunkte sind primär Abbau von Elektrosmog und Änderungen am derzeitigen Pendlerstatus. Aber was würde sich Friedrich – da ja alles mit allem zusammen hängt – mit einem näher an seinem Wohnort gelegenen Arbeitsplatz einkaufen?

Weiterführende Literatur

Albrecht H (2019) Streit ums Sonnenvitamin. Die Zeit, 3. Januar, 2

Ganthen D, Niehaus J (2014) Die Gesundheitsformel. Knaus, München, S 88 ff. und 380 ff., ISBN 978-3-8135-0648-8

Bachmann P, Lange M (Hrsg) (2013) Mit Sicherheit gesund bauen. Springer, Wiesbaden. ISBN 978-3-8135-0648-8

Holst U (2001) Rutengehen. Altes Wissen neu entdeckt. W. Ludwig Buchverlag, München. ISBN 3-8289-3422-6

Kloepfer I (2018) Das CO_2-neutrale Stadtviertel. Frankfurter Allgemeine Sonntagszeitung, 9. Februar, 9

Mares W et al (2003) Elektrosmog – Wohngifte – Pilze. Haug in MVS Medizinverlage, Stuttgart. ISBN 3-7760-1595-3

Oberhuber N (2018) Langschläfer leben länger. Frankfurter Allgemeine Sonntagszeitung, 29. Juli, 30

Schneider A (2000) Gesünder wohnen durch biologisches Bauen. Institut für Baubiologie und Ökologie, Neubeuern. ISBN 3-923-531-06-0

Schwinn M (2019) Unter die Haut (Tattoos). Süddeutsche Zeitung, 5. Januar, 4

Stolz J (1983) Bausteine der Gesundheit. Winddruck, Siegen. ISBN 3-922-256-19-8

Bausteine für das seelische Wohlbefinden

Zum seelischen Wohlbefinden zählen die Bausteine Positiv-Denken, erfüllende Partnerschaft, Freundschafts- und Sozialkontakte und erfüllende Erotik, die in psychosomatischer Sicht auch das körperliche Wohlbefinden beeinflussen können. Diese Bausteine stellen wir kurz vor (◘ Abb. 1).

C 1: Baustein 4: Positiv-Denken und In-sich-Ruhen

Wer aus seinem Naturell heraus positiv denkt, kann die Zukunft in seinem Sinne beeinflussen. Deshalb erläutern wir einleitend, wie Denken Leben prägen kann und das auf unterschiedliche Bereiche – individuelles berufliches Umfeld, Selbstliebe-Fähigkeiten, Optimierungsverhalten im Hamsterrad – ausstrahlt und wie sich auf Begrenzungen und Freiräume und wie durch ein Brennglas im beruflichen Gesundheitsmanagement auswirkt.

C2: Baustein 5: In erfüllender Partnerschaft daheim sein

Wie wichtig eine erfüllende Partnerschaft für die seelische Gesundheit von Menschen ist, belegen viele Erfahrungsberichte. Es geht um Gemeinsamkeiten im Lebensstil, im Freizeit- und Hobby-Bereich, in der Erotik, wechselseitige Gesprächs-, aber auch Konfliktfähigkeit. Und wie geht man mit beidseitiger beruflicher Erfüllung um?

C3: Baustein 6: Erfüllende Freundschafts- und Sozialkontakte

Körperlich fitte und attraktive Menschen tun sich leicht, motivierende soziale Kontakte zu gewinnen; Beziehungen zu Verwandten, zum beruflich-privaten Umfeld, Freunde des Partners, soziale Kontakte und Bedeutung sozialer Netzwerke für die eigene Sozialisation.

C4: Baustein 7: Erfüllende Erotik und Sexualität genießen

(Nicht) Erfüllende Erotik beeinflusst die seelische Gesundheit. EF: Subjektives Verhältnis zur Sexualität, Auswirkungen der Körper-Balance auf die Sexualität, Bedeutung der Erotik-Kommunikation, die Bedeutung der Sexualität für den beruflichen Leistungstrieb.

Für freundliche Unterstützung bei der Erstellung des Teil C danken wir Heidi Pauli-Hensel, Ida Richter und Beate Stellbrink.

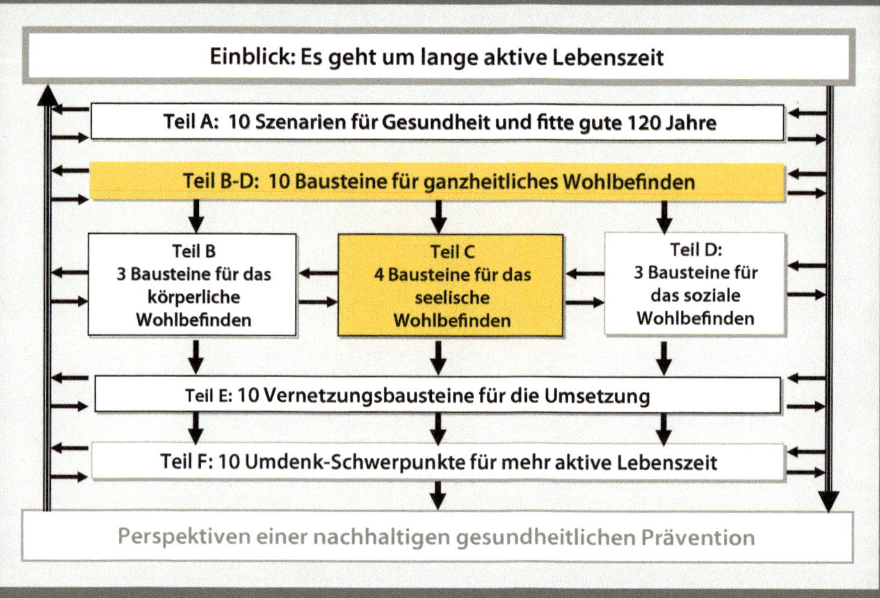

◘ **Abb. 1**   Bausteine für das seelische Wohlbefinden

Inhaltsverzeichnis

Baustein 4: Positiv-Denken und In-sich-Ruhen

© Springer-Verlag GmbH Deutschland, ein Teil von Springer Nature 2019
H. Benölken, *FIT für gute 120 Jahre,* https://doi.org/10.1007/978-3-662-58927-4_14

Inwieweit tragen Positiv-Denken und In-Sich-Ruhen zur Förderung des seelischen Wohlbefindens mit Ausstrahlung auf das körperliche und soziale Wohlbefinden bei? Umgekehrt: Inwieweit kann negatives Denken mit der Folge von Stress die Gesundheit gefährden?

Im ▶ Kap. 14 rezipieren wir primär, was auf uns einwirkt – im ▶ Kap. 19 gehen wir dazu über zu handeln. Wir schlagen vor, ab und an mal Baustein 19 im Blick zu halten.

14.1 Was wir aus der Geschichte von Aesop lernen können

» „Es ist der Geist, der sich den Körper baut."
(Ingrid van Bergen)

Es geschah eines Tages, dass Aesop, ein großer Meister im Geschichten erzählen, Athen verließ. Er traf einen Mann, der von Argos kam. Sie unterhielten sich. Der Mann von Argos fragte Aesop: „Du kommst von Athen. Erzähle mir bitte etwas über die Menschen in Athen! Was für Menschen sind sie? Wie sind sie?" Aesop bat den Mann: „Erzähl du mir, wie die Menschen in Argos sind!" Der Mann erwiderte: „Sie sind verkommen, widerwärtig, ekelhaft und gewalttätig." Und alle diese Qualitäten zeigten sich auf dem Gesicht des Mannes. Aesop sagte: „Es tut mir Leid, Du wirst entdecken, dass die Menschen in Athen nicht anders sind".

Später traf er einen anderen Mann, der auch aus Argos kam. Dieser stellte die gleiche Frage: „Du kommst von Athen und du hast Dein ganzes Leben dort verbracht. Was für Menschen sind sie? Wie sind sie?" Auch ihn bat Aesop: „Erzähl du mir zunächst, wie die Menschen in Argos sind." Der Mann wurde vom Heimweh entflammt. Seine Augen glänzten und er sagte: „Sie sind sehr entgegenkommend, freundlich, hilfsbereit, liebe und gute Nachbarn." Aesop sagte: „Ich freue mich für dich: Du wirst in Athen genau die gleichen Menschen finden".

Was uns diese kleine Metapher sagt: Es gibt keine objektive Wirklichkeit, sondern nur eine subjektive. Jeder Mensch hat seine eigene Konstruktion von der Wirklichkeit, sein eigenes „Modell der Welt", seine eigenen Sichtweisen, seine eigene Landkarte. Das, was wir über unsere Sinne aufnehmen, wird durch unseren ganz persönlichen Filter geleitet, der entscheidet, welche Bedeutung wir ihm geben.

Unsere Lebensumstände existieren auch durch unsere Gedanken. Wir sind es, die Gedanken denken, die wiederum Handlungen nach sich ziehen. Diese wiederum erschaffen alle Wirkungen in unserem Leben: unsere Wirklichkeit. Unsere geistigen Bilder machen uns zu dem, was wir sind. Unsere Vorstellungen können uns das Leben leicht oder schwer machen. Wir setzen uns selber Grenzen, die unter Umständen nur in unserem Kopf existieren und nicht in der Realität. Wie lauten die Sätze, mit denen wir uns selbst daran hindern, über innere Grenzen zu gehen und Neues zu entdecken? Hier eine kleine Auswahl:

- Dazu bin ich zu alt…
- Dazu bin ich noch zu jung…
- Das geht nur, wenn man ein Mann ist…
- Das geht nur als Frau…
- Das geht nur mit Studium…

Diese Einstellungen werden als „Realität" erlebt, sind jedoch lediglich Glaubenssätze und Einstellungen über sich selbst, andere Menschen oder die Welt. Jede dieser Annahmen bringt Limitierungen mit sich, die eventuell gar nicht bestehen.

14.2 Einführende Gedanken zum positiven Denken

» „Die meisten Menschen überschätzen, was kurzfristig möglich ist, und sie unterschätzen was langfristig möglich wäre!" (Karl Pilsl)

■ **Kann man mit positivem Denken Zukunft in seinem Sinne mitgestalten …**

… und so, in sich ruhend, mental gesunder bleiben? Dieses Fragezeichen setzen wir hier nicht nur aus szenarischen Gründen, sondern es ist sachlich notwendig: Einerseits hat positives Denken für die psychische Stabilität von Menschen zweifellos Bedeutung, andererseits schwankt die Auseinandersetzung mit diesem Thema zwischen Überzeichnung und weg gucken. In diesem Korridor bemühen wir uns um eine ausgereifte Sicht der Dinge unterhalb der vordergründigen Oberfläche.

■ **Wie man „Positiv-Denken" trainieren kann**

Wir Menschen können uns im Alltag mitunter schwer tun, wenn wir mit Tunnelblick auf unsere Gedanken fixiert sind. Gedanken können uns wegführen vom Hier und Jetzt, in die Vergangenheit, in den Alltag, in die Realität, in die Zukunft und auch in eine fantasievolle Welt. Gedanken können fröhlich und glücklich gestimmt sein, aber auch ängstlich, sorgenvoll und traurig. Wenn sie über eine längere Zeit sehr belastend sind, machen sich vielleicht Nervosität, Schlafstörungen und Unwohlsein breit, aber auch körperliche und seelische Befindlichkeitsstörungen bis zu Krankheitsbildern.

Mithilfe eines mentalen Trainings ist es möglich, sich von Tunnel-Gedanken abzulenken. Hierzu gibt uns Ilona Bürgel folgende Impulse auf den Weg, wie Menschen „Positives Denken lernen üben" können, nämlich durch „Die 100 besten Ideen, wie Sie mit gutem Gewissen öfter an sich selbst denken und glücklich sind", die sie als Kapitelüberschriften (nachfolgend eine Auswahl) ihres u. a. Buches formuliert:

> „Wie können wir unser Befinden selbst beeinflussen?"
> „Halten Sie sich fern von Negativem"
> „Denken Sie kurz- und langfristig"
> „Ich stecke mich mit meiner guten Stimmung an"
> „Ich denke, was ich erleben will"
> „Ich vermeide Stimmungskiller"

Ilona Bürgel möchte das für Menschen in ihrem nachfolgenden Untertitel einfangen.*

Mit der Aura von positivem Denken kann man hervorragend partnerschaftliche, freundschaftliche und erfüllende erotische Beziehungen aufbauen. Und umgekehrt gefragt: Wie kann man positive soziale Beziehungen aufbauen, wenn man keine positive Ausstrahlung vermittelt? Positives Denken führt zu mehr Gelassenheit und innerer Harmonie, eine gute Basis, um in sich zu ruhen, wozu wir später die Brücke schlagen. Mit Selbstzweifeln kann man kaum in sich ruhen. Hier können sich Prognosen positiv und negativ selbst erfüllen.

Wer lebt leichter und vor allem gesünder? Der Jammerer oder der Lebenskünstler? Inzwischen können Ärzte und Biochemiker die Wirkung der inneren Einstellung auch auf den Körper und seinen Hormon-, Ferment- und Enzymhaushalt und damit auf das körperliche Wohlbefinden nachweisen.

■ **Wird positives Denken überbewertet und kann sogar krank machen?**

Auf diese mögliche Gefahr weist Günter Scheich hin, indem er vor den Gefahren der Lehren vom positiven Denken verweist, weil Denken Lernprozesse und aufgebaute Fähigkeit nicht ersetzen kann: Das Denken sei maßgeblich mitbestimmt von früheren Lernprozessen, Gefühlen wie Freude, Wut, Lust, Trauer, Ohnmacht. Es gibt Denkstrukturen, die bedingt sind durch Mitwelt, Familie, enge Beziehungen zu den Menschen in den ersten Entwicklungsjahren, Tieren, Umwelt, Lebensereignissen, eigene Entwicklung, Berufserfahrungen, die eigenen Kindheitsgefühle. Sie alle haben das Denken und Fühlen stark mitgeprägt. Damit erreichen wir auch eine Schnittstelle zu Erkenntnissen der epigenetischen Forschung: Es gibt demnach kein positives und negatives Denken auf ewig und schon gar nicht genetisch betoniert, sondern epigenetisch geprägt durch einen kontinuierlichen Erfahrungszuwachs.

Die Seele kann mit ihrem großen Erfahrungs- und Gefühlsschatz positives Denken beeinträchtigen oder auch beflügeln und tief sitzende Ängste zur latenten Unruhe hervorrufen.

Es gibt im Gehirn zahlreiche und verschiedenste Verbindungen zwischen der linken und rechten Gehirnhälfte, der kognitiven und der emotionalen Seite, die sich gegenseitig beeinflussen. Der geflügelte Satz „Lernen mit Herz und Verstand, Lernen mit allen Sinnen" wird vor allem in Kindergärten und Grundschulen groß geschrieben. Das knüpft an Forschungsergebnissen der Psychologin Becca Levy von der Yale Universität an, wie Gesundheit von Stereotypen beeinflusst wird: „Es zeigt sich eine tiefe Verbundenheit von Gesundheit und Gedankenwelt sogar auf der Ebene der Gene."

Allein aufgesetztes positives Denken schafft noch keinen Einklang von bestimmten Verhaltens- und Gefühlsmustern, die dauerhaft stabil bleiben, sondern kann sogar krank machen, wenn man sich unter Zugzwang setzt.** Mit dem reinen Denken kann sich der Denker z. B. noch keine Fähigkeiten erdenken und sich auch nicht die vorhandenen Probleme wegdenken, denn diese müssen letztendlich durch Handeln gelöst werden. Scheich geht es bei dem Thema darum, bestimmte Verhaltens- und Gefühlsmuster zu ermitteln, die in der Regel unproduktiv und schädlich sein und einen als negativ empfundenen Seelenzustand auslösen und unter denen damit Patienten leiden können.

In seinem Behandlungskonzept geht Scheichs Therapieansatz davon aus, dass das problematische Verhalten (und damit auch die Erkrankung) in der Regel im Laufe des Lebens bewusst oder unbewusst gelernt worden ist und somit auch wieder verlernt werden kann. Seine Devise: Können kommt von Können und nicht nur vom Denken, Fühlen, Theoretisieren und Planen, schon gar nicht nur vom Reden und Besprechen. Scheich

stellt dem seine klinisch und damit wissenschaftlich fundierten Behandlungskonzepte gegenüber.

14.3 Erkenntnisse der Gehirnforschung zum positiven Denken

» „Unser Leben ist das, wozu unser Denken es macht." (Marc Aurel, römischer Kaiser und Philosoph 100 n. Chr.)

Jeder Gedanke wird von uns visualisiert, was bedeutet: Das, was wir denken, erzeugt Bilder in unserem Kopf. Bilder sorgen für Gefühle, Gefühle beeinflussen unser Verhalten, dieses bewirkt Reaktionen anderer Menschen. Das ist ein ständiger Kreislauf. Wollen wir etwas verändern in unserem Leben, müssen wir da beginnen, wo alles anfängt, nämlich bei unseren Gedanken, unseren inneren Einstellungen zu den wichtigen Dingen im Leben.

Beispiel: Sie bewerben sich in einem Unternehmen und denken vorher: „Die nehmen mich sowieso nicht." Man wird Sie kaum einstellen, wenn Sie sich entsprechend Ihrer Gedanken verhalten. In der Psychologie sprechen wir von der „Selbsterfüllenden Prophezeiung". Auch Spitzensportler arbeiten mit Mentaltrainern und kennen die Macht der Gedanken, sonst könnten sie diese Leistungen nicht erbringen,

Jeder Mensch hat seine eigene Konstruktion von der Wirklichkeit, sein eigenes „Modell der Welt", seine eigenen Sichtweisen. Unsere geistigen Bilder machen uns zu dem, was wir sind, erfolgreich oder erfolglos. Unsere Welt, unsere Wirklichkeit existiert in unserem Kopf, unsere Vorstellungen können uns das Leben leichter oder schwerer machen. Woran liegt das? Wir haben Spiegelneuronen in unserem Kopf. Wir spiegeln uns ständig unbewusst gegenseitig in einen guten oder in einen schlechten Zustand hinein. Kommt Ihr Chef morgens schlecht gelaunt ins Büro, dauert es nicht lange und die Mitarbeiter sind ebenfalls muffelig – mit der Gefahr, dass sie ihre schlechte Laune in Kundengespräche mitnehmen.

Nicht nur unsere Gedanken sind wichtig, sondern auch unsere Sprache. Was lösen unsere Worte bei uns selbst und bei anderen aus? Dazu ein Experiment: „Bitte stellen Sie sich jetzt einmal nicht einen rosaroten Elefanten vor." Ich bin sicher, lieber Leser, Sie haben sich ihn vorgestellt, oder? Obwohl ich Sie aufgefordert hatte, sich ihn nicht vorzustellen. Unser Gehirn kann unglaublich viel, aber es kann den Zustand „nicht" nicht umsetzen. Sagen Sie also zu Ihrer Tochter kurz vor der Mathearbeit: „Hab keine Angst", so hat sie Angst. Das Gehirn fragt: „Wie geht Angst"? Sagen Sie dagegen: „Sei mutig" „sei entspannt", so erzeugt das andere Gefühle und Repräsentationen in ihr. Unsere Sprache und unser Leben können uns selbst positiv oder negativ beeinflussen.

■■ **Positive Gedanken: Glückshormone –**
Negative Gedanken: Stresshormone

Positive Gedanken erzeugen Endorphine, die Hochgefühle in Körper, Geist und Seele hervorrufen. Negative Gedanken (Ängste, Zweifel, Sorgen, Pessimismus) hingegen erzeugen seelische Spannungen und Stresshormone (Adrenalin und Noradrenalin), die zu Unwohlsein, körperlichen Spannungen und Krankheit führen können.

Es gibt viele gute Affirmationen und Übungen, um in einen guten Zustand zu kommen: „Lächeln Sie und die Welt lächelt mit Ihnen". Wenn wir lächeln, schüttet das Freudehormone aus. Und Freudehormone fressen Kampfhormone. Es geht Ihnen schlagartig besser. Aber es passiert noch mehr. Sie bringen nicht nur sich, sondern auch Ihr Gegenüber in eine gute Stimmung, denn wenn Sie lächeln, lächelt er zurück.

Negative und positive Gedanken sind ein natürlicher Bestandteil unseres Lebens. Sich auf die positiven Aspekte des Lebens zu konzentrieren, heißt nicht, dass sie vorgeben glücklich zu sein, wenn dem nicht so ist. Es geht vielmehr darum, die negativen

Gedanken als solche zu erkennen und sie dann auf eine neue, positive Art und Weise auszudrücken. Statt zu denken: „Das kann ich nicht", fragen Sie sich „Wie kann ich anders an die Sache herangehen, um es zu schaffen?". Akzeptieren Sie negative Gedanken und Gefühle, aber halten Sie nicht daran fest, sondern ersetzen Sie sie durch positive.

Wichtig ist noch: Umgeben Sie sich mit positiven, warmherzigen Menschen, halten Sie sich von solchen fern, die Ihnen ständig einreden, wie schlimm alles sei. Je mehr Menschen ihre negative Haltung ablegen und positiv denken, umso besser wird die Welt für alle.

■ **Auch Positiv-Denken und In-sich-Ruhen**
bilden ein enges Team

Wer positiv denkt, verfügt über eine gute Basis, um in sich zu ruhen. Umgekehrt gilt das auch: Wer in sich ruht, verfügt über gute Chancen, auch weiterhin positiv zu denken. Gretchenfrage: Kann man mit „Positivem Denken" einen Menschen dazu befähigen, durch konstante positive Beeinflussung seines bewussten Denkens in seinen Gedanken eine dauerhaft konstruktive und optimistische Grundhaltung und folglich eine höhere Zufriedenheit und Lebensqualität zu erzielen? Ihn zu der Überzeugung bringen, dass Dinge, die er für wahr hält, die Tendenz haben, sich in seinem Leben zu verwirklichen? Das wird auch für Suggestion und Autosuggestion (z. B. in der Schmerztherapie) genutzt und bringt Heilung.

In der Philosophie Bewanderte denken vielleicht an Emanuel Kants Bild der Denkkategorien, die der Mensch subjektiv über einen Sachverhalt stülpt. Das greift die Idee des Konstruktivismus auf: Es gibt keine objektive Wahrheit oder Wirklichkeit, nur eine subjektive. Wir konstruieren uns die Welt und halten es für die Wirklichkeit. Wir haben die Wahl, uns die Dinge positiv oder negativ zu konstruieren: „Alles ist relativ" (Einstein).

Menschen, die zuerst die Haare in der Suppe sehen, bevor sie sie riechen, also die nicht angeboren positiv denken, können zu depressiven Stimmungen neigen. Dagegen kann eine gesunde vitalstoffreiche Ernährung helfen, manchmal zwischendurch eine Handvoll Nüsse, denn: Wie Sie sich heute ernähren, beeinflusst auch, wie Sie sich morgen fühlen. Ideen hierzu haben wir im Baustein 1 – „Bewusste Ernährung genießen" – vorgestellt.

Nach dem Gesetz der Anziehung zieht, wer positives Denken ausstrahlt, positive Dinge, Menschen und Erfahrungen an. Solche Menschen lassen negativen Gedanken gar nicht erst an sich ran. Da Erfolg und Misserfolg zunächst im Kopf stattfinden, programmieren Positivdenker ihr Glück im Kopf: Glücklich, wenn sie in ihrer Zukunft primär Gutes sehen!

■ **In-sich-Ruhen …**

… umfasst viele Aspekte: Mit sich zufrieden sein, weil man etwas Positives für andere getan und damit für sich selbst erreicht hat. Helfen kann auch, Meditieren (z. B. mit der Zen-Meditation) zu lernen, um so durchdringende Entspannung für Körper und Geist zu inhalieren. Psychologieprofessor Peter Sedlmeier von der TU Chemnitz: „Meditation wirkt universell positiv." Wer in sich ruht, braucht keine alkoholischen Exzesse, und auch der häufige Griff zur Zigarettenschachtel bleibt ihm erspart.

■ **Die Feinde des In-sich-Ruhen: Stress, Multitasking, zwanghafte Selbstoptimierung & Co.**

Es gibt viele Feinde des In-sich-Ruhens, die wir als alltäglich wie gottgewollt hinnehmen: Beginnen wir mit vielen Stressfallen, die aus Belastungssituationen mit anderen Menschen resultieren, die wiederum darauf sehr unterschiedlich reagieren: Ständige Konflikte mit Partner, Chef, pubertierenden Kindern,

Kollegen am Arbeitsplatz und Nachbarn. „Die Überbetonung des Gestresstseins ist ein Phänomen unserer modernen Gesellschaft, in der es kaum noch existenzielle Bedrohungen gibt", so Professor Florian Holsboer, Direktor des Max-Planck-Instituts für Psychiatrie in München. Das schlägt sich in psychischen Neurosen nieder, die auch zu vielfältigen Erkrankungen führen können wie Rückenschmerzen, Muskelverspannungen, Erschöpfung, Schlafstörungen, Nervosität, Depressionen. Wie kann man wieder Gelassenheit lernen? Man muss mit Stress so umgehen können, dass man sich selbst nicht unter Druck setzt. Je nach individuellem Naturell haben Sie gute Möglichkeiten, dem Stress entgegen zu wirken: Gemütlich essen statt Runterschlingen zwischen Tür und Angel, regelmäßiger Ausdauersport ohne Leistungsdruck, regelmäßiger Besuch von kulturellen Veranstaltungen bis hin zu Meditationstechniken.

■ **Der unproduktive Selbstbetrug beim Multi-Tasking**

Mehrere Dinge mit hohen geistigen Anforderungen parallel verfolgen – Multi-Tasking genannt, kann über zusätzlichen Stress auch zusätzliche freie Radikale auf den Plan rufen – und damit krank machen. Aus den Erkenntnissen der Hirnforschung weiß man heute zudem, dass richtiges Multi-Tasking gar nicht möglich ist, da unsere Aufmerksamkeit der Flaschenhals ist: Die zuständigen Nervenzellen können nur eine Entscheidung treffen, wir können nur schnell zwischen mehreren Aufgaben wechseln. Das kann aber die Ergebnisqualität beeinträchtigen: Wissenschaftliche Experimente haben erwiesen: Wer sequenziell arbeitet, bringt qualitativ bessere Ergebnisse, während erzwungenes Multitasking die Ergebnisse deutlich verschlechtert. Konzentration auf ein Vorhaben oder Verfahren ist nicht nur im Ergebnis produktiver, sondern bedeutet auch weniger Stress. Stress umfasst:

- „Techniken" der Selbstoptimierung, mit denen Menschen im selbst aufgestellten Hamsterrad sich selbst und damit auch ihr (familiäres) Umfeld unter Druck setzen: Häufige Quelle für Spannungen in der Partnerschaft wie bei Bettina und Franz.
- Starker beruflicher Stress mit permanenter Selbstausbeutung, um „Höchstleistungen" zu erbringen. Warum wollen viele Menschen immer mehr arbeiten und lassen sich mit immer neuen Ködern und individuellem Coaching zu Höchstleistungen bis zur Erschöpfung verführen? Für diese Zeitgenossen ist der Grad zwischen Selbstverwirklichung und Selbstausbeutung so schmal, dass sie in Gefahr sind, nach beiden Seiten gleichzeitig herunter zu fallen. Sie nehmen hin, dass die Latte immer höher gelegt wird, weil sich die Welt angeblich immer schneller dreht. Dabei sind sie sich nicht bewusst, dass sie einen Arbeitsschutz für die Seele brauchen. Wann haben sie den Mut zum „Nein!"?
- Der Stress des adrenalintreibenden Autofahrens im Berufsverkehr, vor allem bei Fernpendlern. Selbst der nicht als autofeindlich verdächtige ADAC beschwört Autofahren als eine der schwersten körperlichen Belastungen, denen sich Menschen aussetzen können.

Wenn es Ihnen reicht, können Sie es machen wie ein Bankdirektor, der seinen Job hin schmiss, sich einen Bauernhof kaufte, Schafe züchtete, künstlerische Objekte erstellte.

- **Positives Denken zwischen Geist und Genen**

Können die Gene positives Denken verhindern und zur latenten Unruhe treiben? Kann umgekehrt der Geist die Gene an- und abschalten, gewissermaßen wie eine Lichtquelle? Kann man durch transzendentale Meditation z. B. den Blutdruck senken? Ist das Nervensystem autonom oder kann der Mensch es beeinflussen? Kann er zudem nicht nur körperliche Phänomene beeinflussen und sein Immunsystem stärken, sondern darüber hinaus auf der seelischen Ebene Burnout-Symptome, depressive Zustände, Schlafstörungen und Angst lindern? Dazu suchen Forscher der Harvard Medical School, aufbauend auf einer aktuellen Studie des benachbarten Massachusetts General Hospital, Antworten: Können Menschen durch Meditation Botenstoffe aktivieren und damit die Ausschüttung von „Glückshormonen" wie Melatonin steigern? Das würde weiterhin dazu führen, so die Forscher, dass die Abschreibung des genetischen Codes geringer ausfiele und die lebensverlängernden Zellteilungen tragenden DNA-Bereiche mit ihren Telomeren gewissermaßen verlängert würden. Das wäre der Schlüssel zur autonomen Stärkung der eigenen Persönlichkeit. Die Möglichkeiten sind noch nicht voll erforscht, aber der Weg gilt als gangbar.

- **In-sich-Ruhen: Kraftquell für positives Denken**

Wer in sich ruht, baut sich einen Kraftquell auf wie eine heiße unterirdische Quelle im vulkanreichen Island. Diese schießt periodisch nach oben und wird als Geysir sichtbar: Das gestärkte positive Denken mit dem In-sich-Ruhen in einem perpetuum mobile.

14.4 Die 6 Erfolgsfaktoren von positivem Denken

> „Wenn wir selbst begeistert sind, können wir auch andere begeistern."(Oskar Lafontaine)

Wir starten mit „Denken prägt Leben", springen in das individuelle berufliche Umfeld, hinterfragen die Rahmenbedingungen der Arbeitsplatzumwelt nach den Prinzipien des BGM). Einfache Unterscheidung zum individuellen und betrieblichen Umfeld: Im ersteren Fall könnten es Kollegen sein, die Sie nerven, im zweiten Fall der Chef und das Umfeld, das er zu verantworten hat und alle Mitarbeiter tangiert.

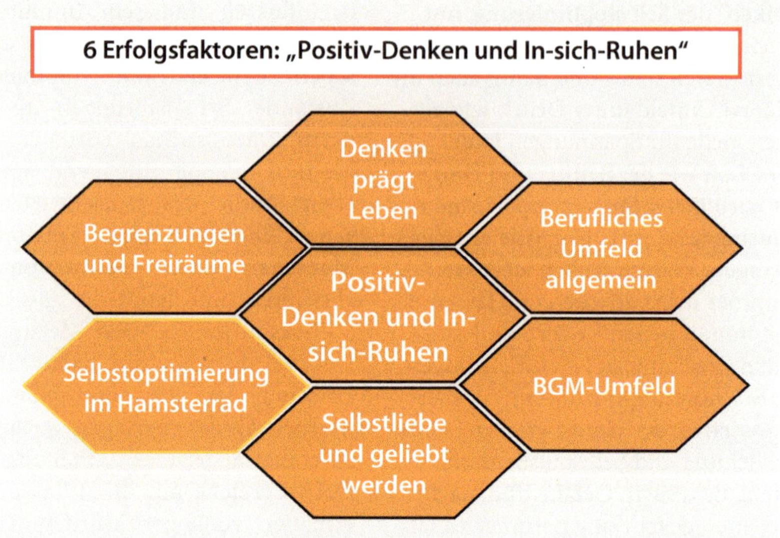

◨ **Abb. 14.1**   Das EF-Waben-Szenario Positiv-Denken

Dann kommen wir wieder zurück ins Grundsätzliche mit einer Betrachtung über Selbstliebe und geliebt werden, verharren bei Hamsterrad-Betrachtungen und schlagen die Brücke zu individuellen Begrenzungen und Freiräumen. Mit einer positiven Einschätzung dieser sechs EF könnten wir uns Menschen im seelischen Gleichgewicht vorstellen (◨ Abb. 14.1).

„Alles-hängt-mit-allem-zusammen" gilt für das Verhältnis der Bausteine und bei diesem Baustein der EF untereinander, die über die Mechanismen, wie sie die Gehirnforschung aufzeigt, in besonderem Maße miteinander verknüpft sind. Auch wenn wir die Analyse nachfolgend auf EF konzentrieren, ist der Zusammenhang doch zu beachten.

Bitte, überlegen Sie sich, was Ihr berufliches und privates Leben ausmacht und wie sich gefühlte Belastungsfaktoren und Freuden verteilen. Baut sich bei Ihnen mehr Stress im Berufsumfeld auf und Sie schleppen es mit in Ihr Privatleben hinein? Oder ist es umgekehrt: Privater Stress lähmt Sie im Beruf? Das untersuchen wir unter unterschiedlichen Aspekten in den Bausteinen Partnerschaft (► Kap. 15), Freundschafts- und Sozialkontakte (► Kap. 16) und erfüllende Erotik (► Kap. 17).

14.5 Positiv-Denken-EF 4.1: Denken prägt Leben

» „Ob du denkst, dass du es kannst oder nicht kannst, in beiden Fällen wirst du vermutlich Recht behalten." (Henri Ford)

Hierzu können wir auf die einführenden Betrachtungen im ► Abschn. 14.1 verweisen. Wir wissen heute durch viele Untersuchungen, dass wir die Chance haben, Nutznießer der vorprogrammierten Prägung und gedanklichen Vorwegnahme des möglichen Erfolgs zu werden – und das Gegenteil: In beiden Fällen können wir der Akteur einer „self fulfilling prophecy" werden. Deshalb lohnt es sich, an seinem eigenen Bewusstsein zu arbeiten, wie es augenscheinlich erfolgreich Boris Becker praktizierte: „Bevor ich aufs Spielfeld gehe, habe ich den Sieg schon zwanzigmal vorher in meinem Kopf durcherlebt." Drei Finalsiege in Wimbledon scheinen ihm recht zu geben.

- **Tipps für die Freischaltung Ihres positiven Bewusstseins**
  - Vergegenwärtigen Sie sich den Grundsatz: Das Glas ist immer halb voll, niemals halb leer!
  - Wenn Sie denken, Sie würden etwas erreichen, erreichen Sie es auch. Wenn Sie denken, das schaffen Sie nicht, erreichen Sie es auch nicht.

14.6 Positiv-Denken-EF 4.2: Individuelles berufliches Umfeld

» „Ihr Unternehmen braucht in der Niedrigzinsphase eine Stoffwechselkur für ihr Geschäftsmodell – Manager persönlich brauchen vielleicht eine Stoffwechselkur für Ihren Körper."

- **Man wirkt füreinander wie ein psychologischer Resonanzkörper**

Das soziologische Umfeld in Ihrem Arbeitsleben ist ein sehr wichtiges Spielfeld Ihres positiven Denkens, ob Sie es nun aus der Perspektive des „Chefs" oder des Mitarbeiters erleben und gestalten können. Schließlich verbringen Sie dort den überwiegenden Teil Ihrer wachen Tageszeit.

Der Chef, der in den Betrieb geht und sich auf seine Mitarbeiter und seine Kunden freut, geht mit der inneren Vorstellung, dass er freundlichen Menschen begegnen wird. Entsprechend wird er sich verhalten und löst wiederum genau das auch bei anderen aus. Sie kennen alle das Sprichwort: „Wie du in den Wald hineinrufst, so schallt es heraus."

- **80 % der Lehrer steigen früher aus**

Der Trend zur Frühpensionierung hat sich verdoppelt: Während vor einem Jahrzehnt noch etwa 42 % der Lehrer ihre vorgesehene Altersgrenze erreichten, waren es 2017 nur noch 20 % – 80 % schieden vorzeitig aus dem Dienst. Als Hauptgrund sieht der Berufsverband GEW (Gewerkschaft Erziehung und Wissenschaft)

die zunehmenden Belastungen insbesondere durch administrative und von Eltern induzierte Aufgaben, die Lehrer mit zunehmendem Alter immer weniger verkraften.

Diese Situation wird zwar etwas dadurch gemildert, dass der weibliche Anteil der Frühabgänger zum Teil in Teilzeitarbeit größer ist als die männlichen Frühpensionisten. Aber wenn die Alternative für die Mehrzahl lautet: Kämpfe dich durch bis zum Pensionszeitpunkt oder scheide vorher mit Burnout aus, ist das ein Alarmsignal.

- **Flucht aus ungeliebten Berufen**

Viele Menschen arbeiten nicht in ihren Traumberufen. Das wollen wir nicht an einzelnen Berufen festmachen, sondern an Situationen und Sachzwängen wie Schicht- und Nachtarbeit, Arbeiten im Akkord oder einfach in Berufen, für die man keine Neigung, damit verbunden auch nur eine mittlere Fertigkeit hat. Der Sicherung des Lebensstandes zuliebe schluckt man vieles – aber sich als 40er schon nach dem beruflichen Ende durch vorzeitigen Renteneintritt zu sehnen führt zwangsläufig zum Phänomen der inneren Kündigung. Das bezieht sich nicht primär auf einen konkreten Betrieb, sondern auf die berufliche Situation als solche. Wer morgens schon in den Beruf starten muss, kann ein gewaltiges Stresspotenzial aufbauen, das zu stressbedingten Erkrankungen führen kann, weil die Brigaden von dadurch induzierten freien Radikalen nicht beherrschbar sind und der Telomeren die Lebensdauer verkürzen.

- **Kontroverse Wechselwirkungen beruflich und privat**

Aus Ihrer Mitarbeiter-Perspektive stellt sich die Frage nach den Wechselwirkungen: Bringen Sie privaten Stress in Ihren Betrieb ein, könnten Sie vielleicht aufatmend Ihr berufliches Umfeld genießen. Wenn Sie umgekehrt es täglich bedauern, aus Ihrem harmonischen privaten Kraftfeld in den Betrieb gehen zu müssen, in dem Sie sich nicht wohl fühlen, kommen Sie vielleicht mit einer Anfangsmuffeligkeit hinein und laden sich weiter auf – bis Sie auf dem erlösenden Heimweg wieder beginnen, in sich zu ruhen. Das wechselseitige Ausmaß der Zufriedenheit mit dem beruflichen Umfeld, der Mitarbeiter vom Chef bis zum Azubi ist deshalb enorm wichtig, weil man rund ein Drittel (incl. Pendelzeiten) darin verbringt, dann kommt ein Drittel Schlaf, und mehr als ein privates Drittel bleibt kaum übrig.

■ **Anregungen zum positiven Denken und In-sich-Ruhen**

Bitte, hinterfragen Sie Ihre gefühlte Einstellung zu Ihrem Beruf, Ihren Kollegen, Ihrem Arbeitgeber, dem Arbeitsumfeld und sonstigen Rahmenbedingungen.

  ▬ Freuen Sie sich auf Ihre Arbeit und die Zusammenarbeit mit Kollegen?
  ▬ Oder sehen Sie sich eher so, als müssten Sie schwere Steine schleppen?
  ▬ Oder nehmen Sie es hin, schon eher innerlich gekündigt?
  ▬ Kommt zum Arbeitsplatzstress noch Pendlerstress hinzu?

Ich selbst freue mich täglich auf mein Berufsumfeld, auf das Gefühl, mich in meinen beruflichen Beziehungen wohlzufühlen.

14.7 Positiv-Denken-EF 4.3: BGM-Umfeld

» „Wenn ich zur Arbeit komme, fange ich an zu tanzen." (Renzo Piano, 81 Jahre, italienischer Star-Architekt)

Die soziologische Situation im Berufsalltag wird ergänzt durch die Rahmenbedingungen, die Arbeitgeber – das können neben Wirtschaftsunternehmen auch Kommunen, Verwaltungen, Vereine und Selbsthilfe- und – Verwaltungseinrichtungen vielfältiger sein – am Arbeitsplatz bieten. Empfinden sie diese als positiv, ist Ihre Chance, gesund zu bleiben, groß. Empfinden Sie diese hingegen als negativ, ist das ein starkes Zeichen dafür, dass es im BGM Schieflagen gibt, die Ihre Gesundheit gefährden können.

■ **„BGM" will mehr als „BGF": Teil eines präventologischen Lebensstils sein**

Das Thema „Betriebliches Gesundheits-Management" ist von vielen Arbeitgebern bisher kaum erschlossen. Dabei passt es wunderbar zur präventologischen Zielrichtung dieses Buches, übertragen auf das Arbeitsumfeld: Der präventologische Lebensstil von Arbeitgebern ist darauf ausgerichtet, gesundheitsbelastende Situationen für Mitarbeitern gar nicht erst entstehen zu lassen und sie im Sinne einer kollektiven Körperinstandhaltungsplanung zu antizipieren und nach Möglichkeit auszuschalten. Hingegen beschränkt sich BGF, nämlich „Betriebliche Gesundheits-Förderung" primär darauf, gesundheitsbelastende Missstande zu identifizieren und abzustellen sowie gesetzliche Auflagen – Beispiel: Wiedereingliederungsmaßnahmen von Langzeiterkrankten – zu erfüllen. Da BGF nicht kompatibel ist mit einem präventologischen Handlungsansatz, gehen wir darauf nicht weiter ein.

■ **Indiz für BGM-Schieflagen: Hohe und steigende Krankheitsquoten**

Nach Regierungsangaben zu einer parlamentarischen Anfrage stieg die Zahl der Krankheitstage in Deutschland von 350 Mio. im Jahr 2008 (entspricht etwa neun Krankheitstage pro Arbeitnehmer) auf 560 Mio. im Jahr 2016 (14 Tage pro Arbeitnehmer). Das kann man als ein Indiz betrachten, dass sich durch gestiegene Anforderungen an die Arbeitnehmer deren gesundheitliche Belastungen erhöht haben, natürlich auch gemischt mit Erkrankungen im Bereich der Privatsphäre. Der Beitrag von Arbeitgebern zur Prävention kann sich von umfassenden Informationen bis hin zur Schaffung von präventologisch wirksamen Arbeitsbedingungen und Coaching-Maßnahmen reichen.

- **Praktische Tipps zum Thema BGM**
- Sie sind Arbeitnehmer: Versuchen Sie bei Ihrem Arbeitgeber darauf hinzuwirken, dass ein präventologisch geeignetes BGM-Umfeld gestaltet und durch eine kompetente Stelle (z. B. TÜV) nach der DIN SPEC 91020 zertifiziert wird.
- Sie sind frischer Einsteiger in einem Unternehmen: Sie haben die Möglichkeit, sich einen BGM-kompatiblen Arbeitgeber auszuwählen.
- Sie sind Arbeitgeber, sei es als Inhaber oder verantwortlicher Manager: Lassen Sie Ihr Unternehmen/Ihre Organisation gemäß DIN SPEC 91020 zertifizieren, denn es zahlt sich für Sie aus: Stärkung im Personal-Branding um qualifizierte Arbeitnehmer, bereits mittelfristig wirksame Verringerung von krankheitsbedingten Ausfällen, Stärkung des Nachhaltigkeitsimage Ihres Unternehmens/ Ihrer Organisation im Verkehr mit Kunden, Lieferanten und der unternehmensrelevanten Öffentlichkeit.

Quelle: Kaminiski, Martin: Betriebliches Gesundheitsmanagement für die Praxis, ISBN 3658012730, 9783658012731, Springer Fachmedien Wiesbaden, 2013.

14.8 Positiv-Denken-EF 4.4: Selbstliebe und geliebt werden

» „Finde dich gut, sonst findet dich keiner."
(Paula Lambert)

- **Sigismund und Isidora: Zwei unterschiedliche Typen**

Sigismund ist ein begnadeter Mensch mit der angeborenen Fähigkeit, positiv zu denken. Er tut sich leicht damit, das erst zu einem Drittel gefüllte Glas bereits fast voll zu sehen und freut sich, wenn es sich weiter füllt. Er behält Schönes und Erfreuliches über Jahrzehnte, vergisst hingegen Unerfreuliches und ihn Belastendes. Mit ausgeprägtem Selbstbewusstsein verfügt er auch über eine gute Basis für Eigenliebe. Da er sich selbst liebt, nicht nur sein morgendliches Konterfei im Spiegel, sondern auch seinen eigenen Charakter, ist er auch innerlich bereit, als Gutmensch zu wirken nach dem Motto: Er ist auf die Welt gekommen, dass es durch ihn heller wird, heller für seine Mitmenschen in deren Rollen, das Leben zu gestalten. Da er sich selbst liebt, hat er auch gute Chancen, von seinen Mitmenschen geliebt zu werden: Ihm strahlt positives Denken aus dem Knopfloch und auf andere aus.

Seine Partnerin Isidora ist hingegen mental eher umgekehrt gestrickt und neigt schon zum Mäkeln, wenn das Glas „nur" zu 80 % gefüllt ist. Auch unangenehme Ereignisse bleiben in ihrem Gedächtnis sozusagen im Arbeitsspeicher haften, sodass sie oft darüber redet. Das veranlasst Sigismund manchmal zu der Frage, warum sie das nicht verdrängen und darauf verzichte, sich selbst fertig zu machen. Isidora entgegnet, das könne sie nicht, denn solche unangenehmen Dinge würden sie besonders nachhaltig beschäftigen. Ob sie, Isidora, sich nicht selbst zum positiven Denken programmieren könne, wollte er wissen. Isidora wollte guten Willen zeigen, um so die gemeinsame Beziehung mit Sigismund zu befruchten: „Du kennst doch Waldemar? Er ist Gesprächstherapeut. Ich könnte versuchen, mit ihm mal einen Termin zu machen." Sigismund stimmte freudig zu.

- **Kann man mit der Methode „Positiv-Denken" Isidora befähigen …**

… durch konstante Beeinflussung ihres bewussten Denkens in ihren Gedanken eine dauerhaft konstruktive und optimistische Grundhaltung und infolgedessen eine höhere Zufriedenheit und Lebensqualität zu erzielen, so die Eingangsfrage von Sigismund? Sie zu der Überzeugung bringen, dass Dinge, die sie für „wahr" hält, die Tendenz haben, sich in ihrem Leben zu verwirklichen? Könnten ihr dabei auch Ergebnisse der Hirnforschung helfen, wonach gewohnheitsmäßige Denkmuster und langfristig Auswirkungen auf ihre Gehirnaktivität haben könnten. Das würde ja auch für Suggestion und Autosuggestion (zum Beispiel in der Schmerztherapie) genutzt.

Könnte Isidora positives Denken als eine Methode nutzen, um falsche oder nicht vorhandene durch Denken erschaffene negative Wirklichkeit und ihre Auswirkungen abzubauen? Dann winkte ihr Heilung (und Heil) als Lebenshilfe, die ihr neben Gesundheit und Glück auch höheren Fähigkeiten zum wirtschaftlichen Erfolg verheißen würde.

„Ich hätte euch diese Fragen vor einem Jahrzehnt vermutlich mit einem eindeutigen ja auf der Basis des von 11 Wissenschaftlern vorgelegten „Manifests der Hirnforschung" beantwortet". Die damals herrschende Meinung: Vieles ist programmierbar.

Ist das Bemühen von Isidora um Positives Denken deshalb weitgehend wirkungslos, da sie zu den Menschen gehören könnte, die nach dem deutschen Psychotherapeuten Günter Scheich als labile und depressive Typen anzusehen sind und damit einen Realitätsverlust erleiden können, weil ihren Schwächen zuliebe kritische Fragen vermieden werden? Das ist nicht das Bestreben von Isidora: Sie schaut nach vorn, will sich am Erfolg orientieren und sich nicht mit Gedanken eines möglichen Misserfolges martern. Damit beugt sie auch subtilen Schuldgefühlen vor. Sie meint: Nur der Blick nach vorn fördert ihr Wohlbefinden.

- **Praktische Tipps für Positiv-Denken in Ihrem beruflichen Umfeld**
  - Überlegen Sie bitte, was Sie grundsätzlich bei sich an für Dritte attraktiven Eigenschaften entdecken.
  - Versuchen Sie, viel Bewundernswertes an Menschen zu entdecken, die für Sie wichtig sind, und spiegeln Sie es ihnen reichlich wieder.

14.9 Positiv-Denken-EF 4.5: Mit Selbstoptimierung umgehen

» „DU bist der wichtigste Mensch in Deinem Leben! Wer sich selbst nicht liebt, hat auch geringe Chancen, von anderen geliebt zu werden." (Nina Offizier, Heilpraktikerin in Brühl)

Viele Menschen befinden sich nicht nur im fremdbestimmten Hamsterrad, sondern setzen sich über vermeintliche Erfolgszwänge selbst unter Druck und über Optimierungsstreben auch ihr Umfeld incl. Familie.

- **Eine erfolgreiche Frau klappt zusammen, der Körper zieht die Notbremse**

„Ich war 15 Jahre um die Welt gereist, hatte gearbeitet, geredet, geschrieben, akquiriert, repräsentiert, bis der Arzt kam. …Ich habe keine Grenzen gesetzt, mir selbst nicht und auch nicht meiner Umwelt, die zuweilen viel verlangt, mich ausgesaugt hat wie ein Blutegel seinen Wirt."

*Meckel, Miriam: „Brief an mein Leben. Erfahrungen mit einem Burnout." (im Klappentext ihres Buches), ISBN 978-3-498-04516-6

- **„Selbstoptimierungstrieb" kann die Fähigkeit ersticken, in sich zu ruhen**

Alex hatte nach seinem Bachelor-Abschluss in einer sozialwissenschaftlichen Disziplin beruflich schnell Fuß gefasst und arbeitete im Marketing eines renommierten Konsumgüter-Herstellers. Nach wenigen Jahren hatte er eine mittlere Führungsposition errungen, auch privat schien ihm die Sonne zu lächeln: Mit Bettina, eine Berufskollegin, hatte er eine attraktive Frau gefunden, bald hatten sie ein Zwillingspaar, Junge und Mädchen. Beide Partner teilten sich Elternteilzeit, Bettina setzte noch ein weiteres Jahr beruflich aus, sie fanden dann eine Tagesmutter, eine akzeptable Kita, die Zwillinge waren schon in der Grundschule. Alles nur Sonnenschein?

Alex war bemüht, sich in jeder Beziehung fit zu halten, Vollwerternährung, Bewegung, wozu er auch zunehmend Apps nutzte. Für die Kinder hatte er ein detailliertes Entwicklungsprogramm organisiert: Neben der Schule sprachlicher Zusatzunterricht, Training in einer Sportart, Musikunterricht. Bettina zog scheinbar mit, aber ging nach und nach auf Distanz zu der, wie sie es nannte, totalen Optimiererei. Sie entschloss sich eines Tages, Alex ins Gebet zu nehmen und mit ihm das Optimierungs-Hamsterrad zu diskutieren, das mit der Steuerung durch Alex nicht nur sein berufliches und sportliches Umfeld prägte, sondern alle Familienmitglieder wie in einem gemeinsamen Spannungsfeld durchzog. Für diese Diskussion hatte sie sich ein Wochenende ausgesucht, an dem die Kinder in einer einwöchigen Ferienfreizeit weilten.

Bettina hatte sich gut vorbereitet und sich dabei auch an einem neu erschienen Werk des bekannten in Korea geborenen und in Berlin Lehrenden Philosophen Bjung-Chul Han (Psychopolitik – Neoliberalismus und die neuen Machttechniken, …) orientiert. „Merkst du, dass du keinen kapitalistischen Ausbeuter brauchst, weil du dich mit großer Begeisterung und Perfektion selbst ausbeutest?" hub sie an. „Du kommst mir vor wie dein eigenes Unternehmen Alex, dessen ausbeutender Arbeiter du bist, als wenn du als Mensch dein eigener Wolf wärst. Da bist du Herr und Knecht in einer Person, die klassenkämpferisch einen inneren Kampf mit sich selbst führt. Der neoliberale Trieb deiner Selbstoptimierung dient primär deinem perfekten Funktionieren im System. Wo bleibt da dein Kraftzentrum der eigenen Werte, wenn man als gläserner Mensch mit X Apps zunehmend hohl wird? Merkst du nicht, dass du dabei bist, in diesen Optimierungswahn auch unser Liebesleben einzubeziehen? Das betrifft nicht nur deine Person, sondern bezieht uns alle vier mit ein. Da ich fürchte, dass sich das auf die Entwicklung der Kinder und ihren Spieltrieb

negativ auswirken kann, müssen wir hier zu einer neuen Lösung kommen".

Alex fiel aus allen Wolken. Wie sie, Bettina, sich das vorstelle? Bettina murmelte „Entschleunigung", wie sie auch bei Miriam Meckel gelesen habe. Konkreter: „Wir müssen eine neue gemeinsame Lebensform finden, bei der du und damit wir alle nicht mehr Puppen sind, die von unbekannten Gewalten an unsichtbaren Drähten gezogen werden, und wir müssen uns auch etwas an Philosophien wie dem Zen-Buddhismus orientieren." Lassen wir mal offen, wie Bettina mit ihrem Alex die Kurve zu neuer Selbstbestimmung bekam.

- **Praktische Tipps zur Gestaltung der Selbstoptimierung**
- Überlegen Sie, ob Sie ein „Leistungsdruck" nach Feierabend erst gar nicht aus dem Hamsterrad herauskommen lässt. Statt eines verbissenen Tennismatches lieber lockere Bälle schlagen, bei denen die Seele baumeln kann?
- Neigen Sie dazu, Angehörige mit unter Freizeit-Leistungsdruck zu setzen? Schallt dann Stressgefühl zurück, und man flüchtet kollektiv vor die Glotze?

14.10 Positiv-Denken-EF 4.6: Begrenzungen und Freiräume

» „Es ist nicht wichtig, auf die Begrenzungen zu achten, sondern auf das Nutzen der Freiräume und Chancen." (Karl Pilsl)

- **Ein mögliches Szenario für Freiräume und Chancen!**

„Es geht nicht!" „Ich kann nicht!" Wer so denkt, setzt sich selbst Grenzen und kann Wesentliches von der Hummel lernen. Die Hummel hat 0,7 Quadratzentimeter Flügelfläche und 1,2 g Gewicht. Nach den Gesetzen der Aerodynamik ist es unmöglich, bei diesem Verhältnis zu fliegen. Zum Glück weiß die Hummel das nicht – sie fliegt einfach!

Wer bei seinem Plan für mehr Wohlbefinden über Ernährung und Bewegung auch positive Gedanken, Überzeugungen und Verhaltensweisen mit einbezieht, kann sein Leben um viele gesunde, aktive und glückliche Jahre verlängern. Es ist wichtig, sich darüber im Klaren zu sein, wo man sich Grenzen zieht und von Dritten Grenzen gesetzt bekommt.

■ **Tipps zur Freiraum-Gewinnung**
– Vielleicht brauchen Sie eine Abschaltphase: Statt sich nach Heimkehr in einen Sessel zu hauen und zum Bier was zu knabbern (wonach man sich kaum noch zu Sport oder kreativer oder kommunikativer Betätigung aufraffen kann), sich z. B. aufs Rad schwingen und mit selbst gesteuertem autogenem Training im Sattel Abstand gewinnen.
– Berufssorgen, Probleme nicht in den Feierabend mitnehmen.

– Abschalten und Hobbys pflegen. Das gilt auch für Singles.
– Leben Sie mit einer Partnerin/Familie zusammen, haben diese Anspruch auf einen ausgewogenen Partner. Können Sie sich danach organisieren?

14.11 „Positiv-Denken" auf einen Blick

» „Habe Mut, dich deines Verstandes zu bedienen." (Immanuel Kant)

■ **Zusammenfassung im Sternprofil „Positiv-Denken" zur globalen Standortbestimmung**
Wieder laden wir Sie zu einer ersten Standortbestimmung ein (◨ Abb. 14.2).

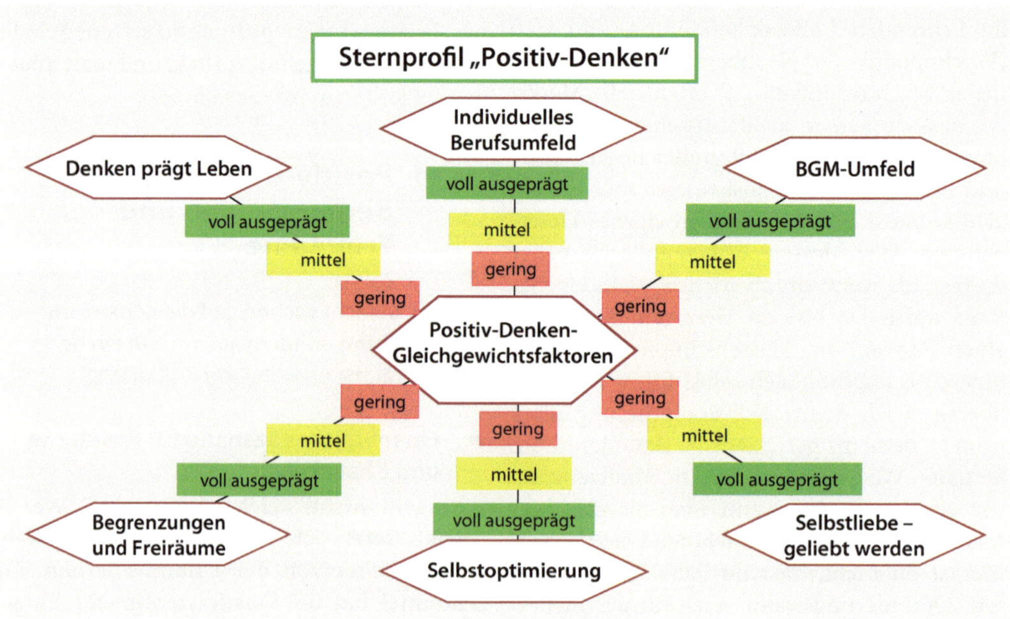

◨ **Abb. 14.2** Sternprofil „Positiv-Denken" zur globalen Standortbestimmung

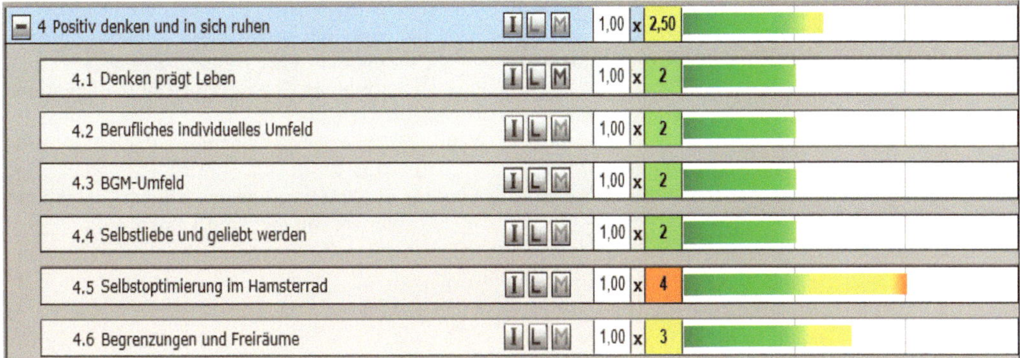

◘ Abb. 14.3   Scorecard-Modell Positiv-Denken

- **Friedrichs Zusammenfassung in der „Positiv-Denken-Scorecard" (◘ Abb. 14.3)**

Friedrich hat sich folgendermaßen eingeschätzt:

- Sein Selbstbewusstsein ist stark, er glaubt an sich, lässt sich wenig erschüttern, findet sich als Typ (Selbstliebe) gut.
- In seinen „dienstlichen" Umfeldern spürt er Wertschätzung und sieht sich gut verankert.
- Auch mit Ihrem BGM-Umfeld, das Sie vielleicht mitgestalten haben Sie Glück.
- Bei seinem Selbstoptimierungsstreben könnte er manchmal über das Ziel hinaus schießen, vor allem, wenn er Dritte (Ehefrau und Kinder) einbeziehen will.
- Selbstoptimierungen gehen Sie bisher erfolgreich aus dem Wege.
- Begrenzungen spürt er, Freiräume nutzen scheint ihm nicht leicht zu fallen.

Für die Entwicklung von Maßnahmen braucht er einen Coach.

- **Praktischer Tipp: „Gefühlstagebuch" kann hilfreich sein**

Wenn Sie sich schwer tun, sich sozusagen zu positivem Denken aufzuschwingen, kann Ihnen ein Gefühlstagebuch helfen, in dem Sie notieren, was sie bewegt, erfreut, geärgert hat. Mit der Dokumentation kann man negativen Gedankenballast abladen, erfahrungsgemäß bleibt dann das Positive besser haften. Und hier schließt sich der Kreis „Zum-in-sich-Ruhen": Sie haben eine Chance, besser zu schlafen.

Weiterführende Literatur

Benölken H, Pauli-Hensel H (2014) Positiv denken. Hamburg im Blick

Brand M, Ion F, Wittig S Handbuch der Persönlichkeitsanalyse. ISBN 978-3-86936-634-0

Bürgel I Positives denken lernen üben. Die 100 besten Ideen, wie Sie mit gutem Gewissen öfter an sich selbst denken und glücklich sind. ISBN 978-3-981988

Burrier T Neue Wege – Nutze Deine Möglichkeiten. ISBN 3-930-625-47

Ganthen, Carnegie, Dale: Sorge Dich nicht – lebe! ISBN 978-3596190560

Ganten D, Niehaus J Die Gesundheitsformel. ISBN 978-3-8135-0648-8

Illies F Generation Golf 3 596 150655

Internet: ► www.psychotherapie-scheich.de. Behandlungskonzept

Kaminiski M Betriebliches Gesundheitsmanagement für die Praxis. Gabler

Lambert P Finde dich gut, sonst findet dich keiner. ISBN 978-3-453-60381-3

Lindemann H Anti-Stress-Programm. ISBN 3-570-01266-2

Maslow AH Motivation und Persönlichkeit. ISBN 3-499-17395-6

Meckel M Brief an mein Leben. Erfahrungen mit einem Burnout. ISBN 978-3-498-0416-6

Murphy J Die Macht des positiven Denkens. ISBN 978-3720540292

Pilsl K Neue Perspektiven für Ihre Zukunft. ISBN 978-3-935760-32-4

Reiter R, Robinson J Melatonin 978-426-268-827

Rosa KR Das ist Autogenes Training. ISBN 3-463-00563-8

Scheich G (2001) Positives Denken macht krank. Vom Schwindel mit gefährlichen Erfolgsversprechen. Eichbornverlag. EAN:978-3821-839-042

Vester F Phänomen Stress. Deutsche Verlags Anstalt. ISBN 3-421-02683-1

Wehrle M Ich arbeite in einem Irrenhaus. ISBN 978-3-430-20133-0

Wormser EJ (2015) Autogenes Training – Abschalten, Entspannen, Regenerieren. Lingen, Köln

14

Baustein 5: In erfüllender Partnerschaft leben

© Springer-Verlag GmbH Deutschland, ein Teil von Springer Nature 2019
H. Benölken, *FIT für gute 120 Jahre*, https://doi.org/10.1007/978-3-662-58927-4_15

Inwieweit trägt eine erfüllende Partnerschaft zur Förderung des seelischen Wohlbefindens mit Ausstrahlung auf das körperliche und soziale Wohlbefinden bei? Umgekehrt: Inwieweit kann eine schwierige Partnerschaft mit der Folge von Stress die Gesundheit gefährden?

15.1 Glückshormone durch erfüllende Partnerschaft

» „Oh, dass sie ewig grünen bliebe, die schöne Zeit der jungen Liebe" (aus: Friedrich Schiller: Die Glocke)

In die Diskussion des seelischen Wohlbefindens sind wir über positives Denken eingestiegen und haben das auch als eine wesentliche Basis für die weiteren Bausteine definiert. Nun wollen wir beleuchten, wie eine erfüllende Partnerschaft hilft, Glück und Zufriedenheit zu empfinden und damit auch dem Körper zu zusätzlichen Antioxydantien zu verhelfe. Durch die Freisetzung von Glückshormonen wird der Blutkreislauf in Schwung gebracht und zugleich das körpereigene Immunsystem stabilisiert. Umgekehrt setzen Konflikte in einer Beziehung Stresshormone frei, lassen freie Radikale wuchern und können die Lebenserwartung verkürzen. Die Telomere registrieren über die chemischen Signale alles.

Ob mit oder ohne Trauschein – Liebe ist mehr als primäre Erotik und sexuelle Erfüllung. Denn flaut die „stürmische Lust" des anfänglichen Verliebtsein erst einmal ab, gilt Friedrich Schillers obiger Satz. Dazu ist es wichtig, viele Gemeinsamkeiten zu entdecken, die die Partner vielleicht im erotischen Überschwung der jungen Liebe als grundsätzlich vorhanden annehmen, aber noch nicht als so wichtig ausgelotet haben. Wenn sich die beiden die Mühe nicht machen, geraten sie sonst in die Gefahr, die aktuellen Zahlen anzureichern, wonach im vergangenen Jahrzehnt jede zweite Ehe geschieden wurde. Ebenso schwer wiegt die nicht vorhandene

Fähigkeit oder der Wille, miteinander zu sprechen. Partnerschaft heißt miteinander reden, Herausforderungen gemeinsam anzugehen, zu akzeptieren und zu meistern. Verhaltensforscher der US-Universität Michigan haben herausgefunden, dass von 100 Paaren stattliche 74 nahezu „sprachlos" sind. Haben Sie das nicht auch schon einmal beobachtet? Wie oft sitzen sich Paare im Restaurant schweigend gegenüber; die ersten gesagten Worte lauten dann am Ende: „Die Rechnung bitte, Herr Ober …!"

Viele Erfahrungs-Berichte zeigen auf, wie erfüllende Partnerschaft neben der Körper-Balance zur Best-Ager-Fitness beitragen kann, was bestehende Partnerschaften einschließlich langjähriger Libido- und Potenzerhaltung stabilisiert. Umgekehrt können Partnerprobleme Ursachen von Libidoverlust und Erkrankungen sein.

15.2 Ähnlichkeiten und Gegensätze in Beziehungen

» „In einem Herzen sich einzig und ohne Ende geliebt zu wissen, ist doch das süßeste Glück dieser Erde" (Adalbert Stifter)

■ Das Kronjuwelenpaar Eleonore und Johannes …

… setzt ein starkes Ausrufezeichen für partnerschaftliche Kontinuität: Mit 75 gemeinsamen Jahren streben sie beide bald die 100 Lebensjahre an und sind ein Symbol dafür, dass gemeinsame Liebe auch gemeinsam jung erhält. Sie leben in der Sauerland-Idylle Bad Fredeburg, was sicherlich auch gute Rahmenbedingungen für ein gutes Körperumfeld bietet. Das Kronjuwelen-Ehepaar bietet damit einen motivierenden Orientierungspunkt für Partnerschaften in einer Zeit, in der etwa ein Drittel aller Ehen geschieden wird und man die restlichen Zusammengebliebenen heute zwei großen Gruppen zuordnet: Das Drittel, das sich im Zusammenleben mehr auf die Bewältigung des Alltags beschränkt und ein Drittel, dass noch intensiv miteinander lebt. Das regt die Diskussion an, Partnerschaften nicht nur zusammenhält, sondern sie auch liebens- und damit lebenswert macht und die Partner jung erhält: *„Alter schützt vor Liebe nicht, aber Liebe vor dem Alter."**

- **Kriterien für eine langfristige Stabilität von Partnerschaften**

Zwischenmenschliche Beziehungen werden durch einen Spannungsbogen von Ähnlichkeiten und Gegensätze der betreffenden Personen überlagert. Das gilt zwar für alle Bausteine im Bereich des seelischen und teilweise auch sozialen Wohlbefindens. Da dieser Spannungsbogen im Rahmen von Partnerschaften ein besonders großes Gewicht hat, möchten wir Ihnen hierzu einen kurzen Überblick geben.

- **„Ähnlichkeitsprinzip": Eineiige Zwillinge gesucht**

Große Übereinstimmungen strebt man an bei den folgenden Persönlichkeitsmerkmalen – Fachsprache „Ähnlichkeitsprinzip" – an.

- Schicksals- und Wachstumserwartungen
  Der schicksalsorientierte Typ sieht den Verlauf einer Beziehung von Beginn an als vom Schicksal abhängig, der wachstumsorientierte Typ dagegen glaubt an die eigene Verantwortung für das Zusammenpassen einer Beziehung.
- Kommunikationsfähigkeit
  Es ist relevant für eine Beziehung, sich über gute Kommunikation dem anderen zuzuwenden, das auch zu zeigen, eigene Gefühle dem Partner gegenüber auszudrücken und ihm zu vermitteln, dass man ihn als Partner schätzt.
- Einfühlungsvermögen
  Hier geht es um mitfühlendes Verstehen, auch „Empathie" genannt: Sich in den anderen einfühlen zu können und ihm Verständnis entgegenzubringen, auch einen Perspektivwechsel aus der Sicht des anderen vorzunehmen.

- Konfliktfähigkeit
  Hier geht es darum, Konflikte konstruktiv zu lösen und so wieder zusammenzufinden, Abwehrverhalten durch aggressive Schuldzuweisung zu vermeiden. Wichtig ist es, zwischen Schuld und Verantwortung unterscheiden zu können.
- Stressverarbeitung
  Stress kann eine Partnerschaft negativ beeinflussen. Wenn beide Partner positiv mit Stress umgehen können, indem sie „positiven" von „negativem" Stress unterscheiden können, ist das schon ein Weg, um Stress abzubauen.

- **„Ergänzungsprinzip": Gegensätze ziehen sich produktiv an**

Für die Harmonie des Zusammenlebens sind auch produktive Unterschiede – Fachsprache: „Ergänzungsprinzip" – bei den nachfolgenden Persönlichkeitsmerkmalen wichtig.

- Nähe – Distanz
  Freiheitswunsch und Bindungssehnsucht, die eigene Persönlichkeit entfalten, Geborgenheit spüren nach individuellen Bedürfnissen. Einige legen großen Wert auf Autonomie, andere wünschen sich eine enge Beziehung zum Partner. Beide sind glücklich, wenn sie die als richtig empfundene Balance finden.
- Autarkie – Versorgung
  Zwei entgegen gesetzte Bedürfnisse: Der Wunsch, sich in einer Beziehung geborgen zu fühlen und versorgt zu werden – und der Wunsch, keiner Versorgung zu bedürfen, autark zu sein. Wenn das Wechseln zwischen diesen beiden Bedürfnissen gut gelingt, ist für das Gelingen einer Partnerschaft positiv.
- Dominanz – Unterordnung
  Die Pole: Auf der einen Seite Menschen, die feste Regeln und Strukturen bevorzugen und Kontrollen ausüben möchten, auf der anderen Seite Menschen mit der Tendenz, ihre eigenen Bedürfnisse eher unterzuordnen, nicht gern „Nein" zu sagen und sich eher zurück zu halten.

Diese Merkmale des Ähnlichkeits- und Ergänzungsprinzips überwölben die Glückskriterien, die wir Ihnen nachfolgend vorstellen.

„Ehepaar steht seit 75 Jahren Seite an Seite" in Westfalenpost, 13.08.2018.

15.3 Glückskriterien für langjährige lebendige Beziehungen

» „Ein Weiser wurde gefragt, welches die wichtigste Stunde sei, die der Mensch erlebt, welches der bedeutendste Mensch, der ihm begegnet, und welches das notwendigste Werk sei. Die Antwort: Die wichtigste Stunde ist die Gegenwart, der bedeutendste Mensch der, der dir gerade gegenübersteht, und das notwendigste Werk ist die Liebe." (Meister Eckhart)

- **Kriterien für eine langfristige Stabilität von Partnerschaften**

Der Idealfall: Liebe, Erotik, gegenseitiges Verständnis und Vertrauen, Respekt sowie Wertschätzung befinden sich im Einklang. Das muss kein bloßer Wunschtraum sein, nur müssen beide an diesem Traum gemeinsam arbeiten und sich tagtäglich einbringen. Der Wille zählt, das Tun wirkt! Es geht darum, welche Kriterien zur langfristigen Stabilität von Partnerschaften beitragen. Partnerschaftsagenturen nutzen primär folgende Kriterien:

- **Lebensstil und Eigenarten:** Das umfasst gegenseitiges Vertrauen, Offenheit und Ehrlichkeit sowie die gegenseitige Toleranz, einander anzunehmen, wie man ist
- **Gemeinsamkeiten bei Freizeit und Hobbys.** Das beginnt mit dem Teilen vieler Interessen, dem Pflegen eines gemeinsamen Freundeskreises, ergänzt durch gemeinsame Wellenlänge, durch ähnliche Ansichten und Wertvorstellungen. Dazu zählt auch, dem anderen

Freiräume zuzugestehen und ihn nicht unnötig einzuengen.

- **Liebe und Erotik:** Wichtig ist hier gegenseitige Liebe und Zuneigung, sodass man sich gegenseitig attraktiv findet und gemeinsam Zärtlichkeiten und Sex genießen kann. In Partnerbeziehungen ist für viele auch gegenseitige Treue sehr wichtig, was zu kuriosen Erwartungshaltungen führen kann: Nehmen wir an, einer der Partner, z. B. sie verliere nach den Wechseljahren die Lust am Sex, während „er" noch keine Abstriche in seiner Libido spürt: Hat sie dann das Recht, sexuelle Treue zu verlangen und von ihm das Führen einer gemeinsamen „Josefsehe" nach biblischem Muster zu fordern?
- *Bereitschaft zum Tragen gemeinsamer Lasten:* Hier lassen sich Themen einordnen wie materielle Dinge gemeinsam regeln und eine finanziell sichere Zukunft aufbauen, sich in guten und schlechten Zeiten gegenseitig zu helfen und gemeinsame Verantwortung für Kinder und Angehörige zu übernehmen.

- **Was vor allem Frauen besonders motiviert**

Sicherlich interessiert es Sie, welche der vorstehenden Glückskriterien Frauen als besonders wichtig einschätzen, da man in Ihnen die primären Managerinnen von Beziehungen sieht. Hierzu können wir über die Ergebnisse einer empirischen Studie berichten, in denen die Prioritätsartikulationen von fast 400 Frauen im mittleren Alter zwischen 40 und 70 Jahren ausgewertet wurden. Das Ergebnis zeigt folgendes Schaubild (◙ Abb. 15.1):

Mit 548 von 1520 Nennungen rangiert die Rubrik „Liebe und Erotik" an der Spitze, knapp vor der Rubrik Lebensstil mit insgesamt 525 Nennungen. Schon mit Abstand folgt mit 414 Nennungen die Rubrik Gemeinsamkeiten bei Freizeit und Hobbys Und weit abgeschlagen mit nur 131 Nennungen die Rubrik Tragen gemeinsamer Lasten.

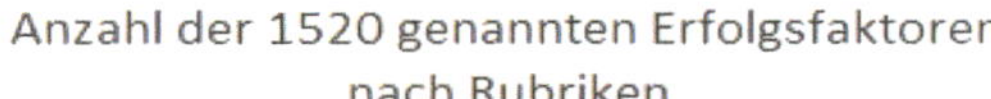

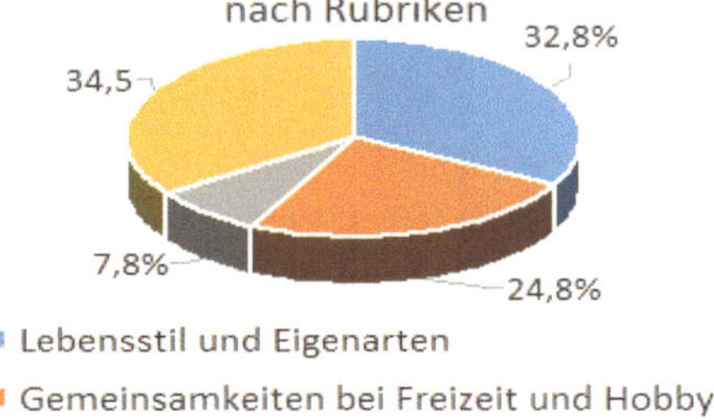

◨ Abb. 15.1   Präferenzen von Frauen für Gemeinsamkeiten

Eine weitere Aufdröselung dieser vier Glückskriterien und ihre Bewertung durch die befragten Damen finden Sie in den folgenden EF-Kapiteln.

■ **Wenn Partner im Matching zusammenkommen: Blind Date, Spontanheirat – Liebe später?**

Sicherlich spielt das Kennenlernen über das Internet heute eine größere Rolle als noch in den 90-er Jahren. Genaue Zahlen sind schwer identifizierbar, da die Erfolgsstorys von Partnerbörsen mit Vorsicht zu werten sind. Über eine interessante Variante berichtete „Hochzeit auf den ersten Blick" in einer Sat.1-Sendung am 16. November 2013 in Anlehnung an eine dänische TV-Show. Ein Paar, das sich vorher nie begegnet war, aber anhand von persönlichen Eigenschaften durch einen Matching-Prozess zusammen kam, heiratete rechtswirksam in der TV-Sendung. Angeblich soll sich die Ehe gut entwickeln.

Hinter diesem Experiment verbirgt sich die Grundsatzfrage, ob Paare langfristig besser zusammenpassen, wenn sie im Vorfeld viele Gemeinsamkeiten abgeklärt haben. Wenn in Blind-Date-geborene Ehen die Liebe noch hinzukommt, so argumentieren die Initiatoren, könnten daraus überdurchschnittlich stabile Paarbeziehungen werden.

■■ **Tipps für gegenseitiges Verstehen und Verständigung**

„Ich bin nicht Du – und ich weiß Dich nicht." Stellen Sie Fragen statt zu wissen, wie der andere denkt oder fühlt. Sie werden überrascht sein, wie oft Ihr Partner etwas ganz anderes gemeint hat, als Sie schon wieder interpretiert haben.

Positives Streiten: Trainieren Sie, das Ziel Ihres Streits nicht zu vergessen. Wenn keine Einigung möglich ist, sollten Sie sich an den weisen Satz der englischen Diplomaten erinnern: „We agree to not agree". Wir einigen uns darauf, uns nicht zu einigen.

Schreiben Sie auf, was Sie an Ihrem Partner schätzen. Aufgabe: Einmal in der Woche eine positive Eigenschaft des anderen herausstellen und sich dafür bedanken.

Vereinbaren Sie eine Stunde pro Woche/Monat für ein „Zwiegespräch" (nach dem Paartherapeut Lukas Möller). Jeder erzählt dem anderen wie er die Zeit seit dem letzten Zwiegespräch erlebt hat, was gut oder weniger gut war, was er sich gewünscht hätte oder was ihn gerade beschäftigt. Der Partner hat die Aufgabe zuzuhören ohne zu unterbrechen. Eine wunderbare Möglichkeit, aus der Sprachlosigkeit herauszukommen und die (unterschiedlichen) Bedürfnisse des Partners, aber auch die eigenen besser kennenzulernen. Mit den folgenden Gesprächsschwerpunkten können Sie Ihre Wochenbeziehungshistorie ausloten:

- Miteinander reden (Gespräche führen)
- Gemeinsame Erlebnisse, Unternehmungen
- Sexualität und Zärtlichkeit
- Sicherheit und Vertrauen

Wenn Sie wissen möchten, wo Sie und Ihr Partner gerade stehen und die Beziehung erleben, so können Sie Folgendes tun: Jeder bewertet für sich auf einer Skala von 1–10 jeden dieser Begriffe. In einer schönen Atmosphäre können Sie sich dann darüber austauschen. In einem zweiten Schritt können Sie gemeinsam überlegen, was jeder tun kann, damit es noch besser werden könnte. So werden auf spielerische Art mögliche Defizite deutlich, über die sich Paare sonst nie austauschen, um die vermeintliche Harmonie nicht zu stören.

■ **Wie fühlt sich das gemeinsame Alter an?**

Paare können über solche Zwiegespräche ihre Chancen steigern, in Harmonie zu leben und „erfüllend" zusammen zu bleiben. Hinzu kommt: Mit den Jahren wird man nach landläufiger Meinung immer weiser, damit auch toleranter. Auch der dauernde Genuss der körperlichen Liebe ist keine Frage des Alters, vielmehr eine Frage der intakten Beziehung. Denn wer den anderen wirklich liebt, liebt ihn mit „Haut und Haaren"! Freuen sie sich auch mit 60, 70 oder 80 plus nach dem Erwachen darauf, sich immer nah zu sein und zu spüren. Mag sein, dass sich mit den Jahren Liebe zunehmend in innige Freundschaft wandelt und der sexuelle Aspekt sich relativiert und sich auf ein Streichel-Duett verlagert. Das ist genauso wertvoll, denn in einer Partnerschaft gilt: Alles kann, nichts muss!

Sie vermissen Ausführungen dazu, was passiert, wenn man zerstritten ist, sich trennt, der Kampf um das gemeinsame Häuschen beginnt etc.: Das sprechen wir hier deshalb nicht an, weil wir die Glückshormone erfüllender Partschaft besingen, nicht das Gegenteil.

■■ **Glückliche Menschen leben länger und sind erfolgreicher**

Da der Mensch eine Einheit von Körper, Seele und Geist ist und die Psyche sich auf den Körper und somit auch auf unsere Gesundheit auswirkt, so lässt sich unser Ziel „FIT für 120 Jahre" mit einer guten Partnerschaft zweifellos leichter erreichen. Es lohnt sich also, den Glückshormonen und der Liebe eine Chance zu geben, Tag für Tag.

So wie jeder Mensch sich weiterentwickelt, ist auch eine Beziehung im ständigen Wandel begriffen, müssen die Bedingungen miteinander immer wieder neu definiert werden. Liebe ist ein Kunstwerk, das von Menschen gestaltet wird. Das Kunstwerk wird umso sicherer gelingen, wenn sich das anfängliche Wollen in das spätere Können verwandelt. Damit schließt sich der Kreis mit unserem erfüllenden Titel: Glückshormone für FIT für 120 Jahre!

Versuchen Sie, die nachfolgenden sechs Kriterienthemen inhaltlich zu ergründen, überlegen Sie zusammen mit Ihrem/r PartnerIn, wo Sie Ihre Schwerpunkte mit dem Kurs „Gemeinsamkeit" setzen wollen.

15.4 6 Erfolgsfaktoren für erfüllende Partnerschaft

» „In Liebesdingen geht jeder seiner Nase nach." (Wilhelm Busch)

In dem obigen Schaubild, was Frauen sich in einer Partnerschaft wünschen, haben wir die ersten vier der folgenden EF schon angesprochen. Hinzu kommen komplementäre und konkurrierende Lebenssituationen und wechselseitige Konfliktfähigkeit (◘ Abb. 15.2).

Nun stellen wir diese sechs EF zur Diskussion, ergänzt um jeweils praktische Tipps für eine nachhaltige Nutzung der EF.

15.5 Partnerschafts-EF 5.1: Lebensstil und Eigenarten

» „In einem Herzen sich einzig und ohne Ende geliebt zu wissen, ist doch das süßeste Glück dieser Erde" (Adalbert Stifter)

Es geht um gemeinsame Wertvorstellungen, die von weltanschaulichen, religiösen, politischen Einstellungen, Toleranz bis zum gemeinsamen oder unterschiedlichen Treueverständnis reichen, Humor, Sport, Respekt, Toleranz gehören zur zufriedenen Partnerschaft.

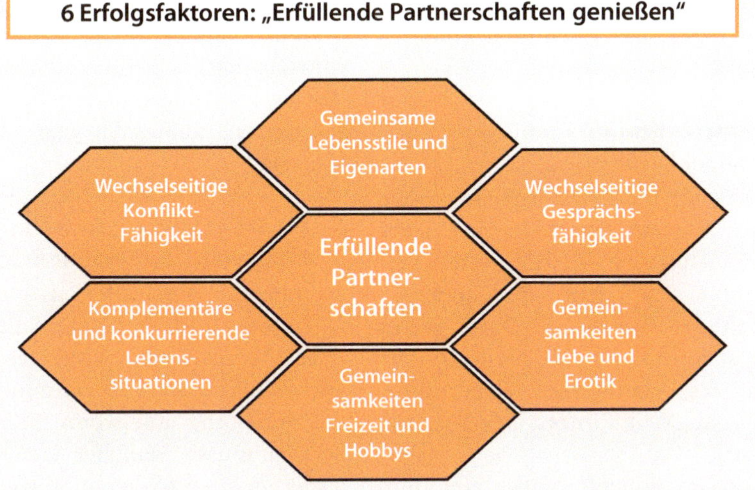

☐ **Abb. 15.2**   6 Erfolgsfaktoren Erfüllende Partnerschaften *E*

■ Was Paare zusammenhält

Eher das Prinzip „Gleich und gleich gesellt sich gerne" oder „Gegensätze ziehen sich an?" Studien besagen, dass zwar in der Zeit des Kennenlernens und der Verliebtheit das am anderen als attraktiv und begehrenswert empfunden wird, was man selber nicht hat. Langfristig betrachtet sind es jedoch die Gemeinsamkeiten, die Paare zusammen halten. Hier spielen Werte und die Bedürfnisse des einzelnen eine wichtige Rolle.

■ „Du kannst nur Dich selber verändern, nie den anderen"

Wir kennen das alle: wir lernen jemanden kennen, den wir toll finden, bis – ja, bis auf dieses oder jenes, was uns nicht so am anderen gefällt. Viele glauben: „Das krieg ich schon hin mit der Zeit"- und sie kriegen es nicht hin. Bleibt nur, den anderen so anzunehmen, wie er nun mal ist, statt ihm das eigene „Modell der Welt" überstülpen zu wollen? Wenn wir uns selber verändern, wird der andere in seinem Verhalten nachziehen, jedoch nicht in seinem Charakter oder seinem Naturell. Partnerschaft gelingt dauerhaft nur dann, wenn wir erkennen, dass es neben einem gemeinsamen „Wir" auch ein „Ich" und ein „Du" gibt und geben darf. Gegenteilige Beispiele werden oft zur Ausnahme von der Regel zitiert.

■■ Nähe und Distanz

„Liebe ist ein Kind der Freiheit" – heißt es in einem alten französischen Volkslied. Eine gute Balance zwischen Nähe und Distanz ist eine wichtige Voraussetzung für eine erfüllte Partnerschaft. Einerseits braucht eine Beziehung genug Nähe, um sich entfalten zu können, aber auch genug Freiräume für jeden einzelnen.

■■ Kennzeichen einer erfüllenden Partnerschaft

- Eine grundlegende positive und freundliche Haltung
- Emotionale Unabhängigkeit: Die Fähigkeit, sowohl Nähe wie Alleinsein genießen und leicht von einem zum anderen wechseln zu können
- Aufmerksamkeit, Achtung und aktives Engagement beider Partner für die Beziehung
- Eine freie offene Kommunikation – im Bett genauso wie im Alltag

- Miteinander reden und dem anderen „aktiv" zuhören
- Konfliktfähigkeit und Entwickeln einer Streitkultur

■ Zur Bereitschaft zum Tragen gemeinsamer Lasten

Dazu gehört, füreinander dazusein, wenn es dem Partner nicht gut geht. Aber Liebe ist keine Einbahnstraße – jeder trägt Verantwortung für sich selber, aber auch für das Gelingen der Beziehung. Dazu gehört die Freude daran, für den anderen attraktiv zu bleiben. Das beginnt mit Körperpflege, Erhalt von Gesundheit, Fitness, einem gesunden Lebensstil.

Wer sich in hohem Maße von ihm schmeckenden Füllseln wie Fastfood, Schweinebraten und Knabbergebäck, Brötchen/Brot aus Auszugsmehl mit wenig Ballaststoffen und industriell verarbeiteter Wurst, u. U. noch bei erheblichem Alkoholgenuss, ernährt, darf sich nicht wundern, wenn die Figur aus dem Leim geht und der Körper irgendwann nicht mehr mitspielt. Ein sicherer Weg, zu den 50 % plus Diabetikern zu gehören und bei zunehmender Arteriosklerose sich zum Pflegefall zu essen und zu trinken und damit fahrlässig zur Last des anderen zu werden.

■ Inwieweit kann ein fahrlässig Ungesunder Solidarität vom anderen Partner fordern?

Hier stellt sich die Frage, ob ein solcher Gesundheitseinbruch eines von beiden Partnern dem anderen zumutbar ist, die/der einen wesentlich gesünderen Lebensstil pflegt. Die/der Gesunde ist zwar gesetzlich im Rahmen einer Ehe verpflichtet, die bzw. den anderen zu unterstützen bis hin zum Pflegefall. Aber kann der sich selbst grob fahrlässig krank machende Partner das vom anderen moralisch verlangen? Während in Partnerschaftsbeziehungen ohne Trauschein die/der Gesunde Konsequenzen ziehen und die Partnerschaft beenden könnte, gibt es in einer Ehe nur diesen Weg: Das gemeinsame Gespräch in aller Offenheit auch mit der Option, wegen Unzumutbarkeit die Fortführung der Ehe infrage zu stellen, wenn die/der jeweils Andere sich nicht umgehend und konsequent auf einen gesunden Lebensstil umstellt.

■ Heißt „Trennkost" so, weil sie zur Trennung vom Partner führen kann?

Wenn einer von beiden als gut bürgerlicher Allesesser leben möchte, die/der Andere lieber vegetarisch, kann ein permanentes Konfliktpotenzial glimmen. Hält das die Beziehung aus, wenn man ständig dual kochen muss? Mancher erinnert sich vielleicht an einen früheren Spitzenpolitiker, der sich vom Chauffeur bei jeder Gelegenheit an einer Curry-Wurst-Bude hinfahren ließ und diese heimlich aß – was die Ehe auch nicht zusammenhielt.

Besonders schwierig kann es werden, wenn einer von beiden Raucher ist, die/der Andere nicht (mehr). Auch ungesundes Leben kann die Chance bei der Partnersuche erhöhen, wofür es traurige Gründe gibt: Da die Raucherquote bei Männern größer ist als bei Frauen, verbessert das für Raucherinnen in mittleren Jahren, (wieder) einen Partner zu finden: Raucherin zu Raucher gesellt sich gern. Was aber, wenn sich beide als Raucher kennengelernt haben und eine(r) aufhört? Ex-Raucher gelten als militante Nichtraucher. Ist dann der späte Hausfrieden gefährdet?

■ Praktische Tipps für gemeinsamen Lebensstil

- Fragen Sie sich, ob Ihre Partnerbeziehung primär aus Honeymoon-Euphorien erwachsen ist und mit zunehmender Reife ständig über das Entdecken neuer Gemeinsamkeiten weiter wachsen kann und wird.
- Erkennen Sie aus den Zwiegesprächen, ob Ihre Beziehung in hohem Maße durch Vertrauen, Offenheit, Ehrlichkeit, Toleranz

geprägt ist, was gemeinsam durchs Leben tragen kann?

- Wenn Sie sich schon teilweise auseinandergelebt haben und immer weniger miteinander reden: Sehen Sie Chancen zur positiven Veränderung?
- Wie viel gemeinsamen Kitt haben Sie noch und können es weiter anbauen?

■ Tipps für gegenseitiges Verstehen und Verständigung

- „Ich bin nicht Du – und ich weiß Dich nicht." Stellen Sie Fragen statt zu wissen, wie der andere denkt oder fühlt. Sie werden überrascht sein, wie oft Ihr Partner etwas ganz anderes gemeint hat, als Sie schon wieder interpretiert haben.
- Positives Streiten: Trainieren Sie, das Ziel Ihres Streits nicht zu vergessen. Wenn keine Einigung möglich ist, sollten Sie sich an den weisen Satz der englischen Diplomaten erinnern: „We agree to not agree". Wir einigen uns darauf, uns nicht zu einigen.
- Schreiben Sie auf, was Sie an Ihrem Partner schätzen. Aufgabe: Einmal in der Woche eine positive Eigenschaft des anderen herausstellen und sich dafür bedanken.
- Vereinbaren Sie eine Stunde pro Woche/ Monat für ein „Zwiegespräch" (nach dem Paartherapeut Lukas Möller). Jeder erzählt dem anderen wie er die Zeit seit dem letzten Zwiegespräch erlebt hat, was gut oder weniger gut war, was er sich gewünscht hätte oder was ihn gerade beschäftigt. Der Partner hat die Aufgabe zuzuhören ohne zu unterbrechen. Eine wunderbare Möglichkeit, aus der Sprachlosigkeit herauszukommen und die (unterschiedlichen) Bedürfnisse des Partners, aber auch die eigenen besser kennenzulernen.
- Das Zwiegespräch können Sie auf der Basis einer Routine oder auch eines festgelegten Rituals durchführen; es muss organisiert sein, um nicht „ins Wasser zu fallen". Zur Organisation zählt vor allem, sich die Zeit zu nehmen: Auf einem langen Spaziergang, bei einer längeren gemeinsamen Autofahrt, wenn Ihre Kinder schon schlafen.

Wenn Sie wissen möchten, wo Sie und Ihr Partner gerade stehen und die Beziehung erleben, so können Sie Folgendes tun: Jeder bewertet für sich auf einer Skala von 1–10 jeden dieser Begriffe. In einer schönen Atmosphäre können Sie sich dann darüber austauschen. In einem zweiten Schritt können Sie gemeinsam überlegen, was jeder tun kann, damit es noch besser werden könnte. So werden auf spielerische Art mögliche Defizite deutlich, über die sich Paare sonst nie austauschen, um die vermeintliche Harmonie nicht zu stören.

15.6 Partnerschafts-EF 5.2: Wechselseitige Gesprächsfähigkeit

» „Gewiss ist es, dass eine einzige Stunde vertraulicher Mitteilungen zwei fremde Menschen einander näher bringt als ganze Jahre gewöhnlichen Beisammenlebens."
(Bodenstedt)

■ Gemeinsames sprachloses Schlemmen von Huberta und Hugo

Huberta, die gern vollwertig kochte und aß, und Hugo, der es lieber deftig liebte, verständigten sich an einem Sonntag darauf, gemeinsam in einem Lokal zu speisen, damit man nicht getrennt kochen musste und so jede(r) zum individuellen Essensgenuss kam.

Als man nach kurzer Autofahrt das ausgewählte Restaurant erreicht hatte, hielt Hugo seiner Frau höflich die Tür offen, steuert aber dann entschlossen auf einen noch freien Ecktisch zu. Als beide Platz genommen hatten, lautete es von Huber: „Herr Ober, bitte die Speisekarte!" Beide bestellten sich Ihr Wunschmenü, das jeweils zu den angebotenen Tagesspezialitäten gehörte und deshalb relativ schnell serviert wurde. Beim Essen fand keine Unterhaltung statt außer ein paar operativen Hinweisen – „möchtest du noch einen Nachtisch?"

Danach kam von Hugo ein markiges „Herr Ober, bitte zahlen!" Danach verließen beide das Lokal so wortkarg, wie sie gekommen waren.

▪ Sind Ehepartner füreinander noch wichtiger Gesprächspartner?

Verhaltenstherapeuten sagen, dass es bei einer glücklichen Beziehung nicht so sehr auf die Eigenschaften der Partner ankommt. Das Entscheidende ist, wie sie miteinander umgehen: was sie sich wann und in welchem Ton mitteilen – oder nicht mitteilen. Zurück zum vorstehenden „Ober, zahlen!"-Beispiel. Das mag sich auch im heimischen Wohnzimmer für viele altgediente Paare fortsetzen. Aber es gibt auch viele motivierende Beispiele für sehr gesprächsintensive Partnerschaften, in denen beide füreinander die wichtigsten intellektuellen Gesprächspartner sein können. Das mag beginnen beim gemeinsamen Glas Bier oder Wein und kann sich bis in mitternächtlichen Diskussionen fortsetzen, wonach beide das Gefühl haben, die Welt gemeinsam ein Stück heller gemacht zu haben – eine Gemeinsamkeit, die bis zum Erreichen eines hohen gemeinsamen aktiven Alters reichen kann! Wer sich intensiv damit befassen will: Michail Gorbatschow hat darüber ein Buch geschrieben.

▪ Praktische Tipps für wechselseitige Gesprächsfähigkeit

So können Sie in Ihrer Partnerschaft füreinander die wichtigsten Gesprächspartner bleiben oder es wieder werden:

— Entdecken Sie Themen, die Sie gemeinsam über Alltagsdinge hinaus reizen: Diskussionen über ein gemeinsames Buch, gemeinsames Basteln und Heimwerken.

— Versuchen Sie zu spüren, was den anderen interessieren könnte, und versuchen Sie, sich darauf einzustellen.

15.7 Partnerschafts-EF 5.3: Gemeinsamkeiten Liebe und Erotik

» „Die Leidenschaft flieht, die Liebe muss bleiben" (Friedrich Schiller in: „Die Glocke")

▪ Honeymoon, Mittelalter, Best Ager

Wie können wir unsere Partnerschaft konservieren, ohne in Alltagstrott zu rutschen, der keine Antioxydantien fördert? In der Diskussion zu diesem EF wollen wir nicht primär über das Wie von Sex in der Partnerschaft sprechen, sondern über das Thema: Welchen Stellenwert haben gemeinsame Erotik und Sexualität im Kranz der sechs EF für Partnerschaften? Für das „Wie?" bitten wir Sie, sich in den Kapiteln des Bausteins 7 zu orientieren.

Aber auf folgenden Zusammenhang hinzuweisen ist uns wichtig: Alle Menschen ab beginnender Pubertät haben ein Recht auf erfüllende Erotik und Sexualität. Das hat den gleichen Stellenwert wie das Recht auf sauberes Wasser und saubere Luft, was jeweils sogar in den Grundrechten der Vereinten Nationen verankert ist. Damit folgen wir nicht traditionellen, religiös geprägten Auffassungen, wonach das „Recht" zur sexuellen Erfüllung ausschließlich oder primär Verheirateten vorbehalten und damit andere Verhaltensweisen als eher abnorm zu betrachten seien.

▪ Fragen zum gemeinsamen „Thema Nummer 1"

Die statistische Realität nach einer repräsentativen Umfrage des internationalen Markt- und Meinungsforschungs-Instituts YouGov: Für 86 % der verheirateten Deutschen ist Sex nach einem Jahr noch erfüllend, aber nur noch für 44 % nach 10 Jahren. Für 63 % der Befragten wäre eine eingeschlafene sexuelle Beziehung kein Grund, sich scheiden zu lassen. Bei einer Scheidungsquote von 46 % in

Deutschland und einer Fremdgängerquote von bis zu 80 % der Paare ist für jeden Dritten außerpartnerschaftlicher Sex als ein Ventil statt einer Trennung, die beide nicht wollen. Was tun, wenn nach Jahren nur noch jedes zweite Paar aufeinander „scharf" ist? Redet man über erotische Wünsche und Vorstellungen miteinander oder schweigt man das aus und es passiert nichts – offiziell. Bevor Sie weiterlesen: Wir möchten den Partnern oder dem Paar herzlich gratulieren, das nach Jahrzehnten glücklich und monogam lebt, ohne Gedanken an eine fremde Liebelei oder Beziehung zu verwenden, weil man auch im Doppelbett noch miteinander zufrieden ist.

■ Elise und Jonas auf der Suche nach prähistorischen Ursprüngen moderner Sexualität

Das amerikanische Forscherpaar Christopher Ryan und Cacilda Jetha hat systematisch die prähistorischen Ursprünge von modernem Sexualverhalten erforscht und in dem erstmalig 2010 erschienen Buch „Dawn of Sex" publiziert. Ihre evolutionsbiologischen Erkenntnisse über menschliche Sexualität führten zu einer Neubewertung mit folgenden Fragen:

- Handelt es sich bei sexueller Treue um eine anerzogene Borniertheit?
- Ist „Fremdgehen" nicht ein tief verwurzeltes menschliches Bedürfnis?
- Ist es ein schlechtes Zeichen, wenn man nach einigen Jahren Ehe/feste Beziehung auf einer Party die Blicke schweifen lässt?
- Ist es nicht besonders schlau, die lüsternen Blicke auf einer gemeinsam genossenen Party schweifen zu lassen, bevor das gegenseitige Feuer der Begierde erlischt?
- Ist Monogamie nicht allein Gefängnis, sondern auch ein Schutzwall?

Nach den Studien von des Duos Ryan und Jetha haben Paare die Chance, sich glücklicher und verbundener zu fühlen, wenn sie sich mit ihren sexuellen Begierden innerhalb und außerhalb der Partnerschaft gemeinsam offen auseinander setzen.

■ Erstickt Gleichheit die Erotik?

Im ▶ Abschn. 15.9 berichten wir von den besonders erfolgreichen Tandems im beruflichen Bereich. Es gibt eine Kehrseite der Medaille der doppelt erfolgreichen Tandems: Wenn Sie ein gemeinsames Unternehmen betreiben und damit (vielleicht incl. Familie) nahezu alle Zeit miteinander verbringen, kann der gemeinsame Sex auf der Strecke bleiben, wie es einem Berliner Freiberufler-Paar mit gemeinsamer Firma erging. Studien zufolge, über die der *stern* in seiner Aufgabe vom 14.08.2014 berichtete, kann das ständige Miteinander zu einem Abbau des erotischen Spannungsverhältnisses führen. Dann können sich die Ehepartner einer nach außen hin idealen Familie beim Paartherapeuten wiederfinden, der Ihnen die Empfehlung gibt, doch ein gemeinsames Tantra-Seminar zu besuchen, um wieder Feuer in die Beziehung zu bringen.

Es gibt auch noch einen weiteren Aspekt von Gleichheit: Es gilt als Ausweis von gesellschaftlichem Fortschritt, wenn mit wechselseitige Rollenabsprachen beide Partner sich von der gemeinsamen Erledigung aller häuslichen und familiären Aufgaben bis zum wechselseitigen Wahrnehmung von Familienurlaub sich alles teilen. Dem gleichen Sternbericht zufolge kann auch das den Spannungsbogen der gemeinsamen Erotik belasten. Man hat demnach pro Monat oder Woche öfter miteinander gemeinsamen Sex, wenn er sich auf Rasenmähen beschränkt und sie in der Küche allein walten lässt. Ohne das inhaltlich zu kommentieren, ist das auch wieder ein Ansatzpunkt für die Erkenntnis: Alles hängt mit allem zusammen.

■ Tipps für gemeinsame Liebe und Erotik

- Bitten Sie Ihren/Ihre PartnerIn um offene Gespräche, um sich gegenseitig erotische Wünsche zu offenbaren, die den anderen scharf machen.

- Ergreifen Sie die Initiative und erzählen Sie dem Partner, was Sie scharf machen könnte, sodass Sie zur Erfüllung kämen.
- Ermuntern Sie Ihren Partner, sich ebenfalls ohne Scheu zu offenbaren.
- Sie können ein Mindestprogramm vereinbaren, z. B. indem Sie sich zwei- dreimal wöchentlich intensiv am ganzen Körper bis zur gegenseitigen Erregung streicheln.

15.8 Partnerschafts-EF 5.4: Gemeinsamkeiten Freizeit & Hobbys

» „Die Liebe ist nur dazu da, dass man sich gefühlsmäßig so aneinander bindet, dass man Kinder zeugt."

Im ▶ Abschn. 15.3 haben wir hierzu schon berichtet und fassen einige Punkte hier nochmals zusammen: Grundlagen und Schwerpunkte dieser Gemeinsamkeitsebene:
- Viele gemeinsame Interessen teilen.
- Einen gemeinsamen Freundeskreis pflegen
- Gemeinsame Wellenlänge bei Ansichten und Wertvorstellungen
- Dem anderen Freiräume zugestehen und ihn nicht unnötig einengen

Wenn dieses Fundament gegeben ist, kann man sich auf gut auf Gemeinsamkeiten verständigen: Bei Urlaubswünsche, Reisen, Berge, Meer, sportliche Aktivitäten, Kunst, Kulturveranstaltungen.

- **Praktische Tipps für die Steigerung von Gemeinsamkeiten bei Freizeit und Hobbys**

Vielleicht haben Sie sich im Urlaub, in einem gemeinsamen Clubdorf kennengelernt?
- Könnten Sie einen solchen Urlaub wiederholen, bei dem jeder sich nach seinen Wünschen betätigen kann, und vielleicht sogar zusammen?
- Vielleicht im Gegensatz zum Kennen-lern-Urlaub mit Kindern?

- Können sich die Partner mit ihren neuen Freizeit-, Hobbywünschen dem anderen anschließen?
- Alternativ: Sie pflegt ihr Hobby, z. B. Golf spielen, während er eine Radtour macht und sie abholt?

15.9 Partnerschafts-EF 5.5: Komplementarität und Konkurrenz

» „Deine Zunge ist dein Löwe. Wenn du sie frei lässt, wird sie dich verschlingen." (Afrikanisches Sprichwort)

- **Es gibt viele unschlagbare Doppel**

Geliebte Konkurrenten können beruflich unschlagbare Doppel bilden: Es gibt Beispiele dafür, dass in Paarbeziehungen $1 + 1$ die Chance hat, sich zu mehr als 2 zu addieren. Marie und Pierre Curie, die gemeinsam das Radium entdeckten und damit 1903 mit dem Nobelpreis für Physik belohnt wurden, lernt man schon in der Schule kennen. Es folgten ihnen noch mehrere eheliche Nobelpreisträger nach: 1935 Irène und Frederic Joilot-Curie (Nobelpreis für Chemie), 1947 Gerty und Carl Cori und jüngst 2014 May-Britt und Edvard Moser (die letzteren beiden Paare jeweils für Medizin) nach.

Auf ein sehr erfolgreiches Jahr 2014 kann das Paar Janet Yellen und George Akerlof zurückblicken: Sie wurde zur Präsidentin der US-Notenbank bestellt, und ihr Partner erhielt im vergangenen Jahr den Nobelpreis für Wirtschaft. Auch im Management gibt es prominente Beispiele für besonders erfolgreiche Paare: Wir nennen die erfolgreiche Professorin Ann-Kristin Achleitner und den bekannten Manager Paul Achleitner, Moderatorin Maybritt Illner und Telekom-Chef René Obermann.

Man sagt erfolgreichen Doppelverdienern nach, sie seien ganz besonders auf das Geld fixiert. Eines zeichnet sich klar ab:

Rollenklischees der Vergangenheit haben ausgedient, Rollendiskussionen werden sich in unserer aufgeklärteren Gesellschaft verflüchtigen.

■ Überlegungen zum gemeinsamen Alpha-Tier-Umgang

Kann Alphatier-Verhalten Liebe zerstören und Partnerschaften gefährden? Traditionell dominiert in dieser zoologischen Spezies vielleicht der Mann, wie Monika Wienfort in ihrer Untersuchung zur Geschichte der Ehe („Verliebt, verlobt, verheiratet, Eine Geschichte der Ehe seit der Romantik", Beck/München 2014) anschaulich schildert. Der Tausch „sichere Position" (für sie) gegen „exklusive Zugangsberechtigung" steht spätestens dann zur Disposition, wenn „sie" beruflich zu ihm auf Augenhöhe steht und heute nicht selten sogar mehr verdient. Wenn damit der männliche Alphatyp keine Mammuts mehr erlegt und nicht mehr als primärer Ernährer der Familie agiert, können Männer zu einer Art Blockade in der Liebesbeziehung neigen, weil sie sich emotional kastriert fühlen. Hierzu der Münchner Psychotherapeut Stefan Weinoff: „Wenn der Mann nicht das Mammut erlegt, fühlt er sich als Schwächling". Was kann helfen? Sollen Frauen das archaische Beuteschema dadurch überlisten, indem sie ständig nach überlegenen Ernährern suchen? Partnerschaftserhaltend und damit besser ist es, wenn beide Partner jeweils gegenseitige Wertschätzung für das Tun des anderen signalisieren. Dann kann es dem männlichen Partner z. B. in der Erziehung gemeinsamer Kinder auch gelingen, sich phasenweise auf eine Teilzeit-Aufteilung zwischen Beruf und Hausmann zu entscheiden, ohne dass ihn Kastrationsgefühle beschleichen. Er steckt dann bewusst für die Familie zurück und akzeptiert die Rolle seiner Frau. Beispiel sind hier weibliche Ministerpräsidenten, denen Ihre Partner als teilweise „Hausmänner" den Rücken freihalten.

Das gilt auch umgekehrt: Eine Frau, die bei Positions- und Einkommenspartnerschaft auf Augenhöhe temporär zurücksteckt, hat keinen Anlass, damit zu hadern, dass ihre Selbstverwirklichung familiär gehemmt sei. Hierzu aber eine Ausnahme: In konservativem Umfeld fördern manche Männer nicht nur den Wunsch ihrer Partnerin nach beruflicher Entwicklung und Selbstverwirklichung und blockieren das sogar: „Liebling, mit Betreuungsgeld („Herdprämie" und Ehegattensplitting haben wir doch Vorteile. Wenn du arbeitest, sind die Abgaben höher, es bleibt nicht viel übrig. Willst du da nicht gleich zu Hause bleiben und es für uns schön machen?"

Ist also jede Frau ihrer Selbstverwirklichung Schmied oder kann und muss sie nicht sogar von ihrem augenscheinlich konservativen Partner erwarten können, dass er sie bei ihrer Selbstverwirklichung unterstützt? Diese Frage zu stellen heißt, sie schon mit „ja" zu beantworten. Das Abbröckeln der konservativen Einstellungen in der „Mitte der Gesellschaft" deutet darauf hin: Auch ein Manager mit sechsstelligem Jahreseinkommen kann nicht auf Dauer seine Partnerin auf ein „Heimchen am Herd" beschränken. Kann er sich über Abhängigkeit Liebe erhalten oder nur Fügsamkeit, auch zulasten gemeinsamer Erotik?

■ Praktische Tipps zur Komplementarität und Konkurrenz

Bei kleinen boshaften/bissigen Bemerkungen mit lächelndem Gesicht:
- Wägen Sie Ihre Worte ab: Sie können scharfe Waffen sein: Welche Motive können sich dahinter verbergen?
- Ersetzen Sie spontanes „Platzen" dadurch, dass Sie erst bis 10 zählen.
- Nutzen Sie alle Möglichkeiten, komplementäre Elemente zu stärken, sodass konkurrierende Aspekte fast automatisch zurücktreten?

15.10 Partnerschafts-EF 5.6: Wechselseitige Konfliktfähigkeit

» „Gib nicht deinem Mann die Schuld, wenn er abends nicht gerne heimkommt!" (Karl Pilsl)

- **Umgang mit beruflich bedingten Konfliktsituationen**

Sehen sich die Partner auf gleicher Augenhöhe oder z. B. beruflich bedingter Konkurrenz, vor allem, wenn sie sich am Arbeitsplatz kennengelernt haben, ein häufiger Paar-Findungs-Weg. Leidet er unter ihrer Überlegenheit? Gibt es Rollenkonflikte?

Wie wir schon einleitend erwähnt haben, kann gefühlte gegenseitige Liebe Glückshormone freisetzen und damit die Lebensuhrzeit verlängern. Umgekehrt können Konfliktsituationen aber auch das Gegenteil bewirken, indem durch empfundene Konflikte in der Partnerschaft der Hypothalamus die Freisetzung von Cortisol über die üblichen 20–30 mg pro Tag hinaus fördert. Das führt medizinisch zur Steigerung der Glukosekonzentration im Blut, vermehrter Freisetzung von Fettsäuren und Eiweißabbau, was zur Steigerung des Fettansatzes im Gesicht und Körperstamm führen kann. Dass Partnerkonflikte aufgrund daraus resultierender psychosomatischer Belastungen die Lebenserwartung verkürzen können, haben unabhängig voneinander je ein Forschungsteam an der Universität Kopenhagen und Ohio State Universität herausgefunden. Nach Meinung der Ärzteteams gelten Männer als besonders gefährdet, da sie im Vergleich zu Frauen stärker verletzlich sind: Auch ein Faktor für eine längere Lebenserwartung von Frauen? Der wichtige Tipp: Vermeidung von Ärger und Aggression, statt dessen sich konstruktiv streiten: „Schatz, ich bin zwar ausnahmsweise anderer Meinung, aber ich mag dich trotzdem …"

- **Tipps für gegenseitiges Verstehen und Verständigung**

- „Ich bin nicht Du – und ich weiß Dich nicht." Stellen Sie Fragen statt zu wissen, wie der andere denkt oder fühlt. Sie werden überrascht sein, wie oft Ihr Partner etwas ganz anderes gemeint hat, als Sie schon wieder interpretiert haben.

- Positives Streiten: Trainieren Sie, das Ziel Ihres Streits nicht zu vergessen. Wenn keine Einigung möglich ist, sollten Sie sich an den weisen Satz der englischen Diplomaten erinnern: „We agree to not agree". Wir einigen uns darauf, uns nicht zu einigen.

- Schreiben Sie auf, was Sie an Ihrem Partner schätzen. Aufgabe: Einmal in der Woche eine positive Eigenschaft des anderen herausstellen und sich dafür bedanken.

15.11 „Erfüllende Partnerschaft" auf einen Blick

» „Liebe im Alter ist wie ein Schrei nach Leben." (Isabel Allende, Bestseller-Autorin)

- **Zusammenfassung im „Sternprofil Positiv-Denken" zur globalen Standortbestimmung**

Wieder starten wir mit der globalen Standortbestimmung (◘ Abb. 15.3).

- **Friedrichs detaillierte Zusammenfassung in der Partnerschafts-Scorecard**

Zeigen die Partnerschafts-EF, ob die Beziehung zum seelischen Wohlbefinden beiträgt? (◘ Abb. 15.4).

- Bei den EF Lebensstil und Eigenarten, wechselseitige Gesprächsfähigkeit, komplementäre und konkurrierende Situationen und wechselseitiger Konfliktfähigkeit scheint mit jeweils einer 2 die Partnerwelt in Ordnung zu sein.

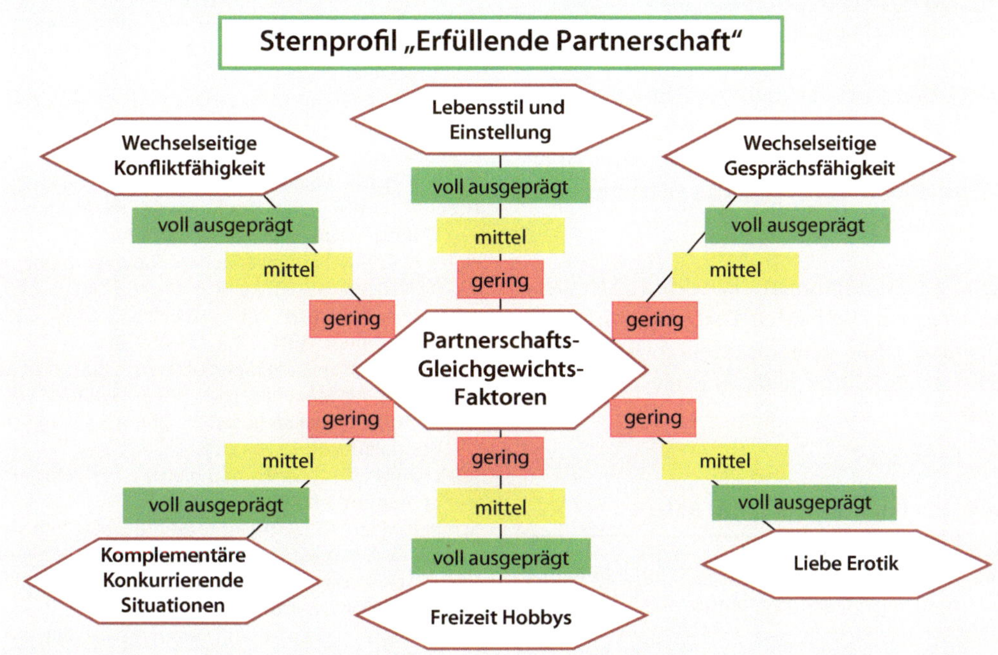

D Abb. 15.3 Sternprofil Partnerschaft zur globalen Standortbestimmung

5 Erfüllende Partnerschaften	I L M	1,00	x 2,83	
5.1 Gemeinsamkeiten Lebensstil und Eigenarten	I L M	1,00	x 2	
5.2 Wechselseitige Gesprächsfähigkeit	I L M	1,00	x 2	
5.3 Gemeinsamkeiten Liebe und Erotik	I L M	1,00	x 4	
5.4 Gemeinsamkeiten Freizeit und Hobbys	I L M	1,00	x 5	
5.5 Komplementäre und konkurrierende Situationen	I L M	1,00	x 2	
5.6 Wechselseitige Konfliktfähigkeit	I L M	1,00	x 2	

D Abb. 15.4 Scorecard-Modell Erfüllende Partnerschaften

- Im Freizeitbereich driften die Interessen weit auseinander, hier lebt jeder in seiner Welt.
- Leiden darunter auch die Gemeinsamkeiten bei Liebe und Erotik?
- Partnerschaft mit dem Kopf scheint zu funktionieren, aber Partnerschaft mit dem Herzen?

Um zu Maßnahmen Friedrich zu raten, müsste man die beiden Partner kennen. Aus Distanz: Über gemeinsame erotische Wünsche reden? Cluburlaub als gemeinsame Freizeit?

Weiterführende Literatur

Benölken H, Pauli-Hensel H (2014) In erfüllter Partnerschaft daheim sein. Hamburg im Blick, Hamburg

Bödefeld H, Kaiser M (2014) Königin sucht Froschkönig. Shaker Media, Herzogenrath, S 17. ISBN 978-3-95631-118-5

Dinkelmeyer N, Haas C (2019) Wer bringt hier wohl das Geld nach Hause? Welt am Sonntag, 1, 6. Januar

Dowling C (1986) Der Cinderella-Komplex. Die heimliche Angst der Frauen vor Unabhängigkeit. Fischer-Taschenbuch, Frankfurt a. M. ISBN 978-3-596-23068-3

Fromm E (2015) Die Kunst des Liebens. Ullstein, Frankfurt a. M.

Gorbatschow M (2014) Alles zu seiner Zeit: Mein Leben. Dtv, München. ISBN 978-3-455-50276-3

Höfer C (2013) Tagesabschluss Gefährte. Südwest, München. ISBN 978-3-517-08829-7

Höfer C (2012) Frauenversteher. Südwest, München. ISBN 978-3-517-08721-4

Jellouscheck H (2014) Wie Partnerschaft gelingt. Herder, Freiburg. ISBN 978-3-451-05913-1

Lambert P (2016) Finde dich gut, sonst findet dich keiner. Heyne, München. ISBN 978-3-453-60381-3

O. V. (2018) Ehepaar steht seit 75 Jahren Seite an Seite. Westfalenpost, 13. August

Poelchau N (2014) Gleich und gleich … verkehrt nicht gern. stern, 14. August

Schmidt M (2014) Gleichheit tötet die Erotik, Interview mit Prof. Barbara Vincken. Die Zeit, 50, 4. Dezember

Vilar E (1981) Das polygame Geschlecht. Knaur, München. ISBN 978-3-87121-012-9

Vilar E (1977) Das Ende der Dressur. Knaur, München. ISBN 978-3-426-04590-7

Zurhorst E-M (2014) Liebe Dich selbst- und es ist egal, wen Du heiratest. Goldmann, München. ISBN 978-3-44221-903-2

15

Baustein 6: Freundschafts- und Sozialkontakte

© Springer-Verlag GmbH Deutschland, ein Teil von Springer Nature 2019
H. Benölken, *FIT für gute 120 Jahre*, https://doi.org/10.1007/978-3-662-58927-4_16

Inwieweit tragen gute Freundschafts- und Sozialkontakte zur Förderung des seelischen Wohlbefindens mit Ausstrahlung auf das körperliche und soziale Wohlbefinden bei? Umgekehrt: Inwieweit kann Einsamkeit mit der Folge von Stress die Gesundheit gefährden?

16.1 Einsam, allein und „zwei in einem"

» „Man sollte sich in jeder Lebensphase ein soziales Netz aufbauen und es erhalten." (Maike Luhmann, Professorin für Psychologie an der RUB Bochum)

■ **Ist Einsamkeit eine neue Volkskrankheit?**
Nach der Einsamkeitsstudie 2017 des Hamburger Marktforschungsinstitut Splendid fühlen sich 12 % aller befragten 1007 Personen ständig/häufig einsam, 56 % selten oder nie. Kann man daraus, verglichen mit anderen Volkskrankheiten, folgern, dass auch Einsamkeit einer Volkskrankheit sein könnte? Wir versuchen die Antwort aus dem Blickwinkel zu geben, was die „Volkskrankheit Einsamkeit" bei den Betreffenden bewirken kann: Wenn Einsamkeitsgefühle Stresshormone freisetzen, damit das Immunsystem schwächen können, kann man sie tatsächlich als Volkskrankheit betrachten, die im Zuge der Überalterung der Bevölkerung durch Partnerschaftsverlust und andere Faktoren weiter zunehmen kann. Eine Möglichkeit, damit umzugehen, hat Frau Professorin Maike Luhman schon aufgezeigt.

■ **„Ministerium für Einsamkeit" im Brexit-selbstgetriebenen Königsreich**
Die Welt war verblüfft, als Theresa May, britische Premierministerin, im Januar 2018 ein Ministerium für Einsamkeit ins Leben rief – wobei die Idee von der im Vorfeld des Brexit-Referendums ermordeten Labour-Parlamentarierin Jo Cox stammte. Das Ministerium sollte sich um neun Millionen

„Einsame" kümmern: Alte Menschen, Alleinerziehende, Ausgegrenzte, die sich keine Teilhabe mehr am sozialen Leben leisten können, sowie Menschen, die trotz oder wegen sozialer Medien vereinsamen, wie es die Autorin Jagoda Marinic umschrieb: Die Berührung von Smart-Glas ersetzt keine wärmenden Hände.

Das Leben mit der Einsamkeit soll also das neue Ministerium schultern, wobei man vor einer Mauer steht: Einsamkeit ist keine krankhafte Abweichung von der Gesundheitsnorm wie Diabetes und lässt sich demzufolge nicht pathologisieren, sondern ist oft ein Reflex von empfundener Ungerechtigkeit. Damit wird Vereinzelung zum Privatproblem. Deshalb suchen sich viele Einsame wieder einen Platz in der Gesellschaft, an dem sie sich gebraucht fühlen. Sie brauchen Lebensweisen und Arbeitsformen, die ihnen Gesellschaft wieder ermöglichen.

■ **Macht Einsamkeit krank oder ist Alleinsein was Wunderbares?**
Nach einem zweijährigen Eremitendasein in einer Blockhütte in einer Wildnis schrieb der amerikanische Autor Henry David Thoreau im Jahr 1845: Ich finde es gesund, die meiste Zeit allein zu sein. Ich bin unendlich gern allein. Noch nie fand ich einen Gesellen, der so gesellig war wie die Einsamkeit.

Auch heute betonen Einsamkeitsforscher, dass in Gesellschaft zu sein nicht davor schütze, einsam zu sein. Man kann auch in festen sozialen Strukturen allein sein, z. B. wenn man in einer Partnerschaft oder Familie nicht miteinander, sondern nebeneinander herlebt.

Wir haben also gelernt, dass einsam sein nicht bedeutet, allein zu sein. Damit hat sich besonders Hannah Arendt auseinandergesetzt: „Das Denken ist, existenziell gesehen, etwas, das man allein tut, aber nicht einsam: Allein sein heißt, mit sich selbst umgehen; einsam sein heißt allein sein, ohne sich in das Zwei-in-einem aufspalten zu können." Deshalb sei, so Hannah Arendt, das Alleinsein für das Denken unverzichtbar. Deshalb sei auch nur derjenige geeignet, mit anderen zu leben, wer gelernt habe, mit sich selber zu leben. Positives Alleinsein ermöglicht den inneren Dialog mit sich selbst.

(Hannah Arendt zitiert nach: Erlinger, Rainer: Ohne alle, in: Süddeutsche Zeitung, Nr. 75, 01.04.2018).

■ **„Wir wissen, dass Einsamkeit massiv die Gesundheit schädigt." (Maike Luhmann*)**

Maike Luhmann sieht in Einsamkeit ein Signal, dass die aktuellen sozialen Beziehungen nicht ausreichen. Wenn man nichts dagegen tue, könne dieses Gefühl chronisch werden. So kann sich Einsamkeit zu einem erheblichen Stressfaktor entwickeln, der sich nicht nur psychisch, sondern auch körperlich bemerkbar mache – und damit sind wir bei Ursachen für Gesundheitsschädigung, z. B. des Herz-Kreislauf-Systems bis hin zu höherer Alzheimer-Anfälligkeit. Chronisch Einsame würden dazu neigen, auch Dinge für bedrohlich zu halten, die es gar nicht seien. Einsamkeit als Gefühl habe laut Maike Luhmann nur bedingt etwas mit der Anzahl von sozialen Kontakten zu tun, die ein „Einsamer" habe.

Einsamkeit sieht die Forscherin zwar nicht als ein originäres Problem der alternden Gesellschaft, sondern eher als eine Folgeerscheinung, da mit zunehmendem Alter durch Mortalität von Bezugspersonen die Zahl der Kontakte abnehme. Flucht in soziale Medien als „Kompensation für einen Mangel an realen Sozialkontakten" helfe auch nicht über ein chronisches Einsamkeitsgefühl hinweg. Das könne auch von der Persönlichkeitseigenschaft des Einzelnen abhängen: Extrovertierte suchen eher die Geselligkeit anderer Menschen, während Introvertierte mehr Problem hätten, soziale Kontakte zu knüpfen und zu einer Flucht in soziale Medien neigen könnten. Ihnen könne die Politik entgegenkommen, indem sie ehrenamtliche Initiativen fördert und darin Einsame einbindet.

■ **Allein sein, um sein Glück bei sich selbst zu suchen**

Jeder Single ist nicht automatisch einsam. Zwar mag ihm emotionale und körperliche Nähe mit einem geliebten Menschen fehlen, aber dafür hat er den Freiraum, ohne den mit sozialen Beziehungen auch verbundenen Stress großartige Dinge umzusetzen. Er hat die Chance, seine Talente zu entwickeln und Visionen umzusetzen und so ein für seine berufliche Entwicklung sehr optimiertes Leben führen (was die Arbeitsmarktpolitik im Falle von temporärer Arbeitslosigkeit auch von ihm erwartet).

Das zumindest temporäre Alleinsein könne Menschen helfen, zu wachsen und zu einer tiefen Lebens- und Selbstliebe zu finden, es beflügele die Kreativität und fördere die Eigenständigkeit und persönliche Weiterentwicklung, so Franziska Muri in ihrem Buch, „21 Gründe, das Alleinsein zu lieben". Damit grenzt sie sich ab gegenüber statistischen Erhebungen, die aus dem Alleinsein bereits Symptome von zwangsläufigen Krankheiten herauslesen. Das können auch für Partnerschaften gelten, wenn zwei mehr jeder für sich nebeneinander her- als miteinander leben: Viele Menschen bleiben aus Angst vor Einsamkeit in Beziehungen, bei denen sie schweigend und/oder streitend nebeneinander herleben als zu riskieren, allein zu leben.

Deshalb seien nach Beendigung einer Partnerschaft Menschen, die gut allein sein könnten, bei neuen Beziehungsangeboten wählerischer. Eine erfüllende neue Partnerschaft sei wunderbar, aber eine Enttäuschung sei vorprogrammiert, wenn eine neue Partnerschaft primär gesucht würde, um ein Loch zu stopfen.

Viele Probleme, mit denen man konfrontiert ist, sind nicht selbst verursacht, sondern struktureller, bzw. politischer Art. Sie können durch eigene Verhaltensänderung nicht behoben werden. Daher ist die aktive Mitgliedschaft in Gewerkschaften, Berufsverbänden etc. für das eigene und auch für das allgemeine Wohlbefinden wichtig.

- **Nochmals zur Abgrenzung von allein sein und einsam sein**

Hierzu die Diplom-Psychologin Doris Wolf: „Allein sein heißt, im Augenblick ist kein anderer Mensch anwesend. Wir haben dann die Chance, ganz zu uns selbst zu gehen und unsere eigenen Kräfte zu erleben. Einsamkeit ist ein Gefühl von Ausgeschlossenheit und Verlassensein. Wir fühlen uns von anderen getrennt."*

Hingegen kann es Einsamkeit auch bei erfolgreichen Menschen geben, worauf z. B. Suizide von Prominenten hindeuten. Deshalb plädiert Doris Wolf für „heilsame Auszeiten", um den Kontakt zu sich selbst nicht zu verlieren und seine unerledigten Wünsche und Gefühle aufzuarbeiten.

*Wolf, Doris: „Viele verwechseln Alleinsein mit Singlesein", in: Westfalenpost, 18.11.2017.

16.2 Vielfältige Facetten von Freundeskreisen

» „Freundschaften vertragen keinen Verrat, während man das in Partnerschaften eher verdaut. Liebe verzeiht leichter, Freundschaften sind unnachsichtiger und brauchen unbedingtes Vertrauen."
(Heidi Pauli-Hensel, Partnerschafts- und Sexualtherapeuthin)

Positives Denken strahlt aus auf Freundschafts- und Sozialkontakte: Menschen mit positiver Ausstrahlung tun sich leichter, freundschaftliche Kontakte aufzubauen und zu pflegen, die als Freundschaften ergänzend oder neben Partnerschaften durchs Leben tragen. In Zeiten mit Tendenzen zur „Kleinfamiliesierung" und Versingelung, vor allem im Bereich älterer Bürger, werden soziale Kontakte für die Erhaltung der seelischen Gesundheit immer wichtiger.

Menschen als soziale Wesen suchen von Natur aus instinktiv Anschluss an andere. Deshalb sind neben erfüllenden Partnerschaften Freundschaften und gute soziale Beziehungen wesentliche Bestandteile des Wohlbefindens. Das gilt nicht nur für Singles, sondern auch für Paare, für Kinder und Jugendliche. Einsamkeit wirkt sich für viele Menschen negativ auf das seelische Wohlbefinden aus.

- **Was Freundschaften ausmacht**

Das hohe Lied der Partnerschaft gilt nur für knapp die Hälfte aller Erwachsenen – die andere Hälfte lebt als „Singles", seien es Fun- oder auch Frust-Singles, temporär oder als Ausdruck ihres bewussten Lebensstils. Hinzu kommen viele Paarteile, die zwar noch zusammenSleben nach dem Motto: „Schlaft ihr nur oder lebt ihr schon getrennt?" In ihren sozialen Beziehungen agieren sie eher wie Singles als Paar-Partner. Singles aller Schattierungen haben Platz in unserer Fitness-Plattform.

Im Laufe unseres Lebens gehen wir unzählige Verbindungen zu unseren Mitmenschen ein. Dabei kann es sich um Kollegen, Angehörige, flüchtige Bekannte, den Partner oder beliebige Kombinationen davon handeln. Wenn wir Sie fragen würden, wie viele wirkliche Freunde sie haben, so würden die meisten von uns wahrscheinlich nur eine Handvoll zusammenbringen. Was macht Freundschaft aus, was ist das Besondere, was sie von der partnerschaftlichen Beziehung, der Bekanntschaft oder von vielfältigen anderen sozialen Kontakten unterscheidet?

- **Altgriechische Freundschafts-Unterstützung**

Hier helfen uns die alten Griechen (Platon). Sie unterscheiden drei Formen der Liebe:
- Eros = körperlich-sinnliches Begehren,
- Agape = die Liebe des Menschen zu grundsätzlich allen Menschen und
- Philia = Freundschaftsliebe/beiderseitige Wertschätzung als Freund.

- **Wenn der Partner der beste Freund ist, halten Ehen umso länger**

Bei der „Freundschaft" steht die beiderseitige Wertschätzung als Freund im Mittelpunkt.

Christine Kaufmann wurde in einer Fernsehsendung gefragt, warum ihre fünfte oder sechste Ehe schon so viel länger hält als die vorherigen. Sie dachte einen Moment nach und sagte: „Mein Mann ist mein bester Freund." Freundschaft als Basis für die Liebe? Das könnte vielleicht ein Erfolgsrezept sein, denn Vertrauen und Respekt sind die Eckpfeiler einer guten Freundschaft, aber auch Beständigkeit und Verlässlichkeit. Ideal wäre, wenn auch alle drei Formen in einer Partnerschaft vorhanden wären. Wenn nur Eros gelebt wird, dann endet die Liebe nicht selten in einer Katastrophe, kehrt sich sogar in Hass um. Erst Agape und Philia machen die Liebe verlässlich, stabil und „menschlich" auch im Falle einer Trennung. Fazit: „Die Liebe kann schwinden, die Freundschaft bleibt".

■ **Freunde kennen untereinander die Melodie der Herzen**

Auf einer Grußkarte steht zu lesen: „Ein Freund ist jemand, der die Melodie deines Herzens kennt und dich daran erinnert, wenn du sie vergisst." Was ist damit gemeint? Es bedeutet, jemanden gut zu kennen, ihn zu bestätigen, zu bereichern, sich an ihm zu erfreuen. Schön beschrieben bei Erich Fromm in seinem Buch „Haben oder Sein." Es bedeutet aber auch, ein ehrliches Feedback geben zu dürfen, wenn wir erkennen, dass unser Freund sich auf seinem Weg durchs Leben verirrt hat. Freundschaft setzt einen offenen, unverkrampften Umgang miteinander voraus, ohne ständig befürchten zu müssen, dass die Freundschaft darunter leidet. Der Freund darf uns manches sagen, was wir von unserem Partner oder anderen nicht so gerne hören würden. Umgekehrt vertrauen wir unseren Freunden manches an, worüber wir mit unserem Partner vielleicht nicht sprechen würden.

■ **Tragen Freundschaften mehr durch's Leben als Partnerschaften?**

In der Freundschaft steht der Mensch im Mittelpunkt, mit all seinen Vorzügen, aber auch mit seinen „Macken", also das Sein und nicht das Haben. Haben-orientierte Freundschaften, um des eigenen Vorteils willen, sind meist nur kurzlebige Scheinfreundschaften und bleiben an der Oberfläche. Nicht umsonst heißt es, dass sich wahre Freunde erst in der Not zeigen.

Trennung, Scheidung, Tod führen manchmal ungewollt zu einem Single-Dasein. Gute Freunde sind auch in schweren Zeiten für uns da, hören uns zu, heilen unsere Seele. Ein echter Freund bietet emotionale Unterstützung und behält die ihm anvertrauten Dinge für sich. Er nimmt uns ernst, wenn man seine Emotionen mit ihm teilen möchte, und er wird den Versuch, sich zu öffnen, nicht mit einem Schulterzucken abtun.

Freundschaften vertragen keinen Verrat, während man das in Partnerschaften eher verdaut. Liebe verzeiht leichter, Freundschaften sind unnachsichtiger und brauchen unbedingtes Vertrauen.

■ **Was die Beziehung zu Freunden so wertvoll macht**

Jede Freundschaft ist anders, weil die Menschen unterschiedlich sind. Jeder deckt andere Bedürfnisse ab, bringt etwas anderes in die Freundschaft ein, was unser Leben reicher macht, sei es emotionale Unterstützung, Motivation für Sport oder Fitness. Gemeinsame Aktivitäten stärken die Freundschaft, werden dadurch vertieft und erfüllender. Sie sind Rituale, die uns gut tun, auf die wir uns Woche für Woche freuen. Untersuchungen haben ergeben, dass Menschen Sport oder andere Wellness-Aktivitäten weitaus konsequenter durchhalten, wenn man sie mit Menschen ausübt, die einem wichtig sind. Umgekehrt ist die Aktivitäten-Erfolgsquote im Alleingang geringer. Gemeinsame Ziele bereichern das Leben durch gemeinsame positive Emotionen, Erfahrungen, Ergebnisse. Wenn wir sehen, wie unser Freund sich positiv verändert, ist das auch für uns Ansporn, es ebenfalls zu versuchen.

▪ Wertesysteme und Freundschaften

Ein ähnliches Wertesystem ist eine gute Grundlage für Freundschaften, z. B. basierend auf einem gemeinsamen Werdegang in einer Jugendorganisation wie, z. B. als Mitglieder einer Pfadfinderschaft. Dagegen spielen Geschlecht, Alter, Herkunft eher eine untergeordnete Rolle. Ein Beispiel dafür ist der Film „Beste Freunde", den sicherlich viele von uns kennen. Er erzählt die berührende und wahre Geschichte von einem schwarzen Arbeitslosen, der einem querschnittsgelähmten Millionär wieder Lebensfreude und Lebensmut schenkt, indem er die sozialen Unterschiede, aber auch dessen Behinderung ignoriert. Diese ungleiche Freundschaft der beiden Männer besteht bis zum heutigen Tage.

▪ Gibt es einen Unterschied zwischen Frauen- und Männerfreundschaften?

Frauen gehen zumindest in westlichen Kulturen vielfach unkompliziert und vertraut miteinander um, viele haben eine „beste Freundin". Beste Freundinnen geben sich gegenseitig ein Gefühl von Geborgenheit: „Wenn ich nicht mehr weiter weiß, bin ich mir sicher, dass Angela eine Lösung kennt. Ich vertraue ihrem Rat hundertprozentig." (aus der Spiegel-Titelgeschichte über „Beste Freunde" vom 29.12.2014).

In den gleichen westlichen Kulturen vermittelte man hingegen Männern über Generationen hinweg bewusst und unbewusst, dass es sich nicht ziemt, Gefühle mit anderen zu teilen und enge Freundschaften einzugehen. Mittlerweile ist es Männern „erlaubt", sich anderen Männern gegenüber zu öffnen, wenn sich viele damit auch noch schwer tun. Für Männer ist es in der Regel einfacher, potenzielle Freunde beim Sport zu finden. Gemeinsamer Sport trägt in hohem Maße zum Stressabbau bei. Wenn dieser Stressabbau mit einem vertrauten Gesprächspartner vonstatten geht, so kann sich as für viele Zeitgenossen positiver auf das Wohlbefinden auswirken als Einzelgänger zu agieren.

Für traditionell denkende Männer mag dieser erste Schritt zur Männerfreundschaft beängstigend erscheinen, doch jeder „moderne" Mann mit einer Gruppe enger Freunde wird bestätigen, dass es sich lohnt, die Single-Komfortzone zu verlassen und enge Beziehungen aufzubauen. Allein durch Reden und Anteilnahme kann man bereits viel Stress abbauen.

Darüber hinaus ist auch die Vorbildhaltung für die eigenen Kinder ein wichtiger Faktor. Wenn der Sohn sieht, dass sein Vater enge Freundschaften pflegt, in denen auch über Gefühle gesprochen werden darf, wird er sich eines Tages ebenfalls um solche Freundschaften bemühen. Auf diese Weise wird dann hoffentlich eines Tages der Stereotyp des gleichmütigen, emotional verschlossenen Mannes verschwinden.

▪ Sorgfältige Auswahl macht Freundschaften noch wertvoller

Es kann jedoch sinnvoll sein, Beziehungen von Zeit zu Zeit unter die Lupe zu nehmen, um zu prüfen, welche Sie glücklich machen und welche Ihnen Stress bereiten. Investieren Sie bewusst in Beziehungen, die Ihnen Freude bringen, und verwenden Sie weniger Zeit auf die anderen. Eine Freundschaft ist nicht dazu da, um ständig ein seelischer Müllabladeplatz für jemanden zu sein. In einer Zeit, in der die meisten Menschen nach ihrem eigenen Vorteil trachten, neigen Menschen dazu, andere für ihre eigenen egoistischen Zwecke zu benutzen. Schauen Sie also genau hin, wem Sie ihr Vertrauen schenken. Jede Beziehung bedeutet nämlich Geben und Nehmen in einem ausgewogenen Verhältnis. Das gilt auch für die Freundschaft. Für wertvolle Freundschaften muss man sich auch Zeit nehmen, damit sie lange lebendige wertvolle Freundschaften bleiben.

▪ „An ihren Freunden kann man sie erkennen"

Freundes- und Sozialkontakte sind für einen Großteil der Bevölkerung als Wohlfühlfaktor essenziell. Schauen wir mal, wie sie häufig zustande kommen und sich entwickeln:

- Jugendliche Freundschaften können sich im Sandkasten, auf dem Bolzplatz, in Sportvereinen und Schulen entwickeln. Auf der Abiturfete schwört man sich ewige Freundschaft – danach zerstreut man sich in unterschiedliche Studienrichtungen, Regionen, Berufe mit ihren unterschiedlichen Werteprägungen: Man verliert sich nach und nach aus den Augen. Bei Klassentreffen Jahrzehnte später versucht man, sich mit großem Hallo wieder näherzukommen.
- Ergänzend tragen soziale Netzwerke – „Kennen Sie noch Ihre KlassenkameradInnen aus dem Abschlussjahr 19XX an der Schule „Bildung" in Irgendwo?" – dazu bei, dass sich alte Schulfreundschaften wieder beleben und man Freundschaften neu startet.
- Umgekehrt scheint es besonders in ländlichen Räumen eine Tendenz zu geben, dass Freundschaften über Generationen fest sind, besonders wenn auch die Generationen nah beieinander wohnen.
- Intensiver wirken Freundschaftsbünde, die in einer Jugendgruppe (z. B. als Pfadfinder) entstanden sind -warum? Man hat sich im gemeinsamen Idealismus gefunden, sieht sich einem Bund zugehörig. Das kann Kitt sein, der sehr langfristig bindet. So können sich stabile Erwachsenenfreundschaften mit ähnlichen Wertvorstellungen entwickeln.
- Studienfreundschaften: Oft Zweckbündnisse, durch gemeinsame Arbeitskreise unterlegt. Gemeinsame Wertvorstellungen müssen damit nicht verbunden sein, sondern das gemeinsame Ziel steht im Vordergrund: Sich gegenseitig zu fördern, um gute Abschlüsse zu erreichen. Was verbindet darüber hinaus? Stabil können Freundschaften aus der Studienzeit sein, wenn sie unabhängig vom Studienzweck entstanden sind, sei es in Studentenverbindungen oder beim gemeinsamen Disco-Hobby.
- Nachbar-Freundschaften können sich aus der Klingel nebenan entwickeln. Das Miteinander Tür an Tür kann sich mit organisatorischen Dingen entwickeln, z. B. sich gegenseitig bei Abwesenheit die Briefkästen zu leeren, in die Wohnung des Verreisten zu legen und bei der Gelegenheit seine Blumen zu gießen. Nachbar-Freundschaften können weitere Wurzeln haben: Man zieht in ein angesagtes Viertel – und stellt fest, dass dort schon „Gleichgetaktete" wohnen. Schon hat man eine Basis für motivierende Nachbarschaftsfeten.

- **Zusammenleben im Freundschaftsbund**

Freundschaften und Partnerschaften können einander ideal ergänzen, Beispiel Hennig Scherf (vgl. auch ▶ Abschn. 16.7). Der hochgewachsene große Umarmer, fast dreißig Jahre Senator und Bürgermeister von Bremen, startete vor einem Jahrzehnt in einer gemeinsam erworbenen Jugendstilvilla im Bremer Bahnhofsviertel ein viel beachtetes Vorhaben: Er begründete mit seiner Frau, einem anderen Paar und zwei Singles eine Wohngemeinschaft als Senioren-Freundschaftsbund. Originalton Hennig: „Die Freundschaft bildet ein Netz, das uns ermöglicht, den Alltag bis zuletzt gemeinsam und trotzdem selbstbestimmt zu leben."

In einem Umfeld, in dem traditionelle Familien sich als vielfach brüchige Modelle zu entpuppen scheinen, erscheinen solche Beispiele geeignet, sich gegenseitig gemeinsam über Ernstfälle wie Krankheit, Alter und Not hinweg zu helfen. Deshalb verwundert es nicht, dass zahlreiche Männer und Frauen und viele Mitglieder der Coaching-Zunft wie Soziologen, Psychologen, Philosophen darin ein Modell mit wachsender Bedeutung für das Zusammenleben im reifen Alter sehen. Die Perspektive: Geborgenheit ohne Anwesenheitspflicht, Vertrauen ohne Enge und vielleicht auch Intimität ohne Besitzanspruch. So wächst die Meinung, dass sich ohne Freunde der „Wahnsinn" in Liebe, Familie und Beruf nicht ertragen ließe. Ist man für den Einstieg in eine solche Freundschafts-WG irgendwann zu alt? Logisch betrachtet sicher nicht, aber da mit zunehmendem Lebensalter Menschen immer mehr Eigenarten entwickeln, bringt man immer mehr in eine WG ein – zur Freude aller?

■ Tragen Freundschaften so gut wie oder besser durch das Leben als Partnerschaften?

Ob Single, Paare oder Familien: Menschen mit erfüllenden sozialen Kontakten geraten kaum in die Gefahr, einsam zu werden, wie immer auch das Leben spielt, auch in schweren Zeiten. Heute bieten soziale, auch wirtschaftlich geprägte Netzwerke Menschen die Möglichkeit, auch über die üblichen Begegnungsstätten hinaus, neue Kontakte zu knüpfen. Gemeinsame Ziele, Visionen, Persönlichkeitsentwicklung, sich gegenseitig unterstützen und fördern, voneinander lernen und miteinander wachsen stehen dabei im Mittelpunkt.

Diese Frage kann Reflex von Enttäuschungen in erlebten Partnerschaften sein. Oder auch von einem Freundeskreis, den man von Jugend erlebt hat. Darin haben vielleicht einige Freundschaften getragen, vielleicht nicht alle, aber diese Freundschaften waren besonders stabil. Aber auch wenn dem so sei: Würde diesen Satz auch jemand formulieren, der eine in jeder Beziehung erfüllende Partnerschaft erlebt und genossen hat?

Ein wichtiger Aspekt: Man kann sich auf Freunde zurückziehen, wenn eine Partnerschaft geplatzt ist und man Halt sucht. Hilfreich ist es, wenn Freundschaften einige Facetten abdecken können, in denen man sich bei einem Partner früher aufgehoben fühlte. Einige Facetten bleiben sicherlich offen und damit ein Vakuum. Wenn man eine neue Partnerschaft beginnt: Erwartet man dann, dass Freunde die/den neue/n PartnerIn in den Freundschaftsbund einbeziehen oder sich zugunsten einer neuen Partnerschaft zurückziehen? Solche Einzelrückzüge können sich auf feste Freundschafts-Netzwerke auswirken.

■ Zunächst einige Fragen zur Spannweite des obigen Statements

- Kündet dieses von Enttäuschungen in einer oder mehreren erlebten Partnerschaften?
- Kündet dieser Satz von einem erlebten Freundeskreis, den man vielleicht von Jugend/vom Studium an erlebt hat?
- Spiegelt dieser Satz wieder, dass einige Freundschaften „getragen" haben, vielleicht nicht alle, aber diese Freundschaften waren besonders stabil?
- Würde diesen Satz auch jemand formulieren, der eine in jeder Beziehung erfüllende Partnerschaft erlebt und genossen hat?
- Signalisiert dieser Satz, dass man sich auf Freunde zurückziehen kann, wenn eine Partnerschaft geplatzt ist und man Halt braucht?
- Welche Facetten können Freundschaften abdecken?
- Wie kann man im Freundeskreis mit dem Thema Erotik umgehen?
- Welche Facetten können darüber hinaus Partnerschaften abdecken?
- Wie geht man in Freundschaften mit als fehlend empfundenen Facetten um?
- Wenn Freunde sich zugunsten einer neuen Partnerschaft zurückziehen …
- Wie wirken sich Einzelrückzüge auf festen Freundschafts-Netzwerken aus?

16.3 6 Erfolgsfaktoren für Freundschafts- und Sozialkontakte

❱❱ „Investieren in Beziehungen: Niemand ist eine Insel. Finde Freunde, indem du selber ein guter Freund bist." (Petra Stadtfeld*)

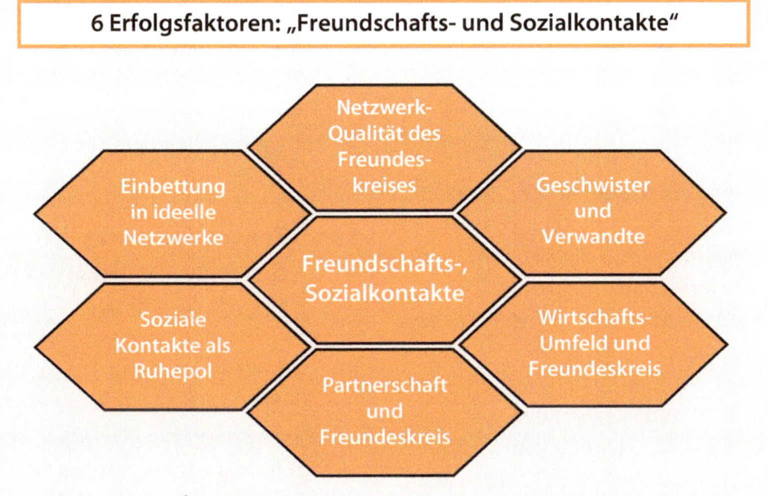

◘ Abb. 16.1 Wabenmodell „Erfüllende Partnerschaften"

Ihr Freundschafts-Netzwerk kann sehr facettenreich sein, wie die folgende Grafik zeigt. Es reicht von verwandtschaftlichen Wurzeln bis hin zu neuen ideellen Orientierungen (◘ Abb. 16.1).

16.4 Freundschafts-EF 6.1: Netzwerkqualität des Freundeskreis

» „Die zentrale Frage des Lebens: Was haben andere Menschen davon, dass es mich gibt?" (Karl Pilsl)

Ein gutes Netzwerk besteht aus Kontakten aus mehreren Lebensphasen und enthält auch hochwertige Kontakte. Viele durch Beruf, Pflichten und manchmal auch überbordende Freizeitaktivitäten zeitlich stark in Anspruch genommene Menschen vernachlässigen eine gute Pflege ihrer sozialen Beziehungen. So laufen sie Gefahr, z. B. beim Eintritt in den Ruhestand in ein „Loch" zu fallen. Gartenarbeit und Ordnen von Briefmarkensammlung und Erinnerungsstücken sind kein Ersatz für soziale Kontakte, die Menschen jung halten.

- **Tipps für das Heben Ihres Schatzes Freundschafts- und Sozial-Kontakte**
- Ordne systematisch alle deine Kontakte, auch „alte" Adressen.
- Welche Netzwerke aus früheren Zeiten kannst du aktivieren?
- Welche neuen Netzwerke rund um deine Hobbys/Interessen aufbauen?
- Welche Kontakte gehören für dich netzwerkübergreifend zu den besonders „Gesetzten", mit denen du Freundschaften wieder belebst oder neu begründest?
- Lege dir kontinuierlich ein Adress-/Kontaktverzeichnis an. Dabei können dir technische Kopiersysteme für Visitenkarten helfen.
- Ordne deine Kontakte nach für dich relevanten Rubriken, z. B. aus beruflicher oder Studiensphäre (Klassenfotos!) und Partnern mit ähnlichen intellektuelle und Freizeitinteressen.

16.5 Freundschafts-EF 6.2: Geschwister und Verwandte

» „Wenn Familienmitglieder zusammenkommen, darf es nur ein Thema geben: Träume, Visionen, Ziele." (Karl Pilsl)

Geschwister und Verwandte sind nicht nur „verwandt", sondern können auch den Stellenwert von guten Freunden haben, mit denen man sich trifft, was unternimmt etc.. Der Vetter aus „Dingsda" von Eduard Künnecke mag zwar musikalisch für viele noch ein Genuss sein, aber dieser Song ist kein Vorbild: „Onkel und Tanten, das sind Verwandte, die fallen einem Mädchen aufs Gemüt". Zeiten ändern sich, verwandtschaftlichen Beziehungen auch.

Geschwister-Freundschaften können ein Bund fürs Leben sein oder es im Laufe eines langen Lebens werden. Man kann sich seine Geschwister zwar nicht aussuchen, aber man kann sie als Freunde entdecken. Sie sind Wegefährten, ob man sie liebt oder nicht. So berichtete der *stern* in einer kürzlich erschienen Reportage (13.11.2014) von einer Reihe von innigen Geschwister-Freundschaften, darunter auch Prominente wie das Geschwisterpaar Johanna-Maria und Richard-David Precht. Geschwister auch als beste Freunde, manchmal auch starke Allianzen gegen als Willkür empfundenen Elternwillen. Fazit: Geschwister können ein Bund für das Leben sein oder werden.

■ **Tipps für das Heben Ihres Schatzes Freundschafts- und Sozial-Kontakte**

Wer den Kontakt zu vielen Verwandten verloren hat, kann sie sich nach dem Schneeballsystem wieder aufbauen:

– Notieren Sie alle Verwandten, deren aktuelle Kommunikationsadressen (Tel., E-Mail), die Sie kennen. Postalische Adressen sind vielfach überholt und nicht mehr in, wenn man nicht zu Besuch hinfährt.

– Kontaktieren Sie sie und bitten Sie, Ihnen weitere „Verwandte" mit Kommunikationsadressen zu übermitteln.

– So können Sie Ihren Verwandten-Stammbaum aufbauen und die „Lieben" auswählen, die Ihnen besonders am Herzen liegen.

16.6 Freundschafts-EF 6.3: Berufsumfeld und Freundeskreis

» „Jede Generation neigt dazu, den Großteil der Zeit mit Menschen der eigenen Altersgruppe zu verbringen, aber reicht das für ein Lebenszeit-Netzwerk?"

Kontakte, die aus dem beruflichen/geschäftlichen Umfeld erwachsen (sind), können eine hohe soziale Netzwerk-Qualität haben, ergänzt über Vernetzungen in den Business-Netzwerken XING und Linkedin. Es kann auch Zirkel mit gemeinsamen Interessen geben, z. B. sportliche Aktivitäten.

Vielen Menschen gilt verbunden zu sein als Schlüssel zum Erfolg. Netzwerke können sich in unterschiedlichen Lebensphasen um Absolventen und Praktikanten, Fach- und Führungskräften, Freiberufliche und Selbstständige bilden, auch um Berufswechsler und Gekündigte. Bei den ersteren Beispielen gelten sie als Aufstiegs- und Konsolidierungshilfen, bei Gekündigten als Auffangnetz. Es mag sein, dass sich hier auch echte Freundschaften bilden können, aber vielfach besteht die Gefahr, seriöse Kontaktpflege mit aggressivem Selbstmarketing zu verwechseln. Davor kann man sich schützen, indem man bestehende Kontakte, über die jeder Mensch verfügt, sorgsam ausbaut. Ob sich das zu Freundschaften entwickelt? Oder bleiben es Zweckbündnisse auf Zeit? Das sich ursprünglich Zweckbeziehungen zu Freundschaften entwickeln, aber auch bei vordergründigen Zweckbündnissen stehenbleiben können, hat Katja Kraus in ihrer Interviewserie an einer Reihe von Beispielen aufgearbeitet (erschienen bei Fischer). Der Bogen spannt sich von seelisch bereichernden Freundschaften bis zum guten Freund als Helfer in der Not.

*Kraus, Katja: Freundschaften – Geschichte von Nähe und Distanz, (bei Fischer).

- **Tipps für das Heben Ihres Schatzes Kontakte zu Berufskollegen und Geschäftspartnern**

Wer den Kontakt zu Berufskollegen/ Geschäftspartnern verloren hat, kann sie sich nach dem Schneeballsystem wieder aufbauen:

- Notieren Sie alle Partner, deren aktuelle Kommunikationsadressen (Tel., E-Mail, soweit vorhanden, Homepage-Adressen) Sie kennen.
- Kontaktieren Sie sie und bitten sie, Ihnen weitere Partner mit Kommunikationsdaten zu übermitteln.
- So können Sie einen berufsnahen Freundesskreis aufbauen und bevorzugte Freunde auswählen.

16.7 Freundschafts-EF 6.4: Partnerschaft und Freundeskreis

» „Frauen von Freunden zerstören die Freundschaft" aus „Frauen von Freunden", (1925)

Freundes- und Sozialkontakte ergänzen Partnerschaften. Sie haben auch für diejenigen Bedeutung, die sich einer als erfüllend empfundenen Partnerschaft erfreuen. Das reicht von freundschaftlich miteinander verbundenen Paaren mit Kindern, die so eine Art Großfamilie bilden. Man findet sich zusammen in gemeinsamen Freizeit- und Urlaubsaktivitäten bis hin zur koedukativen Erziehung, indem z. B. ein Kind mit einer befreundeten Familie in Urlaub fährt, weil

die eigenen Eltern beruflich oder geschäftlich nicht abkömmlich sind, wenn die Kinder gerade Ferien haben. Und wenn es mal in einer Zweierbeziehung kriselt, kann vielleicht ein Freundeskreis dazu beitragen, dass man leichter wieder zusammenfindet – oder ein mentales Auffangnetz hat.

Im Bereich Partnerschaft und Freundeskreise gibt es folgende Ansatzpunkte:

Freunde beim eigenen Partner einzuführen, den eigenen Partner in bestehende Freundeskreise mit einbeziehen und/oder am Freundeskreis des Partners/Partnerin teilzunehmen, z. B. bei gemeinsamen Freizeitaktivitäten.

Ob wer aus ihrem/seinem bisherigen Kreis zu ihm/ihr passt, ist ein sehr sensibles Thema, wozu Kurt Tucholsky eine distanzierte Meinung hatte: „Frauen von Freunden zerstören die Freundschaft, weil …".

- **Tipps für das Heben Ihres Schatzes Kontakte zu partnerschaftlichen Freundeskreisen**

Hier gibt es nicht wie bei Verwandten und Geschäftspartnern standardisierte Vorgehensweisen, sondern jeder Fall liegt anders (wie nach einer alten Kölner Weisheit jeder Jeck anders ist). Mit Systematisierungen soll man zurückhaltend sein, weil das vielleicht der eigene Partner nicht gut findet. Der Grat zwischen zusätzlicher Lebensfreundschaft von Freunden und Rückzug wegen Verletzlichkeit („Weißt du eigentlich, was mein/e PartnerIn von dir hält?") kann schmal sein.

16.8 Freundschafts-EF 6.5: Soziale Kontakte als Ruhepol

» „Die Freundschaft bildet ein Netz, das es uns ermöglicht, den Alltag bis zuletzt gemeinsam und trotzdem selbstbestimmt zu leben." (Hennig Scherff)

Für soziale Kontakte als Ruhepol gibt es mehrere individuelle Ansatzpunkte:

- Das kann neben der Teilhabe an sozialen Netzwerken auch Interessenzirkel (gemeinsames Wandern z. B.) betreffen, Kreise mit gleichen kulturellen, sportlichen, Freizeitinteressen. Und immer wichtiger: Die Gewinnung wertvoller Kontakte durch die Übernahme von Ehrenämtern.

- Ein interessanter Ansatzpunkt ist auch die Bildung von z. B. gemeinsamen Wohngemeinschaften: In Köln gibt es im Stadtviertel Nippes eine abgeschlossene Wohnsiedlung nur für Menschen, die autofrei wohnen wollen. Sie haben entweder kein Auto, z. B. aus ökologischen Gründen, oder sie parken sie „exterritorial".

- Hierzu passen auch größere Wohngemeinschaften, z. B. Senioren-WG mit mehreren Seniorfamilien oder Einzelpersonen. Zu nennen ist hier das aus Medienberichten bekannte Beispiel von Hennig Scherf (vgl. auch ▶ Abschn. 16.7), dem hochgewachsenen großen Umarmer, fast dreißig Jahre Senator und Bürgermeister der Hansestadt Bremen, startete vor einem Jahrzehnt in einer gemeinsam erworbenen Jugendstilvilla im Bremer Bahnhofsviertel ein viel beachtetes Vorhaben: Er begründete mit seiner Frau, einem anderen Ehepaar und zwei „Singles" eine Wohngemeinschaft als Senioren-Freundschaftsbund. Originalton Hennig: „Die Freundschaft bildet ein Netz, das es uns ermöglicht, den Alltag bis zuletzt gemeinsam und trotzdem selbstbestimmt zu leben."

■ **Tipps für das Heben Ihres Schatzes soziale Kontakte**

Wenn man in solchen Zirkeln drin ist, hat man es bei ausreichendem Einsatz in seiner Nutzung einfach: Es gibt vorstrukturierte Verteiler, eingerichtete Gruppen und Clubs, in die man sich nach seinen Interessen einbringen kann. Die Adressverwaltung bieten die Netzwerke, sodass eigene Systematisierungen überflüssig sein können.

16.9 Freundschafts-EF 6.6: Einbettung in ideelle Netzwerke

» „Nutzen Sie die Vorteile von sozialen Kontakten mit Menschen aller Altersgruppen, statt nur in der eigenen Altersgruppe zu verharren." (Dwight L. McKee)

Bisher haben wir das Thema Freundschafts- und Sozialkontakte mehr unter bilateralen oder Kleingruppenbezug gesehen. Es gibt auch eine weitere Dimension: Nehmen wir an, viele Gesundheitsbewusste haben sich über Empfehlungs-Marketing für hochwertige Vitalstoffe in einem Gesundheits-Netzwerk kennengelernt. Die Gruppe ist sehr erfolgreich, wächst aus überschaubaren Anfängen in eine dreistellige und bald auch vierstellige Größenordnung. Man trifft sich in regionalen Erfahrungsaustausch- und Trainingskreisen und einmal jährlich vielleicht auf einem bundesweiten Kongress: Alle sind aus einem ähnlichen Antrieb dazu gestoßen, bringen gemeinsame Wertvorstellungen mit und verstehen sich bei leichter Distanz bis zum mitternächtlichen gemeinsamen Schwof wunderbar. Damit bewegen wir uns in einer neuen Dimension von sozialen Netzwerken, diesmal ohne Internet.

Unter ideellen Netzwerken fallen u. a. kirchliche und soziale Organisationen, Deutscher Alpenverein, Dt. Ski-Verband, auch Rotarier, Lions, Freimaurer bis hin zu Sangeskreisen etc.. Aber für Idealisten kann es sich auch um Kontakte zu und Mitgliedschaften in politischen Parteien und deren Arbeitsgemeinschaften und Sonderorganisationen handeln.

- **Tipps für das Heben Ihres Schatzes Kontakte zu Freunden in ideellen Organisationen**

Auch in diesen solchen Zirkeln hat man es in der Nutzung einfach: Es gibt vor strukturierte Verteiler, eingerichtete Gruppen und Clubs, in die man sich nach seinen Interessen einbringen kann. Die Adressverwaltung bieten die Netzwerke, eigene Systematisierungen sind nur in geringem Maße erforderlich.

16.10 „Freundschafts- und Sozialkontakte" auf einen Blick

» „Ein Freund, ein guter Freund, das ist das Beste, was es gibt auf der Welt. Ein Freund bleibt immer Freund, auch wenn auch die ganze Welt zusammen fällt" (Heinz Rühmann)

- **Sternprofil „Freundschafts- und Sozialkontakte" zur globalen Standortbestimmung**

Sie können sich wieder Ihre grünen Stärken und EF mit Ergänzungsbedarf vorstellen (Abb. 16.2).

- **Friedrichs Freundschafts-Scorecard auf einen Blick**

Nachdem Friedrich die vielen Optionen von Freundschafts- und Sozialkontakten einzeln genossen hat, führt er sie in der folgenden Selbsteinschätzung auf Basis seiner Freundschafts-Scorecard zusammen (Abb. 16.3).

- Netzwerkqualität und Verwandtschaftsumfeld sieht er sehr positiv.
- Der Ausreißer bei Partnerschaft und Freundeskreise bis an den roten Rand spiegelt wieder, dass die Partner auch im Freizeitbereich getrennte Wege gehen. Können ihre Freunde mit Friedrich bzw. seine Freunde mit ihr „warm werden"?

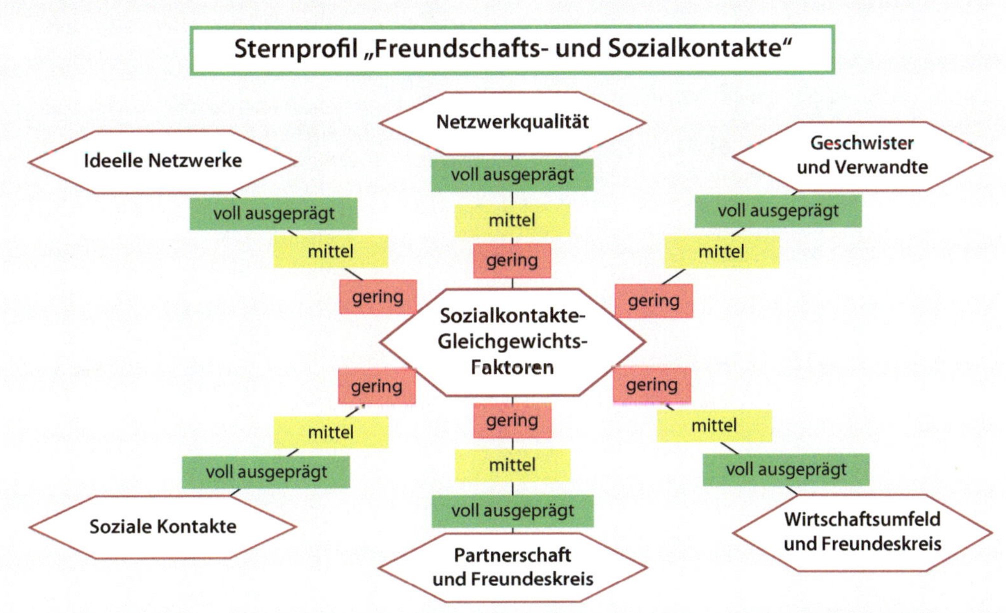

Abb. 16.2   Sternprofil „Freundschafts- und Sozialkontakte"

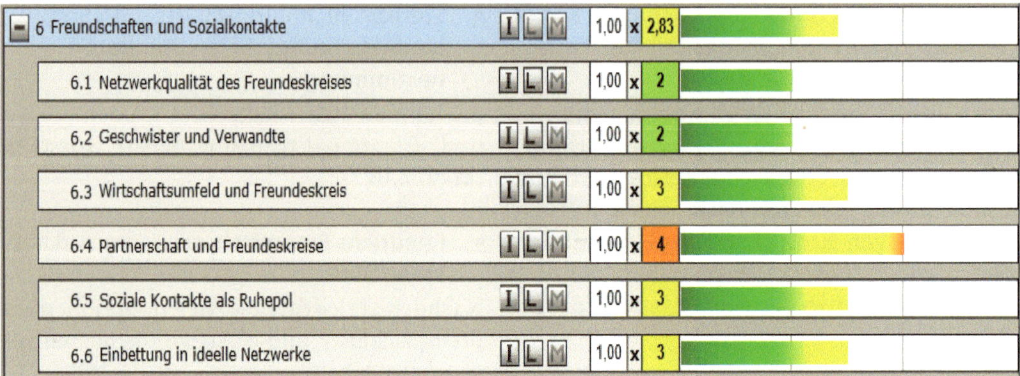

◘ Abb. 16.3　Scorecard „Freundschafts- und Sozialkontakte"

Was kann Friedrich tun, um sich von einem 3-er- zu einem 2-er-Durchschnitt zu entwickeln?

Literatur

Erlinger R (2018) Ohne alle. Süddeutsche Zeitung, 75, 1. April

Wolf D (2017) Viele verwechseln Alleinsein mit Singlesein. Westfalenpost, 18. November

Weiterführende Literatur

Becker C (2018) Volkskrankheit Einsamkeit. Welt am Sonntag, 51, 23. Dezember

Benölken H, Pauli-Hensel H (2015) Freundschaft und soziale Kontakte. Hamburg im Blick, Hamburg

Bilton N (2013) Twitter – eine wahre Geschichte von Geld, Macht, Freundschaft. Campus, Frankfurt a. M. ISBN 978-3-5933-9906-5

Burrier T (2008) Neue Wege – Nutze Deine Möglichkeiten. Trend-Plus, Wehrsdorf. ISBN 3-930-625-47-4

Carnegie D (2017) Wie man Freunde gewinnt. Fischer Taschenbuch, Frankfurt a. M. ISBN 978-3-5961-9053-9

„Einsamkeit schädigt die Gesundheit", Interview mit Professorin Maike Luhmann, Ruhr-Universität Bochum (2018) Frankfurter Allgemeine Sonntagszeitung, 3, 21. März

Ganthen D, Niehaus J (2014) Die Gesundheitsformel. Knaus, München, S 412. ISBN 978-3-8135-0648-8

Hummel K (2018) Mama, ich bin doch kein Kind mehr. Frankfurter Allgemeine Sonntagszeitung, 51, 23. Dezember

Kraus K. Freundschaften – Geschichte von Nähe und Distanz (bei Fischer). ISBN 9783100021960

Marinic J (2018) Einsamkeit. Süddeutsche Zeitung, 22, 27. Januar

Stadtfeld P (2018) Nur Mut, alles wird gut. Verlag am Eschbach, Eschbach. ISBN 978-3-86917-651-2

Baustein 7: Erfüllende Erotik und Sexualität

© Springer-Verlag GmbH Deutschland, ein Teil von Springer Nature 2019
H. Benölken, *FIT für gute 120 Jahre*, https://doi.org/10.1007/978-3-662-58927-4_17

Inwieweit kann erfüllende Erotik und Sexualität zur Förderung des seelischen Wohlbefindens mit Ausstrahlung auf das körperliche und soziale Wohlbefinden beitragen? Umgekehrt: Inwieweit kann sexueller Frust Stress erzeugen und die Gesundheit gefährden?

17.1　Mit erfüllender Erotik bleibt man länger gesund

» „Sexualität gehört zu den Grundbedürfnissen des Menschen. Sie dient der Fortpflanzung, fördert aber auch die Zufriedenheit. Die dabei freigesetzten Hormone wirken ausgleichend und damit stressreduzierend. Gesunder Sex ist erfüllend." (Detlef Ganten, Jochen Niehaus)

» „Wenn man häufig mit einem Partner Sex hat, ist die Wahrscheinlichkeit hoch, dass man sich auch in ihm erfüllt."

■ **WHO: Sucht nach Sex ist eine psychische Störung, die sich zur Krankheit entwickeln kann**

Nach Redaktionsschluss am Jahresende 2018 erreichte uns am 07.01.2019 folgende Pressemeldung über eine neue Aktivität der WHO: Unter Sucht nach Sex leiden nach einer amerikanischen Studie (veröffentlicht im Fachblatt „Jama Network Open"*) 8,6 % der Studienteilnehmer. Die WHO will deshalb Sexsucht als psychische Störung in den im Mai 2019 neu zu beschließenden Krankheitskatalog aufnehmen.

Auch das Universitätsklinikum Hamburg-Eppendorf (UKE) registriert: „Wir beobachten, dass sich die Zahl der Patienten, die sich mit einer Sexsucht bei einem Arzt oder Therapeuten vorstellen, größer geworden ist" (Professor Peer Briken, UKE).

In präventologischer Blickrichtung stellt sich die Frage: Welche Rahmenbedingungen sind erforderlich und bei Bedarf zu schaffen, damit sich Sexsucht als Störung und potenzielle Krankheit möglichst gar nicht

erst entwickelt? Das ist nicht nur ein privates Thema, wenn sexsüchtige PartnerInnen nicht mehr mit ihrer/m PartnerIn schlafen, sondern kann sich auch auf Arbeitgeber auswirken: Sexsucht ohne Maßnahmen, wie damit umzugehen ist, kann zu erheblichen Arbeitsausfällen führen und wird damit zu einem Thema des BGM.

■ **„Sex" ist ein Thema für alle Menschen und nicht nur für „Paare"**

In Deutschland gibt es etwa 16 Mio. angetraute Paare, aber genau so viele statistische Singles im besonders sexaktiven Alter zwischen jungen und reifen Erwachsenen. Auch Singles haben für ihr seelisches Wohlbefinden einen Anspruch auf erfüllende Erotik und Sexualität. Deshalb diskutieren wir das in einem eigenständigen Baustein und nicht als Unterpunkt zu Baustein 5.

Seelisches Wohlbefinden mit seiner Rückkoppelung auf körperliches Wohlbefinden hängt in hohem Maße auch von erfüllender Erotik (hier steht begrifflich mehr die Philosophie im Vordergrund) und Sexualität (hier mehr die Umsetzung) ab, da so Glückshormone (Endorphine) im Gehirn freigesetzt werden, was auch den Blutkreislauf in Schwung bringt, stressdämpfend wirkt und auch das Immunsystem stabilisiert. Erotische Unerfülltheit kann Druck erzeugen und zu krankheitsauslösenden Verklemmungen und lebenszeitverkürzenden seelischen Konflikten führen. Kurzum: Wer erfüllenden Sex hat, lebt länger und besser.

Die Sexualität dient den Menschen nicht nur zur Fortpflanzung und Lustbefriedigung, sondern ermöglicht ihnen, sich einem anderen Menschen besonders nahe zu fühlen. Für viele Liebespaare ist der Geschlechtsakt nur eine von vielen Ausdrucksformen ihrer Zuneigung und Anziehung. Ebenso wichtig sind für sie Vertrauen, gegenseitiger Respekt, Zärtlichkeit, gemeinsame Werte, gemeinsam Erlebtes als Zeichen ihrer Verbundenheit. Sexualität hat, je nach Lebensphase und persönlichem Empfinden, einen unterschiedlichen Stellenwert im Leben eines Menschen.

Nicht mehr sprechen wir das Thema Homosexualität an: Im Zeitalter der „Ehe für alle", die bereits von Prominenten in Politik, Wirtschaft und Medien vorgelebt wird, ist das kein Thema mehr.

Rethy, Laura: Unstillbare Lust, in: West-falenpost, 07.01.2019.

17.2 Einführender Blumenstrauß zu Erotik und Sexualität

» „Unser Sexleben ist wie eine Karriere." (Eva Illouz, Soziologin und Bestsellerautorin)

■ **Kennen/kannten viele Frauen ihren Körper nicht – sind viele Männer Porno-Gefangene?**

Viele Frauen kennen vermeintlich ihren Körper nicht und auch nicht ihre sexuellen Möglichkeiten, wie im früher viel diskutierten Shere-Hite-Report veröffentlicht. Die sensationelle Aussage darin war, dass nur etwa 30 % der Frauen beim Geschlechtsverkehr einen Orgasmus haben. Was hat sich seit dieser Zeit verändert? Gar nichts, stellt Henning fest. Sie sagt in einem Spiegel-Online-Interview, dass nur ungefähr ein Fünftel der Frauen einen Orgasmus durch reinen Geschlechtsverkehr erreichen. Das hat auch anatomische Gründe. Hier fehlt das Wissen sowohl bei Männern als auch bei Frauen. Das Sexbild vieler – besonders von Männern – ist angeblich von Pornos bestimmt, in denen der Mann nichts anderes tut, als die Frau zu stoßen. Wird nirgendwo so oft gelogen wie in Schlafzimmern? Das würde zum ständigen Kreislauf von Unzufriedenheit und Frustration führen. In den folgenden Ausführungen bewegen wir uns mangels Gewissheiten vorsichtig im Konjunktiv.

■ **„… genau das, was sie hatte!"**

Wenn dem so wäre, hätten viele Frauen für ihre schauspielerischen Leistungen im Bett einen Oskar verdient. Sie erinnern sich vielleicht noch an den Film Harry und Sally und die berühmte Szene mit Meg Ryan als Sally im angesagten „Katz's Delicatessen Restaurant" in New York, die in die Filmgeschichte eingegangen ist: Sie zeigt einen vorgetäuschten Orgasmus Sallys in einem Restaurant. Harry behauptet, ihm könne keine Frau einen Orgasmus vorspielen, ohne dass er es bemerkt. Sally behauptet das Gegenteil und spielt ihm diesen, beobachtet von allen Gästen, eindrucksvoll vor. Nach dem Orgasmusauftritt von Sally verlangt eine ältere Dame am Nebentisch „genau das, was sie hatte".

Das American Film Institute wählte diesen Satz – in der Originalfassung „I'll have what she's having."-, unter die 100 besten Filmzitate aus US-Filmen aller Zeiten auf Platz 33.

■ **Brauchen Frauen Nähe, um Sex zu genießen – und Männer Sex, um Nähe zu gewinnen?**

Weibliche und männliche Sexualität unterscheiden sich voneinander. Das Klischee geht davon aus, dass Mann hauptsächlich am Akt selbst interessiert ist, während Frau gerne viel Zeit auf Zärtlichkeit und Kuscheln verwendet.

Tatsächlich haben viele Männer nie gelernt, ihr Begehren auch erotisch, das heißt sinnlich und seelisch auszudrücken. Benehmen sich dann manche Frauen gegenüber, als wären sie in einem Selbstbedienungsladen, in dem man sich nimmt, was einem gefällt? Liegt das primär am fehlenden Austausch miteinander? Ist das Rollenbild des gefühlsarmen Machos in unserer heutigen Zeit im Aussterben begriffen und wollen auch viele Männer zunehmend romantisch sein und über ihre Gefühle reden? Müssen viele es im Gegensatz zu Frauen es erst lernen? Befragungen zeigen, dass der Umgang mit den eigenen sexuellen Bedürfnissen für Frau und Mann insgesamt offener geworden ist. Eine freiere Gesellschaft, die weibliche Emanzipation und die Medienberichterstattung über das

„Thema Nummer eins" haben diese Entwicklung sicherlich begünstigt.

Erfüllender Sex hat neben einer genitalen auch eine emotionale Komponente. Die Wahrnehmung von Bedürfnissen, Gefühlen und Grenzen des anderen. Behutsamkeit und Sensibilität im Umgang mit den eigenen Wünschen und denen des Partners macht Mut zu neuen Entdeckungen. Es lohnt sich, die Lust zu kultivieren. Dann könnte Wilhelm Buschs Beobachtung bald überholt sein: „Platonische Liebe kommt mir vor wie ein ewiges Zielen und niemals Losdrücken."

■ Werden Männer primär durch Testosteron gesteuert, Frauen durch Gefühle?

So schätzte Wilhelm Busch vor mehr als einem Jahrhundert in seinen Betrachtungen über den testoterongesteuerten Mann den Unterschied zwischen den Geschlechtern in ihrem erotischen Empfinden ein. Fakt scheint zu sein, dass männlicher Sex erheblich vom Geschlechtshormon Testosteron geprägt ist: Je mehr Testosteronschübe, desto häufiger das Verlangen, was auch einen Beitrag zur männlichen Zeugungsfreudigkeit und damit zur Fortpflanzung in der Menschheit leistet. Testosteron produzieren allerdings auch Frauen – ebenso spielen auch Östrogene für die Libido des Mannes eine Rolle. Die Art des Begehrens hängt bei beiden Geschlechtern maßgeblich vom Verhältnis zwischen Östrogenen und Testosteron ab. Nach Expertenansicht ist testosteronbetonte Lust stärker von Leidenschaft und Aggressivität geprägt, östrogenorientierte Lust mehr von Geborgenheit.

Im wahren Leben könnte es wohl etwas komplexer sein: Niemand funktioniert wie der andere. Zudem fühlen wir uns auch noch an jedem Tag anders, überlagert durch in Medien publizierten Maßstäben, wie oft, wie lange oder in welchen Stellungen „guter Sex" abzulaufen habe, als wenn eine Beziehung eine Messstation wäre. Sex spiele sich primär im Kopf ab, so die Äußerungen von Sexualforschern.

Konsequenz: Vor einem gemeinsamen sexuellen Erlebnis den Kopf frei bekommen. Da jeder Mensch und jede Beziehung einzigartig ist, lernt man sich und die/den PartnerIn so besser kennen und verstehen. So kann man miteinander experimentieren, seine Neugierde befriedigen, damit vielleicht besonders gut miteinander Humor aufblitzen lassen – und Spaß miteinander haben und gemeinsam Lust genießen.

■ Sex als ein Dialog ohne Worte

Je mehr Sie spüren, je mehr Sie den anderen wahrnehmen können, desto besser wird es. Sex im umfassenden Sinne ist Kreativität und Fantasie, ein Kunstwerk zu zweit. Aus zwei unterschiedlichen erotischen Welten wird ein gemeinsames Mosaik gestaltet, das in dieser Form einzigartig ist.

Sexualität wird damit zu einem dynamischen Prozess, der abhängig ist von der Bereitschaft, vertrauensvoll und offen mit sich selbst und dem Partner umzugehen. Jede(r) hat es in der Hand, ist verantwortlich, wie sich die gemeinsame sexuelle Biografie entwickelt.

■ Liebe ist, wenn Treue Spaß macht

„Wer zweimal mit der gleichen pennt, gehört schon zum Establishment". Das Motto der sexuellen Revolution der 60er Jahre ist überholt. Gerade durch die immer größere Freizügigkeit auf diesem Gebiet wird die Sehnsucht des Einzelnen nach echter Nähe, nach Verbindlichkeit und erfülltem Erleben immer größer. Bei unserer heutigen Generation ist wieder der Trend zum monogamen Beziehungsverhalten zu beobachten. In einer Welt, in der alles austauschbar geworden ist, ist der Wunsch nach Sicherheit und Intimität besonders groß – wie Kristina Stürmer in ihrem Lied besingt: „Gib mir Sicherheit in einer Welt, in der nichts sicher scheint." Für manchen ist die Kreativität und Findigkeit, die/den PartnerIn mit immer neuen erotischen Delikatessen zu verwöhnen, vielleicht aufregender als sich im Gefühl neuer

Eroberungen zu sonnen. Kann das auch einvernehmlich in Polyamorie münden?

- **Sexualität im Zeitalter von Internet und Porno**

Bereits in der Kindheit können sexuelle Vorlieben geprägt werden und sich in der Pubertät deutlicher heraus schälen. Unsere Gesellschaft ist in den letzten Jahrzehnten in Bezug auf unterschiedliche sexuelle Lebensformen toleranter geworden. Inzwischen können sich auch prominente Frauen oder Männer ohne Diskriminierungsängste öffentlich outen, wenn sie nicht den üblichen Sexnormen – „Ehe für alle" – entsprechend leben.

Solange sexuelle Fantasien einvernehmlich praktiziert werden ist erlaubt, was gefällt. Seit „Fifty Shades of Grey" scheinen auch SM-Praktiken salonfähig zu werden. Das Internet macht es leicht, dass sich Menschen mit ähnlichen sexuellen Vorlieben finden. Sexuelle Wunschvorstellungen sind so unterschiedlich wie die Menschen selbst. So kann jede/r für sich oder zu zweit entscheiden, welche Spielarten von Sexualität ihr/ihm Genuss bereitet.

- **Wege zur erfüllenden Sexualität: Erotik, Sinnlichkeit und Sexualität im Einklang**

Ordnet man Sexualität dem Genitalverkehr zu, umfasst Erotik den geistig-psychischen Bereich, das ganzheitliche, sinnliche Erleben miteinander. Je leiser, je zarter, je unbeabsichtigter, desto erregender. Eine zarte unbeabsichtigte Berührung des Arms, ein Blick, ein Wort, der Klang der Stimme. Den anderen mit allen Sinnen wahrnehmen und genießen. Das kann zum sexuellen Akt führen, muss aber nicht. Manchmal ist es besonders erregend, bewusst den genitalen Akt auszulassen oder ihn aufzuschieben. Entdecken Sie Ihre spielerischen Fähigkeiten. Vorspiel, sexueller Akt, Nachspiel: Alles gehört zu einer beglückenden Sexualität dazu. Erotischer Sex beginnt nicht erst im Bett, sondern bereits im normalen

Alltagsleben durch Zuwendung in Form von Worten, Gesten, Mimik, Berührung, Zärtlichkeit, Aufmerksamkeit und Wertschätzung füreinander.

- **Tantra zur Erweiterung der sexuellen Erlebnisfähigkeit**

Eine Möglichkeit, die eigene sinnliche Wahrnehmung zu entdecken und zu erweitern, ist Tantra. Es geht beim Tantra um die Entdeckung der ganzheitlichen Lust. Tantra lehrt, die sexuelle Erlebnisfähigkeit präsenter und umfassender zu genießen – mit Respekt, Achtsamkeit, Einfühlungsvermögen und Behutsamkeit. Geben und Nehmen, Loslassen und Hingabe stehen im Mittelpunkt. Tantrischer Sex ist Energiearbeit und steht im Gegensatz zum Rein-raus-Sex, den viele praktizieren. Es gibt mehrere Tantra-Richtungen und -Schulen.

- **Sex und körperliche Beeinträchtigungen oder Krankheit**

Eine Paarbeziehung ist wie eine Pflanze – sie will gehegt und gepflegt werden, damit sie gedeiht. Gerade, wenn „es" nicht mehr so richtig klappen will, können andere Formen der Zweisamkeit die Beziehung ergänzen und stärken.

Es kann aufregend und erotisierend sein, sich im Alltag wieder neu zu begegnen, statt den Fokus primär auf den Sexualakt zu richten. Jede Beziehung, die im Kern gesund ist, lässt sich bewusst beleben: durch kleine Aufmerksamkeiten, gegenseitiges Überraschen, durch Zärtlichkeit, durch Dinge, bei denen man sich wohl miteinander fühlt, die Nähe schaffen.

- **Sex im Alter**

Mit zwanzig kann man sich kaum vorstellen, noch Sex mit 60 zu haben. Spätestens seit Filmen wie „Wolke 9" oder „Wie beim ersten Mal" mit Meryl Streep zeigt auch die gealterte Hollywood-Prominenz, dass Sex in den reifen Jahren keineswegs der Vergangenheit angehören muss, sondern wichtiger

Bestandteil eines erfüllenden Lebens ist und bleiben kann, alleine oder zu zweit. Bis zum 60. Lebensjahr haben die meisten Menschen in irgendeiner Weise Sex, danach soll es weniger werden. Wer lange Jahre Spaß am Sex hatte, wird ihn nicht durch ein paar Jahre mehr auf dem Buckel verlieren. Es gibt 60-Jährige, die sexuell weitaus agiler sind als mancher 30-Jähriger. Wenn man älter wird, nimmt man sich offensichtlich viel mehr Zeit für den Sex, eine Chance für mehr Zärtlichkeit.

Kurzum: Sex ist im Allgemeinen gut für die Liebe und auch für Ihr Wohlbefinden, vergleichbar mit einem Muskel, der trainiert werden muss. Also hören Sie nie damit auf!

17.3   6 Erfolgsfaktoren: „Erfüllende Erotik und Sexualität"

» „Sexuelle Betätigung im Alter hält jung – das hört (hoffentlich) nie auf." (Heiner Geisler)

Wie alles mit allem zusammenhängt, sehen wir in der Diskussion der EF dieses Bausteins:

- EF 7.1: Wir starten mit einer Betrachtung des subjektiven Verhältnisses des Einzelnen zur Sexualität: Schnittmengen mit Positiv-Denken (Baustein 4) und Familie (Baustein 6).
- EF 7.2: Erotik und Körper-Balance: Schnittstellen zum gesamten körperlichen Wohlbefinden, denn z. B. Diabetes und Sexualtrieb genießen geht kaum.
- EF 7.3: Erotik-Qualität in der Partnerschaft (also Schnittstelle zu Baustein 5).
- EF 7.4: Erotik-Kommunikation: Hier gibt es nach dem Motto: „Man redet offen über die erotischen Wünsche des Einzelnen" Schnittstellen zu den Bausteinen 5 und 6.
- EF 7.5: Die mehr individuell-singuläre Verbindung zum Baustein 4.
- EF 7.6: Individualbedarf (auch „einsamer Sex" genannt): Welcher Baustein ist nicht berührt? (◘ Abb. 17.1)

17.4   Verhältnis zur Sexualität

» „Mit dem Gewähren der Liebeskunst steht es so: Es ist an und für sich weder schön noch hässlich, ist also nicht ein

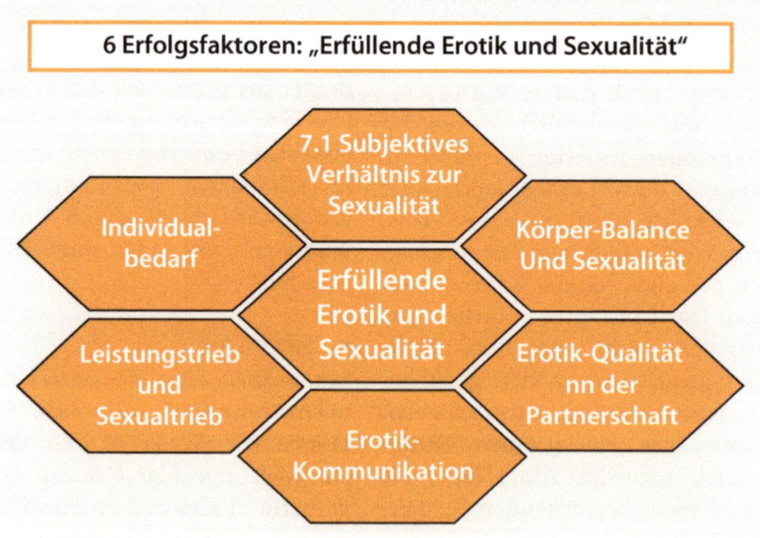

◘ **Abb. 17.1**   6 Erfolgsfaktoren Erfüllende Erotik

Gegenstand einfacher Beurteilung,
sondern in schöner Weise vollzogen ist
es schön, in hässlicher dagegen hässlich."
(Der griechische Philosoph Platon, ein
Schüler des Sokrates, Namensgeber der
„platonischen Liebe")

Hier geht es um den unbefangenen Umgang mit den Themen Erotik und Sexualität in dem Sinne, dass man diese als selbstverständliche Teilbereiche der menschlichen Natur und des menschlichen Lebens im Sinne der psychedelischen Entspannung und natürlich auch der menschlichen Fortpflanzung betrachtet, jenseits tradierter Tabus.

■ **Carina und Martin: Ehe am Jungfräulichkeitsziel gescheitert**

Diese Geschichte haben wir einer bekannten rheinischen Tageszeitung entnommen, natürlich sind alle Namen und sonstigen Bezüge geändert.

Carina wuchs in einem christlichen Elternhaus auf, in dem Kussszenen in Fernsehfilmen als Tabu galten. Ist es überraschend, dass sie von klein auf Sexualität für etwas Schlechtes hielt? Ihr Freundeskreis kam weitgehend auch aus christlich geprägten Haushalten. Man war sich darin einig, dass man sich für den/die Eine(n) bewahren wolle: Sex erst nach Vollzug der Ehe.

Auch ihr Freund Martin, den sie in diesem Kreis kennen lernte, teilte ihre Einstellung: Händchen halten ja, Küssen vielleicht, mehr Sex tabu, auch kein Petting. Als Martins Wünsche nach Intimität weiter gingen, beschlossen sie zu heiraten: Ohne Ehe keine Sexualität. Nachdem sie sich das Ja-Wort gegeben hatten, passiert in der „Hochzeitsnacht" nichts, auch nicht in den folgenden Wochen. Den Verhaltensdruck aus der Vergangenheit empfanden beide als zu groß: Der gemeinsame Sex sollte die Krönung ihrer Liebesbeziehung werden, aber das funktionierte nicht: Von dem Gedanken, dass Sex schlecht sei, konnte vor allem Carina nicht von heute auf morgen abschalten. Vier Wochen nach der

Eheschließung gab es ein erstes gemeinsames Erlebnis, aber kein schönes, wie sich beide erinnerten, sondern eher ein schmerzhaftes. War das wirklich das, worauf sie beide gewartet hatten?

So wurde aus der anfänglichen Liebe nach und nach Freundschaft, weil die Intimität fehlte und auch nicht nachwuchs. Carina kann mit Martin über alles reden und sogar lachen, aber spürt wenig erotisches Verlangen. Sie kam zu dem Schluss, dass es die Ehe mit Martin nicht gegeben hätte, wenn sie vorher probiert und sich auch körperlich kennengelernt hätten. Als bei ihr der Kinderwunsch zunahm, spürte sie, dass sie sich von Martin trennen musste, nach gerade zwei Jahren. Einige in ihrem Freundeskreis nahmen ihr das übel: Eine Ehe auflösen passte nicht in ihr Weltbild.

Nach einigen später folgenden One-Night-Stands spürte sie: Sex kann auch toll sein. Als sie Fred kennenlernte, der nicht aus einem christlichen Umfeld kam und Erfahrungen mit Frauen gesammelt hatte, genossen die beiden eine Zeit lang gemeinsam Sex ohne Trauschein. Nach einiger Zeit, in der Carina spürte, dass gemeinsamer Sex einen wesentlichen Teil der Beziehung ausmachte, sie mit ihrem Partner verband, heirateten sie. Das zweite Kind ist inzwischen unterwegs.

Carina hatte gelernt: Neben anderen Fähigkeiten ist auch Sex ein Feld, in dem man trainieren muss, auch oder gerade vor der Ehe, um die erfüllende Wahl zu treffen. Sie hatte sich bereits frühzeitig neu orientiert. Aber wenn bei manchen Paaren die Erleuchtung erst nach 10 oder mehr Jahren kommt, kann eine formal funktionierende Familie auseinanderbrechen: „Man lebt nur einmal" und eine/r geht.

■ **Abschließend noch einige Hinweise**

Prävention fängt in der Kita an, sexuelle Unbefangenheit schon von Jugend an beginnt in der Schule. Insofern ist sexuelle Aufklärung nicht ein verstohlenes Thema, sondern gehört in den Schulunterricht. Für Erwachsene mit Nachholbedarf empfehlen sich gute Aufklärungs-Bücher etc., wozu wir einige Quellen angeben.

- **Schlüsselfunktion von Eltern für das Wachsen eines unverklemmten Sex-Bewusstseins**

Sie meinen, nach der Erotik-Popularisierungskampagnen von Beate Uhse und Oswald Kolle sowie der beliebigen Internet-Verfügbarkeit von Erotikthemen und -filmen habe doch heute generationenübergreifend jeder Mensch ausreichende Informationen über das Thema 1, und deshalb brauche man über „Es" als Thema nicht mehr besonders aufklären? In ihrem Buch „Finde dich gut, sonst findet dich keiner" berichtet die Autorin und Sex-Expertin Paula Lambert: „Ich kenne Eltern, die schaffen es nicht mal, das Geschlechtsteil ihrer Kinder zu benennen, die fragen: Hast du dich auch am Popo vorne gewaschen?" Deshalb fordert sie nachdrücklich: „Schämt euch nicht! Der Mensch ist ein sexuelles Wesen. Wir können das ignorieren. Besser aber, wir sprechen darüber. Endlich – und ohne jede Verklemmtheit."

In unserer vermeintlich aufgeklärten Gesellschaft, in der Sex im öffentlichen Raum – siehe die Me-too-Debatte – allgegenwärtig zu sein scheint, ist Sexualität nach häufig noch ein Tabu-Thema. Im Bett wird über die natürlichste Sache der Welt kaum oder gar nicht gesprochen. Und das zieht sich durch alle Altersstufen. Leider scheinen wir nicht – wie oft irrtümlich angenommen – von Natur aus mit einer Begabung für harmonischen Liebesgenuss ausgestattet. Wer nicht das Glück hat in seiner sexuell-erotischen Entwicklung gute Vorbilder als Lehrmeister zu haben, kann ein erotical ignorant bleiben. Das beginnt schon im jugendlichen Alter: Während für Jungen kollektives Onanieren nicht unüblich ist, beschäftigen sich Mädchen wenig mit ihrem Geschlecht. Von klein auf bekommen sie gesagt: „Fass da nicht hin, hör auf, dich da zu kratzen, schlag

deine Beine übereinander." Und so schauen viele Frauen weg, unterdrücken ihr Innenleben und tun so, als wenn Männer die Experten für dieses Thema seien und geben sich selber die Schuld, wenn es bei ihnen nicht klappt.

Leben lang auf dem Stand eines erotischen I-Männchens oder -Weibchens. In den Medien wird vermittelt, dass heute entspannt und frei über Sex geredet wird, aber kaum jemand traut sich, die eigenen intimen Fragen, die einen wirklich interessieren, zu stellen. Und wen kann ich auch fragen, den eigenen Partner schon gar nicht. Die Unsicherheiten und die Wissenslücken in unseren privaten Beziehungen sind deshalb immer noch nicht verschwunden. Zu diesem Ergebnis kam auch die Paar- und Sexualtherapeutin Ann-Marlene Henning, Autorin des Weltbestsellers „Make Love – Ein Aufklärungsbuch", nicht nur für Jugendliche, sondern auch für Erwachsene – zur sexuell-erotischen Fort- und Weiterbildung unbedingt zu empfehlen.

Im letzten Jahr lief zum wiederholten Male im Fernsehen ihr erfolgreiches (für den Grimme-Online Award nominiertes) Doku-Format „MAKE LOVE – Liebe machen kann man lernen." Mit Modellpaaren zeigte MAKE LOVE in natürlichen Aufnahmen viel Unbekanntes über guten Sex – ob alleine oder zu zweit. Und das ohne Peinlichkeit oder einen Funken von Verruchtheit oder Anzüglichkeit, so die darüber berichtenden Medien. Das Format „Make Love" will schlicht nur aufklären – und das gelingt ihm auch.

17.5 Erotik-EF 2: Körper-Balance und Sexualität

» „Alle großen Verführer wissen, dass Diskretion Voraussetzung des Erfolges ist. Die selbst auferlegte Schweigepflicht der wahren Frauenhelden ist kaum weniger streng als die der Ärzte." (Andre Maurois)

■ **Körperliche Attraktivität und Fitness**

Eine wichtige Voraussetzung für die Lust an der Lust ist, dass Sie sich selber attraktiv und FIT fühlen. Ernähren Sie sich gesund und bewegen Sie sich genug? Jahrelange Mangelernährung und hastig verzehrte, nährstoffarme Gerichte sowie ein bewegungsarmes Leben führen oft zu einer schlechten Verfassung. Hochwertige Vitalstoffe in Verbindung mit veränderten Ess- und Lebensgewohnheiten können helfen, sich nicht nur äußerlich attraktiver und innerlich wieder fitter zu fühlen, sondern auch mehr Interesse am Liebesleben zu haben.

▬ Fall „Er": Sein Körper befindet sich wie bei fast zwei Drittel aller Männer in einem diabetischen Zustand mit der Folge eines Libidoverlustes, weil seine Diabetes seinen stimulanztreibenden Testoteronspiegel senkt. Wie kommt der Betreffende damit klar, wie wirkt sich das in einer Partnerschaft/Beziehung aus, wenn er nicht mehr „kann"? Hat er dennoch Lust, es ihr durch manuelles und orales Verwöhnen „zu besorgen", weil sie ihn dafür besonders liebt?

▬ Fall „Sie": Ihr Körper befindet sich wie bei jeder zweiten Frau, in einem diabetischen Zustand, was sich bei ihr durch eine zunehmende Trockenheit ihrer Scheide bemerkbar macht, sodass sie aus Angst vor Schmerzen keinen Koitus mehr möchte. Genießt sie es, von ihrem Partner oral und manuell verwöhnt zu werden?

Vielleicht hilft den beiden die Einstellung des amerikanischen Schauspielers Andy Garcia, der es ablehnt, in Filmen Sexszenen zu spielen, damit nicht eines Tages seine Kinder ihn bei solchem Tun in Filmen aufspüren: „Ich finde das Vorspiel am interessantesten." (zitiert nach Westfalenpost, 10.09.2018).

Beispiel 2: Wenn 50 % der Menschen adipös sind mit BMI > 30: Wie de-stimulierend wirkt das auf schlanke Partner, die sich so zum Fremdgehen aufgefordert sehen?

■ **Einige Fragen anstelle von praktischen Hinweisen**

▬ Wenn Sie Ihre eigene Libido erhalten möchten: Kampf der Diabetes.
▬ Wenn Sie für Ihrer/n PartnerIn libidinös attraktiv bleiben möchten: Raucherwolke bei einer/m NichtraucherIn geht gar nicht, in Verbindung mit Erotik erst recht nicht.
▬ Alkoholgenuss: Macht moderater Konsum sie geiler und ihn schlaffer?

17.6 Erotik-EF 3: Erotik-Qualität in der Partnerschaft

» „Für Sex im Alter brauchst du einen Plan." (Jane Fonda, Oscar-Filmpreisträgerin)*

Ist die Erotik-Qualität in der Partnerschaft so motivierend, dass sie in diesem Rahmen als erfüllend gesehen werden kann? Oder/und ist Erotikbedarf neben einer Partnerschaft im Rahmen tolerierter Spielregeln („offene Ehe") akzeptiert oder gefährdet sie die Beziehung? Während wir im ▶ Abschn. 15.7 – „Gemeinsamkeiten bei Liebe und Erotik" – diskutiert haben, ob es im Rahmen einer festen Beziehung mit oder ohne Trauschein noch eine gemeinsame sexuelle Beziehung gibt, geht es nach dem Ob hier um das „Wie".

■ **Was man von Theresa und Tom lernen kann**

Wie viele Paare haben auch Theresa und Tom nach mehrjähriger Ehe gespürt, dass das Feuer ihrer Leidenschaften zunehmend kleiner zu werden schien. Wenn Leidenschaft zunehmend durch Vertrautheit ersetzt wurde und sich das gemeinsame Bett immer mehr zur gemeinsamen Kuschelzone mit immer weniger Herzklopfen entwickelte, fragten die beiden: Muss das wirklich sein, wollen wir ein gemeinsames Experiment wagen? Sie spürten in persönlichen Gesprächen und Ratgeber-Lektüre anderweitigen Beziehungsmustern nach. So entdeckten sie: Das Feuer ihrer gemeinsamen Leidenschaften ließ sich wieder entfachen, wenn auch anders, als sie erwartet hatten. Über ihr Experiment berichten sie im Ratgerbuch: „Besser als Sex ist besserer Sex." Hierzu bringen wir im Erotik-EF 4 Beispiele.

Über diese Hinweise hinaus kann es Sinn machen, sich handfeste praktische Anregungen zu besorgen, z. B. im Buch „Gesundgevögelt" von Susanne Wendel nach dem Motto: „Sex ist immer gut, wenn es das seelische Wohlbefinden fördert."

■ **Bedürfnisveränderungen bei Partnern im Reifeprozess**

In Anlehnung an Ester Vilar skizzieren wir folgende Gedanken zur Entwicklung des Erotikbedarfs von Frauen und Männern im Zeitablauf des Lebens:

- Frauen wählen sich instinktiv Partner, die ihnen für Nachwuchszeugung geeignet erscheinen und in eine gemeinsame Familie Schutzbereitschaft und finanzielle Sicherheit einbringen. Ihr sexueller Trieb ist neben dem Lustaspekt für sie primär Mittel zum Zweck der Umsetzung ihres Brutpflegetriebes.
- Dieser Rollenerwartung entspricht der mehr oder weniger testoterongesteuerte Mann durchaus, aber vielfach über den Tag der Familienerweiterung hinaus.
- Will sie dem entsprechen, wenn vor allem nach der Menopause ihr originärer Lust-Bedarf abnimmt, obwohl er noch kontinuierlich potent ist?
- Sie bringt nicht nur ihrem Nachwuchs, sondern auch ihm zunehmend Mütterlichkeit entgegen und entspricht dabei seinem Schutzbedürfnis für sie und die Gesamtfamilie.
- Ist eine „Mutterfrau" für einen Mann noch erotisch begehrenswert oder treibt sie ihn damit eher in Alternativen zur Befriedigung seines Lusttriebes. Folgt man Ester Vilar, sind damit viele gleichaltrige und erst recht jüngere Männer zu einem polygamen Verhalten verurteilt.
- Umgekehrt der (wesentlich) ältere Mann: Wenn seine Potenz zum regelmäßigen Koitus nicht mehr reicht, kann er um so mehr dazu neigen, die weiteren erotischen Bedürfnisse seiner Partnerin zu erfüllen bis zur Akzeptanz eines auch polygamen Verhaltens seiner Partnerin, was ihn sogar stimulieren könnte.

Wir stoßen im folgenden Dialog von Therese und Tom (▸ Abschn. 17.7) auf dieses auch polygame Phänomen.

■ **Können deshalb polyamoröse Beziehungen ein gemeinsames Ventil sein?**

Mit „polyamor" ist gemeint: Einvernehmliche sexuelle Beziehungen zu anderen Paaren oder Einzelpersonen. Polyamorie beinhaltet nach Eva Illouz: „Liebe, die nicht auf Exklusivität besteht." Als Impulsgeber gelten u. a. Simone de Beauvoir und Jean Paul Sartre.

Können polyamoröse Beziehungen ein Ventil sein, das zur Kontinuität in den Partnerbeziehungen beitragen kann? Oder sind sie umgekehrt Zeitbomben und Beschleuniger von Trennungen? Wir wollen dieses Thema (ohne Empfehlungen) ausleuchten unter den Aspekten:

- „Freie Sexualität setzt Toleranz voraus. Erlaubt ist, was gefällt, solange die Sexualpartner volljährig und alle Beteiligten einverstanden sind. (Detlef Ganten, Jochen Niehaus)"
- Ein solches Treffen kann nach Verabredung mit einem anderen Paar oder auch mit Einzelpersonen erfolgen, um gemeinsam „sexuellen Spaß" zu haben. Man kann beim Treffen scharf werden, um daheim im gemeinsamen Doppelbett zu explodieren: „Es hat mich sehr stimuliert zu beobachten, wie sie sich von einem Freund scharf machen ließ und mit ihm zur Erfüllung kam. Das will ich auch machen" Wenn es dann daheim wieder läuft, war das ein gelungenes gemeinsames polyamores Erlebnis, Wiederholung einbegriffen.
- Großer Altersunterschied der Partner: Nehmen wir den Fall an, ein Partner sei

50 mit noch sehr ausgeprägter Libido und Potenz, der andere Partner 70, zwar noch hoch libidinös, aber mit nachlassender Kopulationsgier. Können sich die beiden einigen, dass sie/er sich eine(n) jüngere(n) LiebhaberIn halten darf, der auch als Hausfreund willkommen ist, oder man trifft sich regelmäßig mit einem Paar zu gemeinsamem Tun? So haben beide das Gefühl, mit dem Altersunterschied erfüllt leben zu können.

- Verantwortung in einer mehrköpfigen Familie tragen: „Wir haben eine tolle Familie. Wenn du mir etwas Auslauf gestattest, kann das auch so bleiben." So kann man Trennungsweise vermeiden.
- Zum Schluss ein Blick auf die Swinger-Szene: Zwei Millionen sollen in Deutschland nach statistischen Informationen „swingen", d. h. Swinger-Parties mit der Absicht besuchen, sexuelle Schau- und körperliche Kontakte mit anderen Menschen aufzunehmen, die sie oft noch nie gesehen haben: Polyamor im Kollektiv. Vielleicht wollen viele Besucher anderen auch nur zuschauen. Die Auswirkungen können die gleichen sein wie beim privaten Polyamoren-Treff.

Das war die Geschichte von polyamoren Erfahrungen als Ventil einer Beziehung.

■ **Liebe und Freiheit gleichzeitig**

Die Geschichte von Hanna und Moritz ist auf Zukunft angelegt. Beide sagen überzeugt: „Ich kann mir vorstellen, den Rest meines Lebens mit dir zu verbringen."

Zunächst zu Hanna: Sie will das Gefühl genießen, frei zu sein, ohne davon unbedingt Gebrauch zu machen und ist die Promoterin einer offenen Beziehung. Hanna genießt ihre Freiheit nur in Gedanken, sie hat diverse Clubs besucht, ohne aber mit einem anderen Mann Sex gehabt zu haben, aber sie könnte ja, wenn sie nur wollte…

Hingegen Moritz: Er lässt Hanna machen, geht mit in die Clubs, die Hanna angesagt findet, flirtet nicht gern – aber nimmt nicht Reißaus, wenn ihm eine Gelegenheit winkt, im Volksmund: Er lässt nichts anbrennen.

Nach einigen Jahren, in denen sie durch Studium und Promotion von Moritz in Amerika oft getrennt waren, beschließen sie, in Berlin zusammenzuziehen. Sie leben faktisch monogam miteinander, Hanna mit dem Gefühl, sie könnte sich ja auch ihre Freiheit wieder holen, was sie in den Jahren davor noch nicht getan hat. Moritz hingegen lässt sich mitnehmen, aber bleibt dann doch weitgehend Hanna treu. Beide sind sich einig über den Grundsatz: *„In unserer Partnerschaft gibt es keine Tabus mehr, nur einen Grundsatz: Auch im Club trennen wir uns nie, schließlich haben wir echte Gefühle füreinander".*

■ **Praktische Hinweise zur Erotik-Qualität in der Partnerschaft**

- Bitten Sie Ihre(n) PartnerIn um offene Gespräche, um sich gegenseitig erotische Wünsche zu offenbaren, die den jeweils anderen scharf machen.
- Ergreifen Sie die Initiative und erzählen der/dem PartnerIn, was Sie besonders scharf machen könnte, sodass Sie zur Erfüllung kommen können.
- Ermuntern Sie Ihre(n) PartnerIn, sich ebenfalls ohne Scheu zu offenbaren.
- „In Partnerschaften immer nur in Absprache handeln!"
- Speziell bei älteren Paaren kann das sehr wichtig werden, wenn Geschlechtsverkehr an natürliche Grenzen stößt: Sich gegenseitig tabulos oral/manuell zu verwöhnen kann Sie zu einem Start in einen zweiten gemeinsamen erotischen Frühling beflügeln.
- Können Sie sich bei einem Altersunterschied von z. B. zwei Jahrzehnten auch vorstellen, einen Hausfreund für Sie oder einen Hausfreundin für ihn, also jeweils für den jüngeren Partner zu akzeptieren?
- Da angeblich 30 % aller Frauen und 20 % aller Männer auch eine Bi-Neigung haben: Können Sie das bei Bedarf in Ihre Partnerschaft einbeziehen?

*Ganten, Detlef/Niehaus, Jochen, a. a. O., S. 411.

17.7 Erotik-EF 4: Erotik-Kommunikation

» „Sag mir, was du willst. Ich sage dir, was ich will. Und dann tun wir es füreinander." (Tom)

Was in einer festen Partnerschaft gilt, hat auch Bedeutung in nicht festen Beziehungen, die aber z. B. „casual sex" einschließen können: Wenn man sich nicht nur mit der Befriedigung seines Individualbedarfs begnügen will, muss man mit seiner/m Partner offen über alle persönlichen erotischen Wünsche sprechen.

„Hauptsache, wir haben mal darüber gesprochen …" – so endete die Story von zwei Psychologen, die sich auf einer Bahnhofstraße gegenseitig nach 10 Jahren Kontaktpause an einer Ecke fast gegenseitig umrannten. Spricht man mit seinem Partner frank und frei über erotische Vorstellungen und Wünsche, um so zu erleben, dass gemeinsamer Sex so zum besseren Sex werden kann? Oder scheut man sich davor und versäumt es so, seine Fantasien zu wecken und in Schwung zu bringen, bis die Beziehung außer Schwung gerät? Einige der obigen Zitate von Tom und Theresa passen auch hier:

» „Erotische Spannung braucht ein autonomes erwachsenes Selbst." (David Schnarch zitiert nach Theresa)
„Man braucht nur die Fähigkeit, Wünsche zu äußern." (Tom)
„Für Sex ohne Orgasmus muss man sich viel Zeit nehmen." (Theresa)
„Der Partner muss nicht alle Sexwünsche erfüllen. Zuhören reicht manchmal schon." (Tom)
„Wenn wir die Idee aufgeben, dass wir Sex haben müssen, eröffnen sich neue Spielräume der Lust." (Theresa)
„Lässt sich Lust so trainieren wie Muskeln?" (Theresa)
„Zu FIT ohne Geräte passt Sex ohne Geräte." (Tom)

„Sag mir, was du willst. Ich sage dir, was ich will. Und dann tun wir es füreinander." (Tom)
„Der Fehler ist zu denken, Beziehungssex müsste wie Gelegenheitssex funktionieren." (Theresa)
„Das wichtigste Instrument für besseren Sex ist eine bessere Kommunikation." (Tom)
Fazit: „Besser als Sex ist besserer Sex."

17.8 Erotik-EF 5: Leistungstrieb und Sexualtrieb

» „Ich hatte SEX vor meinem wichtigsten Rennen." (James Ray (genannt „Jim") Hines, 100-Meter-Olympiasieger 1968 in 9,95 Sek.)

■ **Jim gewann 99 % seiner 100-m-Läufe und sieht sich als bester Sprinter der Geschichte**

Mit vorstehendem Zitat überschrieb die WELT einen Interviewbericht mit dem ersten Menschen, der die 100 m unter 10 s schaffte. Die Sprinterlegende Jim, inzwischen 74, wuchs als 9. von 12 Kindern in Arkansas auf und siedelte mit seiner Familie später nach Kalifornien um. Statt im olympischen Dorf in Mexiko-City übernachtete er mit seiner Partnerin im „gewohnten Umfeld" und kehrte am nächsten Tag als Olympiasieger heim. Sein Kapital war weniger Kraft, sondern ein geschmeidiger Laufstil. Er gewann auch viele Rennen gegen Pferde und konnte davon lange gut leben und fühlt sich mit 74 noch jung in Kalifornien.

Meinhardt, Gunnar, in: Welt am Sonntag, Nr. 24, 17.06.2018

■ **Viele Beispiele in allen „Leistungsbereichen"**

Aber nicht nur für Leistungssportler, auch für Manager, Wissenschaftler, Künstler kann „Sex" ein wesentlicher Leistungsantrieb sein. So kommen viele wissenschaftliche Untersuchungen zu dem Ergebnis,

Spitzenleistungen in Forschung, Management, Kunst u. a. resultierten besonders häufig aus einem ausgeprägt starken Sexualtrieb, der sich seine Bahn auch in einer hohen kreativen Schaffenskraft gesucht habe – dafür stehen prominente Namen, auf deren Aufzählung wir hier verzichten.

Natürlich kann man hier keine praktischen Hinweise geben wie: Mache eine Erfindung oder schreibe ein Buch, damit du deinen Sexualtrieb sublimieren kannst. Es ist schwierig, weil jedes Genie einzigartig und damit anders ist.

17.9 Erotik-EF 6: Individualbedarf

» „Immer mehr Männer haben immer seltener einen Orgasmus, aber diesen immer öfter allein."

▪ Vom historischen Tabu zum „Tagesgeschäft"?

Über Jahrhunderte war „einsamer Sex", bekannt unter „Onanie", gesellschaftlich diskriminiert, weil es angeblich vor allem junge männliche Körper ruiniere. Analog einem Vers aus den „Oidn Rittersleit" der New Orleans Hot Dogs – „Ging ein Retter mal auf Reisen, legte er seine Frau in Eisen" gab es über Jahrhunderte eine regelrechte Industrie, die Schutzpanzer und Ähnliches für Jungen und Mädchen produzierte, damit diese nur ja nicht … Noch im Jahr 1992 wurde in einem päpstlichen Rundschreiben Selbstbefriedigung als widernatürlich und deshalb aus Glaubensgründen abzulehnen klassifiziert.

Dieses bis die 90-er Jahre wirkende gesellschaftliche Tabu wurde bezeichnenderweise durch wissenschaftliche Untersuchungen von Frauen und deren publizistische Verwertung aufgebrochen: Ist auch das Thema Sex heute schon in der Kommunikation eine Selbstverständlichkeit?

▪ Selbststimulierung

Es ist wie in der Liebe: Ich muss mich erst selbst mögen, bevor es jemand anderes tut. Ich muss meinen eigenen Körper kennen und mich zunächst einmal als erotisches Wesen selber verstehen und begreifen, damit mein Partner mich kennen und begreifen kann.

Trotz sexueller Befreiung haftet der Masturbation noch ein Tabu an. Selbstbefriedigung ist eine völlig natürliche Möglichkeit, sexuelle Lust zu erleben und die Reaktion des eigenen Körpers wieder zu entdecken oder besser kennenzulernen. Auch ihrer/m PartnerIn können Sie dann besser zu verstehen geben, was Ihnen gut tut. Für Menschen, die dauerhaft oder zeitweise als Single leben, ist es eine Möglichkeit Sexualität auch ohne Partner zu leben.

▪ Bericht über einen Selbstversuch nach den Richtlinien der „NoFap"-Bewegung

Von Airen*, der in dem Bewusstsein aufgewachsen ist, dass Masturbation eine Form der sexuellen Hygiene sei, berichtet über einen 28-tägigen Selbstversuch gemäß NoFap-Challenge: Er hatte sich verpflichtet, einen Monat auf „Fappen" zu verzichten, um sein Gehirn von den Reizen überbordender Sex-Reklamen zu reinigen, um mit seiner Partnerin oder allein in ein neues befreites Leben zu starten: Eine gute Brücke zu mehr seelischem Wohlbefinden. Auch beim Individualbedarf gibt es praktische Hinweise:

- Wenn Sie es brauchen, machen Sie es, bis die Erfüllung kommt.
- Wenn Sie es nicht brauchen, seien Sie nicht traurig und hadern nicht mit sich selbst.
- Ob Sie es brauchen oder nicht brauchen – in beiden Fällen handeln Sie nach Ihrem Individualbedarf.

Von Airen: Wie man es nicht macht, in: WELT AM SONNTAG. Nr. 10, 08.03.2015

17.10 „Erfüllende Erotik und Sexualität" auf einen Blick

» „Erotik – im Alter wird sie immer schöner."
(Marika Kilius. Sie ist heute 75 und war
in den 60-er Jahren gemeinsam mit
Hans-Jürgen Bäumler Weltmeisterin
und Olympiasiegerin im Eiskunstlauf der
Paare.)*

- **Globale Standortbestimmung im „Sternprofil Erfüllende Erotik"**

Auch bei diesem Thema wünschen wir
Ihnen eine Orientierung am grünen Ring
(◘ Abb. 17.2).

- **Friedrichs Zusammenfassung in der
„Erotik-Scorecard"**

Wir starten wieder mit der Scorecard-Über-
sicht und schauen dann die einzelnen EF
(◘ Abb. 17.3).

Bei diesem Nutzer fördert erfüllende
Erotik die Steigerung des seelischen Wohlbefindens:

- Friedrichs Verhältnis zur Sexualität kann
ambivalent sein: Als Ausdruck seines
starken Selbstwertgefühls positiv, aber wie
wirken sich seine Erfahrungen aus?
- Seine zufrieden stellende Körperbalance
spricht für einen ausgeglichenen Testoteronspiegel und damit verbunden mit einer
akzeptablen Potenz.
- Ist der Grund für die unbefriedigende
Erotik-Qualität in der Partnerschaft
beidseitige Scheu, dass weder sie mit ihm
noch er mit ihr über individuelle Wünsche
sprechen mit der Auswirkung, dass sie sich
diese nicht wechselseitig erfüllen können
oder wollen?
- Sind Ausfüllung des Leistungstriebs
(vielleicht neben dem Beruf auch im
sportlichen Wettkampf) und Befriedigung
seines Invidualbedarfes für Friedrich wichtige Ventile zur sexuellen Erfüllung?

Maßnahmen: Können Tom und Therese helfen? Oder helfen Friedrich (vielleicht auch
seiner Partnerin) ergänzende polyamore

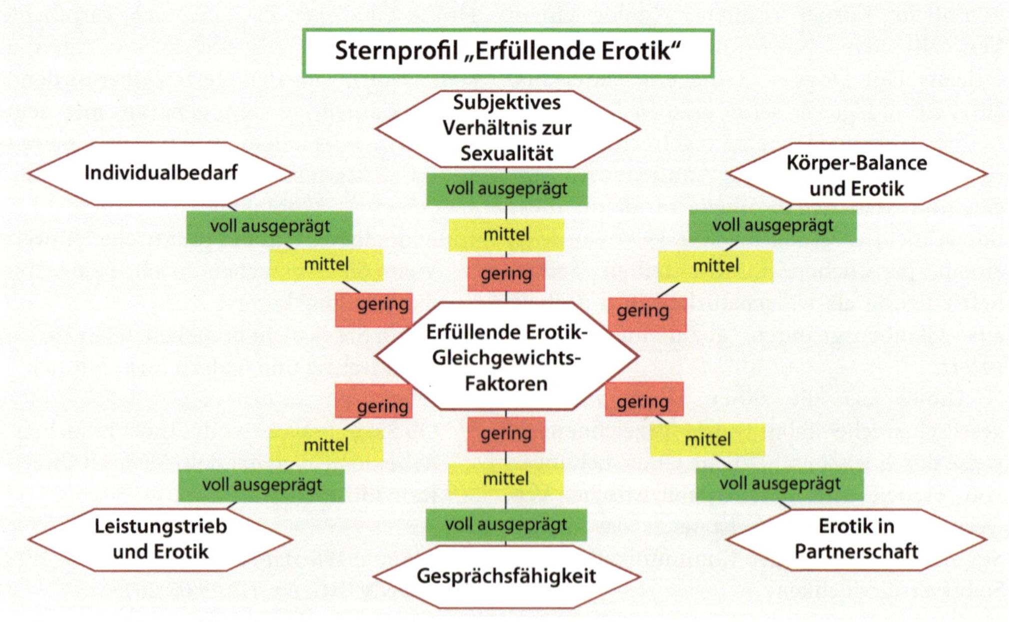

◘ **Abb. 17.2** Globale Standortbestimmung im „Sternprofil Erfüllende Erotik"

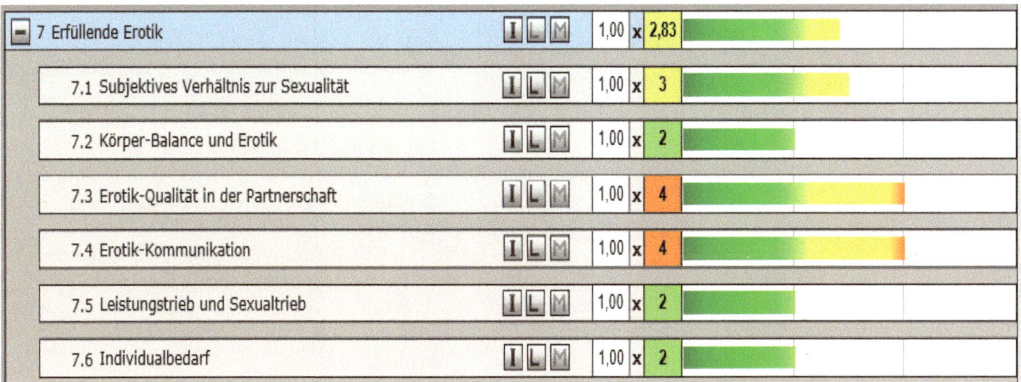

◼ Abb. 17.3   Erotik-Scorecard

Beziehungen? Brauchen beide eine Sexualberatung?

*Aust, Christian: „Für Sex im Alter braucht man einen Plan", Interview mit Jane Fonda, in: Frankfurter Allgemeine Wochenzeitung, Nr. 39, 28.09.2014.

◼ Dezente Hinweise für erfüllende Erotik und Sexualität

Sexualität beginnt im Kopf. Körperliche, emotionale und geistige Belastung kann die Lust verdrängen. Also zuerst den Kopf entlasten. Hier helfen Entspannungstechniken von A wie autogenes Training bis Z wie Zen.

Miteinander reden: Sexualität bedeutet Kommunikation: Wir sollten dem anderen sagen, wie wir geliebt werden wollen – auch beim Sex – dem anderen mit Worten, Bewegungen und Geräuschen zeigen, was einem gefällt. Sex ist eine gute Plattform, Liebe auszuleben und ein Gefühl für den anderen und dessen Bedürfnisse zu entwickeln.

Erotischen Fantasien freien Lauf lassen. Es kann anregend sein, sich durch erotische Filme in die Welt der Lust zu versetzen. Auch Teilen und Entwickeln von gemeinsamen Fantasien bringt uns einander näher, fördert unsere Vertrautheit und stärkt die Verbindung.

Gegenseitige Massagen (auch mit duftenden Ölen), um so wechselseitig die Sensibilität der größten erotischen Zone, der Haut, zu spüren und zu stimulieren. Zärtliche Berührungen wirken entspannend und lösen Blockaden.

Sinnliche Atmosphäre schaffen. Ein Glas Sekt, Kerzenlicht, Lieblingsmusik, wohlriechende Düfte sind erotisch anregend.

Vorfreude ist die halbe Freude, das Begehren macht oft mehr Spaß als die Erfüllung. Keiner von uns möchte wie selbstverständlich hingenommen werden. Bewahren Sie sich die Kunst der Verführung auch in einer langjährigen Partnerschaft, so wird es nie langweilig.

Wenn Sie sich auf gemeinsame Spielregeln wie „offene Ehe" oder „polyamore Beziehungen" verständigt haben, ermuntern Sie Ihre(n) PartnerIn, das auch zu praktizieren, damit Sie den Stimulans genießen können, sie/er habe es auch schon mit dem/den polyamoren PartnerIn „gemacht".

Erotische „Wunschtage" planen: Viele Paare sind so damit beschäftigt, Geld zu verdienen, dass ihnen für die Liebe keine Zeit mehr bleibt, weder im Bett noch sonst. Halten Sie einmal in der Woche die Uhr an und planen Sie einen Termin mit sich selbst – mit viel Zeit, Fantasie und ohne Störung von außen. Jeder der Partner ist mal dran mit der Gestaltung und darf sich den Ablauf wünschen und vorbereiten.

Zum guten Schluss unseres Streifzugs durch die Erotik als Beitrag zur

Gesundheitsvorsorge: *„Viele Männer vergessen in der Liebe das Dessert. Das ist schade; denn die meisten Frauen sind naschsüchtig."* *(Martiella Pozza).*

Literatur

Aust C (2014) „Für Sex im Alter braucht man einen Plan", Interview mit Jane Fonda. Frankfurter Allgemeine Wochenzeitung, 39, 28. September

Rethy L (2019) Unstillbare Lust. Westfalenpost, 7. Januar

Von Airen (2015) Wie man es nicht macht, Ein Monat ohne Selbstbefriedigung. Welt am Sonntag, 10, 8. März

Weiterführende Literatur

Bäuerlein T, Eckert T (2016) Besser als Sex ist besserer Sex. Heyne, München. ISBN 978-3-4536-3011-6

Benölken H, Pauli-Hensel H (2015) Erfüllte Erotik und Sexualität genießen. Hamburg im Blick, Hamburg

Berger A, Ketterer A (2000) Warum nur davon träumen? Was Frauen über Sex wissen wollen. Deutscher Taschenbuch Verlag, München. ISBN 978-3-423-20017-0

Comfort A. Joy of sex. Simon & Schuster, New York. ISBN 3-548-20148-2

Comfort A (2001) More joy of sex. Ullstein, München. ISBN 978-3-548-20200-4

de Botton A (2012) Wie man richtig an Sex denkt. Kailash, München. ISBN 978-3-424-63064-0

Ganthen D, Niehaus J (2014) Die Gesundheitsformel. Knaus, München, S 402. ISBN 978-3-8135-0648-8

Garfield B (1980) For yourself. Die Erfüllung weiblicher Sexualität. Ullstein, Berlin. ISBN 978-3-550-07779-3

Haaf M (2018) Du willst es doch auch. Süddeutsche Zeitung, 236, 13. Oktober

Henning AM (2016) Make more love. Rogner & Bernhard, Berlin. ISBN 978-3-954-03070-5

Herringer F (2018) Wir sind jung, wir sind schön. Frankfurter Allgemeine Sonntagszeitung, 50, 16. Dezember

Lambert P (2016) Finde dich gut, sonst findet dich keiner. Heyne, München. ISBN 978-3-453-60381-3

Liere J, Schmidt M (2018) (Interview mit Eva Illouz): Unser Sexleben ist wie eine Karriere. stern, 31. Oktober, S 97

Marcuse H (1973) Triebstruktur und Gesellschaft. Suhrkamp, Frankfurt a. M.

Otzelberger M (2018) EROTIK – im Alter wird sie immer schöner, Interview mit Marika Kilius. Bunte, 13, S 40

Rosales C (2019) Angelt Euch einen reichen Kerl. Westfalenpost, 2. Januar

Schmidt M (2018) Interview mit Svenja Flaßpöhler. Die Zeit, 19, 3. Mai

Schürmann M (2018) Sex nach Plan macht glücklich, Interview mit Julia Velten. Westfalenpost, 11. August

Stadtfeld P (2018) Nur Mut, alles wird gut. Verlag am Eschbach, Eschbach. ISBN 978-3-86917-651-2

Wendel S (2014) Wie wäre es mit uns Beiden?. Horizon, Stuttgart. ISBN 978-3-94288-006-0

Wendel S. Gesundgevögelt. ISBN 978-39422880015

Zurhorst E-M (2009) Liebe Dich selbst- und es ist egal, wen Du heiratest. Goldmann, Berlin. ISBN 978-3-44221-903-2

Bausteine für das soziale Wohlbefinden

Die drei Bausteine des sozialen Wohlbefindens umfassen einen akzeptablen wirtschaftlichen Status, die Bereitschaft, sich ständig zu fordern und dadurch auch zu fördern sowie die Identifikation mit positiven Werten. Das soziale Wohlbefinden flankiert damit das körperliche und seelische Wohlbefinden für ein motivierendes Ticken der Lebensuhr (◘ Abb. 1).

D1: Baustein 8: In wirtschaftlich akzeptablem Rahmen leben

Wohlhabende Menschen bleiben länger gesund und sterben später, wie statistisch belegbar. Das beginnt mit einem ausgewogenen Status von Vermögen, Altersvorsorge und Risikobewältigung. Zu diskutieren sind Beziehungen zwischen Gesundheit und (keine) Altersarmut, Aspekte von Nebentätigkeiten, wirtschaftliche Einbettung in ein familiäres Umfeld, die Bedeutung von Immobilien in der wirtschaftlichen Vorsorge und der Frage, wie sich Trennungen vom Lebenspartner auf den wirtschaftlichen Status auswirken können.

D2: Baustein 9: Sich geistig ständig fordern und fördern

Man braucht in jedem Alter neue Herausforderungen, Themen und Aktivitäten, die einen beflügeln. Unter diesem Aspekt diskutieren wir in diesem Baustein folgende Fragen: Wie kann man Leben aktiv gestalten, beginnend mit Bildung, im Beruf, in seinem privaten Lebensstil, auch im erblühenden Seniorenalter? Wie kann man mit FIT120 aktiv bleiben?

D3: Baustein 10: Mit positiven Werten im Reinen sein

Gleichgesinnte ziehen sich an, weniger Fitte haben oft als Gesprächsthemen Krankheiten, Medikamente und ihre Meinung zu Ärzten – für Fitte stehen andere Werte und Themen im Vordergrund: Wie kann man die eigenen Werte leben, von anderen lernen, sein Umfeld stärken,

Mitverantwortung für gesellschaftliche Strukturen und Entwicklungen übernehmen, den aufrechten Gang bewahren und Kraft aus wegweisender Orientierung schöpfen?

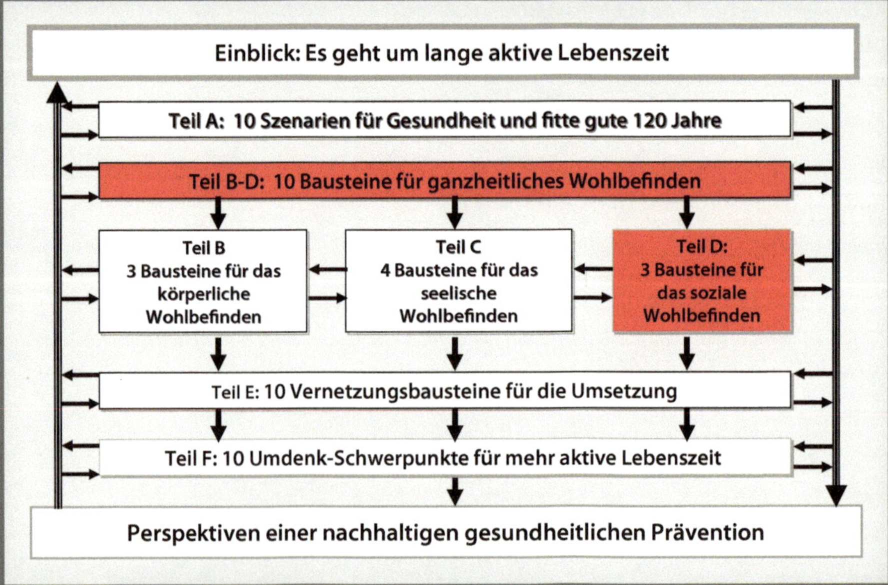

◘ **Abb. 1**   Bausteine für das soziale Wohlbefinden

Für freundliche Unterstützung bei der Erstellung des Teil D danken wir Martin Jaeger, Brigitte Petzoldt und Christa van Berend.

Inhaltsverzeichnis

Baustein 8: Wirtschaftlich akzeptabel leben

© Springer-Verlag GmbH Deutschland, ein Teil von Springer Nature 2019
H. Benölken, *FIT für gute 120 Jahre,* https://doi.org/10.1007/978-3-662-58927-4_18

Inwieweit trägt ein akzeptabler wirtschaftlicher Rahmen zur Förderung des sozialen Wohlbefindens mit Ausstrahlung auf das körperliche und seelische Wohlbefinden bei? Umgekehrt: Inwieweit kann wirtschaftliche und Altersvorsorge-Angst die Gesundheit gefährden?

18.1 Gesundheit und wirtschaftlicher Erfolg

» „Es ist ein Unterschied, ob ich geldgierig bin (Wurzel allen Übels) oder eine Wertschätzung für das habe, was Geld kann!" (Karl Pilsl)

- **Subjektives Verhältnis des Einzelnen zum Geld**

Sie erinnern sich vielleicht noch an ein altes Lied aus dem Jahr 1876*, Text und Melodie anonym: „Wer jetzig Zeiten leben will"

» „Geld nur regiert die ganze Welt, dazu verhilft betrügen.
Wer sich sonst noch so redlich hält, muss doch bald unterliegen. (2. Strophe)
……
Rechtschaffen hin, rechtschaffen her, das seyn nur alte Geigen.
Betrug, Gewalt und List vielmehr, klag du, man wird dir's zeigen." (3. Strophe)

„Geld regiert die Welt" sagt der Volksmund. Das kann auch soziologisch fragwürdig sein: Die Dominanz des Geldes kann Familien, Freundschaften, Existenzen und soziale Gemeinschaften zerstören. Ein angemessener wirtschaftlicher Rahmen ist für die individuelle und allgemeine Gesundheit von großer Bedeutung. Dazu gehört, dass das eigene Geld, das Vermögen und die finanzielle Sicherung mit ethisch akzeptablen Mitteln erworben wurden.

Geld ist wichtig, auch für die Gesundheit. Was man heute nicht in die Gesundheit investiert, muss man morgen oder übermorgen mehrfach für die Krankheit aufwenden. „Geld ist nicht alles, doch ohne Geld ist alles nichts." Doch wenn Geld herrscht, wenn es fehlt oder ihm ein zu großer Stellenwert eingeräumt wird, droht Burnout, zerbrechen Familien und Freundschaften, werden Existenzen bedroht. Angemessen wohlhabend zu sein, ist nicht moralisch verwerflich. Bei der Warnung vor dem „Mammon" in der Bibel geht es um den zerstörerischen Herrschaftsanspruch des Kapitals auch zulasten der Gesundheit. Alle Religionen empfehlen, das eigene Geld auch mit Notleidenden zu teilen. Dahinter steckt die uralte Erfahrung, dass gute Taten dem Wohltäter selbst wieder zu Gute kommen. Wollen Sie es selbst ausprobieren?

- **Warum leben reiche Menschen länger und sterben arme Menschen früher?**

Körperliche Fitness und seelische Ausgeglichenheit tragen den Aufbau des sozialen Status. Wirtschaftlich Erfolgreiche bleiben länger gesund, sterben später.

Nirgendwo werden auch Männer so als wie im Landkreis Starnberg – Reflex der hohen Promi-Dichte mit entsprechendem Wohlstand (vgl. Reinhard Mohr). Hingegen kann Armut zu früher Erkrankung, niedrigerem Bildungsstand, erhöhter Demenzanfälligkeit und früherem Tod führen. Forscher bezeichnen das als Pirmasens- bzw. Ruhrgebietseffekt.

Reiche Kinder genießen eine qualitativ bessere Ernährung und gesundheitliche Versorgung und haben so Chancen auf einen überdurchschnittlich gesunden Körper. Hinzu kommen überdurchschnittliche Chancen für den gesunden Geist: Weil sie im Regelfall eine bessere schulische und musische Bildung erhalten und der Anteil von Hochschulabsolventen trotz gesellschaftspolitischer Bestrebungen für gleiche Startchancen mit zunehmender Einkommenshöhe der Eltern steigt.

Hingegen warten auf ärmere Kinder viele Risiken: Schlechtere Ernährung und gesundheitliche Versorgung, geringere Zugangschancen zu qualifizierten Bildungswegen, groß werden in einem Umfeld, das wenig Verständnis für musische Bildung hat. Neben einem weniger gesunden Körper kann auch die Entwicklung der geistigen Fähigkeiten bei Kindern aus einfacheren Verhältnissen teilweise auf der Strecke bleiben. Wie wir im Baustein 3, ▶ Abschn. 13.6 erfahren haben, kann die schlechtere Luftqualität in Problemvierteln, die sich „Ärmere" gerade leisten können, auch zu frühen Erkrankungen bei ihren Kindern führe. Die Wunschbekenntnisse von Politikern für mehr Chancengleichheit werden durch Statistiken über die realen Gegebenheiten noch nicht bestätigt.

■ **Perspektiven einer Wirtschaft des 21. Jahrhunderts für das Lebensuhr-Glück**

Das herkömmliche Lebensmodell – Ausbildung, Beruf mit und ohne Familiengründung, Ruhestand – ist zu hinterfragen. Flexi-Rente und Zuarbeit können gegen Altersarmut schützen. Soziologisch integriert bleiben schützt gegen Vereinsamung. Wer sich fordert, fördert sich damit und sichert sein Gleichgewicht aus gesundem Geist und gesundem Körper. Hierfür brauchen wir ein Wirtschafts- und Gesellschaftsmodell, das dem mündigen Menschen in allen Lebensaltersstufen angemessen ist. Dazu gehört auch, dass Menschen mehr grundlegende Kenntnisse über ökonomische und gesundheitliche Zusammenhänge brauchen als sie gemeinhin heute in der Schule und ihrem Berufsleben vermittelt bekommen.

■ **Glücksforschung: Vom Glücksgefühl des antiken Diogenes bis zu den glücklichen Dänen**

Forschungsergebnissen des amerikanischen Ökonomen Richard Easterlin von der University of Pennsylvania zeigen: Geld allein macht nicht glücklich, wenn materieller Wohlstand durch Sachzwänge und Abhängigkeiten erkauft wird. So gelten die Dänen nach OECD-Erkenntnissen als glückliches Volk, obwohl sie weltweit die höchsten Schulden haben. Ihr Geheimnis: Sie sehen Schulden in Verbindung mit hoher Lebensqualität und sich so in einer guten Balance: Hygge, nach dänischer Art In-sich-Ruhen, ist ihr Geheimnis.

■ **Das Ziel: Akzeptabler wirtschaftlicher Rahmen – nicht Depotwert-Maximierung**

Wir sind keine Anlage- und Vermögensberater, die das Ziel haben, für ein Kundendepot eine möglichst hohe Rendite zu erwirtschaften. Vielmehr möchten wir dazu beitragen, das Ihre Gesundheit, liebe Lieber, nicht unter dem Gegenteil, nämlich Vermögenslosigkeit mit der Folge einer langfristig unzureichenden Altersvorsorge leidet. Genau so, wie wir im Körper-Umfeld negative Aspekte wie Elektrosmog, schlechte Luft von Ihnen fern halten möchten, ist es unser Ziel, sie auch vor den Sorgen um Ihre Vorsorge zu bewahren, weil sie daraus Stress schöpfen könnten und eine zusätzliche Angreiferarmee von freien Radikalen auf Ihr Zellensystem befürchten müssten. Also: Gesund bleiben durch Vermögens- und finanzieller Vorsorgestabilisierung.

18.2 Überblick über „Altersvorsorge"

» „Nie ging es den Rentnern besser als heute – aber wie wird es den Neurentnern von morgen und erst recht übermorgen gehen?"

Das beste Mittel zum Erreichen eines wirtschaftlich akzeptablen Rahmens ist eine vorausschauende Vorsorge- und Absicherungspolitik, bereits beginnend mit dem Berufsstart. Da Sie die Gesetze der Gewinnung von Anwartschaften und Finanzmathematik nicht aufheben können, sollten

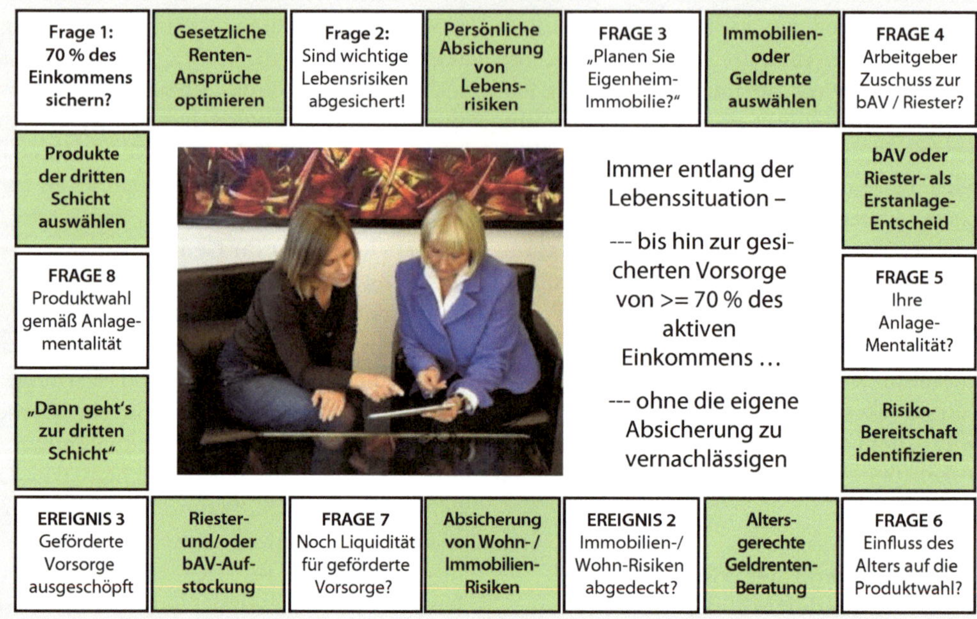

◘ Abb. 18.1   Ganzheitliches Vorsorge-Tableau

Sie bis etwa zum 50. Lebensjahr alle wichtigen Weichen gestellt haben. Dieses Spiel ist wichtig für alle, die nicht der große Erbfall trifft.

- Sie starten wie im bekannten Volksspiel Monopoly auf „los",
- bewegen sich weiter über die Gesetzliche Rentenversicherung (GRV),
- verharren bei der Frage aller Fragen nach Immobilien-Eigentumplänen,
- bewegen sich weiter über die betriebliche Altersvorsorge
- und gelangen dann zur privaten geförderten Altersvorsorge.
- Stellen Sie sich als Eigentümer die Frage nach der Risikoabsicherung Ihrer Immobilie
- und wenn dann noch Liquidität disponierbar ist, gibt es vielleicht noch Anlagemöglichkeiten in der privaten freien Vorsorge.

Das können Sie gut im vorstehenden Anlagetableau nachvollziehen, das Ihnen auch als Spiegel für die Selbsteinschätzung der folgenden sechs EF zum wirtschaftlichen Standort dienen kann (◘ Abb. 18.1).

18.3 Zusätzliche Sicherheit über Familie und Freundeskreis

» „Die Angst vor dem Abstieg nimmst du nur, wenn du den Leuten garantierst, dass sie im Alter nicht in die Armut geraten." (Bodo Ramelow)

In allen Kulturen spielt die Familie eine zentrale Rolle. Sie ist die Basis der Gesellschaft. Auch wenn sich die Strukturen ständig verändern, bietet die Familie für die allermeisten Menschen den zuverlässigsten Rückhalt, psychisch, sozial und auch finanziell.

Allerdings entzünden sich gelegentlich zwischen engen Verwandten die hässlichsten Streitigkeiten, – Konflikte, die man sich in der Zeit davor überhaupt nicht vorstellen konnte. Darum ist es ratsam, gerade in Geld- und Vermögensfragen schon früh in bestem

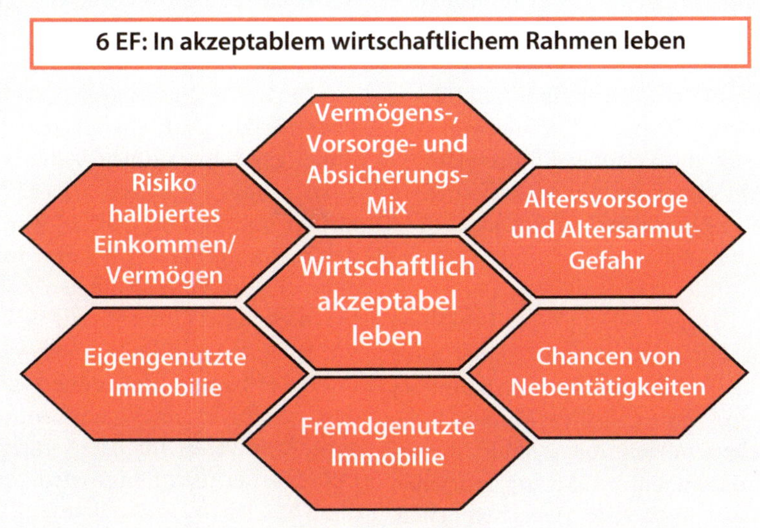

☐ Abb. 18.2   6 EF „In akzeptablem wirtschaftlichen Rahmen leben"

Einvernehmen klare, juristisch einwandfreie Vereinbarungen zu treffen.

Man kann den Familienbegriff auch sehr weit ausdehnen: Neben der klassischen Großfamilie ist das Spektrum heute breit über die klassische WG und Senioren-WG hin bis zum festen Freundeskreis, mit dem im Rücken man sich auch wirtschaftlich nicht allein fühlt. In allen Bereichen ist heute Teamwork angesagt. Gerade in Krisensituationen, die immer auch die Gesundheit belasten, sind Netzwerke hilfreich. Welche davon infrage kommen hängt von Ihrer jeweiligen Lebens- und Berufs-Situation ab.

■ Praktische Hinweise zur Sicherheit in der Familie

━ Hier lohnt es sich, eine intensive juristische Fachberatung in Anspruch zu nehmen.

━ Was Ihnen wichtig ist, verdient auch gute Pflege. Das gilt natürlich auch für die wertvollen Familienbande. Sieh auch die Erläuterungen zu den Bausteinen 6 und 7.

18.4 6 EF für einen guten wirtschaftlich Rahmen

» „Alle Geschenke, die den Älteren jetzt gemacht werden, müssen von den Jüngeren und den künftigen Beitrags- und Steuerzahlern bezahlt werden."

Ihre Chance, in einem wirtschaftlich gesunden Rahmen zu leben, ist groß, wenn Sie folgende sechs Fragen positiv als Ihre persönlichen EF beantworten können:

━ Ist Ihr Vermögens-, Vorsorge- und Absicherungs-Mix ausbalanciert?

━ Haben Sie keine Sorge um Ihre Altersvorsorge und sehen sie sich gesichert gegen Altersarmut?

━ Haben Sie, vor allem bei relativ niedriger gesetzlicher und privater Vorsorge, Chancen für entgeltliche Nebentätigkeiten?

━ Bietet Ihnen die Einbettung in einen wirtschaftlichen starken und harmonischen familiären, vielleicht auch Freundes-Verbund zusätzliche wirtschaftliche Sicherheit?

- Gibt Ihnen eine eigengenutzte Immobilie mehr Chancen als damit verbundene Risiken?
- Fühlen Sie sich sicher vor einer familiären Trennung, die zur Halbierung von Einkommen und Vermögen führen kann, sodass kein geschrumpfter wirtschaftlicher Status sie in Altersarmut zurück katapultieren könnte?

Diese sechs Fragen werden im Einzelnen erläutert. Im Hintergrund steht dabei auch die Frage des individuellen Verhältnisses des Einzelnen zum Geld (▶ Abschn. 18.1): Viele Menschen mögen mit 2000 EUR verfügbarem Einkommen im Monat zufrieden sein, aber es mag auch viele Menschen geben, die sich damit arm wie eine Kirchenmaus vorkommen, weil sie andere „Verhältnisse" gewohnt sind (◻ Abb. 18.2).

18.5 Wirtschaftlicher Rahmen-EF 8.1: Ausbalancierter Mix

» „Grabe deinen Brunnen, bevor du Durst hast." (Afrikanisches Sprichwort)

Hier geht es darum, Vermögens-, Vorsorge-, Absicherungs-Mix so ausbalancieren, dass man nicht des einen zuviel tut, z. B. beim Vermögens- oder Altersvorsorgeaufbau, und dabei die Risikovorsorge vergisst. Wer durch einen Berufsunfähigkeitsfall ohne eine adäquate (z. B. Versicherungs-) Absicherung erwischt wird, kann gezwungen sein, bis dahin aufgebaute Vermögenswerte zu verfrühstücken bis zur Grenze eines „Schonvermögens" im Sinne von Hartz IV. Schauen wir uns das der Reihe nach an.

■ Das Spektrum der „Lebens"-Risiken

Was zählt zu den wesentlichen Lebensrisiken? Wie kann man sie im Zusammenhang mit Altersvorsorge ausbalancieren? Ihre Lebensrisiken müssen Altersvorsorgesparer beim Aufbau ihrer Altersvorsorge voll im Blick haben, um damit dem Risiko zu begegnen, dass sie beim Eintritt eines Risikofalles ihre bis dahin aufgebaute Altersvorsorge nicht ganz oder teilweise zum Überleben einsetzen zu müssen.

Zu den Lebensrisiken zählen das Arbeitsplatz-Risiko und ein Eintritt von Berufsunfähigkeit im aktiven Alter als besonders gravierende Risiken. Der Gesetzgeber zwingt in solchen Fällen Bürger, ihre bis dahin aufgebaute Altersvorsorge weitgehend „zu verfrühstücken", sodass davon bei niedrigen Grenzen für Schonvermögen im Falle einer Beantragung von Hartz-IV- und Aufstockungsleistungen zu wenig für den Aufbau eines auskömmliches Versorgungsniveaus im Alter übrig bleibt. Wer mit 50 berufsunfähig wird und von der „Stütze" leben muss, kann 17 Jahre keine Altersvorsorge mehr aufbauen und gerät in Altersarmut. Für viele Bürger ohne Vermögenshintergrund kann das Szenario drohen: Einmal Aufstocker, für den Rest des selbstbestimmten Lebens Aufstocker, bis eine Einweisung in ein Alters- oder Pflegeheim erfolgt.

Hinzu kommen Unfall-, Privathaftpflicht- und Wohngebäuderisiken (z. B. bei Naturkatastrophen), deren Tragen den (teilweisen) Verzehr von Rücklagen (z. B. angespartem Riester-Vertrag abzüglich Zulagen und Vertriebskosten für Fonds- und Versicherungs-Riester) erfordern und eine weitere Dotierung der Altersvorsorge erschweren kann. Zwar ist Deutschland nur in geringem Maße Erdbebenregion, aber Sturmland (seit Kyril sind gerade mal zwölf Jahre vergangen) und Überflutungsregion. Davon sind im vergangenen Jahrzehnt zwischen 5 und 10 Mio. Menschen nahezu quer durch alle Bundesländer betroffen. Viele Betroffene ohne Gebäudeversicherung mit Naturrisiken-Schutz mussten, häufig im vorgerückten Alter, wirtschaftlich von neuem anfangen. Wie viele Lebensversicherungen oder Riester-Verträge wurden im Gefolge beitragsfrei gestellt oder aufgelöst, um sich neu einzurichten? Beim Renteneintrittsalter fehlen diese Rücklagen. Schließlich sind noch versicherungstechnische

Gesundheitsrisiken zu erwähnen: Gesetzlich Krankenversicherte spüren Zuzahlungen, an denen Arbeitgeber nicht beteiligt sind. Und für privat Versicherte können vor allem ab 50, wenn es auch um den Endspurt in der Altersvorsorge geht, die Tarife ins Astronomische steigen, sodass sie sich ihre „PKV" kaum noch leisten können. Das verschlingt oft die freie liquide Spitze für die Altersvorsorge, bei den Schon-Rentnern einen relevanten Teil ihrer Alterseinkünfte. Auch in gehobenen Einkommensklassen kann die Kumulwirkung dieser einzelnen Risiken und Ihre Bedienung mit Versicherungsprämien, die ja im Rentneralter weiter laufen, nur ein bescheidenes liquides Realeinkommen übrig lassen.

■ **So kann man Risiko- und Altersvorsorge ausbalancieren**

Ein Ausbalancieren ist in folgenden Stufen möglich und beginnt mit der Verschaffung von Transparenz. Hierzu sind folgende Fragen zu beantworten:

– Ihre Ausgangssituation: Schätzen Sie global ein, inwieweit die Bereiche Vorsorge und Risikoabsicherung schon abgedeckt sind.
– Welche Bereiche aus dem Bereich Vorsorge haben Sie bereits abgeschlossen, z. B.: Riester-, BAV-, Rürup-Vertrag, Zusatzversorgungskasse, anderweitige Produkte?
– Welche Risiken aus dem Bereich Absicherung haben Sie bereits abgedeckt, z. B.: Privathaftpflicht, Berufsunfähigkeit, bei Bedarf PKV, Krankenzusatzversicherung, Unfallversicherung, Haus, Wohnung, Hausrat, Rechtsschutz, Kfz.-Haftpflicht und Kasko.
– Beschreiben Sie ergänzend Ihre Immobiliensituation: Selbstgenutzte eigene Immobilie? Besitzen Sie eine fremdgenutzte Immobilie? Planen Sie langfristig den (zusätzlichen) Erwerb einer eigenen oder fremdgenutzten Immobilie?

■ **Selbsteinschätzung und Fremdeinschätzung**

Haben Sie das selbst realistisch und auch an Hand Ihrer Unterlagen eingeschätzt? Wo sehen Sie Lücken oder haben bei der Risiko-Vorsorge vielleicht des Guten zu viel getan, sind demnach wie viele Deutsche teils über-, teils unzureichend versichert?

Vielleicht haben Sie die Möglichkeit, Ihr Ergebnis mit einem erfahrenen Berater gegen zu checken, der hierfür vielleicht sogar ein spezielles IT-Programm zur Verfügung hat.

■ **Ausbalancieren bedeutet: Umwidmung vor Kostenerhöhung**

Hier könnte man zunächst annehmen, primär seien die Kosten für Risikoabdeckung zu erhöhen, wodurch das Budget für Altersvorsorge unter Druck käme. Dem gegenüber ist zu sagen: In der Summe sind die Deutschen gut bis überversichert – aber in bestimmten Bereichen auch unterversichert, worauf Verbraucherschützer ständig hinweisen. Daraus leitet sich ab: Zunächst das Versicherungsportefeuille kritisch prüfen und als überflüssig identifizierte Versicherungen (Beispiel: Vollkasko bei Kfz., die je nach Kilometer-Fahrleistungen ein Alter von sechs bis acht Jahren überschritten haben) und ersparte Aufwendungen für Versicherungsverträge in Ausgaben für Altersvorsorge umwidmen, z. B. für die Aufstockung eines Riester-Vertrags auf 4 % des sozialversicherungspflichtigen Vorjahreseinkommens. So lässt sich die Integration von Altersvorsorge und Risiko-Vorsorge u. U. kostenneutral lösen (◘ Abb. 18.3).

■ **Optimierung und Budgetfestlegung für Vermögensaufbau, Risiko- und Alters-Vorsoge**

Die Balkenwaage hilft Ihnen dabei. Dann können Sie Ihre Auswahl optimieren: Wo sind Lücken zu schließen, wo entdecken Sie Überversicherungsbereiche und können die dafür genutzten Mittel beim Lückenschluss

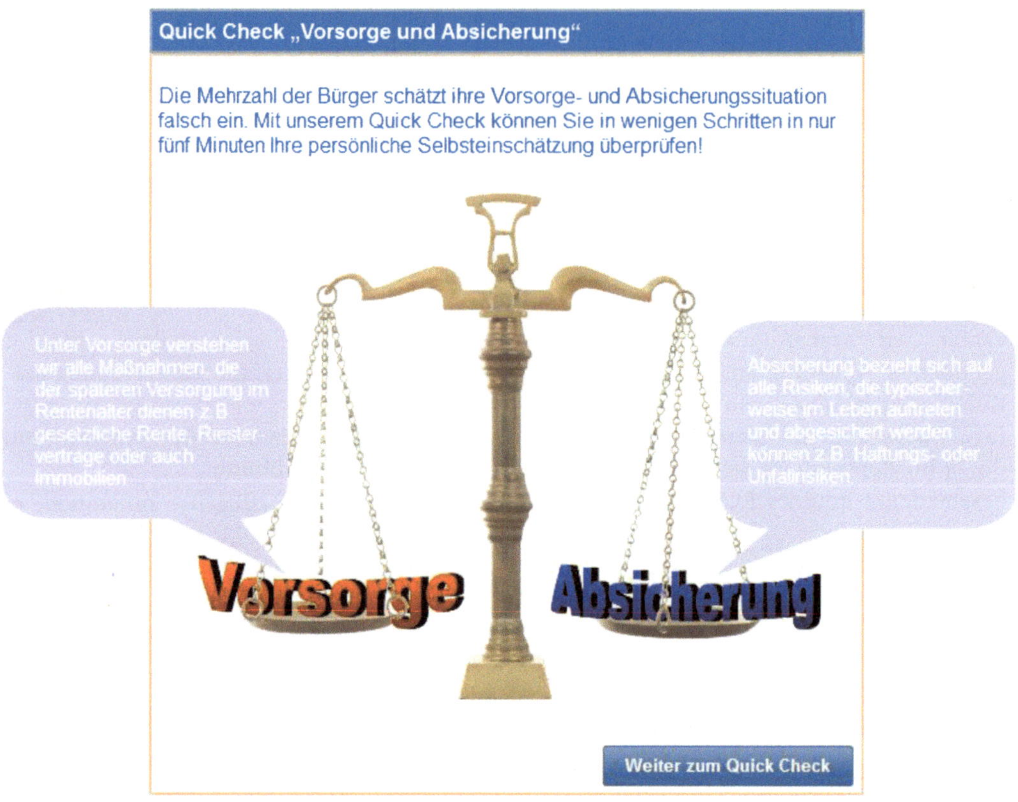

◘ Abb. 18.3   Quickcheck für Vorsorge und Absicherung

von Vorsorge und Absicherung einsetzen? Damit können Sie entsprechende Budgets für die Bereiche festlegen.

Optimieren beginnt mit grundsätzlicher Festlegung und bei manchen Produkten auch mit jährlicher Überprüfung. Wenn sie bei einzelnen Versicherungstarifen (z. B. im Bereich der Kfz-Versicherung) sparen können, bekommen Sie damit zusätzliche Mittel für Anlagen in der zweiten/dritten Vorsorgeschicht.

- **Praktische Hinweise zum Vermögens-, Vorsorge- und Risiko-Check**
- Gerade, wenn man das Leben liebt, lohnt es sich, dafür zu sparen, was einen glücklich macht. Dabei ist wichtig, auch an das Alter zu denken. Zu FIT120 gehört auch finanzielle Sicherheit. Je früher Vorsorgemaßnahmen starten, desto kostengünstiger sind sie.
- Bitte, orientieren Sie sich zunächst an dem Waage-Modell und vertiefen Sie das gemäß dem Vorsorgemodell gemäß ▶ Abschn. 18.2.

18.6 Wirtschaftlicher Rahmen-EF 8.2: Altersarmut-Gefahr

» „Der Heiratsmarkt bezahlt die Frauen immer noch besser als der Arbeitsmarkt." (Jutta Almendinger, Präsidentin des Wissenschaftszentrums Berlin für Sozialforschung)*

- **Armut als Ursache für frühzeitige Erkrankungen und verkürzte Lebenserwartung**

Das Zitat der anerkannten Wissenschaftlerin Jutta Almendinger scheint Ihnen aus der Zeit gefallen? Leider birgt es viel Realität, wie die unzureichende Altersvorsorge vor allem bei Frauen zeigt. Die Rollenverteilung in Ehen führt bei Frauen zu einer hohen statistischen Altersarmut. Wir gehen später näher darauf ein.

Statistisch gesehen gibt es einen Zusammenhang zwischen Einkommen und Erkrankungshäufigkeit (Gesundheitsbericht für Deutschland, 2014) und Altersarmut und verkürzter Lebenserwartung Die Einkommens- und Vermögensverteilung bei älteren Menschen ist sehr ungleich. Altersreichtum und -armut haben unterschiedliche Gründe. Deutsche Haushalte sparen durchschnittlich rund zehn Prozent ihres Einkommens. Im internationalen Vergleich ist das relativ viel und konzentriert sich in den oberen Einkommensschichten. Das untere Einkommens-Viertel spart so gut wie gar nichts und baut auch kein Vermögen auf. Ein Viertel der deutschen Haushalte läuft Gefahr, ohne ausgleichende private Vorsorge in Altersarmut abzugleiten. In diesen Fällen kommt die Grundsicherung zum Tragen, eine Altersabsicherung auf Sozialhilfeniveau (je nach Haushaltsausprägung im Jahr 2017 rund 800 bis 1300 EUR). In Deutschland bezogen im Jahr 2017 mehr als 1 Mio. Menschen Grundsicherung und liegen damit unter der WHO-Armutsgrenze von weniger als 60 % des durchschnittlichen Netto-Einkommens, etwa 900 EUR in Deutschland. Besonders bei Arbeitslosen und Bürgern von 50–64 Jahren bis ins Rentenalter hinein ist ein Anstieg des Armutsrisikos im letzten Jahrzehnt zu beobachten. Abgesehen von Erbfällen frisst sich Armut immer mehr in den Mittelstand der Gesellschaft hinauf.

- **Altersvorsorge-Politik am Scheideweg**

Bis zu 8 Mio. Menschen und damit jeder zehnte in Deutschland Lebende sind von Altersarmut bedroht – und das mit steigender Tendenz. Gründe: Die Gesetzliche Rentenversicherung (GRV) wird durch die „GroKo"-Entscheidungen zur Mütter-Rente, undifferenzierte Rückkehr zur Rente mit 63 stark zugunsten der „Wellness-Generation" belastet. Deshalb können aktive Beitragszahler, die nach 2030 in Rente gehen, nur noch mit 42 % ihres aktiven Einkommens rechnen, wenn die GRV nicht auf eine breitere Grundlage von Einzahlern gestellt wird. Damit kommen Durchschnitts-, auch teilweise Doppelverdiener kaum über die Runden, vor allem nicht in Ballungszentren mit explodierenden Mieten. Private Vorsorge wird bei Niedrigzinsen zum Lotteriespiel.

- **Botschaften an jüngere Jahrgänge**

Trotz GRV-Entwicklugsbedarf gilt: Die Finanzmathematik addiert versicherungsfähige Beitragszeiten. Deshalb besser auf niedrigem Niveau mit Blick auf mindestens 35 Versicherungsjahre GRV-Vorsorge planen als gar nicht. Auf die Ergänzung kommt es an: In jüngeren Jahren ist Altersvorsorge primär Risikovorsorge: Eine gut ausgewählte Berufsunfähigkeits-Versicherung, dazu Unfall- und Haftpflicht-Versicherung gegen Lebensrisiken, bei Selbstständigen auch Kranken-Tagegeld-Versicherung. Was muss man absichern, um nicht in Existenznot zu geraten?

Ergänzung der GRV durch private Vorsorge: Wenn möglich, vorsorgen mit dem Arbeitgeber, weil es durch Rückdeckung „sicher" ist und zudem nach dem neuen „Betriebsrentenverbesserungsgesetz" zuschusspflichtig ist. Wenn „Riester", dann eher das vermeintliche Mauerblümchen Bank-Riester, dessen Rendite auch bei niedriger Verzinsung durch Zulagen noch attraktiv sein kann, während andere Riester-Produkte (außer Wohn-Riester für Häuslebauer-Aspiranten) langfristig nicht bombensicher sind und die Zulagen für Vertriebskosten der Produktanbieter „drauf gehen können". Das gilt so lange, bis der Gesetzgeber die Abschlusskosten „deckelt".

■ **Anpassungsmöglichkeiten der „Best Ager"**

Auch für Senioren mit gehobenem Einkommen lautet die erste Tugend: Kosten sparen, Versicherungsverträge auf den Prüfstand, ebenso die Wohnsituation: Passt eine selbst genutzte Immobilie oder ist sie zu groß: Unterhaltungsaufwand, Nebenkosten. Ist es sinnvoll, sich kleiner zu setzen?

Eine wichtige Frage vor Renteneintritt: Reicht die Versorgung? Renteneintritt mit 70 (statt mit 66) bringt 12 % mehr. Zuerwerb ist oft nicht nur wirtschaftlich notwendig, sondern kann auch erfüllend sein: Es gibt neuere Statistiken, die besagen: Je früher in Rente, umso früher ins Grab Was verlangen die grauen Gehirnzellen zur Demenzabwehr, auch wenn man den Rentenbescheid erhalten hat?

■ **Perspektiven einer Wirtschaft des 21. Jahrhunderts für das Lebensuhr-Glück**

Das herkömmliche Lebensmodell – Ausbildung, Beruf mit und ohne Familiengründung, Ruhestand – ist zu hinterfragen. Flexi-Rente und Zuarbeit können gegen Altersarmut schützen. Soziologisch integriert bleiben schützt gegen Vereinsamung. Wer sich fordert, fördert sich damit und sichert sein Gleichgewicht aus gesundem Geist und gesundem Körper. Hierfür brauchen wir ein Wirtschafts- und Gesellschaftsmodell, das dem mündigen Menschen in allen Lebensaltersstufen angemessen ist. Dazu gehört auch, dass Menschen mehr grundlegende Kenntnisse über ökonomische und gesundheitliche Zusammenhänge brauchen als sie gemeinhin heute in der Schule und ihrem Berufsleben vermittelt bekommen.

■ **Armutsursache Familiensituation?**

Es wäre zu pauschal, isoliert in familiären Konstellationen Armutsrisiken zu sehen. Zwar haben Kinderreiche grundsätzlich mehr Risiken auch im Hinblick auf die Finanzierbarkeit ihrer Altersvorsorge. Aber wie viel können Singles in Steuerklasse 1 ohne Familienbonus in der GRV-Anrechnung für den Altersvorsorge-Aufbau erübrigen, da ihnen kein Partner bei der Finanzierung des Wohnens hilft? Auch sind mehrere Kinder unter dem Aspekt des Anrechts auf vielfältige Transferleistungen kein Risiko, wenn ausreichende Betreuungsmöglichkeiten für berufswillige Mütter bereitstehen. Umgekehrt Alleinerziehende, die in relativ hohem Maße von Altersarmut bedroht sind.

■ **Häufige Armutsursache im Alter: Verdrängen des Themas Alterssicherung in jungen Jahren**

Wenn viele junge Erwachsene das Thema Rente zu lange verdrängen, verzichten sie damit auf den Angriff als die beste Art der Verteidigung. Wie sich der Angriff gegen eigene Altersarmut und zum Aufbau einer akzeptablen Vorsorge individuell am besten formieren lässt, dazu wollen wir Anregungen vermitteln.

Wenn sich die Durchschnittsrente mit 48 % des aktiven Einkommens von 2000 bis 3500 EUR monatlich für die Mehrzahl der Bürger zwischen 900 und 1400 EUR bewegt, ist für viele Neurentner der Abstieg zur Grundsicherung immer wahrscheinlicher. Dann sind Rentenerhöhungen nur ein Tropfen auf den heißen Stein der schleichenden Verarmung.

■ **Gesellschaftliche Gruppen, die zukünftig besonders von Altersarmut bedroht sind**

Diese Gruppen leben entweder am oder auch auf der Basis ihrer eigenen Einkommensverhältnisse am Existenzminimum von etwa 800 EUR gemäß Grundsicherung und sind als Aufstocker oft trotz Vollzeitarbeit auf

Hartz-IV-Zulagen angewiesen. Damit verfügen sie über eine minimale Überlebensbasis und bessern ihr Realeinkommen durch Gänge zur „Tafel" auf. Es reicht mit diesen Zutaten zum Lebensnotwendigen.

Aber: Ihre Perspektiven für eine eigenständige Einkommenssicherung beim Eintritt ins Rentenalter können düster sein, denn zum Aufbau ihrer Altersvorsorge haben sie keine Möglichkeiten. Politisch geschieht zu wenig bis auf anrechnungsfähige Jahre zum Mindestbeitrag in der GRV. Damit ist auf Jahrzehnte vorprogrammiert: Sie bleiben Rentenaufstocker.

■ **Gesellschaftliche Gruppen, die auch bei moderater Inflation sukzessive verarmen**

Viele sehen sich noch in wirtschaftlich akzeptablen Verhältnissen und erwarten aus heutiger Sicht eine Altersvorsorge, die zum auskömmlichen Leben reichen soll. Diese Erwartung kann sich als trügerisch erweisen, wenn sich die Inflation progressiver entwickelt als erwartete Rentenansprüche. Da Fachleute ohne eine nachhaltige Änderung der Rentenformel keine Zuwächse über maximal ein Prozent im Jahr, aber eine fast doppelt so hohe Inflationsrate erwarten, bewegen sich viele Bürger ohne eine zusätzliche Versorgung (möglichst mit dynamischer Anpassung) zunehmend und für sie überraschend in Altersarmut hinein.

■ **Rentenaufstocker, später in Rente oder pünktlich in Rente mit Zuarbeit?**

Wer bereits kurz vor der Rente steht, kann versorgungsmäßig bei pünktlichem oder gar vorgezogenem Renteneintritt wenig gegen eine ihm bevorstehende unzureichende Altersabsicherung tun. Vielleicht kann er ja sein Haus verkaufen oder beleihen. Wird er zum Rentenaufstocker werden, falls er es zu beruflich aktiven Zeiten noch nicht war? Oder will er die Möglichkeit nutzen, erst später nach seiner individuellen

Regelaltersgrenze in Rente zu gehen gegen Erhöhung der Rente pro Monat um 0,5 %, also jährlich um 6 %? Oder stellt er sich zähneknirschend darauf ein, sich einen Teilzeitjob zu suchen?

■ **Wachsende schichtenspezifische Differenzierungen**

Die spätere Rentensituation hängt von der Erwerbsbiografie jedes Einzelnen ab. Dabei profitieren die Berufe, in denen höhere Durchschnittsgehälter gezahlt werden. Berufe mit bundesdeutschen Durchschnittseinkommen gehören ohne zusätzliche Altersvorsorge zu den Rentenrisikogruppen. Aber auch bei den Gut- und Besserverdienenden oberhalb der Beitragsbemessungsgrenze bietet die gesetzliche Rente allein kein adäquates Absicherungsniveau. Zudem fressen Steuern und Sozialabgaben einen nicht unbeträchtlichen Teil der Rentenbezüge auf, sodass auch bei Gutverdienenden Absicherungslücken bleiben.

Die Krankenschwester und der Arzt, bei denen es gefunkt hat, sind beliebte Themen von Soap-Serien am Fernsehen. So schienen beide mehrere Fliegen mit einer Klappe zu schlagen: Sie konnte sich auf ein gemeinsames Leben mit gehobenem Einkommen freuen, er war sich sicher, eine Frau als gute Gesprächspartnerin für seine beruflichen Probleme und bei Bedarf auch Unterstützung gefunden zu haben. „Ärzte heiraten keine Krankenschwestern mehr." fand der Verteilungsforscher Markus Grabka vom DIW heraus. „Heute heiratet der Arzt eine Ärztin. Die Schichten bleiben stärker unter sich als früher." So bleibt man in der Einkommensoberschicht unter sich. Da der Krankenschwester analog der Altenpfleger als potenzieller Ehepartner am Arbeitsplatz übrig bleibt, folgert Grabka: „So leben gut verdienende Ärzte zusammen und wenig verdienende Pfleger. Die Gesellschaft spaltet sich auch beim Heiraten."**

- **Bedeutet das Zunahme von Früh-
  erkrankung und verkürzte Lebenserwartung?**

Das ist ein so komplexes Thema, dass wir schon im ► Abschn. 3.2 angesprochen haben: Deutsche werden im EU-Vergleich bis zu einem Jahrzehnt früher krank. Zu den Ursachen gehören nicht nur Ernährungsdefizite und Bewegungsfaulheit, sondern auch Stress – und das kann Angst vor Altersarmut einschließen. Möchten Sie ► Abschn. 3.2 nochmals lesen?

- **Fazit: Altersvorsorge geht alle an und ist
  auch ein Thema für junge Erwachsene**

Wer nicht glücklicher Erbe ist, für den gilt: Altersvorsorge ist ein Thema, dem man sich bereits in jungen Jahren widmen muss, am besten direkt zum Zeitpunkt des Berufseintritts.

- **Was lehrt uns diese prognostizierte Entwicklung?**

Wir dürfen heute nicht von der Hand in den Mund leben. Um Altersarmut zu vermeiden, müssen auch die, die heute glauben, nicht die finanziellen Mittel zu haben, fürs Alter durch Erwerb von Anwartschaften auch bei Mini-Jobs und 5-EUR Riester-Verträgen vorsorgen. Je weiter wir in die Zukunft denken, je schwieriger wird es, Altersvorsorge zu betreiben. Hier kann der Staat bezüglich der Absicherung seiner Bürger im Alter an seine Grenzen stoßen.

Können Flüchtlinge die Altersvorsorgetöpfe sanieren? Bevor genügend jüngere beruflich Integrierte ausreichend in die Vorsorgekassen einzahlen, kann eine lange Zeit vergehen. Zudem sind zusätzliche Belastungen für ältere Flüchtlinge zu erwarten: Die Pros und Cons können sich die Waage halten. Wenn ein Erwerbstätiger zwei Personen ernähren müsste, wären soziale Unruhen nicht ausgeschlossen: Die Politik ist gefordert.

- **Praktische Hinweis zum EF Altersarmut
  vermeiden**

Sie können in folgenden Schritten vorgehen, wobei Sie sich zweckmäßig die Abbildung in ► Abschn. 18.2 daneben legen;

- Dokumentieren Sie zunächst Ihre Vorsorgeziele.
- Dann dokumentieren Sie in gleicher Weise bereits bestehende Altersvorsorge-Aktiva.
- So können Sie eine mögliche Versorgungslücke ermitteln.
- Dokumentieren Sie ergänzend Ihre Vermögens- und Risikosituation, vielleicht mit der Balkenwaage aus ► Abschn. 18.2 vor Augen.
- Damit haben Sie eine Basis für die Formulierung Ihrer Vorsorgestrategie unter Berücksichtigung des Kapitalbedarfs und Ihren Möglichkeiten zur Deckung.
- So können Sie Ihre erforderliche periodischen Sparrate ermitteln und anlegen.

Zitiert nach: Caroline Rosales: „Angelt euch einen reichen Kerl.“ In: Westfalenpost, 02.01.2019*

18.7 Wirtschaftlicher Rahmen-EF 8.3: Nebentätigkeiten

》 „Wenn Du deine Talente mit Zeit kombinierst – wird Geld daraus!“ (Karl Pilsl)

- **Wer könnte Nebentätigkeiten brauchen
  oder anstreben?**

Nicht jeder hat das Glück, dauerhaft ein Einkommen zu beziehen bzw. zu erwirtschaften, das ihn selbst und die Familie gut versorgt. Eine gute berufliche Ausbildung, starke Persönlichkeit und gute soziale Kompetenzen eröffnen attraktive Chancen im Hauptberuf und helfen auch bei der Suche nach einer interessanten Nebentätigkeit.

Wenn zudem Arbeitsplätze in der globalisierten Wirtschaft unsicherer werden, gewinnen neue wirtschaftliche und Einkommensmodelle an Bedeutung wie Empfehlungs-Marketing. Damit kann man sich ein weiteres wirtschaftliches Standbein aufbauen: Zunächst nebenberuflich, später auch hauptberuflich, geeignet für alle Bevölkerungsgruppen, auch für Selbstständige und Jüngere, die sich so eine komfortable Studienfinanzierung und spätere berufliche Existenz aufbauen.

Die Frage nach realistischen Chancen für Nebentätigkeiten können sich Menschen mit schmaler Rente, aber planerisch auch schon Selbstständige in den 50-ern stellen: Wenn man es braucht, lässt sich das oft nicht immer zeitnah und ergiebig umsetzen. Optionen:

■ **Empfehlungs-Marketing**

Zusatzeinkommen kann man auch durch Empfehlungsmarketing erzielen, sich so z. B. über Gesundheitsnetzwerke ein Zweiteinkommen-Standbein aufbauen, von dem man vielleicht mal vollständig leben kann. Damit verbundenes Netzwerkmarketing, auch Multi-Level-Marketing (MLM) genannt, kann sich sehr lohnen für Menschen, die flexibel, selbstständig und mit eigener Motivation ein Einkommen aufbauen wollen. Bei dem vielfältigen, wachsenden Angebot gibt es auch „schwarze Schafe": Ratsam, sich genau zu informieren! Prüf-Kriterien für die Auswahl eines Partners für Empfehlungs-Marketing nach Kiyosak:

– Wer steuert das Schiff?
– Bietet das Unternehmen einen bewährten Plan für das Vorgehen?
– Bindet das Unternehmen sowohl Geschäftswissen als auch Persönlichkeitsentwicklung als regelmäßige Bestandteile in ihre Fortbildungs- und Schulungsprogramme ein?
– Hat das Unternehmen eine starke, hochwertige und gut vermarktbare Produktlinie, die Sie mit Leidenschaft vertreten können?

■ **Nebentätigkeit als Arbeitnehmer**

Das ist vor allem für Berufe mit strukturell niedrigem Einkommen und vor allem Mindestlohn wichtig, z. B. in Sozialberufen, im Kranken- und Pflegebereich. Neben dem einzuholenden Einverständnis des Hauptarbeitgebers ist noch zu beachten: Abschluss möglichst so (z. B. als 451 Euro-Job), dass man auch eine zusätzliche GRV-Rente erzielen kann.

Der Druck zu Nebentätigkeiten ist besonders groß für Alleinerziehende mit niedrigem Einkommen und in anderen besonders belastenden familiären Konstellationen.

■ **Nebentätigkeiten für Rentner und Pensionäre**

Diese Gruppen können beliebig und ohne Anrechnung auf ihre jeweilige Versorgung Nebentätigkeiten ausüben.

■ **Praktische Hinweise für „Nebentätigkeiten"**

– Die erste Gretchenfrage: Brauchen Sie Nebentätigkeiten dringend zum Überleben oder weil Sie sich mehr als den Minimalstandard leisten wollen?
– Zweite Frage: Möchten Sie sich auf Minijob-Basis oder unternehmerisch betätigen?
– Verfügen Sie schon über ein unternehmerisches Konzept oder wollen Sie sich geeigneten Partnern (z. B. Gesundheitsnetzwerke, deren Adressen Sie im Internet finden) anschließen, die Ihnen vorstrukturierte unternehmerische Konzepte als Plattform anbieten?
– Bei unternehmerischer Betätigung brauchen Sie einen Gewerbeschein.
– Nebentätigkeiten haben vielfach einen hohen Ausbeutungscharakter. Es lohnt sich, mögliche Einnahmen und eigene Kosten gut abzuwägen.

18.8 Wirtschaftlicher Rahmen-EF 8.4: Fremdgenutzte Immobilie

» „Um unsere Kinder und Enkel zu sichern, müssen wir eine andere, nämlich mehr nachhaltige Politik machen."

■ Immobilienerwerb für die „Aktiven"?

Das Eigenheim oder eine vermietete Immobilie kann eine sinnvolle Investition sein, wenn man Zeit hat, das richtige Objekt zu finden und zu verwalten. Als alleinige Form der Altersvorsorge ist eine vermietet Immobilie dagegen meist nicht geeignet. Vor der Entscheidung für eine Immobilie als Kapitalanlage sollte man sich bewusst machen, dass diese Form der Investition nur auf lange Sicht sinnvoll ist. Vermietete Immobilien können als Sachwerte empfehlenswert sein, wenn deren Lage stimmt und die vermietete Wohnung nicht zu teuer eingekauft wird. Mit Blick auf die Altersvorsorge ist es günstig, wenn zum Berufsausstieg Kredite zurück gezahlt sind. Vier bis sechs Prozent sind oft als Investitionsrendite möglich.

Und wenn man glaubt, man habe die Kapitalanlage in einer Immobilie solide finanziert und könne sich im Rentneralter auf ein regelmäßiges Zubrot freuen – dann beschließt vielleicht die Eigentümerversammlung zusätzliche Erhaltungsaufwendungen – Zubrot ade?

So erging es dem Immobilienanleger Frederikus: Er hatte sich in einem soliden Altbau mit fünf Wohneinheiten eine Eigentumswohnung gekauft – die solide Finanzierung ermöglichte es sogar, mit einem kleinen Überschuss vor Erhaltungsaufwand heraus zu kommen. In diese Idylle platzte die Nachricht des Eigentümers in der 5. Etage, die dieser selbst bewohnte: Das Dach sei scheinbar nicht dicht, denn es bildeten sich an der Decke Feuchtigkeitsflecken ab. Eine eilig einberufene Eigentümer-Versammlung fasste den Beschluss, einen hierauf spezialisierten Architekten zu beauftragen, ein Feuchtigkeitsgutachten zu erstellen, Das Ergebnis: Das Dach sei durch Schwamm befallen. Die eingesaugte Feuchtigkeit könne sich über das Mauerwerk immer weiter nach unten fortpflanzen. Eine Dach- mit teilweiser Treppenhaussanierung in den oberen Etagen würde etwa 190.000 EUR kosten und sei auf alle Eigentümer nach Wohnflächen umzulegen. Fredericus war mit seiner Erdgeschosswohnung mit etwa 24 % „dabei". Damit war bei 5000 EUR Netto-Mieteinnahmen der Ertrag aus dieser Mietimmobilie für ein Jahrzehnt verbraucht.

■ Praktische Tipps für die Anlage in fremdgenutzte Immobilien

- Aufgrund stringenter gesetzlicher Bestimmungen ist eine Anlage in Neuobjekte im Regelfall unproblematisch.
- Beim Erwerb einer Altimmobilie können zahlreiche Fragen zu klären sein: Allgemeiner Zustand, voll saniert oder nur „pinselsaniert"? Zustand der Elektro- und Heinzsysteme? Reparaturanfälligkeit z. B. des Dachs, an dem in Mehrfamilienhäusern alle Parteien nach Flächenanteil beteiligt sind. Hier helfen nur vorher geklärte Spielregeln.

18.9 Wirtschaftlicher Rahmen-EF 8.5: Eigengenutzte Immobilie

» „Die einen sammeln und jagen, die anderen säen und ernten – aber wirklich erfolgreiche Menschen pflanzen Bäume." (Karl Pilsl)

■ Eigenheim: Traum, Fetisch, Vorsorgebeitrag oder teurer Spaß

Mathilde und Markus haben sich endlich ihren Traum erfüllt: Sie erwarben eine Doppelhaushälfte in einem Großstadtvorort, nur 15 km vom Arbeitsplatz von Markus im Zentrum. Mathildes Arbeitsplatz als Krankenschwester – sie arbeitete etwa 30 Std. pro Woche – lag noch näher bei. Die beiden

Kinder im Vorschulalter freuten sich auf ihr richtiges Heim.

Die Finanzierung konnte das Paar bei einem Jahresverdienst von 70.000 EUR „stemmen". Schon ein Jahr nach dem Einzug entwickelte vor allem Markus einen Drang zu einer anhaltenden Heimverschönerung. Zwei Jahre war der Außenbereich eine Baustelle: Vergrößerung der Mini-Terrasse, dazu natürlich die besten Markisen und neue Gitter, endlich Platz für eine großzügige (auch im Preis) Sitzgruppe, Goldfischbecken, Schutzvorrichtungen gegen hungrige Reiher ein kleines Gartenhäuschen mit einer Kaninchenbesetzung, die sich die Kinder gewünscht hatten Dann war der Innenbereich dran: Ersatz des flächendeckenden Teppichbodens durch Parkett im Wohnbereich und Flamm-Platten im sonstigen Living-Bereich, Einrichtung eines Fitnessraumes. Die Kosten, fast die zweiten Finanzierungskosten, schlichen mit. Dafür sparte Markus sich den Aufwand für eine üppige private Vorsorge und begnügte sich mit Minimalbeträgen in der BAV und beim Riester-Vertrag, gerade das Nötigste, um die Zulagen für zwei Kinder zu bekommen. Wozu brauchte man noch weitere private Vorsorge, wenn man ja im Alter im voll finanzierten Haus mietfrei wohnte. Für teure Hobbys wie in jüngeren Jahren Surfen blieb kein Geld mehr übrig.

War das Haus wirklich eine gute Vermögensanlage oder ein ständiger Kostenfresser, die auch weiter liefen, als die Kinder flügge das Elternhaus verließen und die beiden Alten kurz danach in Rente gingen. Markus erhielt von der GRV etwa 1400 EUR, Mathilde 900 EUR, wovon nach Kranken- und Pflegeversicherung und Steuern etwa 2000 pro Monat verblieben. Nach laufenden Nebenkosten des Wohnens incl. Reparaturrücklagen und der Finanzierung des PKW blieb den beiden noch ein guter Tausender, genug, um auskömmlich zu leben, zu wenig, um große Sprünge zu machen, für die eine zusätzliche private Altersvorsorge willkommen gewesen wäre. Aber so waren die Alten

gezwungen, sich mit dem Genuss ihrer ständig veredelten Immobilie zufrieden zu geben – und sich dabei öfter gegenseitig auf die Nerven zu gehen. Dazu berichten wir im ▶ Abschn. 18.9.

Welche Bedeutung haben für Sie Erbschaftserwartungen, eigen- oder fremdgenutzte Immobilie(n), Rente, Anlagen in der 2. Vorsorgeschicht. Wenn Sie im eigenen Haus wohnen: Haben Sie auch mit Rentnereinkommen die Nebenkosten des Wohnens im Griff? Was können Sie sich darüber hinaus noch leisten? Ist es ratsam, eine kleinere Wohnung zu beziehen, wenn sich die „angestammte" Immobilie vernünftig verkaufen oder vermieten lässt?

Fazit: Der Kauf eines Eigenheims sollte wohl überlegt sein, denn es ist ein Klumpenrisiko, in das alles Herzblut fließt ohne Garantie, dass das investierte Geld je zurück kommt. Den Häuslebauern zum Trost: Der Gebrauchswert ihres Hauses überlebt jeden Börsencrash.

Eigengenutzte Immobilie in ländlichen Regionen als Mobilitätsbremse?

Wer neben den genannten Vorsorge- und Risikoabsicherungspositionen den Erwerb einer selbstgenutzten Immobilie in Erwägung zieht, muss bedenken: Passt das zum beruflichen Umfeld und damit verbundenen Mobilitätserfordernissen? Lässt sich in Gegenden mit soziodemografischen Kahlschlägen vor allem bei jüngeren Jahrgängen eine Immobilie ohne bittere Verluste veräußern?

- **Damokles-Schwert Anliegerbeiträge**

Erinnern Sie sich aus dem Geschichtsunterricht noch an dieses Schwert, das an einem dünnen Faden an der Decke hängt und jederzeit herunterfallen kann auf einen darunter festgebundenen Delinquenten? In dieser Rolle muss sich mancher Hauseigentümer in einer ruhigen Nebenstraße mit nur wenigen Nachbarn fühlen angesichts folgender empfundener Drohung: Die Kommune plant eine Sanierungs- oder Infrastrukturmaßnahme (z. B. Verkabelung oder Austausch Versorgungsleitungen), Kostenpunkt 270.000 EUR. 50 % will sie selbst tragen, der Rest soll auf die insgesamt 12 Anrainer umgelegt haben, von denen also jeder mit einem fünfstelligen Betrag dabei ist. Wenn das Bürger im Rentenalter trifft, ist die Finanzierung schwierig: Die Rente reicht gerade zum Leben nach Abdeckung der laufenden Nebenkosten des Wohnens. Kreditaufnahme als Rentner? Hoffentlich fällt das Damoklesschwert nicht, zumal in dieser Sache derzeit Grundsatzprozesse laufen.

Fazit: Wir möchten dem Häusle-Eigner dieses damit verbundene gute Gefühl nicht belasten, aber auch hier gilt: keine Rose ohne Dornen.

■ **Praktische Hinweise zur eigengenutzten Immobilie**

Erstellen Sie sich (ggfls. auch mit PartnerrIn) eine langfristige Einnahmen-/Ausgaben-Übersicht unter dem Aspekt, dass Nebenkosten des Wohnens mindestens doppelt so stark steigen wie verfügbare Renten, auch unter Berücksichtigung für Zuzahlungen im Krankheitsfall. Passt es langfristig?

18.10 Wirtschaftlicher Rahmen-EF 8.6: Halbiertes Vermögen

» „Mit der Trennung fing die Armut an."

■ **Nochmal Mathilde und Max: diesmal auf getrennten Wegen**

Es fiel Mathilde und Markus immer schwerer, sich gegenseitig zu ertragen, zumal der wechselseitige Freiraum voneinander während der Berufstätigkeit entfiel. Markus zog sich manchmal knötternd in den Garten zurück, Mathilde liebte es zunehmend, eine zweistellige Zahl von Kuschelkissen auf der Couch zu drapieren. Welche gemeinsamen Hobbys hatten die beiden? Sie ödeten sich im Alltag an – und beschlossen, sich zu trennen.

Damit begann der nächste Teil der Immobilienstory: Wer zieht aus, wer bleibt? Mathilde weiter im Haus bei Verzicht auf

einen Versorgungsausgleich? Wenn das Haus zwei Drittel ihrer Rente frisst: Was bleibt zum Leben? Und kann Markus sich von seiner 1400 EUR-Rente eine akzeptable Mietwohnung leisten und auch noch ein Auto unterhalten?

Es gibt viele vergleichbare Fälle in Deutschland, über die die WELT AM SONNTAG in einer mehrseitigen Studie berichtete (vgl. Haimann u. a.).

■ **Praktische Hinweise zum Trennungsmanagement**

Bilde Sie einige der für Sie zutreffenden Szenarien ab:

— Szenario 1: Sie bleiben mit Ihrem Partner zusammen, was bedeutet das wirtschaftlich?
— Szenario 2: Sie dividieren sich auseinander, aber bleiben im gemeinsamen Haus wohnen.
— Szenario 3: Sie wohnen in einem gemeinsamen Eigenheim, das Sie nach Trennung verkaufen und den Erlös aufteilen. Danach plant jeder für sich.
— Sie überlegen, ob Sie noch ein weiteres Szenario brauchen.

Mit dem Ergebnis der Szenarien sollten Sie sich ausführlich beraten lassen.

18.11 „Akzeptabler wirtschaftlicher Rahmen" auf einen Blick

» „Ich möchte mich selbstständig machen, aber habe kein Geld." – „Wenn du Geld brauchst um dich selbstständig zu machen, wirst du kein Unternehmer!" (Karl Pilsl)

■ **Globalen Standortbestimmung im „Sternprofil In wirtschaftlich akzeptablem Rahmen leben"**

Dieser Stern symbolisiert gewissermaßen die mögliche Spannweite, die für viele Menschen hinsichtlich ihres wirtschaftlichen Rahmens auftreten kann (◘ Abb. 18.4).

- **Friedrichs Selbsteinschätzung in der Scorecard „Akzeptabler wirtschaftlicher Rahmen"**

Sie sehen es wieder: Das vertraute Scorecard-Bild mit der Friedrichs Selbsteinschätzung (Abb. 18.5).

Aus dieser Selbsteinschätzung ist hervor zu heben:

- Friedrichs Gesamtbilanz ist mit einem Scorecard-Ergebnis von 2,57 noch akzeptabel.
- Sein Mix (8.1) wirkt nicht krisenunabhängig, z. B. bei Arbeitslosigkeit oder Berufsunfähigkeit.
- Altersarmut-Gefahr ist bei planmäßigem Verlauf seiner Berufstätigkeit nicht erkennbar.

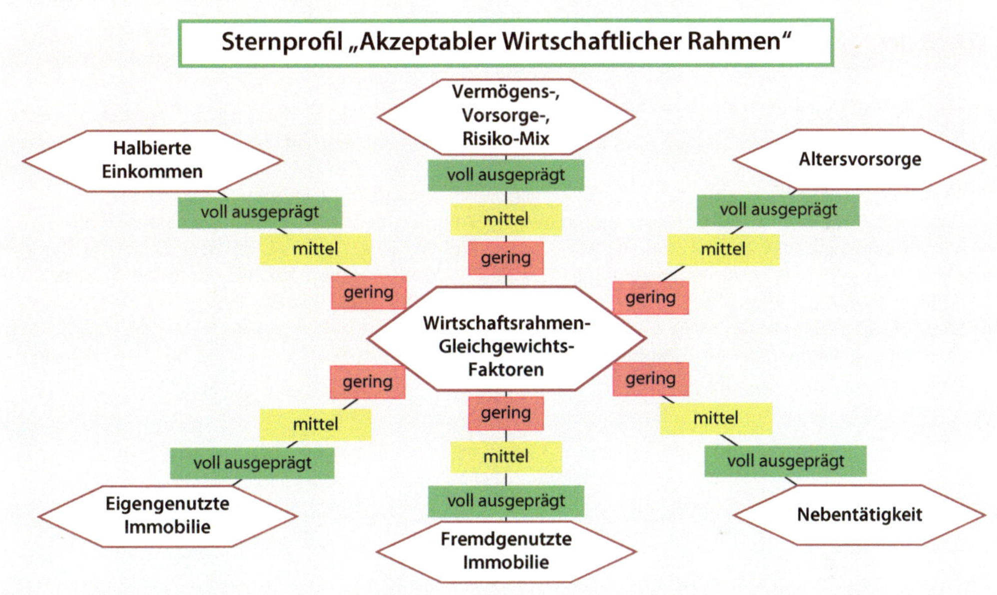

 Abb. 18.4   Sternprofil „Akzeptabler wirtschaftlicher Rahmen"

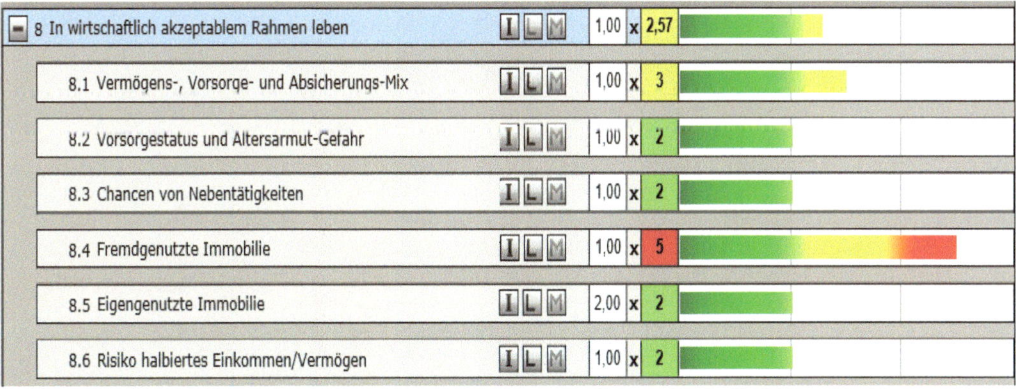

 Abb. 18.5   Scorecard „In wirtschaftlich akzeptablem Rahmen leben"

- Eine fremdgenutzte Immobilie zum Abfedern von Risiken ist noch nicht vorhanden.
- Die eigengenutzte Immobilie birgt zusätzliche Chancen, Einkommenshalbierung droht kaum, da seine Partnerschaft auch bei geringer sexueller Erfüllung und getrennten Freizeitwegen einvernehmlich zusammen bleiben dürfte.

Literatur

Rosales C (2019) Angelt euch einen reichen Kerl. Westfalenpost, 2. Januar

Weiterführende Literatur

Armstrong J (2012) Wie man gelassen mit Geld umgeht. Kailash, München. ISBN 978-3-42463-061-9

Balodis H, Hühne D (2012) Die Vorsorge Lüge. Econ, Berlin. ISBN 978-3-430-20142-1

Benölken H, Pauli-Hensel H (2015) In wirtschaftlich akzeptablem Rahmen leben. Hamburg im Blick, Hamburg

Budras C, Exeler S (2016) Pirmasens, abgehängt. Frankfurter Allgemeine Sonntagszeitung, 20, 22. Mai

Burrier T (2008) Neue Wege – Nutze Deine Möglichkeiten. Trend-Plus, Wehrsdorf. ISBN 3-930-625-47-4

Haimann R, Fabricius M, Kunz A (2016) Haus und VORBEI. Welt am Sonntag, 5, 31. Mai

Kaube J (2019) Warum arme Leute früher sterben. Frankfurter Allgemeine Sonntagszeitung, 2, 13. Januar

Maschmeyer C. Die Millionärsformel. ISBN 978-3-424-20108-6

Mohr R (2016) Ommhh am Wohlstand. Welt am Sonntag, 15, 10. April

Müller A. Die Reformlüge. ISBN 978-3-426-7784-1

Pilsl K. Neue Perspektiven für Ihre Zukunft. ISBN 978-3-935760-32-4

Ramelow B (2018) Wir sind der Westen des Ostens. Welt am Sonntag, 34, 26. August

Sievers A-C (2017) Frankfurter Allgemeine Sonntagszeitung, 6, 12. Februar

Von Hirschhausen E, Esch T. Die bessere Hälfte

Weber A, Peschkes W, de Boer EL (2015) Return to Work – Arbeit für alle. Gentner, Stuttgart. ISBN 978-3-87247-758-3

Baustein 9: Sich ständig fordern und so fördern

© Springer-Verlag GmbH Deutschland, ein Teil von Springer Nature 2019
H. Benölken, *FIT für gute 120 Jahre*, https://doi.org/10.1007/978-3-662-58927-4_19

Inwieweit trägt die Bereitschaft, sich ständig zu fordern und dadurch zu fördern, zum sozialen Wohlbefindens mit Ausstrahlung auf das körperliche und seelische Wohlbefinden bei? Umgekehrt: Inwieweit kann Passivität und sich Hängen-lassen die Gesundheit gefährden?

Während wir im Baustein 14 – Positiv-Denken – rezipieren, was auf uns einwirkt, gehen wir in diesem Baustein dazu über zu handeln. Wir schlagen vor, ab und an mal auf Baustein 14 zurückzublättern.

19.1 Das Spektrum für sich fordern und fördern ist breit

» „Ich mache nichts, womit ich nicht noch was dazu lerne." (Klaus von Donahny am 19.09.2009 in einer Talk-Sendung in Phoenix).

Wie kann man sich ständig fordern und dadurch fördern und so sein Leben gestalten, also aktiv sein. Pflanzen und die allermeisten Tiere sind aktiv durch innere Triebe und als Reflexe auf Reize von außen. Wir Menschen dürfen einen großen Teil unserer Aktivitäten selbst gestalten, unser Leben in die eigene Hand nehmen. Dazu gehört die Gesundheit im ganzheitlichen WHO-Sinne.

„Du lässt dich gehen!" ist ein alarmierender Ruf, um schädliche Passivität zu verhindern. Dieser Baustein will Impulse geben, in positiver Weise aktiv zu sein. Wir informieren, wie man durch Meistern von täglich neuen Herausforderungen lebenslang im Kopf besonders FIT bleibt, so den Alterungsprozess der Zellen verzögert und damit auch im Rentneralter jenseits von Trägheit früher Demenz und körperlichem Abschlaffen vorbeugt.

Alle Bausteine von FIT120 unterstützen das positive Aktiv-Sein. Überfordern Sie sich nicht, gehen Sie Schritt für Schritt vor, wo es sich anbietet, möglichst in Gemeinschaft mit Gleichgesinnten. Tun Sie es immer mit einem Lächeln. Dann wird Ihnen viel mehr gelingen, als Sie zu träumen gewagt hatten.

■ **Kreativität kennt kein Alter**

Bröckelt Intelligenz mit zunehmendem Lebensalter ab? Heute wissen wir es besser: Wir werden immer klüger, wie Professor James Flynn am Beispiel von 14 Industrienationen nachweist: Der durchschnittliche IQ steigt immer weiter an. Die alte Weisheit: Ein Glied, das nicht ständig bewegt wird, wird schlapp und verkümmert, gilt nicht nur für Körperfunktionen, sondern auch für die menschliche Denk- und Merkfähigkeit: Graue Gehirnzellen, die nicht ständig gefordert werden, verkümmern.

Ingeborg Rapoport (▶ Kap. 2) ist Beispiel für Beides: Für die Fähigkeit, eine Dissertation im Jahr 1938 zu erarbeiten und für das Stehvermögen, eine Disputation zu führen und um die Ehrung 77 Jahre später mit 102 Jahren in Hamburg im Mai 2015 entgegen zu nehmen. Vielleicht kommen wir ihrem Erfolgsgeheimnis mit den folgenden EF auf die Spur, deren Anspruch wir idealtypisch formulieren.

19.2 Lebenslange Neugier: Basis für sich fordern und fördern

» „Lerne, als würdest du ewig leben." (Mahatma Gandhi 1869–1948)

■ **Fähigkeiten als Basis**

Die Neugierde auf neue Themen lässt Menschen auch ihre Fähigkeiten neu entdecken. Wie kann es gelingen, im Einklang mit sich in einer sich stets wandelnden Gesellschaft und Umwelt ein positives Lebensgefühl zu entwickeln und zu behalten und sich immer wieder neu durch lebenslanges sich Fordern und Fördern zu entdecken?

■ **Lernen aus der Fördereinrichtung „Schule"**

Ein guter Lehrer weiß, wie wichtig es ist, ein anregendes Förderkonzept für seine heterogene Schülerschaft zu entwickeln und aufrecht zu halten. Er weiß aber auch, dass es zu seinem eigenen Wohlbefinden gehört, sich auf sein eigenes Förder- und Forderkonzept zu konzentrieren. Nur so lassen sich noch verborgene Fähigkeiten neu entdecken, immer wieder neu – um diese auch beschwingt und kraftvoll zu leben.

■ **Fördern und Fordern, ein Garant für die Zufriedenheit**

Beim Gedanken eines geforderten Förderkonzeptes denkt man zunächst an Schule und Kinder, die gefördert und gefordert werden sollen. Diesem Auftrag wird die Schule in vielfältiger Hinsicht gerecht. Sie schafft Grundlagen, entwickelt Beobachtungskompetenzen und sucht Begabungen und Interessen der Kinder, um sie entsprechend ihres Rechts auf individuelle Förderung fördern und fordern zu können, bis man sie in das Leben entlässt.

Wie steht es aber mit dem Recht auf Anschluss im Leben außerhalb von Schule und Ausbildung? Wer gewährt dem Erwachsenen nach Erreichen der intendierten Lebensziele das Recht auf weitere Bildung oder gar ‚individuelle Förderung‘? Ein Recht auf lebenslange Förderung nach rechtlichen Bestimmungen wie in der Schule gibt es bislang noch nicht. Man kann auch den Aspekt des Forderns und Förderns im Erwachsenenalter unter lernpsychologischem Aspekt betrachten: Jedes Kind ist von Natur aus neugierig und interessiert sich für das Leben und Lebenszusammenhänge. Es möchte verstehen, begreifen und selbst etwas tun, etwas leisten. Das ist in der Grundstruktur des Menschen verankert.

Diese Neugierde gilt es stets neu zu wecken durch Anregungen, die den Einzelnen motivieren. Der Ansatz darf nicht nur defizitorientiert sein, weil es demotivierend und eher ermüdend ist: nur das verbessern und unterstützen zu wollen, was man **nicht** kann. Fördern orientiert sich vielmehr auch an den Begabungen des Einzelnen, an seinen Interessen. Es geht hier um das Fordern, und das weckt Neugierde, das Unbekannte zu erfahren.

Heranwachsende stecken sich ihre eigenen Ziele: Ein erfolgreicher Abschluss der Lehre, – vielleicht sogar eines Studiums, wenn alles glatt und nach Plan gelaufen ist, ein gesicherter Arbeitsplatz und zusätzlich private Ziele wie Familie, Kind, Haus, ein Buch schreiben.

Und dann? Je älter wir werden, je mehr wir glauben, was erreicht zu haben, umso schneller versinken wir in der Routine, im Alltag. Hier lauert die Gefahr: Wir verlieren unsere Neugierde und verbauen uns damit, Neues und Interessantes kennenzulernen. Wir verlieren den Blick auf uns und auf das Entdecken unserer noch verborgenen Fähigkeiten. Wenn man Abläufe fast automatisch erledigt, lauert darin eine große Gefahr bei Gedanken wie: ‚Das kann ich schon alles‘, ‚Das brauch ich mir nicht mehr anzutun‘ oder ‚Ich bin dafür zu alt‘, ‚Da komm ich nicht mehr mit‘, ‚Das ist nichts für mich‘.

Wer sagt Ihnen eigentlich, dass Sie für dies oder das zu alt seien? Dass Sie das alles schon können? Sagen Sie sich das selbst und begrenzen sich damit in Ihren Entwicklungsmöglichkeiten? Ihre Lebensneugierde jedoch und das Bedürfnis, dieser stets Neues zu bieten, ist ein Garant für Zufriedenheit und Gesundheit. In Ihrer Eigenverantwortung liegt es nun, die hierfür erforderlichen Schritte zu gehen.

■ **Lebenslange Neugierde als Herausforderung**

» Solange man noch Neugierde in sich hat und staunen kann, ist das Alter egal.
(Die Lyrikerin Hilde Domin 1909–2006, im Alter von 95 Jahren).

Die Neugier von Menschen lässt sich mit folgenden **zwei** Definitionen beschreiben:

- **Neugier**, Wissensdurst; ein Zustand, der einhergeht mit einer erhöhten Bereitschaft eines Organismus, sich neuen, ungewohnten und komplexen Situationen auszusetzen bzw. diese aktiv aufzusuchen. (Aus: Euler H. A. und Mandl H. 1983. *Emotionspsychologie: Ein Handbuch in Schlüsselbegriffen.*)
- **Neugierde** ist das Verlangen, Neues zu erfahren und Verborgenes kennenzulernen. (Aus: Wikipedia: Johannes Hoffmeister: Wörterbuch philosophische der Begriffe. Meiner, Hamburg 1955)

Neugierde ist eine uns angeborene Eigenschaft, die uns reizt, lebenslang aktiv und flexibel zu sein und steht häufig im Widerstreit zu dem Bedürfnis nach Sicherheit, Geborgenheit und Gewohnheit. Menschen, die nach Sicherheit streben, wollen ihr Leben stets unter Kontrolle haben und schützen sich vor Neuem, Unbekanntem. Menschen mit dem Bedürfnis nach Neuem und mit dem Erhalt der steten Neugierde, brauchen die Herausforderung, sind experimentierfreudig und wollen sich stets neu erfahren und neu hinzulernen.

Neugierde und das Bedürfnis nach Sicherheit gilt es aus dem Widerstreit herauszuholen und in Einigkeit zu bringen. Sie scheinen sich nur zu widersprechen, doch gehören sie zusammen. Wenn wir uns allem Neuen verschließen, uns abschotten, verlieren wir unsere Neugierde. Wir treten auf der Stelle und beginnen uns zu langweilen. Wir verwelken und vertrocknen gleich einer Pflanze, die aufhört zu wachsen, zu blühen. Wir verdursten.

Wir halten unseren Körper durch Training FIT, wir achten auf gesunde Ernährung. Aber was tun wir für unser Gehirn? Lassen wir es verkümmern, obwohl es genauso wie unsere Muskeln trainiert werden möchte? Es will weiterhin lernen, sich auf neue Situationen einzustellen. Deshalb ist es Ihre Aufgabe, Ihr Gehirn stets Neues erfahren und lernen zu lassen.

Der Mensch kann nur die Bedeutung von Glück und Zufriedenheit erfahren, wenn er wach und neugierig bleibt, unabhängig vom Alter und von dem, was er bereits gelernt hat. Die angeborene lebenslange Neugierde ist ein Garant für Glück und Zufriedenheit. Beispiele:

- Wir lernen mit Unsicherheiten, Ungewohntem und Unbekanntem umzugehen, indem wir uns fordern. *Wir fühlen uns beflügelt mit einer ungeahnten Stärke.*
- Wir erhalten unsere Neugierde und unser Interesse an der Umwelt und der sich stets wandelnden Gegenwart. Wir erleben Fortschritt und gestalten ihn mit. *Wir sind stolz auf uns.*
- Wir verspüren neue, kreative Energien, weil wir ein Ziel vor uns haben. Wir fühlen uns wohl, entspannt, mit einem ungeahnten Ansporn.
- Wir werden durch unsere Umwelt bestätigt, da wir mitreden und Diskussionen verschiedenster Art nachvollziehen können. Wir fühlen uns integriert und mitten im Geschehen.

Es geht um Entdecken und Entwickeln von Handlungsmöglichkeiten, die erlauben, ein interessantes eigenes Leben und Zusammenleben zu gestalten und die Kunst des Lebensglücks zu erfahren: Ständiges Lernen nicht als Last, sondern als Lust, Weiterlernen als Chance, als Lust an der Entwicklung des Lebens und des Lebens mit den anderen zu begreifen. Dann werden wir sehr schnell feststellen, wie zufrieden wir sind, wie positiv wir dem Leben gegenüber stehen. Zudem öffnen wir so manche Blackbox. Wir überschreiten die Grenze von der genetischen zur epigenetischen Betrachtung und stellen mit Genugtuung fest: Unsere Zellen sind und bleiben unabhängig von ihren Lebensjahren lernfähig. Sie lernen, sich der Umwelt anzupassen. Und damit erstrahlt unser geistiges und körperliches Wohlbefinden in einem hellen Licht, das unser Selbstwertgefühl mit ungeahnter Energie ausstattet.

19.3 Kompetenzmodell – Fördermodell: Münze mit zwei Seiten

» „Not scolae, sed vitae discimus."
(Lateinisches Sprichwort, deutsch: „Nicht für die Schule, sondern für das Leben lernen wir.")

Das Selbstwertgefühl mit ungeahnter Energie ausstatten – Wie kann das funktionieren? Wie bei einer Münze mit zwei Seiten sehen wir auf der einen Seite das Kompetenzmodell – auf der anderen das uns eigene Fördermodell (◘ Abb. 19.1).

■ Aspekte des Kompetenzmodells bei steigender Lebenserwartung

Angesichts der demografischen Entwicklung (steigende Lebenserwartung dank besserer medizinischer Versorgung und zunehmendem Gesundheitsbewusstsein bei weiterer Kinderarmut) wird der Anteil der über 80 Jährigen bis 2050 erheblich ansteigen, sodass bei konstantem Renteneintrittsalter (65–67 Jahre) im Jahr 2050 auf 100 Erwerbstätige 60–65 Bürger im Rentenalter entfallen. Manche Bürger treibt die Sorge um, mit dem Alter verbänden sich auch die Zunahme typischer Alterskrankheiten wie Alzheimer, Demenz, Pflegebedürftigkeit mit all ihren Folgen für Pflegekassen und für Angehörige: Viele drückt die Vorstellung, ein hoher Anteil Älterer sei für die Gesellschaft eine Belastung.

■ Die demografische Entwicklung ist als eine Chance zu begreifen

Aber ein hoher Anteil Älterer kann auch eine Bereicherung sein und sich damit als Chance für die Gesellschaft entpuppen. Dafür sprechen folgende Argumente:

- Eine Gleichgewichtung von Jung und Alt wird in einer wachsenden und sich weiterentwickelnden Gesellschaft für Reformprozesse eines konkurrenzfähigen Landes benötigt.
- Nur eine gesunde Mischung zwischen Jung und Alt bringt die Veränderung voran.

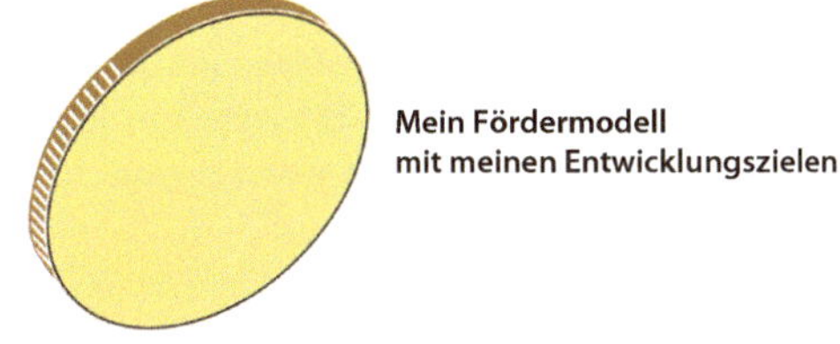

◘ **Abb. 19.1**   Eine Münze mit zwei Seiten

Der Begriff Kompetenzmodell ist in Bildung und Wirtschaft unterschiedlich besetzt:

- Es macht die Mischung der Kompetenzen der erfahrenen, routinierten, besonnenen Mitarbeiter auf der einen Seite mit den Kompetenzen der schnellen Auffassungsgabe, der Spontaneität und Risikobereitschaft der jungen Mitarbeiter auf der anderen.
- Es gilt für das Personalmanagement zu sichten, welche Fähigkeiten, Fertigkeiten, Eigenschaften und Einstellungen eine Person mitbringt oder auch bereits erworben hat, um optimal zum Erfolg einer Organisation beizutragen.

Es gilt, die Ressourcen der Mitarbeiter/- innen zu entdecken und zu bewahren. Bei Nicht-Erkennen oder gar Verkümmern der Humanressourcen werden diese unkontrolliert verschwendet. Die Folgen sind eine schwere Belastung für jede Organisation. Verschwendung von Humanressourcen ist ein Verschleiß von Menschen und deren Arbeitskraft.

Um dem gegenzusteuern, muss man erfassen, worin das eigentliche Kapital der Mitarbeiter liegt – das lässt sich mit dem Kompetenzmodell erschließen: Das Kapital einer Organisation liegt gemäß Kompetenzmodell in der Arbeitserfahrung und im Austausch von Humankapital: Weitergabe von Wissen, von Kompetenzen und erworbenen Fähigkeiten.

■ **Wege zum Erhalt von Ressourcen**

Sie dürfen nicht verfallen. Sie müssen stets im Austausch weitergegeben werden. Nur dann bleiben sie lebendig und tragen zur Qualitätsentwicklung bei.

– Es muss ein stetes **Interesse an der Entwicklungsdynamik** bestehen. Ein jeder muss Schritt halten mit den rasanten Veränderungen. Wer sich auf dem Erlernten ausruht, wird abgehängt. Es geht um das Mobilisieren von verborgenen und erworbenen Fähigkeiten. Langfristige, einseitige Arbeit ohne Herausforderung und Lerninteresse hat zwangsläufig eine sinkende Qualität der Humanressource zur Folge.

– Gute Rahmenbedingungen und **der Abbau psychischer Belastungen** führen zum Erhalt und zur Motivation des Ausbaus der Ressourcen. Verschleiß welcher Art auch immer ist zu vermeiden. Zu einem möglichst geringen biologisch bedingten Alterungsprozess mit Verschleißerscheinung darf möglichst kein **Verschleiß** durch Stress hinzu kommen.

– **Ressourcen lassen sich auch durch Weiterbildungsprozesse aufwerten.** Durch Lernprozesse wird neues Wissen erlangt, neue Fähigkeiten und Fertigkeiten erworben. Allein die Fähigkeiten, Lernen zu können und lebenslang lernen zu wollen, ist der wesentliche Schritt zur Ressourcenerhaltung und Erweiterung. Es geht um stete Weiterbildung, um Fortbildung, um Interesse wecken und damit die angeborene Neugierde eines jeden. Weiterbildung ist so eine aktive Form der Gesundheitsvorsorge.

■■ **Fazit**

Ständiges Weiterlernen und Sich-Weiterbilden ist eine Quelle für die Erhaltung Ihrer Gesundheit und kommt den Zielen einer Organisation in jeder Hinsicht entgegen.

■ **Kehrseite der Medaille: Das eigene Förderkonzept**

Jeder trägt auch für sich selbst die Verantwortung, seiner Lebensneugier immer etwas Neues zu bieten, um sich weiterzubringen und sich selbst glücklich und zufrieden, ausgeglichen zu fühlen. Das gelingt mit der weiteren Entfaltung der individuellen Begabungen und damit Stärkung einer individuellen, sich stets weiter entwickelnden Persönlichkeit. Basis ist das individuelle **Fördermodell** mit eigenen Entwicklungszielen und dem daraus resultierenden eigenen Wohlbefinden. Das eigene Fördermodell, zu dem wir abschließend ein Beispiel bringen, und das Kompetenzmodell auf der anderen Seite sichern Ihnen einen erstrebenswerten Platz – ein Leben lang.

■ **Nachhaltigkeit der Ressource Lernen – oder: Non vitae, sed scolae discimus**

Wie funktioniert das lebenslange Lernen? Wie gelingt es, diesen Wunsch nach Weiterentwicklung, nach immer neuem Entdecken Ihrer Fähigkeiten aufrecht zu halten?

Wie schnell sind wir doch bisweilen geneigt, unsere Ressourcen zu verschwenden oder noch besser verschwenden zu lassen, und sei es durch das Streben, Ersehnen des Abschlusses der Schule, der Lehre, des Studiums, des Berufes, dem Streben nach Rente, Pension. Oft liegt es im Naturell, dass man sich danach seht, was man glaubt, nach Erreichen eines Ziels nicht mehr tun zu müssen: Arbeiten, Lernen, sich anstrengen....

Wir sind von Anbeginn auf das Ziel – in der Zukunft liegend – geeicht: Lernen für später, Arbeiten für den Erfolg – Arbeit für die Rente – für das Leben von MORGEN, wenn wir nicht mehr arbeiten, nicht mehr lernen brauchen. Hinter diesem Wunsch verbirgt sich eine riesige Gefahr – Wir verschwenden unsere Ressourcen, indem wir den Fokus auf das MORGEN setzen. Wir

19

lernen somit für das Morgen, wenn wir glauben, ausgelernt zu haben. Damit geraten wir in die Lage, nicht für das Leben, sondern für die Schule zu lernen. Aber: Nach der Schule lernen wir neu, nicht mehr für die Schule....

Wenn das in der Schule Erlernte für das Leben wichtig und ausreichend ist, könnte sich unser Gehirn primär auf die Anwendung des Gelernten konzentrieren, hätte primär zu reproduzieren, das hieße, sich zu unterfordern, die verborgenen Fähigkeiten unentdeckt zu lassen. Sind wir nicht gerade durch das Lernen in der Schule neugierig geworden auf das, was uns das Leben bieten kann? In der Schule lernen wir Methoden und den Grundstock der Anwendung, aber es bleibt die Neugier auf die Antwort der noch offenen Frage: Welche Fähigkeiten gibt es noch in Ihnen, die Sie im Leben immer neu entdecken können?

19.4 Macht der Konzentration: Wie man „Gehirn" trainiert erhält

» „Es kommt nicht darauf an, die Zukunft vorher zu sagen, sondern auf sie vorbereitet zu sein." (Perikles, Athener Staatsmann, um 400 v. Chr.)

Wie es Ihnen gelingt, produktiver zu werden und sich auf einen nie endenden Förderprozess einzulassen, zeigen wir Ihnen mit einigen praktischen Tipps. Wichtig ist es dabei, sich auf den Punkt zu konzentrieren und den Gedanken-Affen am Hin- und Her-springen im Kopf zu hindern: Sich auf eine Sache zu konzentrieren, statt in die Multitasking-Falle zu tappen.

- **Multitasking ist eine Illusion!**
Beispiel: Man arbeitet konzentriert an der Gliederung zu einem interessanten Thema. Leichte Ermüdungserscheinungen und Gedanken an etwas anderes – die

Auseinandersetzung mit Kindern, dem Partner, Gespräch mit der Freundin stellen sich ein – man steht auf, kocht sich eine Tasse Kaffee, dabei fällt einem die Schlagzeile der Zeitung ins Auge, – die lese ich gleich -, zwischenzeitlich schaut man auf sein Smartphone und checkt kurz SMS, WhatsApps, der Kaffee läuft durch, noch Zeit, um eine Fotokopie zu machen, zurück an den Arbeitsplatz, das Radio bringt gerade aktuelle Kurznachrichten, man hört zu …was wollte man noch? Richtig – eine Tasse Kaffee – oder war da nicht etwas anderes???

Wir sind in der **Multitasking-Falle** und glauben, mehrere Dinge gleichzeitig machen zu können, da uns vermeintlich stets die Zeit wegläuft und wir möglichst viel gleichzeitig erledigen wollen. In unserem Gehirn laufen viele Prozesse gleichzeitig ab – unbewusst, aus Gewohnheit. Wir müssen uns jedoch im Klaren darüber sein:

- **Grundregeln für effektives Lernen**
Bei der Konzentration auf eine Sache müssen andere Sinneswahrnehmungen ausgeblendet werden. Solange wir etwas als Routine machen und hören dabei Radio, ist das möglich. Kommt jedoch eine komplexe Denkaufgabe hinzu, sinkt die Hirnleistung drastisch.

- **Vermeiden von Reizüberflutung. Sie führt zum Informationsverlust im Gehirn**
Konzentriert voll durchstarten: Dazu müssen Körper und Geist gepflegt sein und sich im Gleichgewicht befinden. Das erfordert Selbstwahrnehmung. Wer sich selbst wahr nimmt, hat nicht verlernt, auf seine innere Stimme zu hören, sein Bauchgefühl zu spüren und das Gefühl zu wissen, was einem gut tut. Eine verzerrte Wahrnehmung führt zu Schlafstörungen, Verstimmungen, Depressionen, Ungeduld, Nervosität bis zum Burnout. Gesunde Selbstwahrnehmung führt zu Ausgeglichenheit und wirkt sich positiv auf Produktivität aus.

- ■ **Beachten Sie die positiven Lebenseinstellungen. Sie pflegen Körper und Geist**

Folgende Konzentrationskiller müssen Sie dringend ausschalten. Wesentliche Anregungen:

- Konsumieren Sie Nachrichten ausgewählt und suchen nur die Informationen, die einen persönlich auch tangieren und für die Weiterbildung erforderlich sind. Alles Negative der Welt stündlich zu konsumieren, zieht herunter.
- Meiden Sie Menschen, die alles nur bejammern und negativ eingestellt sind. Umgeben Sie sich vornehmlich mit Menschen, die eine positive Ausstrahlung haben und die positiven Seiten des Lebens zu schätzen wissen. Menschen, die sich in der Opferrolle sehen, beeinflussen uns nachteilig und unsere eigene Stimmung.
- Hüten Sie sich, an allem und jedem herumzunörgeln und zu meckern. Gewiss gibt es immer etwas, über das man klagen und meckern könnte, und sei es das Wetter, der Verkehr oder der Job und überhaupt….
- Üben Sie sich stattdessen in Empathie und Verständnis auch für die Menschen, mit denen Sie unzufrieden sind. Jede Medaille hat zwei Seiten. Nehmen Sie die andere – und es wird weniger stressig sein.
- Vergleichen Sie sich nicht stets mit Anderen – wir neigen nur zu schnell dazu, stets bei anderen alles besser zu finden. Vergleiche machen unzufrieden und zerstören Selbstvertrauen. Konzentrieren Sie sich auf sich und das, was Sie erreichen möchten, auf Ihre Ziele, und Sie werden erfahren: Das Selbstwertgefühl kommt nur aus uns selbst.
- Füllen Sie Ihre leeren Akkus mit tiefem Schlaf, der uns hilft, konzentriert und FIT durch den Tag zu kommen. Hierbei zählt Ihr individuelles Schlafbedürfnis. Bemühen Sie sich auch hier um die notwendige Gelassenheit und Entspannung. Ergänzend ab und an ein Powernapping: Das kleine Schläfchen zwischendurch steigert die Leistung, ist positiv für das Kurzzeitgedächtnis, gesund und senkt das Herzinfarktrisiko, macht gute Laune, steigert die Konzentration durch Serotonin im Blut, ein Hormon, das die Stimmung hebt. Auch im Büro kann man ein Kurzzeit-Nickerchen einlegen, wenn die Konzentration fällt.
- Achten Sie auf gesunde und ausgewogene Ernährung und bewegen Sie sich.
- Durch das Ausschalten so mancher Konzentrationskiller und einer positiven Einstellung kann man Berge versetzen, kreativ sein und sich auf Neues im Leben einstellen.

Man hat selbst den Schlüssel zu seiner Veränderung in der Hand, wenn man lernt, seinem Gehirn zu helfen, sich konzentrieren zu können. Dann kann man starten, sich entsprechend zu fördern und zu fordern, um seinen Fokus zu finden und immer neue Fähigkeiten neu entdecken zu können. Man kann lernen, wie Konzentration funktioniert und wovon sie beeinflusst wird. Man kann die sogenannten Konzentrationskiller ausschalten und sich konzentriert auf den Weg machen zu den ungeahnten Fähigkeiten, die in einem schlummern.

- ■ **Ratschläge zum lebenslangen Erhalt der kindlichen Neugierde**

Lassen Sie uns mit einigen grundsätzlichen Tipps beginnen:

- **Überwinden Sie Ihre Angst** vor dem Unbekannten und verdrängen Sie negative, herunterziehende Gefühle und Gedanken wie: Das kann ich nicht. Das kenne ich nicht, also will ich es auch nicht kennen lernen. Wagen Sie sich an Unbekanntes – Neues.
- Machen Sie sich bewusst, dass Sie etwas für sich tun wollen, etwas, was Ihnen gut tun. **Machen Sie sich einen individuellen Plan** – ein Konzept, wie Sie Ihre Neugierde erhalten und sich damit lebenslang fordern.

19

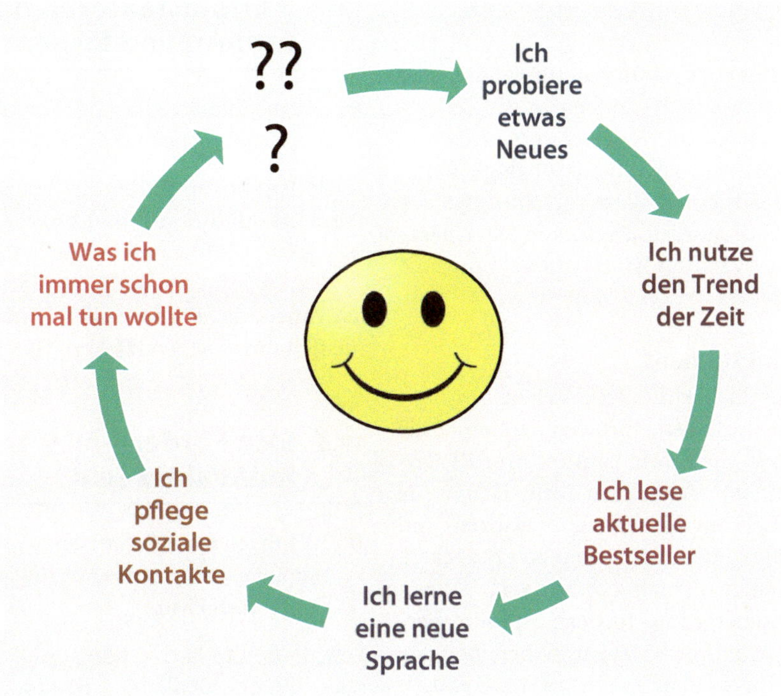

■ **Abb. 19.2** „Mein" Förderkonzept

■ **So könnte Ihr individuelles Förderkonzept ausschauen**

In der folgenden Abbildung ist dies ausführlich dargestellt. Es ist, wie die Fragezeichen
andeuten, für Ergänzungen gemäß Ihrem
persönlichen Bedarf offen (■ Abb. 19.2).

- Versuchen Sie mal etwas ganz Neues, an
  was Sie sich noch nie herangewagt haben.
- Probieren Sie ein neues Gericht, ein
  unbekanntes Gemüse, ausländische
  Früchte….
- Lesen Sie einmal eine Zeitschrift aus
  einer Branche, die Ihnen bislang neu war
  (Medien, IT, Wirtschaft, Agrarwirtschaft,
  Gesundheit ….)
- Lesen Sie überregionale Zeitungen und
  machen Sie sich ein Bild durch umfangreiche Informationen über Geschehnisse
  im gesamten Bundesgebiet, aber auch über
  politische und wirtschaftliche Vorgänge in
  anderen Ländern.

- Üben Sie eine Ihnen bislang unbekannte
  Sportart oder trainieren Sie Ihre Muskeln
- Gehen Sie in eine kulturelle Veranstaltung,
  die Sie noch nie besucht haben
- Nutzen Sie neue technische Trends: Wagen
  Sie sich an ein technisches Gerät heran,
  lassen Sie es sich erklären und probieren es
  selbst aus (Smartphone, Tablett, Com-
  puter). Lesen Sie hierzu eine Zeitschrift.
  Erkundigen Sie sich über soziale Netz-
  werke und nutzen Sie sie auch. Bleiben Sie
  IN, dann gehören Sie dazu
- Lesen Sie aktuelle Bestseller, gehen Sie auf
  eine Büchermesse, lesen Sie Rezensionen.
- Lernen Sie eine neue Sprache, die Sie
  immer schon mal lernen wollten und
  reisen Sie in das Land oder besuchen Sie
  Konversationskurse.
- Lernen Sie die Sprache der Jungen. Jede
  Zeit hat ihre Sprache. Sie leben in der
  Gegenwart, nicht in der Vergangenheit.

Die Gegenwart entwickelt sich weiter und Sie mit.

- „Was ich immer schon mal tun wollte, aber nie die Zeit hatte." Tun Sie es – die Zeit hindert uns nicht, Neues zu versuchen.
- Suchen Sie Ihre verborgenen Fähigkeiten, am besten schon heute – verschieben Sie es nicht auf morgen! Bedenken Sie: Überschaubare Zukunft kann bald Vergangenheit sein.

- **Jetzt sind Sie dran!**

Es wäre schön, wenn diese Zeilen Sie neugierig gemacht haben, Ihre eigene Neugierde zu entdecken. Ihr Erfolg liegt in Ihrer Risikobereitschaft, im ernsthaften Mut, Neugierde und Interesse am Neuen zu bewahren, um so ihre Fähigkeiten immer neu zu entdecken. Lassen Sie sich niemals entmutigen, bleiben Sie stets neugierig und fordern Sie sich. Vertrauen Sie auf Ihre Kräfte und behalten Sie das Steuer Ihres Lebens selbst in der Hand.

19.5 6 Erfolgsfaktoren für sich fordern und fördern

» „Kinder und Enkel reichen für mich nicht aus, ich brauche immer meine Arbeit."

Nach dem hochphilosophischen Vorspann des Forderns- und Förderns-Konzeptes versuchen wir jetzt, die Kreativitätsgedanken auf den Boden zu bringen. Sechs signifikante EF helfen Ihnen, das Fordern-und-Fördern-Konzept für sich umzusetzen (◨ Abb. 19.3).

19.6 Sich Fordern-EF 9.1: Leben heißt aktiv sein

» „Wenn ich mein Gehirn lange genug trainiere, kann ich das mit 100 Jahren auch noch." (Karl Pilsl)

Leben heißt aktiv sein. Aktivitäten können unterschiedliche Richtungen haben,

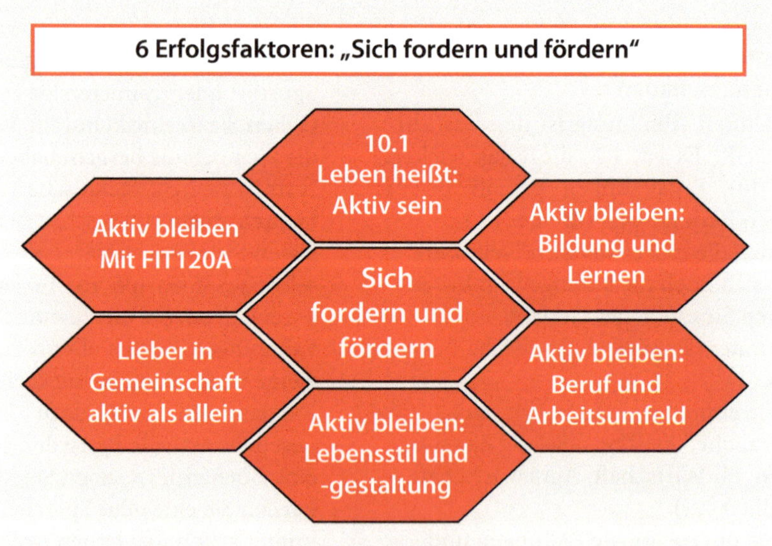

◨ **Abb. 19.3**   Erfolgsfaktoren „Sich fordern und fördern"

hilfreiche und zerstörerische. Ein wachsendes Krebsgeschwür ist wie die Ausrüstung von Kindersoldaten mit Kleinwaffen. Leben ermöglichende, Gesundheit fördernde, positive Aktivität ist gekennzeichnet durch Freundlichkeit, Angstfreiheit und Dankbarkeit.

Kinder zeigen, wie es geht: Wir wollen und müssen neue Erfahrungen machen, andere Menschen beobachten, von ihnen lernen, Angebote annehmen und in die eigene Welt umsetzen.

Ein junger Erwachsener: „Schon seit Jugendzeiten strenge ich mich an, Themen zu lösen, und es macht mir von Jahr zu Jahr mehr Spaß." Ein Beispiel sind viele Senioren, die in die digitale Welt strömen. Sie erschließen sich so neue Fähigkeiten, mit denen sie intensiv am gesellschaftlichen Umfeld teilnehmen können und einen besseren Zugang zu Freundschafts- und Sozialkontakten haben (wir haben das im Baustein 6 aufgezeigt, wie wichtig das für die Erhaltung des gesunden Geistes ist). Zudem finden sie in diesen zusätzlichen Fähigkeiten als spät geborene „digital natives" den Schlüssel, um sich je nach Mentalität neue Kreativitätsfelder zu erschließen.

- **Wichtiger Tipp: Machen Sie sich eine Bestandsaufnahme**
- Was verstehen Sie unter „aktiv"?
- Was assoziieren Sie mit „dankbar"?
- Was denken Sie bei dem Begriff „stressfrei"?
- Was assoziieren Sie bei dem Begriff „motiviert"?

Welche Quintessenz ziehen Sie aus dieser Bestandsaufnahme für sich?

19.7 Sich Fordern-EF 9.2: Aktiv bleiben; Bildung und Lernen

» „Es ist keine Schande, nichts zu wissen, wohl aber, nichts lernen zu wollen"
(Plato, ein Schüler von Sokrates, 427–347 v. Chr.)

Wenn die Jahreszahlen richtig überliefert sind, wurde (für die Antike fast einzigartig) Platon 80 Jahre alt. Dazu passt der gleich alte römische Senator Cato, der 200 Jahre später lebte und mit 80 noch begann, Griechisch zu lernen: Er hatte zwar Jahrzehnte dagegen gewettert, da das von ihm angenommene süße Leben der griechischen Jugend auch die römische Jugend verderben und so die Wehrkraft des römischen Heeres zersetzen könne. Aber er hatte auch erkannt, dass er sich nicht gegen den Strom der Zeit stemmen konnte – und begann, Griechisch zu lernen!

Hier geht es um lebenslanges Lernen als selbstverständliches Prinzip, berufsbegleitend, auch in Pausenzeiten, z. B. aus familiären Gründen, dass man es weiter pflegt, auch wenn man schon den Rentnerstand erreicht hat. „Lebenslanges Lernen" beginnt nach der Schul-, Azubi- und Studienzeit: Sie bleiben auf der Höhe, wenn Sie Ihr Wissen ständig anpassen.

„Ich bin lernbegierig und sauge täglich neue Erkenntnisse und Erfahrungen in mich rein." Das Wollen ist die Basis für das Können: Der Code ist in den Zellen verankert, die sich unendlich lange erneuern können, wenn die „Telomere" sich nicht verkürzen. Gesunder Körper, gesunder Geist, das ständige Wollen und die unablässige Neugierde: Die Telomere behalten ihre Länge, die Zellen bleiben relativ jung. Das verheißt neue Perspektiven gegen Demenz & Co.

- **Praktische Tipps zum auf der Höhe bleiben**
- Natürlich können Sie Kreuzworträtsel und Sodokus lösen – reicht Ihnen die ausgefüllte Matrix als Erfolgsgefühl?
- Sie können Erfolgserlebnisse in berufsnahen, weiteren Wissensbereichen oder auch in gesellschaftlichen Aufgaben suchen, die der Gesellschaft nützen. Anregungen finden Sie in Baustein 10.

19.8 Sich Fordern-EF 9.3: Aktiv bleiben im Beruf/ Arbeitsumfeld

» „Frühes Aufstehen hält gesund." (Gina Lollobrigida, Oscar-Preisträgerin und Künstlerin)

Die frühere italienische Hollywood-Legende Gina Lollobrigida, bekannt durch viele Filme und Oscar-Preisträgerin, sieht Arbeit und frühes Aufstehen als Erfolgsgeheimnis ihres aktiven Alterns. Nach ihrer Filmkarriere ist sie hochaktiv als Malerin und Bildhauerin und arbeitet mit 90 noch an ehrgeizigen Zielen wie die Durchführung von Ausstellungen mit ihren Exponaten in Metropolen wie New York und Los Angeles. Sie findet es erfüllend, bei der Arbeit zu sterben. (Zitiert nach der Westfalenpost vom 17.02.2018).

■ Auch viele Manager suchen mit 65 plus eine neue Herausforderung

Gerade, wer sich wie in einem Hamsterrad fühlt, kann seine Situation durch berufliche Fortbildung und Mitarbeit bei Gewerkschaften oder Berufsverbänden verbessern. Vieles, was uns jetzt schon das Arbeits- und Berufsleben erleichtert, wurde durch solche Aktivitäten erreicht. Auch in schwierigen Situationen findet man durch Aktivitäten offene Türen und sieht das Licht am Ende des Tunnels. Das fördert auch das soziale Wohlbefinden.

■ Zufriedenheit im Beruf

„Der Beruf füllt mich voll aus, stresst mich nicht, sondern motiviert mich." So sieht es Arnold Schwarzenegger: „Mögen 74 % der Amerikaner ihren Job hassen: Ich liebe das, was ich tue." Da die Bedeutung der Zufriedenheit im Beruf sehr groß ist, so in vielen Fachjournalen zu lesen, fragen Sie sich: Wollen sie im bisherigen Beruf weiter machen oder umsatteln? Das kann, muss nicht im ausgeübten Beruf sein, wenn die Branche kriselt. Arbeit ist nicht nur Last, sondern bringt auch Motivation für ein erfülltes Leben. Wichtig ist positives Feedback im Job, worauf der bekannte Jugendforscher Klaus Hurrelmann hinweist,

■ Durchstarten im alten Beruf oder in neuen Aktionsfeldern

„Ich möchte mich nach meinem ersten Berufsleben voll in einer neuen Aufgabe engagieren." Der Abschied vom Berufsleben kommt nicht überraschend, aber vielen macht ein damit einher gehender Bedeutungsverlust zu schaffen. Große Freiheit oder große Leere? Vor allem der Fluch einer frühen Rente ist bestürzend: Das Risiko, vorzeitig zu sterben, ist bei Frührentnern signifikant höher als bei länger arbeitenden Kollegen: Arbeiten kann krank machen, nicht arbeiten noch mehr. Ob die Verfechter der Rente mit 63 das bedacht haben: Wer früher in Rente geht, gerät auch in die Gefahr, früher in die „Kiste" zu gehen. Also: Entweder weitermachen, vielleicht etwas kürzer treten, oder sich neue fordernde Aufgaben suchen.

■ Selbstständig auch im Ruhestand

„Nach meiner Pensionierung konzentriere ich mich engagiert auf neue Aufgaben in meinem neuen Unternehmen." Wir haben viele Beispiele entdeckt, wie Senioren einen neuen Unternehmensstart hingelegt haben: Susann Till im Alten Land, die mit 69 ein Kochunternehmen gegründet hat, mit denen sie bereits nach 2 Jahren 300 Feinkostläden beliefert. Der ehemalige Wirtschaftsprüfer, der sich nach Auslauf seines Vertrags als Berater selbstständig machte. Der 70 + Segler, der gegen Skipper-Honorar Atlantik-Überführungen durchführt. Sie eint ein Bestreben: Sie wollen sich in neuen Herausforderungen beweisen.

■ Tipps für berufliche Aktivitäten

Bleiben Sie im beruflichen und arbeitsrelevanten Bereich in allen Lebensphasen aktiv: In jüngeren Jahren, vor allem in Phasen einer temporären Arbeitslosigkeit. So kommen Sie aus diesem Loch am besten wieder raus, denn Ihre Aktivität blitzt Ihnen bei einem Bewerbungsgespräch aus den Augen und allen Knopflöchern.

Speziell als junge Mütter: Elternteilzeit ist etwas Schönes, wenn man sie in gleicher Weise für Kind, das vielleicht 16–18 h am Tag schläft, und Mutter nutzt.

Es gibt vielfältige Möglichkeiten für berufsbezogene Weiterbildung und Aktivitäten. Sie finden schnell, was zu Ihnen passt und auch Freude macht.

19.9 Sich Fordern-EF 9.4: Aktiv bleiben: Lebensstil, Gestaltung

» „Seitdem ich als 100+ als Einziger in meiner Altersklasse starte, gewinne ich alle einschlägigen Weltmeisterschaften und Goldmedaillen.“

Musik, bildende Kunst, Theater, Gesang, Architektur, Literatur und vieles andere geben unserem Leben die gesundmachende Farbe. Wer nicht selbst Kulturschaffende/r ist, kann die Ergebnisse wertschätzen durch Teilnahme, Lob und/oder Kritik.

Weil jede Gemeinschaft ihre Strukturen und deren Gestaltung braucht, ist es wichtig, dass Menschen sich um die Politik kümmern und von den andern freundlich und kritisch begleitet werden.

Interesse an neuen technischen Entwicklungen ermöglicht dem Einzelnen hilfreiche Teilhabe, kann auch dazu beitragen, dass Fehlentwicklungen vermieden oder korrigiert werden.

■ Wandel zur lebenslangen Kreativität

„Am liebsten möchte ich 24 h am Tag was Kreatives und Schöpferische tun.“ Auch eine Erklärung dafür, dass der Sieg der Freizeitgesellschaft nur verhalten ausfällt? Viele Menschen füllt Freizeitgestaltung nur teilweise aus und kann sogar durch abstumpfendes Wiederholen in Langeweile ausarten. Jutta Limbach, frühere Präsidentin des Bundesverfassungsgerichtes: „Ich lebe nach der Maxime, dass Langeweile der Feind des gesunden Alterns ist.“ So der spanische Kulturphilosoph Ortega Y Gasset: „Der Mensch arbeitet nicht des Geldes wegen, sondern um kreativ zu sein.“

■ Abschließender Schlenker zu den grauen Gehirnzellen

Alle sechs EF tragen zu einer intensiven Weiterbeschäftigung der grauen Gehirnzellen bei. Der gesundheitliche Effekt: Die Enden der für die Gehirnzellen wichtigen Chromosomen, Telomere genannt, verkürzen sich im Alterungsprozess weniger schnell – und diese grauen Gehirnzellen altern langsamer. Man braucht also keinen mystischen Jungbrunnen, sondern hohes Engagement bei bewusster Ernährung in allen Lebensphasen mit dem Effekt einer relativen Telomere-Erhaltung. Herausforderung für die Forschung: Kann der Mensch sich selbst durch sein Verhalten gegen eine Demenzanfälligkeit schützen? Mit dieser vorsichtigen Ausblicksfrage wollen wir heute schließen.

■ Tipps für Ihren individuellen aktiven Lebensstil

Die Jungen wachsen mit den jeweiligen technischen Neuerungen auf. Wenn Sie schon etwas älter sind, ist es gut, das Interesse dafür wach zu halten. Fragen Sie Junge, Kinder, Enkel, Nachbarkinder. Sie freuen sich über neugierige „Gruftis“ – und helfen gerne.

Auch bei kulturellen und politischen Aktivitäten gilt der allgemeine Grundsatz:

stelle fest, was deine Talente sind, und spüre nach, wo du sie am besten einbringen kannst. Gib Acht, dass du dich nicht verzettelst oder überforderst.

19.10 Sich Fordern-EF 9.5: Lieber gemeinsam aktiv als allein

» „Man ist so alt, wie man sich fühlt: Im Alter von 73 Jahren durchschwamm Otto Thaning erfolgreich den Ärmelkanal."

Ist der Mensch biologisch ein Herdentier? Wir brauchen die Gemeinschaft. Robinson-Situationen und dazu passende Typen sind die absolute Ausnahme. Das Leben gelingt am besten im freundlichen Zusammenspiel mit anderen Menschen, mit denen wir die unterschiedlichen Gaben, Talente und Interessen vernetzen.

- **Tipps für Gemeinsames erkennen**

Wenn Sie mal ohne Stress Ihr Müsli genießen, versuchen Sie herauszufinden, wie viele Menschen zu Ihrem Frühstück beigetragen haben: Für die Haferflocken die Bauern, Erntehelfer, Traktorfahrer, Verpackungs-Hersteller, LKW-Fahrer, Verkäuferin etc.; – für die Milch, die Rosinen, Haselnüsse und ihre jeweiligem Pflücker. Wir leben in einer Gemeinschaft auf Gegenseitigkeit.

19.11 Sich Fordern-EF 9.6: Aktiv bleiben mit FIT 120

» „Wir müssen auch mal als Greise was aus uns und der Welt machen. Ohne Arbeit verrottest du." (Norbert Blüm am 11.04.11.2017 in „Menschen bei Maischberger")

FIT120A basiert auf den Werten und der Definition der WHO. Die App soll den Nutzern helfen, ganzheitlich zu denken, die individuellen Baustellen zu finden und entsprechende Maßnahmen zu planen und durchzuführen.

- **Tipps für gemeinsames „FIT120A"**

An dieser Stelle möchten wir Sie auf das Selbsthilfewerk der „FIT120A eG" hinweisen, das Ihnen neben vielen weiteren praktischen Tipps auch eine FIT120-Gesundheits-Scorecard anbietet, mit der Sie (natürlich datengeschützt) einschätzen können, wo Sie stehen und welche Fortschritte Sie in Ihrer Wohlbefindens-Lebensuhr-Gestaltung (WLG) schon erreicht haben und noch weiter erreichen können.

19.12 „Sich fordern und fördern" auf einen Blick

» „Mein Ideal ist es, möglichst selbstbestimmt leben zu können." (Johanna Wanka, frühere Bundesministerin für Bildung und Wissenschaft)

- **Globale Standortbestimmung im Sternprofil „Sich fordern und fördern"**

Sechsmal in Ihrer eigenen Einschätzung „voll ausgeprägt"? Herzlichen Glückwunsch! (◘ Abb. 19.4)

- **Friedrichs Zusammenfassung in der Scorecard „Sich fordern und fördern"**

Diese Selbsteinschätzung kommt einem Idealprofil sehr nahe (◘ Abb. 19.5).

Bei fünf 2-ern und einer 1 neigt man sich vor Friedrich schon fast in Ehrfurcht.

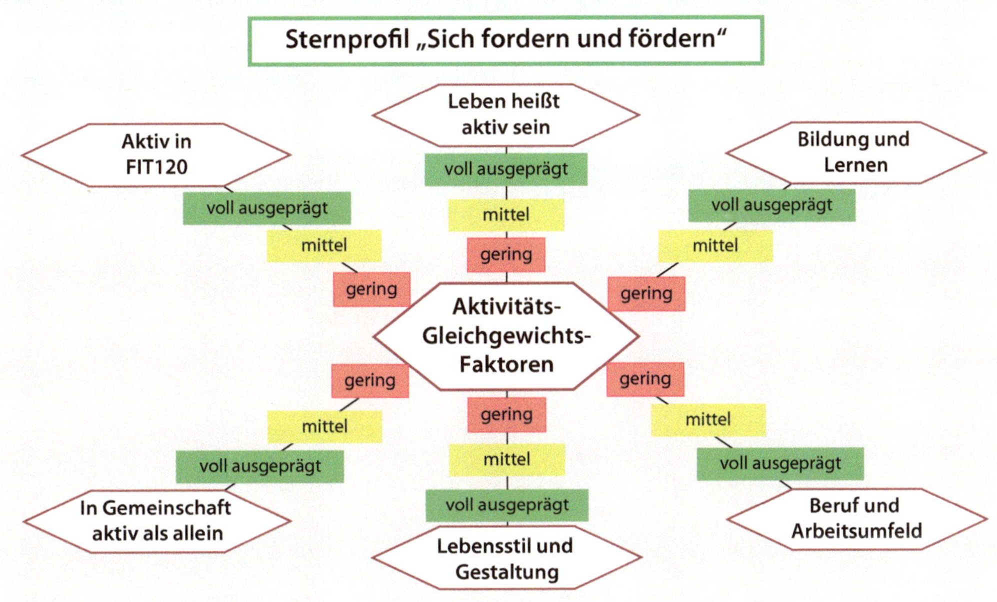

▢ Abb. 19.4 Sternprofil „Aktiv sein"

9 Sich fordern und fördern	I L M	1,00	x	1,83
9.1 Leben heißt aktiv sein - dankbar stressfrei motiviert	I L M	1,00	x	2
9.2 Aktiv bleiben in bezug auf Bildung und Lernen	I L M	1,00	x	1
9.3 Aktiv bleiben in bezug auf Beruf und Arbeitsumfeld	I L M	1,00	x	2
9.4 Aktiv bleiben in bezug auf Lebensstil u. Gestaltung	I L M	1,00	x	2
9.5 Lieber in Gemeinschaft aktiv als alleine	I L M	1,00	x	2
9.6 Aktiv bleiben mit FIT120A	I L M	1,00	x	2

▢ Abb. 19.5 Sich Fordern und Fördern-Scorecard

Weiterführende Literatur

Bahnsen U, Schweitzer J (2018) Ältere kennen die Abkürzung, Interview mit Eckart von Hirschhausen und Tobias Esch. DIE ZEIT, Nr 39, 20. September

Benölken H, Pauli-Hensel H (2015) Sich ständig fordern und fördern, damit die grauen Gehirnzellen aktiv bleiben. Hamburg im Blick

Burrier T Neue Wege – Nutze Deine Möglichkeiten. ISBN:3-930-625-47-4

Ganthen D, Niehaus J Die Gesundheitsformel, S 370 ff. ISBN:978-3-8135-0648-8

Goldmann C, Mahler R Es ist nie zu spät für einen neuen Anfang. Über die Kunst, im Ruhestand aktiv, kreativ und vital zu bleiben. ISBN:3-452-17995-1

Hildebrandt D Jünger werden mit den Jahren. ISBN:978-3-446-23961-6

Hoffmeister J Neugier. Wikepedia

Kohlrieser G Fordern und Fördern. ISBN:9783527507559

Rensing L, Rippe V Altern. ISBN:978-3-642-37732-7

Schumacher H Restlaufzeit. Wie ein gutes, lustiges und bezahlbares Leben im Alter gelingen kann. ISBN:978-3-8479-0572-1

Walford R Leben über 100. ISBN:3-426-03772-6

Wenzel P Schlau gelaunt. Neue Erkenntnisse der Gehirnforschung. ISBN:978-3-9813-507-77

19

Baustein 10: Mit positiven Werten im Reinen sein

© Springer-Verlag GmbH Deutschland, ein Teil von Springer Nature 2019
H. Benölken, *FIT für gute 120 Jahre*, https://doi.org/10.1007/978-3-662-58927-4_20

Inwieweit trägt die Identifikation mit positiven Werten zur Förderung des sozialen Wohlbefindens mit Ausstrahlung auf das körperliche und seelische Wohlbefinden bei? Umgekehrt: Inwieweit kann ein Konflikt mit positiven Werten die Gesundheit gefährden?

20.1 Standpunkte zum Zusammenhalt der Gesellschaft

» „Werte sind allgemein erstrebenswerte Eigenschaften oder Qualitäten, die Handlungen leiten und Haltungen kennzeichnen sollten." (Thomas Sukopp, Universität Siegen)

■ **„Was die Welt zusammen hält …"**
… war das Arbeitsthema einer Konferenz der Katholischen Akademie in Schwerte am 08.10.2018. Auslöser dieser Wertekonferenz war das Verhalten von Staaten und ihren Potentaten, deren faktisches Werteverhalten nicht mit dem nachfolgenden beschriebenen Werteverständnis im Einklang stehe, was zur Missachtung und teilweise zur Unterdrückung von Menschenrechten führe.

Im Sinne des vorstehenden Leitspruchs werden erstrebenswerte Werte auch als ethisch gut betrachtet, und man sollte entsprechend dieser Werte handeln. Werte wie Gleichheit, Gerechtigkeit und Freiheit dürfen nicht nur in der Menschenrechtscharta der Vereinten Nationen für alle sichtbar sein, müssen nach Sukopp auch mit Inhalten gefüllt werden, damit sie nicht im abstraktem Raum und nur bei „Freiheit" hängen verbleiben. Hierzu geben wir gemäß dieser Wertekonferenz Ansatzpunkte.

■ **Blickrichtungen für ein gelebtes Werte-Verständnis**
Dazu lassen wir unterschiedliche gesellschaftliche Denkrichtungen zu Worte kommen:

━ Aus Sukopps Sicht sind der zentrale Ansatzpunkt „basale Menschenrechte", zu denen hinzukommen soll: Mindestmaß an Respekt und begründeter Toleranz als Voraussetzung für das gedeihliche Zusammenleben von Staaten und Gesellschaften.

━ Die unantastbare Würde des Menschen ist für den mitveranstaltenden Arnsberger Regierungspräsidenten Hans-Josef Vogel das Schlüsselwort unserer Gesellschaft: „Alle weiteren Werteentscheidungen dürfen dieser Norm nicht widersprechen." An diesem Wertekompass muss sich auch die rechtliche Ordnung als Rahmen für den Zusammenhalt der Gesellschaft orientieren wie „eine aktive Bürgergesellschaft, die eigene Verantwortung dafür übernimmt."

━ Aus der Sicht des 2015 aus Syrien zugewanderten Neubürgers Moneer Al-Shikh steht das Gefühl eines neuen Heimatlandes für ihn im Mittelpunkt. „Erst durch diese Heimatliebe übernehme man Verantwortung für den Staat, die Stadt und die Gesellschaft".

━ „Ein zentraler Wert ist und war für mich immer schon Toleranz – auch und gerade gegenüber Andersdenkenden." Auf diesem Wert sollen nach Egbert Neuhaus (Vorsitzender des Unternehmensverbandes Westfalen-Mitte) Toleranz aufbauen danach viele andere Werte auf wie beispielsweise Respekt und Wertschätzung gegenüber anderen. Und weiter Egbert Neuhaus: „Ich bin mir sicher, dass dem Großteil der Menschen diese Werte sehr wichtig sind und von ihnen auch gelebt werden."

━ Der gerade gestartete 19-jährige Student Luca Samlidis hält Toleranz, Respekt und Achtung der Freiheit der anderen für die bedeutsamen Werte, damit die Gesellschaft nicht weiter auseinander driftet: „Sie sind notwendig in einer pluralistischen Demokratie."

20

Die Diskussion um einen Werteverfall sei nicht nur ein „Gemeckere der Älteren", sondern gerade die Jüngeren sprächen viel über den Kitt in der Gesellschaft.

- „Ein zentraler Wert aus christlicher Sicht ist die Nächstenliebe." „Damit will Superintendentin Verena Schmidt alle einbinden in einer Zeit, in der christliche Werte für viele Menschen keine Rolle mehr spielen und der Egoismus in vielen Berechen der Gesellschaft die Oberhand gewinnt." Entscheidend sei deshalb, nicht nur sich selbst zu betrachten, sondern für andere da zu sein und einzustehen.

Wir betrachten es als eine gute Fügung, dass sich dieses Werte-Forum wenige Wochen vor Redaktionsschluss dieses Buches zusammenfand.*

Quelle: Grunsky, Nina: Was die Welt zusammen hält, in: Westfalenpost, 08.10.2018

20.2 Ein weiterer Ansatz, ein Wertespektrum zu zeichnen

» „Jung wird man erst mit den Jahren, weil man sich da ein größeres Maß an Freiheit gönnt." (Karl Pilsl)

Menschen können nur kurzfristig entgegen ihren persönlichen positiven Werten handeln, ohne sich selbst zu blockieren. Sind sie mit sich selbst im Reinen, ziehen sie Gleichgesinnte an im Gegensatz zu Menschen, die sich mit „Negativthemen" in Gefahr bringen, durch sich selbst erfüllende Prognosen früher geistig und körperlich zu altern. Wie gehen Menschen, die sich in den Bann von Terror-Organisationen haben ziehen lassen, damit psychisch um? Sind oder werden sie gespaltene Persönlichkeiten? Auch angetrunkene Pegida-Anhänger, die Nazi-Parolen schreien, sind – wenn man sie befragen könnte – mit ihren Werten „im Reinen". Zumindest längerfristig werden ihnen ihre Hass-Parolen und Gewaltfantasien nicht gut tun.

Die Basis für „positive Werte", wenn auch mit unterschiedliche Gewichtungen, kann sein:

- Die Charta der Menschenrechte der Vereinten Nationen.
- Die Werte des deutschen Grundgesetzes, einschließlich der Sozialpflichtigkeit des Eigentums.
- Die Grundwerte der großen Religionen, wie sie Hans Küng im „Projekt Weltethos" dargelegt hat.
- Die Bergpredigt Jesu mit dem Impuls zur Feindesliebe.
- Der „Konziliare Prozess", ein gemeinsamer Weg christlicher Kirchen zu Gerechtigkeit, Frieden und Bewahrung der Schöpfung, begonnen auf der 6. Vollversammlung des Ökumenischen Rates der Kirchen in Vancouver, 1983.

Wenn sich Menschen unterschiedlicher Weltanschauungen und Kulturen auf ihre positiven Werte besinnen, tragen sie zu einem erfüllten Leben, zur eigenen und allgemeinen Gesundheit und zu einer qualitativ hochwertigen Zukunft der Menschheit bei.

Durch die massive Bedrohung der Umwelt, des Friedens und gerechter sozialer Strukturen haben viele Menschen eine tief sitzende, oft unbewusste Angst vor dem, was die Zukunft ihnen und ihren Kindern bringen mag. Dies mischt sich unter die komplexen Ursachen des Burnout-Syndroms, das in erschreckendem Maße Menschen arbeits- und lebensunfähig macht. Der beste Schutz dagegen ist das aktive Bemühen um Gerechtigkeit, Frieden und die Bewahrung der Schöpfung.

Menschen möchten sich in ihrem Wertesystem wohl fühlen. Es ist nicht primär eine Frage des Alters, sondern des erreichten Bewusstseins: Man erfreut sich seines gesunden Körpers, fühlt sich wohl mit den in den Bausteinen 4 bis 7 diskutierten Facetten seines seelischen Wohlbefindens: Gute Voraussetzungen für eine motivierende körperlich-mentale Balance.

Wenn man zudem sein wirtschaftliches Umfeld als stimmig empfindet (Baustein 8) und gern auf der Suche nach neuen

Herausforderungen ist (Baustein 9), können sich die einzelnen Bausteine zu einer Werteburg zusammenfügen.

20.3 Persönlichkeiten im Spiegel der Prüfkriterien

» „Wenn der Schock darüber, dass man offiziell nicht mehr jung ist, überwunden ist, wird das Leben klarer, entspannter und im besten Sinne produktiv." (Wolfgang Joop)*

▪▪ Geistig immer fitter mit zunehmendem Alter?

Wir können ein stimmiges Werteumfeld an plausiblen Prüfkriterien fest machen:
- Sich z. B. auch mit 90 noch neu erfinden?
- Auch körperlich und sportlich FIT im vierten Lebensabschnitt des eigenen aktiven Alters?
- Fähigkeit zum Kultivieren und Ausbauen der Lebensgier?
- Wachsende Gelassenheit mit zunehmender Lebenserfahrung?
- Auch eine positive Einstellung zu einem selbstbestimmten Tod?

Fangen wir an bei Joachim Gauck. Wer ihm lauscht, spürt: Der Mann argumentiert aus der Tiefe seines Wertesystems. Das schätzen wir auch beim früheren Präsidenten Richard von Weizsäcker so ein. Und das verspürt man auch, wenn man (bei seinen seltenen Auftritten) Gelegenheit hatte, Helmut Schmidt zu lauschen.

Quelle: Joop, Wolfgang: Alles gut ab 60! In: WELT AM SONNTAG, Nr. 46, 16.11.2014

▪▪ Kronjuwelenhochzeit: Mit sich und der Welt völlig im Reinen

Sehen wir in den Kreis fitter 100-jähriger. Beeindruckend das Ehepaar Klunker aus dem bergischen Herdecke, das 2015 den 75. Kronjuwelen-Hochzeitstag feierte. Bundesweit gibt es 14.000 Ehen, die 65 Jahre und länger bestehen. Da fragt man andächtig: Wer von den jeweils beiden hat den Partner mehr motiviert, dass das Leben gemeinsam immer schöner wird?

Es gibt weitere Beispiele: Theodora Neubert aus Dortmund, die mit 103 Jahren ihre 35 Jahre jüngere demente Tochter pflegt. Frau Jutta Maltusch aus Berlin, die auch mit 102 weiß: Wenn man positiv denkt und sich nicht klein kriegen lässt, bleibt man jung. Und Madeline Scotto aus New York, die mit 100 Jahren noch Mathematik unterrichtet, weil sie Spaß daran hat. Dann ist da noch die Berlinerin Helene Gysi, die mit 102 Jahren nach dem Tod ihres 100-jährigen Mannes in einem Reitstall einen 50-jährigen Partner fand, mit dem sie täglich tanzt. Ist Vergreisung der Gesellschaft nur ein Personalausweis-Problem?

▪▪ Gutes Tun: Ein Schlüssel für ein tolles eigenes Wertgefühl

Aber es gibt auch Jüngere, die für sich schon einen hoch entwickelten Wertestandard erreicht haben. Das finden wir z. B. bei manchem bekannten Sportler wie Steffi Graf und Andre Agassi, auch Michael Stich, die jeweils Stiftungen für einen wohltätigen Zweck gründeten. Sie bringen darin nicht nur einen Teil ihrer Preisgelder ein, sondern auch viel Zeit. So zeigen sie hohe Identifikation mit den Menschen, die sie in ihren Stiftungen betreuen.

Unabhängig von Altersklassen sind auch die Menschen zu nennen, die durch ihr Tun Erfüllung finden: Als gestaltender Künstler, auch durch hohes Engagement für Mitmenschen. Daraus schöpfen manche die Kraft, sich eine Auszeit vom Alltag zu nehmen, um sich in Afrika im Kampf gegen Ebola zu engagieren. Und es gibt Leute, die ihr Wertgefühl daraus schöpfen, dass sie sich nicht verbiegen lassen, sondern den Mut zum Quer-denken haben.

20

▪▪ Auch das Alter hat Zukunft

Es birgt auch eine Chance, wenn die Menschen in den Industrieländern nicht nur immer weniger Kinder gebären, sondern auch durchschnittlich immer älter werden: Die Lebenszyklen verschieben sich nach oben. Mit noch jugendlichen 67 in Rente zu gehen gehört schon bald der Vergangenheit an. 100-Jährige erfinden sich nochmal neu und starten durch. Spinnerei? Die hierfür unverdächtigen Versicherungsmathematiker – „Aktuare" genannt – der Allianz beurteilen das sehr real: Sie kalkulieren neue Lebensversicherungsverträge für Berufsstarter mit einem (durchschnittlichen!) Endalter von 102 Jahren.

▪▪ Wie sich Wertesystem wandeln können

Werte wie Verlässlichkeit, Ehrlichkeit und Respekt gegenüber anderen sind auch vor einem historischen Hintergrund zu sehen. Dieser ist auch beeinflusst durch die für viele Menschen schwierigen Nachkriegsjahrzehnte. Damit ist schon angedeutet: Jüngere Generationen übernehmen nicht mehr selbstverständlich vorgelebte Werte von Altvorderen. Für sie sind heute prägende Wirtschafts- und Gesellschaftsordnungen nicht mehr sakrosankt: Warum sich im Hamsterrad abstrampeln bis zum Burnout? Also mehr „Life Balance" im Vieleck von Familie und Beruf, Freizeitaktivitäten auch mit Selbstverwirklichungsanspruch. Brauchen wir eine mehr sinngebende Wirtschafts- und Gesellschaftsordnung, die dem 21. Jahrhundert angepasst ist? Hier schließt sich der Kreis zu der heute von Sozialforschern zunehmend als zupackend und nicht nur skeptisch eingeschätzten „generation Y": Wächst langfristig eine neue Wertekultur einer nachwachsenden Generation, die weniger pegida-anfällig ist? Und was muss sich ändern, damit wir die Wende von einer primär Symptome behandelnden Medizin zur Gesundheitsprävention schaffen?

20.4 6 Erfolgsfaktoren zu positiven Werten

>> „Ohne Vision verwildert ein Volk" (Heiner Geisler)

Im bekannten Wabenmuster stellen wir Ihnen diese im Folgenden vor (◘ Abb. 20.1).

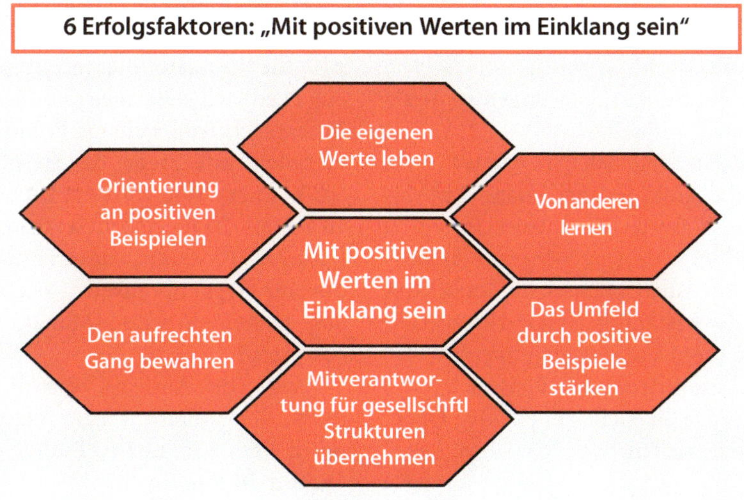

◘ Abb. 20.1   Die positive Werteburg im Wabenmuster

20.5 Positive Werte-EF 10.1: Die eigenen Werte leben

» „Nur wer an seine Ideale glaubt, kann auch etwas bewegen." (Karl Pilsl)

Von Führungskräften ist es bekannt, dass viele oft schlaflose Nächte haben, weil sie Entscheidungen treffen (müssen), die sie eigentlich mit ihrem Gewissen nicht vereinbaren können. Davon sind natürlich auch Angestellte, Beamte, Selbstständige, Hausfrauen und -Männer nicht verschont. Dies kann zu Burnout-Syndromen führen, wenn „Bauch" (Fühlen), „Kopf" (Denken) und „Hand" (Handeln) nicht übereinstimmen.

Für eine solche Übereinstimmung braucht es Selbstbewusstsein, Mut und Aufgehobensein in guter Gemeinschaft, um sich nicht zum eigenen Schaden ethisch verbiegen oder betäuben zu lassen. Hier sind Betriebe, Institutionen etc. (mit-) verantwortlich. Die Sorge um den Arbeitsplatz, wenn man aus ethischen Gründen Aufgaben verweigert, sich an Protesten beteiligt oder auch nur kritische Fragen stellt, ist oft berechtigt. Hilfreich können dabei der Kontakt zu, bzw. die Mitarbeit bei Betriebsrat und Gewerkschaft sein. Man sollte jedoch die mögliche Offenheit und das Verständnis der Vorgesetzten nicht unterschätzen.

▪▪ Praktische Tipps zum Sichern der eigenen Werte

— Lesen Sie auch die Erläuterungen zu den Bausteinen 4, 6 und 9.
— Wenn Sie den Eindruck haben, dass betriebliche Anforderungen daran beteiligt sind, dass Sie Dinge tun (müssen), die Ihren Werten widersprechen, suchen Sie sich Gesprächspartner, z. B. im Betriebsrat oder bei der zuständigen Gewerkschaft.
— Wenn Sie Ihren Vorgesetzten um ein persönliches, vertrauliches Gespräch bitten, werden Sie vielleicht positive Überraschungen erleben.

20.6 Positive Werte-EF 10.2: Von anderen lernen

» „Bin ich mit mir selbst im Reinen? Oder trägst Du noch Bitterkeiten mit Dir herum – die andere spüren?" (Karl Pilsl)

Auf einander hören und voneinander lernen, ist wichtig für die eigene Entwicklung und das eigene Wohlbefinden. Wer sich und seine Werte absolut setzt, muss sich abschotten, die anderen abqualifizieren, bekämpfen und versuchen, Macht über sie zu erringen. Darauf gründet sich zerstörerischer Fanatismus. Die positive, heilsame Gegenkraft ist Offenheit, Toleranz und die grundsätzliche Anerkennung des Gegenübers als Mitgeschöpf. Dies braucht Mut, Festigkeit und Selbstvertrauen. Die nötige Offenheit bedeutet nicht, einfach alles anzuerkennen und zu akzeptieren. Wenn immer Gewalt, Zerstörung, Diskriminierung, Entwürdigung etc. direkt oder indirekt (auch durch entsprechende Strukturen) ausgeübt, befürwortet, unterstützt oder auch nur geduldet wird, sind Widerspruch und aktiver Widerstand notwendig. Da gibt es auch deutliche Grenzen der Dialogbereitschaft und Toleranz.

▪▪ Praktische Tipps, wie man von anderen lernen kann

Jack Canfield gibt in seinem Buch „Kompass für die Seele" diesen Rat: „Bitten Sie um ein Feedback. Die meisten Menschen geben Ihnen nicht von sich aus Feedback. Daher ist die wichtigste Frage, die Sie überhaupt stellen können: Wie würdest Du auf einer Skala von 1 bis 10 die Qualität unserer Beziehung (unseres Produkts, unserer Dienstleistung, unserer Treffen, unseres Sexlebens etc.) in der letzten Woche (Monat, gestern etc.) bewerten? …

Auf jede Antwort, die nicht 10 lautet, muss die weitere Frage folgen: Was wäre nötig, damit Sie mir 10 Punkte geben / damit Du mir 10 Punkte gibst?"

20

20.7 Positive Werte-EF 10.3: Umfeld durch Beispiele stärken

» „Das war einer, der hat versucht, seine Pflicht anständig zu tun." (Helmut Schmidt auf die Frage, was einst auf seinem Grabstein stehen soll)

Bei Lageräpfeln sieht es so aus, als würden die schlechten, fauligen die anderen Äpfel anstecken. Bei Menschen ist es anders: Positive Vorbilder bewirken mehr und sind wirkungsvoller und nachhaltiger als negative.

Die emotionale Kraft eines Menschen, durch die das positive Handeln möglich ist, wurzelt im Urvertrauen, das durch die Geborgenheit vor der Geburt und gleich danach entsteht. Selbst Menschen, die in prekären Verhältnissen geboren wurden und aufgewachsen sind, sind erreichbar durch Mitgefühl, Anerkennung, Dankbarkeit, Teilen, gemeinsamer Freude usw. Anderen Menschen zu helfen, sie aufzubauen und stärken, kommt auf einen selbst zurück: Stärkend, ermutigend, fördernd für die eigene Lebensfreude und Gesundheit.

■■ **Praktische Tipps für die Stärkung des Umfelds**

– Probieren Sie es einfach mal mit kleinen Zeichen im Alltag aus: Loben Sie den Kollegen; drücken Sie Ihren MitarbeiterInnen Anerkennung aus; bitten Sie den Nachbarn um Hilfe; geben Sie mal ein Geschenk außerhalb von Geburtstag und Weihnachten; usw. Sie werden positive Überraschungen erleben.

– Es ist hilfreich, mit anderen darüber zu reden und gute Erfahrungen zu teilen.

20.8 Positive Werte-EF 10.4: Mitverantwortung für gesellschaftliche Strukturen übernehmen

» „Im Sport unterhalten wir Menschen. Nur: Ich schaffe nichts Bleibendes! Ich spiele Tennis – das bringt keinen weiter im Leben." (Andrea Petkovic, WTA-Tennisspielerin)

Zerstörte Umwelt, Krieg, Gewalt, soziale Ausbeutung etc. sind extrem gesundheitsschädlich. Gesellschaftliche Strukturen sind von Menschen gemacht und können, wenn sie unzureichend oder schädlich sind, von Menschen geändert werden. Zwar ist der TINA-Komplex weit verbreitet: „There is no alternative" (Meggy Thatcher). Doch die Behauptung, eine Entscheidung sei alternativlos schützt häufig nur spezielle Interessen, die zu hinterfragen sind. Jede/r ist für ihren/seinen Teil, nach ihren/seinen Möglichkeiten und dem Einflussbereich dafür verantwortlich. Positives und besonders gemeinschaftliches positives Handeln reduziert Ängste und Sorgen, und schützt vor Depressionen.

Die Übernahme von Mitverantwortung ist nicht nur verbunden mit der Rolle älterer Menschen und „Pensionisten" in Verbindung mit Ehrenämtern. Es gibt ein hervorragendes Beispiel für jugendliche Initiativen im Schulalter: Greta Thunberg aus Stockholm hat zusammen mit gleichgesinnten Jugendlichen aus aller Welt im Rahmen des internationalen Projektes „Plant for the Planet" für die Erhaltung der Umwelt demonstriert und sich zu diesem Zweck von der Schule freistellen lassen: „Warum soll ich für eine Zukunft lernen, wenn es vielleicht keine gute Zukunft mehr gibt?" Die weltweiten Schulkinder hoffen, dass die Politiker auf sie mehr hören als auf Erwachsene.*

■■ Praktische Tipps für die Übernahme von Mitverantwortung für gesellschaftliche Strukturen

— Prüfen und entscheiden Sie, wo Sie sich für soziale Gerechtigkeit, Frieden und/ oder die Umwelt einsetzen können.

— Wo immer Sie beginnen oder Ihre bisherigen Bemühungen verstärken, werden Sie erfahren, dass diese drei Bereiche eng zusammenhängen.

— Ihr Einsatz ist keinesfalls vergeblich. Sie werden stärker werden und neue Freund/innen finden. Es wird Ihnen einfach gut tun. Wichtig ist, dass Sie positiv eingestellt sind.

— Stündlich dieselben schlechten Nachrichten anhören oder aus der Zeitung Unfall- und Verbrechens-Meldungen aufnehmen, macht krank und depressiv. Halten Sie sich an die 20:80 Regel: Maximal 20 % Ihrer Aufmerksamkeit dem Negativen widmen und mindestens 80 % dem Helfenden, Tröstenden, Stärkenden, Aufbauenden etc. Das gilt für alle Bereiche Ihres Lebens und hilft Ihnen zu „FIT120"!

20.9 Positive Werte-EF 10.5: Den aufrechten Gang bewahren

» „Kunst hat ihre Würde, weil ihr Zweck in sich selbst ruht." (Julia Zeh)

Fehler machen, gehört zum Leben. Fehler zugeben ist ein Akt der Stärke. Fehler zu vertuschen oder gar andere dafür verantwortlich machen, schadet allen Beteiligten. Schuld ist wie ein Käfig, der nur von außen geöffnet werden kann. Man kann sich nicht selbst „entschuldigen", sondern nur um Entschuldigung bitten. Dazu gehören Stärke und Mut.

„Zweifeln Sie nicht an dem, der Ihnen sagt, er hat Angst; aber haben Sie Angst vor dem, der Ihnen sagt, er kennt keinen Zweifel."
Erich Fried

■■ Praktische Tipps für die Wahrung des aufrechten Gangs

— Fehler oder Verfehlungen zugeben, kann im vertraulichen Umfeld beginnen, in der Familie oder im Freundeskreis.

— Freunde erkennen Sie daran, dass sie auch in solchen Krisen zu Ihnen stehen.

— Seien Sie auch ein guter Freund in diesem Sinne!

20.10 Positive Werte-EF 10.6: An positiven Beispielen orientieren

» „Christen müssen Sozialisten sein."
(Helmut Gollwitzer, Theologe, genannt auch „das moralische Gewissen der Bundesrepublik".

Wir werden in eine Werteordnung hineingeboren. Sie darf zwar keinen alleinigen Anspruch auf Wahrheit erheben, sonst wäre sie eine Ideologie, die Fanatismus erzeugt, doch sie sichert – wenn ihre positiven Werte eingehalten werden – das Überleben der Menschheit und der Natur.

Die meisten Weltanschauungs- und Glaubensgemeinschaften haben tiefe Wurzeln in der Vergangenheit. Dadurch sind Strukturen und Werte-Muster entstanden, die den Mitgliedern Wegweisung und Halt geben. Sie können teilweise auch Fesseln sein, die nicht mehr in unsere Zeit passen. Dann gilt es, im Dialog mit vertrauenswürdigen Menschen und/ oder mit Hilfe von geeigneter Lektüre die eigenen Werte zu klären. Vieles ist in Bewegung, doch beim genauen Hinsehen entdeckt man weltweit und gemeinschafts- u. religionsübergreifend viele Gemeinsamkeiten hinsichtlich positiver Werte.

20

Weil jeder Mensch und sein gesamtes Umfeld ständig in Bewegung sind, ist die Auseinandersetzung mit den eigenen Werten und ihre Umsetzung im Alltag eine lebenslange Aufgabe. Doch es lohnt sich in vieler Hinsicht, und gerade auch im Blick auf die eigene Gesundheit und das persönliche ganzheitliche Wohlbefinden.

■■ **Tipps für die Orientierung an positiven Beispielen**

— Wenn Sie bei Gottesdiensten, Veranstaltungen, Gruppen Ihrer Glaubensrichtung Heimat gefunden haben und sich wohlfühlen, bleiben Sie dabei, bauen diese Beziehungen aus und bringen sich ein, konstruktiv und kritisch. Es wird Ihnen und anderen gut tun.

— Wenn Sie außerhalb stehen, skeptisch sind gegenüber organisierten Weltanschauungen, z. B. verfasster Kirchen, halten Sie Ausschau nach „Verbündeten".

Die meisten Gemeinschaften sind offener, als Sie vermuten. Es wird Ihnen helfen, vor allem in Krisenzeiten.

Quelle: *Zitiert nach: Eduard Kopp, „Licht in der Wüste", in: chrismon spezial Brot für die Welt 2018.*

20.11 „Mit positiven Werten im Reinen sein" auf einen Blick

» „Solange man kämpft, ist man jung."
(Shimon Peres, 92, Ex-Präsident von Israel)

Wieder fassen wir die Ergebnisse in der bekannten Reihenfolge zusammen:

■■ **Zusammenfassung im „Sternprofil Positive Werte" zur globalen Standortbestimmung**
(Siehe ◘ Abb. 20.2)

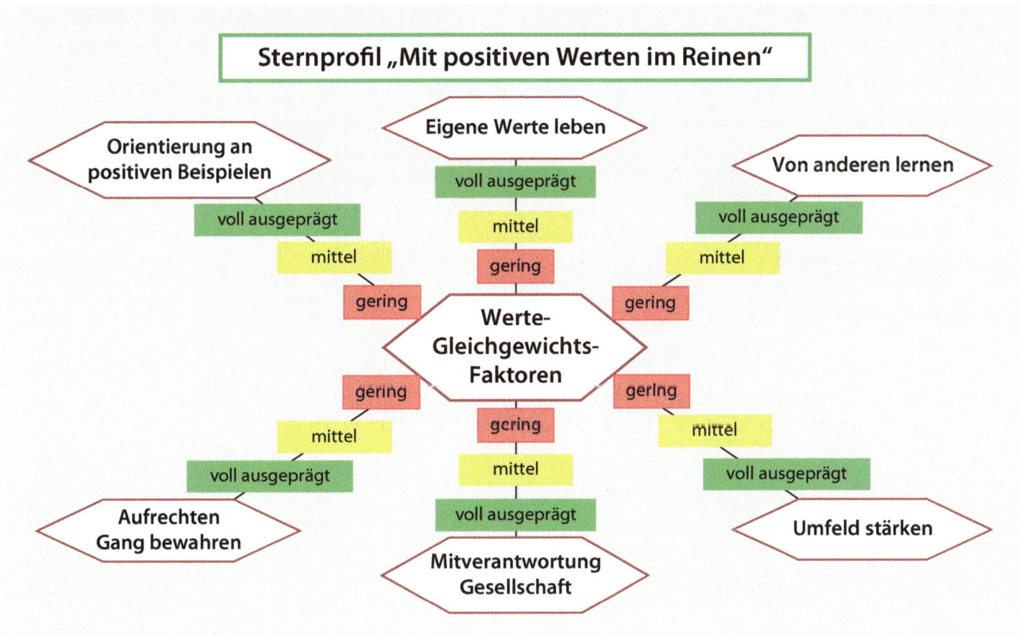

◘ **Abb. 20.2** „Sternprofil Positive Werte"

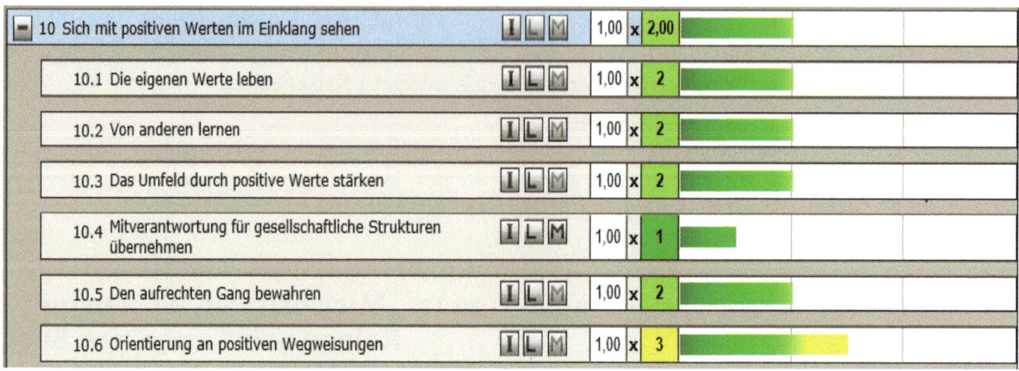

◘ Abb. 20.3   „FIT120-Positive –Werte-Scorecard"

■ Friedrichs Selbsteinschätzung in der „Positive Werte-Scorecard"

Friedrichs Selbsteinschätzung zeigt ein harmonisch-glattes Profil:

— Bereitschaft zur gesellschaftlichen Mitverantwortung als sein Markenzeichen.

— Vielleicht leichte (religiös motivierte?) Hemmungen bei Orientierung an positiven Wegweisungen.

— Damit bei positiven Werten insgesamt eine glatte 2 für Friedrich (◘ Abb. 20.3).

Literatur

Grunsky N (2018) Was die Welt zusammen hält. Westfalenpost, 08. Oktober

Joop W (2014) Alles gut ab 60! Welt Am Sonntag, Nr 46, 16. November

Weiterführende Literatur

Backhaus A (2019) „Mutig und klug." Die Zeit, Nr 2, 03. Januar

Carnegie D (2011) Wie sie sich selbst und andere zu Höchstleistungen motivieren, Frankfurt a. M., Fischer. ISBN 978-3502140092

Chatfield T (2012) Wie man im digitalen Zeitalter richtig aufblüht. Kailash Verlag, München. ISBN 978 3424630674

Flintoff J-P (2012) Wie man die Welt verändert. Kailash Verlag, München. ISBN 978-34246306889

Kopp E (2018) „Licht in der Wüste". chrismon spezial Brot für die Welt

O. V. (2018) „Ehepaar steht seit 75 Jahren Seite an Seite". Westfalenpost, 13. August

Pilsl K (2011) Neue Perspektiven für Ihre Zukunft. Verlag Gute Nachricht. ISBN 978-3-935760-324

Von Grün A (2018) „Führen heißt: Andere aufrichten", Interview durch Finger, Evelyn. Die Zeit, Nr 1, 27. Dezember

10 Vernetzungsbausteine für die Umsetzung

Unter dem Aspekt, dass unter den drei Wohlbefindens-Schirmen alles mit allem zusammenhängt, betrachten wir im Teil E die Erkenntnisse der Teile A–D integriert und führen sie zu Schlussfolgerungen, was sich entwickeln kann, wenn zunehmend Menschen einen präventologischen Lebensstil pflegen. Das eröffnet auch Ausblicke auf eine vernetzte Plattform für die individuelle Maßnahmenplanung zur Umsetzung eines gesunden Lebensstils (▣ Abb. 1).

Das Spektrum der möglichen Vernetzungen ist sehr breit. Wir wählen aus:

- Vernetzungen zwischen den übergreifenden Einflussfaktoren der Lebensuhr-Planung (Szenarienteil A) und den Bausteinen und EF der Wohlbefindens-Teile B–D. Hierzu wählen wir als Beispiel die Vernetzung der EF der einzelnen Bausteine auf die Telomere (► Kap. 21).
- Die bausteinsbezogenen Gesundheits-Scorecards führen wir nach Wohlbefindens-Bereichen und dem gesamten Menschen Friedrich zusammen (► Kap. 22).
- Facettenreich ist die Vernetzung der 60 EF untereinander, kombinatorisch 3540 nach der Formel: $(60 \times 60) - 60 = 3540$. Sie sind das Spielmaterial für die Folgekapitel (► Kap. 23).
- In ► Kap. 24 stellen wir ein Vernetzungsbeispiel von Aktivitäten auf Basis der EF mit externen Anforderungen im Rahmen eines ACP-Ansatzes vor.
- Dann folgen zwei Beispiele aus dem Leben von Menschen: Auswirkungen von EF-Konstellation auf die „Midlife-Krise" (► Kap. 25) und auf Depressionen (► Kap. 26).
- Damit haben wir (► Kap. 27) die Vernetzungsgrundlagen einer ganzheitlichen Vorsorge.

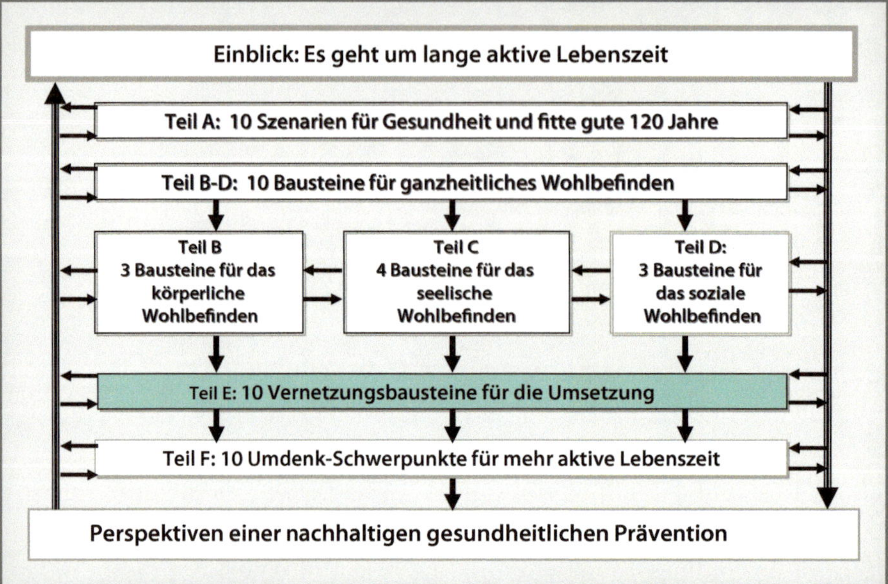

◼ **Abb. 1**   Vernetzungsbausteine im Entwicklungsplan

– In ▸ Kap. 28 zeigen wir die individuelle Präventionsvernetzung mit der Umweltprävention.
– Jugendliche starten mit einem präventologischen Lebensstil in ihr Leben. Sie lernen, in bewusster Ernährung und Bewegung ihre wesentliche Medizin zu sehen (▸ Kap. 29).
– Die Vernetzung vorstehender Vernetzungen führt zur Prognose rückläufiger „Zivilisationskrankheiten"(▸ Kap. 30).

Für freundliche Unterstützung bei der Erstellung des Teil E danken wir Harald Hauschildt, Claus Höppner und Martin Jaeger.

Inhaltsverzeichnis

Telomere-Erfolgsfaktoren-Vernetzung

© Springer-Verlag GmbH Deutschland, ein Teil von Springer Nature 2019
H. Benölken, *FIT für gute 120 Jahre*, https://doi.org/10.1007/978-3-662-58927-4_21

21

Wie kann die Kenntnis über die Auswirkungen von gesundheitsrelevanten Aktivitäten über individuelle Maßnahmen zu einer langen Wirkungsdauer der Telomere und damit zu einer langen aktiven Lebenszeit beitragen?

21.1 Mit verlängerten Telomeren dem Alter davon laufen?

» „Durch Ausdauersport lassen sich die Telomere in den Zellkernen verlängern, die mitverantwortlich für die Alterung des Körpers sind. Das funktioniert selbst bei Menschen, die noch nie ein Fitnessstudio betreten haben."

■ **Telomere-Wirkungsforschung von einem Quantensprung?**

So überschrieb euphorisch eine bekannte Sonntagszeitung eine mehrseitige Reportage mit dem Schwerpunktthema „Dem ALTER davon laufen.", der sich auf Forschungsberichte des Universitätsklinikums des Saarlandes (Prof. Ulrich Lauf) und eine Zusammenfassung einschlägiger Forschungsergebnisse in der Zeitschrift „European Journal"* bezog. Über die grundsätzliche Bedeutung der Telomere und Telomerase haben wir bereits im ▶ Abschn. 6.2 mit Bezug auf die Forschungsarbeiten von Elizabeth Blackburn und Carol Greider berichtet. Hier greifen wir das Thema nochmals unter folgenden Aspekten auf:

— Wie können Menschen durch ihren Lebensstil ihren Telomere-Haushalt beeinflussen?
— Welche Wirkungen können sie speziell hierzu mit Bewegung erzielen?

Wir sind uns darüber im Klaren, dass wir uns mit den folgenden Ausführungen in einen Bereich hineinwagen, der noch weiterer Bestätigungen durch analoge Forschungsergebnisse bedarf, um sich zu gesichertem Wissen und damit schulmedizinisch transformierbar zu entwickeln. Dennoch möchten wir Sie schon mit diesem Zwischenbericht informieren.

■ ■ **Wirkung von Sport und Ausdauersport auf den Telomere-Prozess und das Alter**

Folgend den Ergebnissen des saarländischen Forschungsteams typisieren wir:
— Ausdauersport, bei dem ein Schwellenwert des Pulses, z. B. > 120, für eine Zeitspanne von etwa 30 min überschritten wird, regt die Bildung des Enzym Telomerase an und wirkt so einer Verkürzung der Telomere entgegen.
— Dieser Effekt wird mit dem eher „statischen" Krafttraining nicht oder nur marginal erreicht, weil der Puls-Schwellenwert nicht erreicht/überschritten wird, der die Telemorase genügend aktiviert.

■ ■ **Wirkung sonstiger Faktoren auf den Telomere-Prozess**

Die Telemorase-Bildung belastet oder verzögert alles, was zu einer Arteriosklerose-Bildung beiträgt, vorrangig Zufuhr von Rauch, zu viel Fett und Süßigkeiten, die zusätzlich freie Radikale auf den Plan rufen und zu einer Verklumpung der Arterienwände beitragen.

Abschließend noch ein Blick auf die zeitliche Komponente der Telomere-Verkürzung: Bezogen auf das gesamte Zellsystem spricht man in der Telomere-Forschung von einem Zeithorizont von 130 Jahren, bis alle Telomere verbraucht seien und Organversagen droht.

Anders sieht es bei den Stammzellen aus, die wesentlich kurzfristiger reagieren. Wenn diese absterben, werden immer weniger neue Zellen gebildet, die fortlaufend absterbende Zellen im Körper ersetzen. In dieser Logik bedeutet Verlängerung des Telomere-Lebens bei den Stammzellen auch Verzögerung des Alterungsprozesses. Das stimmt hoffnungsfroh.

21.2 Das individuelle Telomere-Anti-Aging-Konto

» „Jedes Mal, wenn Sie etwas Sportliches tun, zahlen Sie auf das Konto ein. Jedes Mal, wenn Sie rauchen, sich ungesund ernähren oder mehrere Tage keinen Sport treiben, heben Sie vom Konto ab." (Forschungsteam der Uniklinik Saarland).

Damit haben wir die Geschäftsbedingungen für die Einrichtung eines Anti-Aging-Kontos skizziert und können es nunmehr einrichten. Dabei gehen wir angesichts des Bewegungsprozesses der Forschung in diesem Bereich davon aus, dass grundsätzlich individuell verschieden jeder der in den Teilen B – D skizzierten EF beim Telomere-Prozess zu berücksichtigen ist. Also baut ein Telomere-Anti-Aging-Konto auf einer Vernetzung mit allen EF auf.

■■ Ziel und Nutzen der Telomere-Zuordnung zu EF

In der Freund-Feind-Darstellung im Verhältnis zu Telomeren im ▶ Abschn. 6.2 bezeichnen wir als „Freunde" alle EF, die auf die Lebensdauer von Telomeren einen positiven Einfluss haben können, hingegen als Feinde, die ihre Lebensdauer verkürzen können. Das lässt sich in Kenntnis der 60 EF detailliert darstellen. Damit können Sie zwischen 1 und 6 die EF in den Wirkungen auf ihre eigenen Telomere einschätzen. Wir

beziehen darin alle EF der Bausteine des körperlichen, seelischen und sozialen Wohlbefindens ein. Dazu können wir Ihnen jeweils Einschätzungen (aus einem ausführlichen Interview für die Funke-Mediengruppe) der beiden Nobelpreisträger Elizabeth Blackburn (Molekularbiologin) und Elissa Epel (Psychologin) anbieten, die als erste die Telomeren-Wirkungszusammenhänge identifiziert haben.

„Es gibt Verhaltensweisen, soziale Umstände und Umwelteinflüsse, die auf die Telomere wirken, etwa die Qualität unserer Freundschaften oder Umweltverschmutzung." (Epel)

■■ Die EF des körperlichen Wohlbefindens im Telomere-Szenario

Die ◘ Abb. 21.1 zeigt Ihnen ein Raster für die Einschätzung Ihrer EF hinsichtlich einer Telomere-Wirksamkeit. Dazu können Sie mögliche Maßnahmen zur Schonung Ihrer Telomere eintragen.

„Zu wenig Schlaf, wenig Bewegung und vor allem zuviel Stress sind Gift für unseren Körper." (Blackburn)

■■ Die EF des seelischen Wohlbefindens im Telomere-Spiegel

Nach dem gleichen Prinzip lassen sich die EF des seelischen Wohlbefindens im Hinblick auf ihre mögliche Telomere-Wirksamkeit einschätzen (◘ Abb. 21.2).

„Bei Stress überschwemmt permanente psychische Belastung den Körper mit Cortisol. Dieses greift in die tiefsten Ebenen der Zellen ein und verhindert die Reparatur der Telomere." (Blackburn)

„Es gibt Studien, nach denen eine schwere Kindheit die Telomere verkürzt." (Epel)

„Es gibt einen Trend für längere Telomere bei Verheirateten und Menschen mit festen Partnern." (Blackburn)

21

Körperliches Wohlbefinden		Einschätzung						EF-bezogene Maßnahmen
Baustein	EF	1	2	3	4	5	6	
Ernährung	Vollwertige Ernährung							
	Flüssigkeitsaufnahme							
	Ergänzende Vitalstoffe							
	Individuelle Anpassung							
	Suchtverhalten							
	Verstoffwechselung							
Bewegung	Ausdauertraining							
	Steigetraining							
	Krafttraining							
	Gymnastik							
	Gelenkschonung							
	Körper-Balance							
Körper-Umfeld	Sonne und Licht							
	Elektro-Smog							
	Lärm-Qualität							
	Ruhe-Qualität							
	Erfüllender Schlaf							
	Pendlerstress							

◘ Abb. 21.1   Erfolgsfaktoren des körperlichen Wohlbefindens im Telomere-Spiegel

„Wir haben Frauen untersucht, die von ihren Partnern misshandelt worden sind – ihre Telomere waren kürzer. Es geht um die Qualität der Beziehungen." (Blackburn)

▪▪ Die EF des sozialen Wohlbefindens im Telomere-Spiegel

Da alle guten Dinge 3 sind, können Sie nach dem gleichen Prinzip die EF des sozialen Wohlbefindens im Hinblick auf mögliche Telomere-Wirksamkeit einschätzen (◘ Abb. 21.3).

„Wir wissen, dass vereinsamte Menschen früher sterben. Eine Gruppe Frauen ging zu einer Selbsthilfegruppe, die andere nicht. Letztere hatte nach einigen Monaten kürzere Telomere." (Epel)

▪▪ Der Weg zu den Maßnahmen zur Telomere-Schonung …

… ist für Sie nach der Lektüre der Teile B-D transparent: Sie können sich zunächst an den praktischen Tipps am Schluss des jeweiligen EF-Kapitels orientieren und diese nach

Seelisches Wohlbefinden		Einschätzung							EF-bezogene Maßnahmen
Baustein	**EF**	1	2	3	4	5	6		
Positiv-Denken	Denken prägt Leben								
	Berufliches Umfeld								
	Selbstliebe								
	Selbstoptimierung								
	Begrenzung und Freiräume								
	BGM-Umfeld								
Partnerschaft	Gemeinsamer Lebensstil								
	Gesprächsfähigkeit								
	Liebe und Erotik								
	Gemeinsamkeiten Hobbys								
	Komplementär Konkurrenz								
	Konfliktsituationen								
Freundschaft- und Sozial-kontakte	Netzwerkqualität								
	Geschwister und Verwandte								
	Berufsumfeld Freundeskreis								
	Partnerschaft Freundeskreis								
	Soziale Kontakte								
	Ideelle Netzwerke								
Erfüllende Erotik	Subjektives Verhältnis								
	Körper-Balance und Erotik								
	Erotikqualität Partnerschaft								
	Erotik-Kommunikation								
	Leistungstrieb/Sexualtrieb								
	Individualbedarf								

◘ **Abb. 21.2**   EF des seelischen Wohlbefindens im Telomere-Spiegel

21

Soziales Wohlbefinden		Einschätzung						EF-bezogene Maßnahmen
Baustein	**EF**	1	2	3	4	5	6	
Wirtschaft-licher Rahmen	Ausbalancierter Mix							
	Altersarmut-Gefahr							
	Chancen Nebentätig-keiten							
	Fremdgenutzte Immo-bilie							
	Eigengenutzte Immo-bilie							
	Einkommen/Vermögen							
Sich fordern und fördern	Leben heißt aktiv sein							
	Aktiv Bildung und Lernen							
	Aktiv Beruf Arbeitsum-feld							
	Aktiv Lebensstil							
	Gemeinsam aktiv							
	Aktiv in FIT 120							
Werte-Einklang	Eigene Werte leben							
	Von anderen lernen							
	Umfeld stärken							
	Verantwortung Gesell-schaft							
	Aufrechter Gang							
	Positive Beispiele							

◨ **Abb. 21.3**   EF des sozialen Wohlbefindens im Telomere-Spiegel

eigenem Bedarf weiter verfeinern. So gewinnen Sie Ansatzpunkte zur Reduktion des Freie-Radikale-Aufkommens in Ihrem Körper und zur Optimierung Ihrer Anti-Oxydantien-Gewinnungs-Strategie.

Wir arbeiten daran, Ihnen hierzu eine digitalbasierte Hilfe zur Verfügung zu stellen.

Weiterführende Literatur

Blackburn E, Epel E (2017) Die Entschlüsselung des Alterns – Der Telomere-Effekt. Random House, München. ISBN 3442392888

Fröhlich S (2017) „Wie wir altern, hängt von uns selbst ab", Interview mit Elisabeth Blackburn und Elissa Epel. Westfalenpost, 06. März

Bausteine-Vernetzung: Gesundheit-Scorecard

© Springer-Verlag GmbH Deutschland, ein Teil von Springer Nature 2019
H. Benölken, *FIT für gute 120 Jahre*, https://doi.org/10.1007/978-3-662-58927-4_22

22

> » „Nur was man messen kann, kann man managen." (Alte Controlling-Regel)

■■ Basis ist die Scorecard-Zusammenfassung pro Baustein

Diese sind der Kern der Zusammenfassung pro Baustein. Wir haben Sie dort jeweils nach einzelnen EF kurz interpretiert und erweitern diesen Ansatz auf die Wohlbefindenssphären.

■■ Körperliches Wohlbefinden im Spiegel der FIT120-Scorecard

Das sind die jeweiligen Baustein-Scorecards gemäß der ▶ Abschn. 11.15, 12.13 und 13.10.

Achtet Friedrich ausreichend auf seinen Körper? Hier gibt es kleine Einschränkungen (◘ Abb. 22.1) :

— Bei Ernährung: Betonung von Vollwerternährung reicht noch nicht, auch die weiteren EF sind wichtig.

— Das gilt auch für Bewegung: Das Schwergewicht auf Joggen sowie auf Ballsportarten macht erhöht verletzungsanfällig und schützt nicht gegen Rückenprobleme. So wird Bewegung sogar zum Engpass des körperlichen Wohlbefindens.

— Auch die EF des Körper-Umfeldes beinhalten Risiko-Faktoren für das körperliche Wohlbefinden.

So ist Friedrich überrascht, dass für sein körperliches Wohlbefinden nur eine 3 herauskommt.

■■ Seelisches Wohlbefinden im Spiegel der FIT120-Scorecard

Das sind die Baustein-Scorecards gemäß der ▶ Abschn. 14.11, 15.11, 16.10 und 17.10.

Inwieweit achtet Friedrich auf sein seelisches Wohlbefinden? Nach Einzelbausteinen (◘ Abb. 22.2):

— Die Durchschnittsbewertung bei Positiv-Denken ragt mit 2,5 etwas heraus.

— Die soziologisch basierten Selbsteinschätzungen hinsichtlich Partnerschaft, Freundschafts- und Sozialkontakte und erfüllender Erotik sind mit knapp 3 „durchschnittlich".

Also auch beim seelischen Wohlbefinden schätzt Friedrich noch Einschränkungen ein.

■■ Soziales Wohlbefinden im Spiegel der FIT120-Scorecard

Das sind die Baustein-Scorecards gemäß der ▶ Abschn. 18.10, 19.10 und 20.9.

Die Stärken seiner gesundheitlichen EF liegen für Friedrich im sozialen Wohlbefinden (◘ Abb. 22.3):

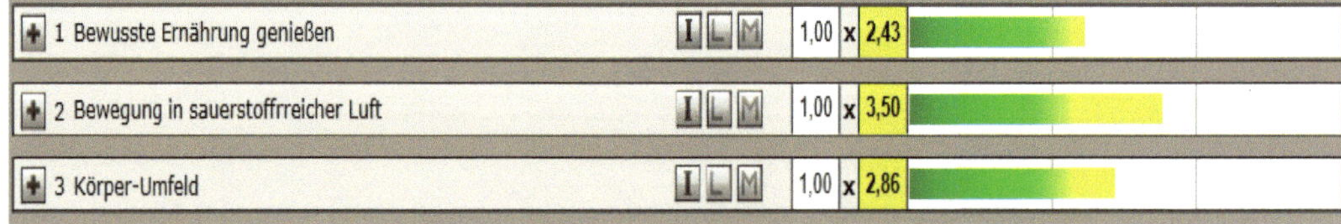

◘ **Abb. 22.1**   Zusammenschau der Gesundheits-Scorecards körperliches Wohlbefinden

◘ **Abb. 22.2**   Zusammenschau der Gesundheits-Scorecards für seelisches Wohlbefinden

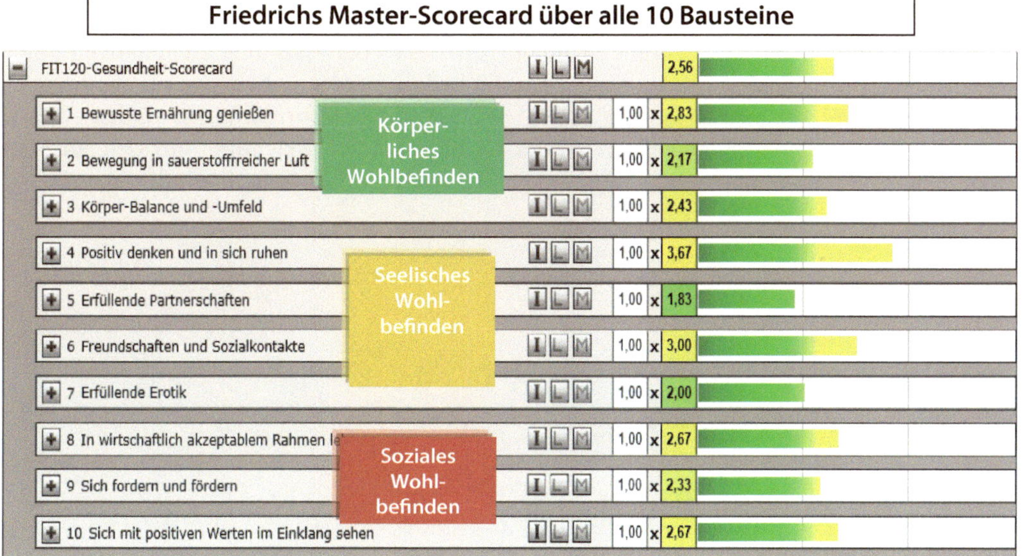

Abb. 22.3 Zusammenschau der Gesundheits-Scorecards für soziales Wohlbefinden

Abb. 22.4 Integrierte Gesundheit-Scorecard über alle Bausteine

— Der wirtschaftliche Rahmen kann störanfällig sein, ist aber mit 2,57 noch akzeptabel.

— Die Durchschnittsbewertungen bei den beiden anderen Bausteinen im grünen Bereich deuten auf eine „geschlossene" Persönlichkeit in einem stabilen Umfeld hin. Das ist gleichzeitig Kitt für ein Kompensieren von Schwachstellen im seelischen Wohlbefinden.

Nun zur inhaltlichen Gesamtbetrachtung des Wohlbefindens gemäß WHO-Philosophie!

■■ Integration zur Gesundheit-Scorecard

Nun führen wir alle Selbsteinschätzungen von Friedrich in den Baustein-Scorecards zusammen. Diese eignet sich für Menschen, die sich nicht krank fühlen und es dank ihres präventologischen Lebensstils gar nicht erst werden wollen. So können sie ihren Lebensstil im Hinblick auf körperliches, seelisches und soziales Wohlbefinden steuern – und das Ganze durch ihre eigene Selbsteinschätzung, unterlegt mit Schulnoten.

So kommt Friedrich zur fundierten Selbsteinschätzung (■ Abb. 22.4): Wir erkennen einen leichten Anstieg der Selbsteinschätzungs-Bewertungen vom körperlichen über das seelische zum sozialen Wohlbefinden. Letzteres ist also der „Star" gemäß Friedrichs Selbsteinschätzung.

▪▪ Die Gesundheits-Scorecard als persönliches Lebensstil-Planungsinstrument

Auf dieser Scorecard-Basis kann Friedrich einschätzen, an welchen Punkten er noch arbeiten kann und welche schon im „grünen Bereich" liegen. Über die Zeit gesehen sieht er die Scorecard als aussagefähiges Instrument, um eigene Plan-Ist-Abweichungen zu erkennen und gegenzusteuern. Aber eines

ist für ihn wichtig: Er will realistische Planungen zugrunde legen, die er in einem festzulegenden Zeitraum auch erreichen kann. Kommt dann der Moment der Wahrheit – der Moment also, wo die Ist-Situation mit dem ursprünglichen Plan verglichen wird (Soll-Ist-Vergleich), kann er seine Erfolge feiern oder Verbesserungsbedarf erkennen. Wenn er diesen Regelkreis in gleichen Abständen wiederholt, bekommt er seinen präventologischen Lebensstil in den Griff und kann beruhigt dem fitten aktiven Reifer-Werden entgegensehen.

Weitere Informationen finden Sie im Anhang unter „Wichtige Adressen" mit dem Hinweis: ***FIT120.Gesundheit-Scorecard.***

Erfolgsfaktoren-Vernetzungstableau als „Input"

© Springer-Verlag GmbH Deutschland, ein Teil von Springer Nature 2019
H. Benölken, *FIT für gute 120 Jahre*, https://doi.org/10.1007/978-3-662-58927-4_23

23

» „Gesundheit gleicht einem Puzzle von Ernährung und Bewegung bis hin zu Lebenseinstellung und –stil." (Dwight McKee)

Sie haben in den ► Kap. 11, 12, 13, 14, 15, 16, 17, 18, 19 und 20 alle 60 EF unter dem Dach der 10 Bausteine kennen gelernt und haben somit auch Transparenz darüber, dass zwischen den EF unabhängig von ihrer Bausteinzugehörigkeit auch Wechselbeziehungen bestehen können. Diese lassen sich anschaulich im Baustein-Zehnerkranz mit zugeordneten EF abbilden (◧ Abb. 23.1).

Die Inhalte der EF sind zweckorientiertes Wissen, dass man für unterschiedliche Zwecke nutzen kann. Will man dieses Wissen praktisch nutzen, muss man es modularisieren, wie es als EF-Vernetzungsprinzip folgende ◧ Abb. 23.2 demonstriert:

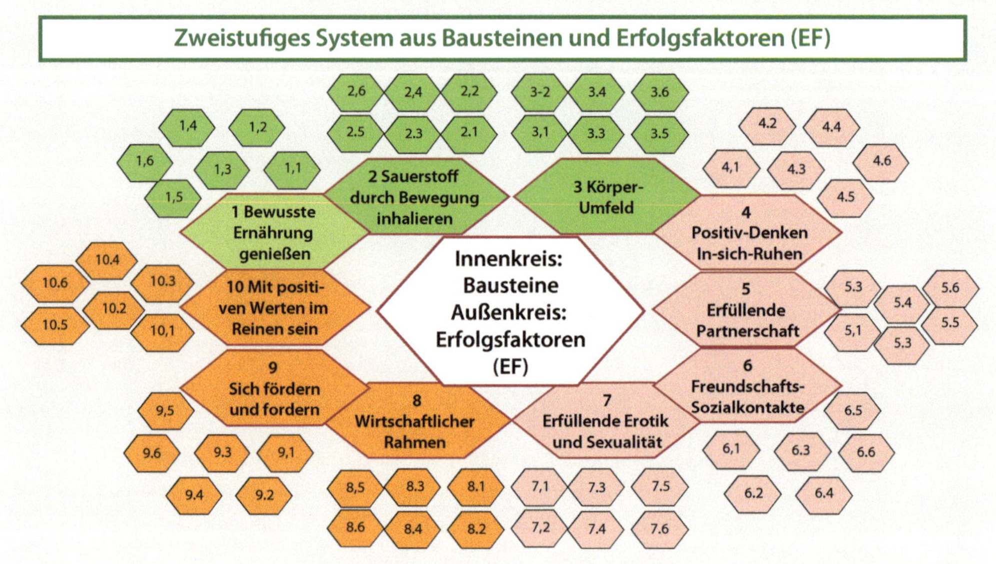

◧ **Abb. 23.1**   Bausteine-/EF-/Kombinationsmodell

	Bausteine → Erfolgsfaktoren ↓	Bausteine → Erfolgsfaktoren ↓	Baustein 1 Ernährung					
Bausteine	Erfolgsfaktoren		EF 1.1	EF 1.2	EF 1.3	EF 1.4	EF 1.5	EF 1.6
Positiv-Denken	EF 4.1 Denken Leben		?	?	?	?	?	?
	EF 4.2 Berufliches Umfeld		?	?	?	?	?	?
	EF 4.3 Selbstliebe		?	?	?	?	?	?
	EF 4.4 Selbstoptimierung		?	?	?	?	?	?
	EF 4.5 Begrenzungen		?	?	?	?	?	?
	EF 4,6 Pendlerstress		?	?	?	?	?	?

◧ **Abb. 23.2**   Erfolgsfaktoren-Kombinationsmodell

Diese ◨ Abb. 23.2 zeigt sinnbildlich, wie alles auf der Ebene der EF mit allem zusammenhängen kann, nämlich kombinatorisch $60 \times 60 = 3600$ minus $60 = 3540$. Würde man die EF alle horizontal nebeneinander- und vertikal untereinander schreiben, käme man auf eine riesige Tabelle mit einer Leerfeld-Diagonalen von links oben nach rechts unten, deshalb minus 60. Auch wenn die maximale Kombinationszahl wechselseitiger Einflussmöglichkeiten von 3540 bei weitem nicht erreicht wird, sondern die Realität irgendwo zwischen 600 und 1500 liegen könnte: Statt der dafür benötigten riesigen „Tapete" brauchen wir eine digitale Verarbeitungsform: Die FIT120-Gesundheit-Scorecard, die wir vorgestellt haben.

Damit sind wir beim Punkt, den Stellenwert der detaillierten Erfassung der EF mit den ihnen inne wohnenden Fähigkeiten von Menschen, um damit weiteres analytisches Material für eine gesundheitsfördernde Nutzung für Menschen zu gewinnen. Wir stellen in den nächsten Kapiteln Anwendungsbeispiele vor, die Ihnen individuell, im Rahmen des BGM (▶ Kap. 24) und auch der Gesellschaft – vor allem für Ziele im Baustein 10, ▶ Kap. 20 – nützen können.

Erfolgsfaktoren- und Anforderungen-Vernetzung

© Springer-Verlag GmbH Deutschland, ein Teil von Springer Nature 2019
H. Benölken, *FIT für gute 120 Jahre*, https://doi.org/10.1007/978-3-662-58927-4_24

Wie kann die Vernetzung der individuellen Fähigkeiten von Menschen mit externen Anforderungen dazu beitragen, die Gesundheit zu stärken?

24.1 ACP-Profile: Fähigkeiten-Anforderungen-Rollen-Zuordner

» „Wer individuelle Stärken von Team-Mitgliedern bündelt, kann Synergieeffekte nutzen und sich auf sein Ziel fokussieren." (Harald Hauschildt)

▪▪ Grundidee: Deckung von Fähigkeiten und Anforderungen

Je mehr die Fähigkeiten eines Menschen den Anforderungen einer Aufgabe entsprechen, umso besser kann der Aufgabenträger diese wahrnehmen – und dient damit seiner Gesundheit. Wenn Kompetenz und Aufgabe im Gleichgewicht sind, besteht weder Über- noch Unterforderung. Das hat umfassende Vorzüge für den Einzelnen, für sein Unternehmen/seinen Umkreis und für die Gesellschaft.

Bei Überforderung treten Folgen auf, für den Betroffenen, für sein privates Umfeld, für sein wirtschaftliches Umfeld, für die Gesellschaft. Beispiele für Folgen: Stress, Aggression, Vermeidungsverhalten, Fluktuation, erhöhte Morbidität, erhöhte Gesundheitskosten, vorzeitiges Ausscheiden aus dem Erwerbsleben/Frührente, Hinfälligkeit, erhöhte Mortalität.

Auch Unterforderung hat ihren Preis: Frust, ungenutzte Ressourcen/Potenzialverschwendung, verringerte Zufriedenheit, geminderte Lebensfreude, reduzierte Leistung und weitere Folgen, wie sie oben erwähnt sind.

Wenn die vorhandenen Fähigkeiten voll genutzt werden, ist in jeder Hinsicht ein Optimum erreicht, beruflich und privat, wozu wir unter 24.2 Beispiele bringen.

Für den Abgleich von extern vorgegebenen Aufgaben mit den Kompetenzen und Fähigkeiten gemäß den EF der 10 Bausteine bieten sich die darauf konzipierten A-Competence-Profile (ACP) an. Sie sind eine Weiterentwicklung des international wissenschaftlich führenden Big-Five-Ansatzes, in vieler Hinsicht noch verbessert und ergänzt. Sie können die am Markt üblichen Tools integrieren oder koppeln („alles unter einem ACP-Dach": Keine Redundanz, keine Anwendungs-Lücken und damit die Verwirrung stiftende Vielzahl eng spezialisierter und nicht immer sachgerechter Tools ablösen durch ein ausgewogenes Set für jeden üblichen Praxisbereich. Zudem beliebig erweiterbar in ihrer Anwendungsvielfalt durch Nutzung künstlicher Intelligenz.

Komparative Kompetenz-Vorteile sind möglich, individuell und darüber hinaus in der Gruppe/dem Unternehmen, wenn man Menschen als Arbeitsgruppe/Team/Unternehmen zielfokussiert als Team/Projektgruppe zusammenfügt – und die Aufgabenverteilung auf den relativ größtmöglichen Leistungsbeitrag der Team-Mitglieder ausrichtet: Nicht nur sachlich-fachlich, sondern ebenso hinsichtlich Mentalität, Arbeitsstil, Akzeptanz, Motivation und anderen Kriterien. Motto: Höchstmögliche Synergien im Wollen und im Tun fördern.

Dazu gehört, die komparativ herausragenden individuellen Talente und Fähigkeiten eines Menschen aufgabenzentriert zu einem bestmöglichen Kompetenzbündel zu aggregieren, mit alternativen Verwendungsbereichen abzugleichen und durch gezielte persönlichkeits-gemäße Förderung der vorhandenen Talente und Fähigkeiten zur stressfreien Höchstleistung zu bringen. Wir erinnern uns: Das Optimum ist erreicht, wenn keine Überforderungen und keine Unterforderungen bestehen, dann sind Leistung und Leistungsfreude im Maximalbereich. Und wenn Eigenwohl und Gemeinwohl, wenn Egoismus und Altruismus in Balance sind („liebe Deinen Nächsten wie Dich selbst"), dann bestehen auf dieser Erde die wesentlichen Voraussetzungen für das Wohlergehen aller.

Weitere Informationen unter ▶ www.ACProfile.com

Diese Anforderungen erfüllen die ACP, die sich auf fünf Levels einstellen lassen und damit aufgabenbezogene Anforderungen und individuelle Eignungen differenziert erfassen. Im Hinblick auf das Oberziel „Gesundheit" von Menschen ist besonders der durch die EF gegebene hohe Individualisierungsgrad als Input hervorzuheben.

▪▪ Matching von Anforderungsprofilen und Fähigkeiten

In allen EF sind direkt oder implizit Fähigkeiten angesprochen, die im Hinblick auf definierte Anforderungen Menschen erfüllen können, um mit einem gewählten Anforderungsprofil kompatibel zu sein. Relevant sind EF aus allen Bausteinen, besonders konzentriert aus dem Bereich des seelischen Wohlbefindens. Was diese Fähigkeiten in ihrem Aussagegehalt sehr wertvoll macht: Sie beruhen auf realistischer Selbsteinschätzung.

Weitere Informationen finden Sie unter „ACP" im Verzeichnis „Wichtige Adressen".

Die ACP sind praxisgerecht in fünf Levels gegliedert, sodass der private und der berufliche Bedarf hinsichtlich Anwendungsgebiet und Umfang/Differenzierung abgedeckt sind. In ◻ Abb. 24.1 ist der Fokus auf die berufliche Fokussierung von Kompetenzen und Potenzial gelegt. Das Selbstbild/die Selbsteinschätzung wird mit der dünnen schwarzen Kurve abgebildet. Wie jeder weiß, ist die subjektive Selbsteinschätzung nicht immer objektiv und damit realistisch. Deshalb wird in der dicken schwarzen Kurve mit Wahrscheinlichkeitsrechnung ein objektiviertes Ergebnis ermittelt. Im Beispiel der ◻ Abb. 24.1 liegen beide schwarzen Kurven dicht beieinander: Eine so hochgradig realistische Selbstwahrnehmung ist selten. In der dünnen grünen Kurve ist das individuelle Entwicklungs-Potenzial der Partnerin X abgebildet: Je größer die Differenz

zum derzeitigen Entwicklungsstand (dicke schwarze Kurve), desto lohnender sind Investitionen (Beratung, Coaching, Training) im jeweiligen Bereich.

Soweit oben das Beispiel für den beruflichen Einsatz, auch eine Alternative zu Assessment-Center (AC): Als preisgünstigere, genauere, fundiertere und umfassendere (über 150 Messwerte!) Alternative zu einem AC.

Oder als Vorstufe: Sichere, preisgünstige, automatische Erkennung der wirklich relevanten Kandidaten, die zum AC einzuladen sind: Das spart dem Unternehmen Arbeitszeit und Geld, dem Bewerber erspart es Frust – und reduziert die Neigung der im AC abgelehnten Bewerber, das Nichtbestehen dem Unternehmen anzukreiden (Imageverlust). Überdies sind Bewerber nicht selten dankbar, wenn man ihnen anhand ihres Profils Hinweise gibt, wo sie ihre Kompetenzen und ihre Potenziale besser einbringen können als bei der Aufgabe, um die sie sich bewarben. So gesehen, kann die Ablehnung auch dem Bewerber mehr Vorteile bringen als die Einstellung für eine Aufgabe, die suboptimal zu dem Bewerber passt.

Oder/und als Bestandteil eines AC, z. B. im Kontext Kommunikation/Verkaufskompetenz/Führungskompetenz, etwa hinsichtlich Rollenverhalten und Reaktionsflexibilität.

Oder/und zur Nachbereitung eines AC, etwa zur Ermittlung von Förderhilfen (Beratung, Training, Coaching).

Weitere Profile: Für die Nutzung im Bereich Gesundheit gibt es spezielle Resilienz-Profile, ebenso für Anwendungen in Führung, Verkauf, Verhandlung, Kommunikation, Präsentation, Teamdesign, Corporate Identity, Corporate Design, Marketing, Vertrieb, PR, Werbung – und generell für sämtliche Kunden-Korrespondenz.

Im Hinblick auf das Oberziel dieses Buches, „Gesundheit" von Menschen, ist besonders der durch die EF gegebene hohe Individualisierungsgrad als Input hervorzuheben.

24

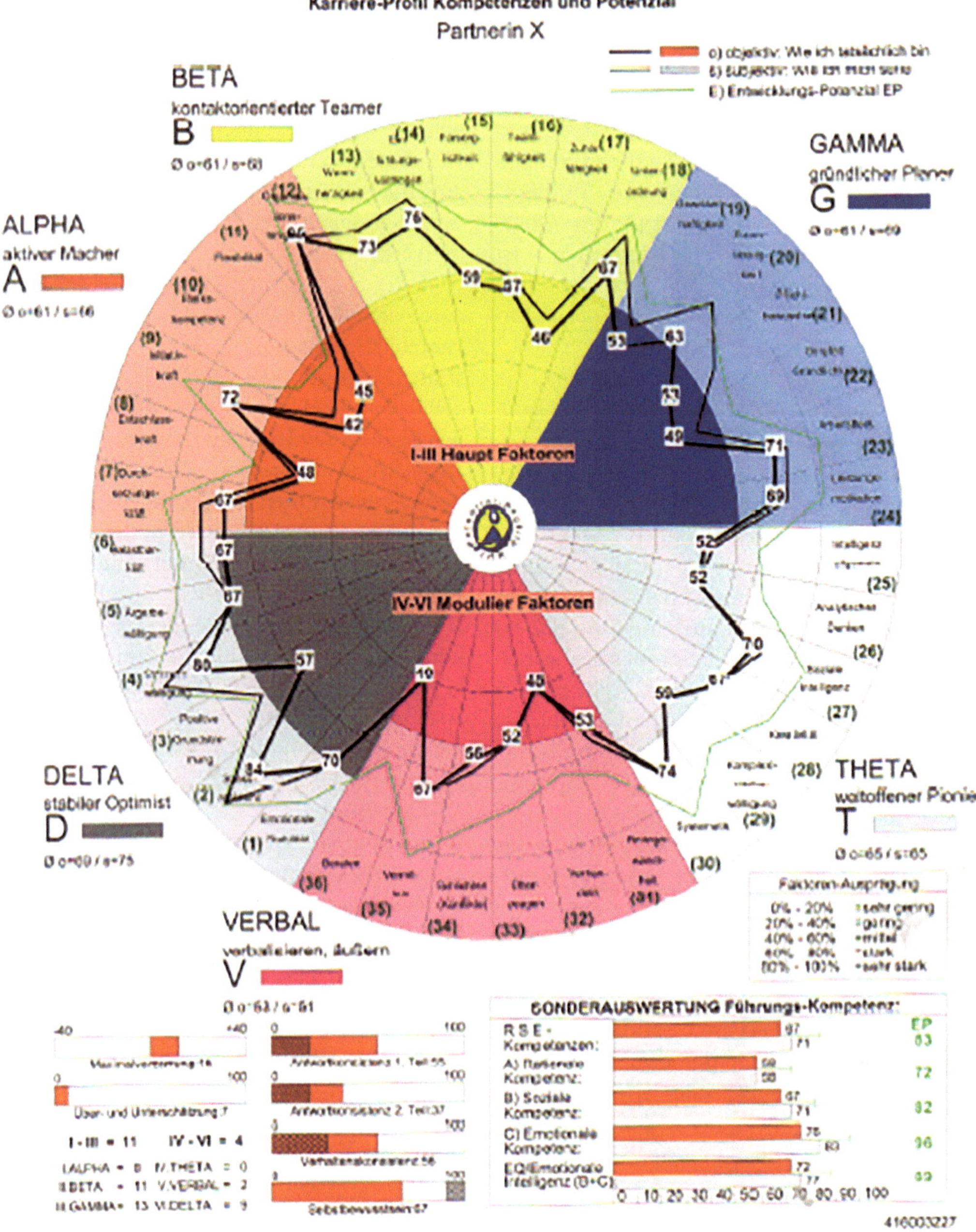

■ **Abb. 24.1**   ACP-Profil-Beispiel

▪▪ Matching von Anforderungsprofilen und Fähigkeiten

In allen EF sind direkt oder implizit Fähigkeiten angesprochen, die Menschen im Hinblick auf definierte Anforderungen erfüllen können, um mit einem gewählten Anforderungsprofil kompatibel zu sein. Relevant sind EF aus allen Bausteinen, unter anderem aus dem Bereich des seelischen Wohlbefindens. Was diese Fähigkeiten in ihrem Aussagegehalt sehr wertvoll macht: Sie beruhen auf geprüfter realistischer Selbsteinschätzung.

Weitere Informationen finden Sie unter „ACP" im Verzeichnis „Wichtige Adressen".

24.2 ACP-/ EF-Kombinationsbeispiele

> „Die Arbeitswelt muss sich ändern. Viele Arbeitnehmer beklagen gestiegenen Leistungsdruck, schlechtes Arbeitsklima oder niedrige Bezahlung." (Diana Dreeßen, Autorin)*

▪▪ ACP-/EF-Kombinationsbeispiel „BGM"

„Beruflich" leitet sich im Regelfall aus einem konkreten betrieblichen Anforderungsprofil ab. Hierzu als Beispiel ein Fall aus dem BGM: Ein Mitarbeiter leidet an seiner Aufgabe und droht deshalb durch Burnout zu erkranken. Es ist zielführend, mit dem Tool ACP seine Eignung zu erfassen und mit anderen möglichen Aufgabe im Unternehmen abzugleichen, die seinen Fähigkeiten mehr gerecht werden und seinen Einsatz ohne Burnout Gefahr ermöglichen. Weitere Beispiele beinhalten die Bausteine 2 (▸ Kap. 12) und 3 (▸ Kap. 13) sowie den Baustein 9 ▸ Kap. 19).

▪▪ ACP-/EF-Kombinationsbeispiel „Partnerschaft"

„Privat" kann sich z. B. auf eine Partnerschaft beziehen, in der der „Aufgabenträger"

Ehepartner 1 konkrete Fähigkeiten erfüllen soll(te), die Ehepartner 2 erwartet und die nach allgemeiner Auffassung zur Aufgabe in einer Ehe gehören. Den Input können zunächst die weiteren EF des Bausteins 5 (▸ Kap. 15) liefern. Das Spektrum ist darüber hinaus sehr weit und reicht von Fähigkeiten hinsichtlich Ernährung und Bewegung über praktisch alle denkbaren Bausteine des seelischen und sozialen Wohlbefindens.

Quelle: Hildebrandt, Martin: „Die Arbeitswelt muss sich ändern", in: Westfalenpost, 17.01.2019

▪▪ Kombination von analytischer Differenzierbarkeit der ACP und Selbsteinschätzungen

Sie werden fragen, ob das etwas Neues sei, denn das sei ja ein häufiges Thema in der betrieblichen Personaleinsatzplanung. Richtig, aber der Akzent, den wir hier setzen, unterscheidet sich maßgeblich: Mit dem international als State of the Art anerkannten Big-Five-Ansatz, der mit den ACP noch ausgebaut wurde, kombinieren wir die EF-Erfassung der individuellen Eignung: Das ist die im Detail trennschärfste, durch kontrollierte Selbsteinschätzung von Menschen erfassten Fähigkeiten anstelle z. B. eher oberflächiger Interviewergebnisse mit ihren typisch hohen Ausweichquoten.

Weiterführende Literatur

Hauschildt H (2015) A-Competence-Profile (AC-Profile, ACP). In: Brand M, Ion F, Wittig S (Hrsg) Handbuch der Persönlichkeitsanalysen. Gabal, Offenbach, S 56 ff. ISBN 978-3-86936-634-0

Hildebrandt M (2019) „Die Arbeitswelt muss sich ändern". Westfalenpost, 17. Januar

Midlife-Crisis: Durch Vernetzung überwindbar?

© Springer-Verlag GmbH Deutschland, ein Teil von Springer Nature 2019
H. Benölken, *FIT für gute 120 Jahre*, https://doi.org/10.1007/978-3-662-58927-4_25

Im Anwendungsbeispiel „Midlife Crisis" (MC) zeigen wir, wie man die in den EF erfassten Selbsteinschätzungen für individuelles gesundheitsförderndes Self-Management nutzen kann. Wenn Sie einverstanden sind: Vorab etwas „MC-Theorie" (▶ Abschn. 25.1), dann leiten wir mit einem Hügelblick (25.2) auf praktische Aspekte über, die wir ab 25.3 vertiefen.

25.1 Definition und Bereiche einer Midlife-Crisis

» „Nutzen Sie die Vorteile von sozialen Kontakten mit Menschen aller Altersgruppen, statt nur in der eigenen Altersgruppe zu verharren." (John McKee)

Der Begriff der MC wurde 1957 von dem kanadischen Psychoanalytiker Elliott Jacques geprägt und ist eine sozialpsychologische Bezeichnung für „Zielnichterreichtprobleme von Mittvierzigern". Danach bedingen die Chancen zur Verwirklichung des eigenen Lebensziels den psychischen Zustand der Unsicherheit im Lebensabschnitt zwischen Anfang 40 bis Anfang 50 Jahren. Es gibt dabei keine klare Abgrenzung zum natürlichen Seelenleben und zu bestimmten psychischen Störungen des Erwachsenenalters. Die MC gilt wissenschaftlich noch nicht als eindeutig nachgewiesen.

In dieser Umbruchphase in der Lebensmitte führen die damit verbundenen Reflexionen bei vielen Menschen zu Verstimmungen zulasten des eigenen Selbstwertgefühls. Daraus können weiter belastende Empfindungen zu Lebensereignissen und ein verändertes subjektives Zeitempfinden resultieren, was sich bis zu einer Sinnkrise entwickeln kann. So können Trennungs- und Ablösungsprozesse entstehen, die in diesem Alter vermehrt erlebt werden und Belastungen mit psychischen Störungen beinhalten.

Eine MC, von Anselm Grün als geistliche Veränderung beschrieben, umfasst einen Mix aus körperlichen und seelischen Veränderungen, die Menschen im Alter zwischen Mitte 40 und Anfang 50 erfahren. Damit können, müssen aber keine psychischen Störungen verbunden sein. Eine MC umfasst folgende wesentlichen Bereiche:

- Zunehmende merkbare Stoffwechsel–Veränderungen mit der Folge von Alterserscheinungen verschiedenster Art machen körperliche und seelische Veränderungen deutlich. Hier gibt es genderspezifische Unterschiede:
- Bei Frauen wirken sich diese Veränderungen als nachhaltige Hormonveränderungen aus und führen letztendlich zur Menopause, die sich individuell sehr unterschiedlich entwickeln kann. Dabei können kaum merkbare bis zu starken Symptomen und Beschwerdebildern auftreten, die eine ärztliche oder homöopathische Begleitung erfordern können. Die Hormonveränderungen können durch erhebliche Stimmungsschwankungen begleitet werden.
- Bei Männern sind die Hormonveränderungen individuell vielleicht geringer, aber damit verbundene seelische Störungen vielleicht stärker ausgeprägt. Wir versuchen das im nächsten Kapitel mit dem Hügelblick zu umreißen.
- Bei beiden Geschlechtern sind Menschen auch im MC-Alter verschiedensten Belastungen ausgesetzt, die soziokulturelle Bereiche wie Privatleben, Berufsleben, Sorgen um Kinder und/oder Eltern, Anverwandte oder Freunde betreffen können. Menschen im MC-Alter mit Kindern können sich in einer Sandwich-Position sehen, da sie einerseits um die Entwicklung der Kinder bemüht sind, andererseits auch Verantwortung für ältere Personen im engeren Kreis sehen.
- Welche eigenen Ressourcen und Strategien kann der Einzelne, der sich im erwachsenen Entwicklungsprozess befindet, nutzen, um eine Erkrankung zu verhindern? Möglichkeiten vieler Gespräche im Freundes- und

Familienkreis, Beratung mit Ärzten, Informationen mit Fachgruppen austauschen, Beratungsstellen aufsuchen, eine Kur machen, eine Auszeit nehmen, über Vorträge zu neuem Wissen und zu neuen Einsichten kommen, sich coachen lassen, auf Entdeckungsreise gehen, spirituell und reisend unterwegs sein, um Möglichkeiten einer Veränderung entgegenzugehen.

25.2 Hügel-Scheitelpunkt Midlife-Crisis: Pseudo-Rundumblick

» „Wer verpassten Chancen nicht nachtrauert, hält einen Schlüssel für gesundes Altern in der Hand." (Stefanie Brassen)

■ ■ **Vom Hügel-Scheitelpunkt nur ein Pseudo-Rundumblick?**

„Eine Familie gegründet, ein Haus gebaut, einen Sohn (warum nicht auch eine Tochter, wie sind nicht in Ostasien) gezeugt, einen Baum gepflanzt, ein Buch geschrieben …". Solche Sehnsüchte transportiert z. B. die Fernsehwerbung in einem Spot, den man schon seit Jahren oft vor der abendlichen Tagesschau vernimmt: „Mein Haus, mein Auto, mein Boot …". Beiden Slogans ist gemeinsam: Sie assoziieren, man habe sich die Position auf einem Hügel als Scheitelpunkt erkämpft, nach amerikanischen Forschungsergebnissen im Durchschnittsalter von 46 Jahren. Was kommt dann außer einem Rundumblick vom Hügel auf niedriger gelegene Auen und andere Umgebungen? Was dann? Vom Hügel wieder herabwandern und dabei und unzufrieden werden, weil man sich in den Niederungen einer MC wieder findet?

Der Hügelblick ist nicht nur ein Medien-Thema, sondern dazu gibt es auch gesicherte Forschungsergebnisse, beginnend mit den Untersuchungen des kanadischen Psychoanalytikers

Elliott Jaques. Ohne in die umfangreiche Spezialliteratur zu dem komplexen Thema MC einzusteigen, kann man die Frage untersuchen: Wie hängt MC mit den EF der FIT120-Philosophie zusammen?

■ ■ **Erkenntnisse und Scheinwahrheiten rund um MC**

– Was wollen wir tun? In welche Richtungen wollen wir gehen? Wenn man auf dem Hügel steht, geht es kaum noch aufwärts, allenfalls auf einem Höhenweg weiter in etwa gleicher Höhe, aber irgendwann abwärts, wenn sich der Höhenweg neigt. Das deutet darauf hin, dass das Bild vom Aufstieg auf einen Hügel von vornherein schief ist. Erfahrene Bergsteiger kennen Vorberge, die den Blick auf den nächsten Vorberg und irgendwann auf einen Gipfel erlauben. Muss man ihn ersteigen? Da halten wir es lieber mit dem mittelalterlichen Psalmdichter Angelus Silesius: „Freund, so du etwas bist, so bleib doch ja nicht stehen. Man muss aus einem Licht fort in das nächste gehen."

– Inwieweit sind soziale Medien MC-Verstärker? Wirtschaft und Gesellschaft sind stark davon geprägt, das Streben nach Perfektion würde den Einzelnen umtreiben, das wird fleißig durch soziale Medien transportiert. Besteht das Leben für viele primär aus Instagram-Bildern? Können soziale Medien negative Einflüsse auf das gesamte Wohlbefinden von Menschen ausüben? Auch ein perfektes soziales Medium kann kein Grübeln über vermeintlich verpasste Chancen hinwegfegen.

– Genderspezifische Betrachtungen von „Altern": Männer betrachten vielfach ihr persönliches Altern als persönliche Kränkung des Universums. Frauen halten sich so lange für unverwundbar, bis Kinder aus dem Haus sind und sich ihr Körper durch Wechseljahre verändert. Und wenn beide, Frauen und Männer, an Depressionen (zu erkranken (glauben), kann sich daraus ein Problem für ihre Arbeitgeber ergeben, was Maßnahmen im betrieblichen Gesundheits-Management (BGM) erfordert.

- Ist der Umgang mit Erwartungen und Enttäuschungen genetisch vorprogrammiert? Junge Menschen soll der Optimismus nach Wissenschaftler-Meinung besonders antreiben, während im 46-er Alter Menschen dazu neigen sollen, alles gleich gut oder schlecht zu finden und das alternde Hirn damit besser fertig wird, dass nicht alle Wünsche sich erfüllen.

▪▪ Mögliche Denkfehler rund um die MC

Kann die abnehmende Anzahl der noch verbleibenden Jahrzehnte eine Quelle der Angst sein, was zu menschlichen Denkfehlern führen und Ursachen für Missverständnissen sein kann, die zur MC führen? Zu dieser Frage nennt der amerikanische Moralphilosoph in seinem Buch „Midlife – A Philosophical guide" folgende möglichen Denkfehler:

- Denkfehler 1 sei der Glaube, dass Menschen primär in der Jugend, aber weniger zwischen 30 und 50 die Welt vollkommen offen stehe und alles möglich sei, wenn man die richtigen Weichen stelle. Also warum nicht auch den über 50-Jährigen?
- Denkfehler 2: Im Leben von Thema zu Thema zu hetzen und sie einzeln abzuhaken: Im Job gut angekommen? Kinder erfolgreich groß gezogen? Wohnimmobilie oder Auto erworben? Eine Traumreise verwirklicht? Danach kann eine Leere entstehen, sodass mancher sich fragt, wozu er noch da sei und sich in einer MC wähnt.
- Wenn Menschen dann noch von zwanghaften Leitsätzen – „mein Haus, mein Segelboot" – geprägt sind, könne sich mit zunehmender Lebensdauer Perspektivlosigkeit im Bewusstsein breit machen: Eie MC schleiche sich in das menschliche Bewusstsein ein.
- Ein weiterer Fehler: Warten darauf, dass alles belohnt werde, wenn man sich nur

anstrenge. Die Buchautorin Antje Gardyan („Worauf wartest du noch? Eine Ermutigung zum Aufbruch in der Lebensmitte.") hält das für nicht nachvollziehbar: Viele Menschen investieren ihre ganze Kraft in die Familie, den Beruf, ihr soziales Umfeld – und dennoch werden sie nicht durch Erfolg belohnt. Was also tun mit der begonnenen zweiten Lebenshälfte? Die MC ist da. Wie kann man die Krise annehmen? Ansatz: Eigene Enttäuschungen annehmen, sich mit ihnen versöhnen und sich so aus der Krise heraus bewegen. Also radikale Akzeptanz als Lösung. Dann ist die MC nur eine zeitlich absehbare Phase, danach wird es wieder besser.

25.3 Ansätze einer analytischen MC-Durchdringung

» „Die Freundschaft bildet ein Netz, das es uns ermöglicht, den Alltag bis zuletzt gemeinsam und trotzdem selbstbestimmt zu leben." (Hennig Scherff, früherer OB von Bremen)

▪▪ Dreieck der MC-Bestandsaufnahme und Gegensteuerung

Dieses „Besser Werden" wollen wir aber nicht dem Zufall überlassen, sondern mit einer Anbindung an die FIT120-EF gestalten, wie es ◘ Abb. 25.1 zeigt:

Also arbeiten wir jetzt die einzelnen EF nach Wohlbefindens-Bereichen als „Heilmittel" gegen MC-Phänomene heraus.

▪ Vernetzungsansatz von MC und körperlichem Wohlbefinden

Wir starten mit der grafischen Übersicht der MC-Vernetzung mit dem körperlichen Wohlbefinden und zeigen danach Beispiele für alle Bausteine auf (◘ Abb. 25.2):

Die einzelnen EF können zur Überwindung einer MC folgende Beiträge leisten:

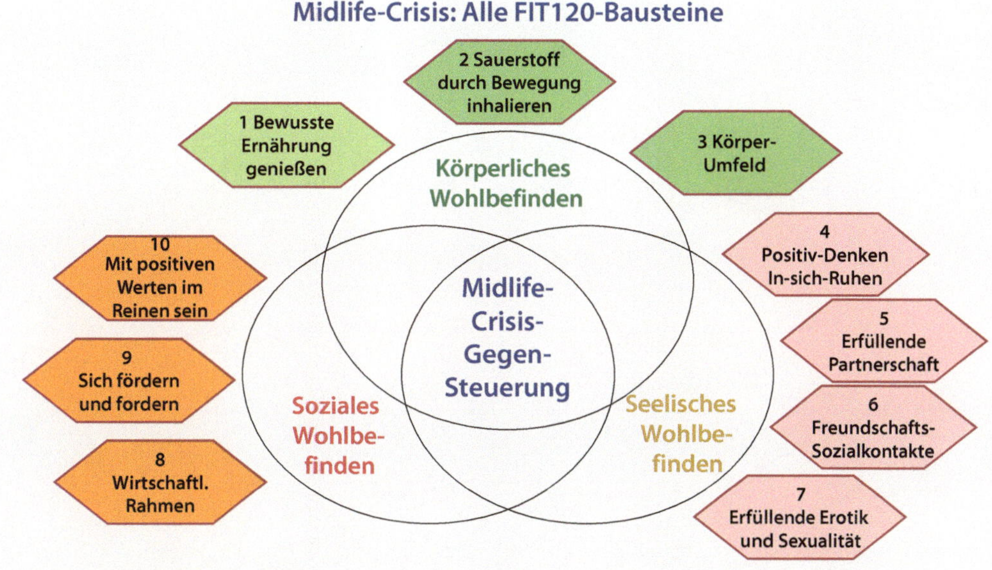

□ Abb. 25.1 MC-Vernetzungsmodell über alle Bausteine

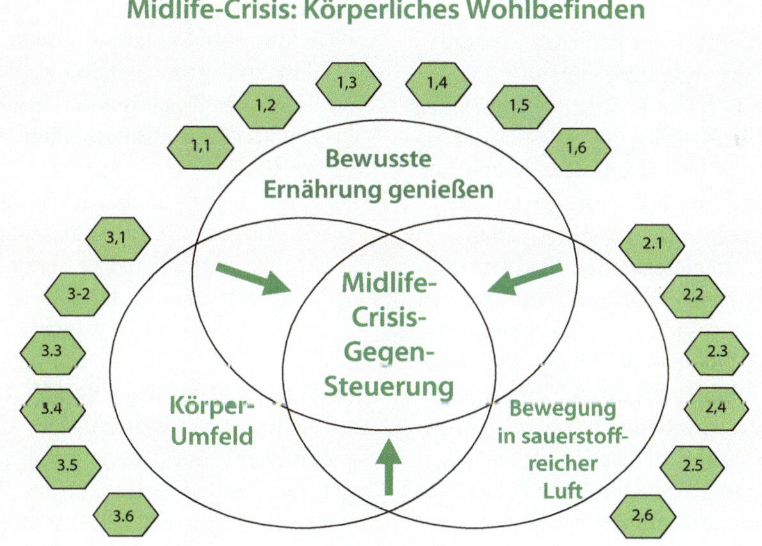

□ Abb. 25.2 Midlife Crisis und körperliches Wohlbefindens-Szenario

25

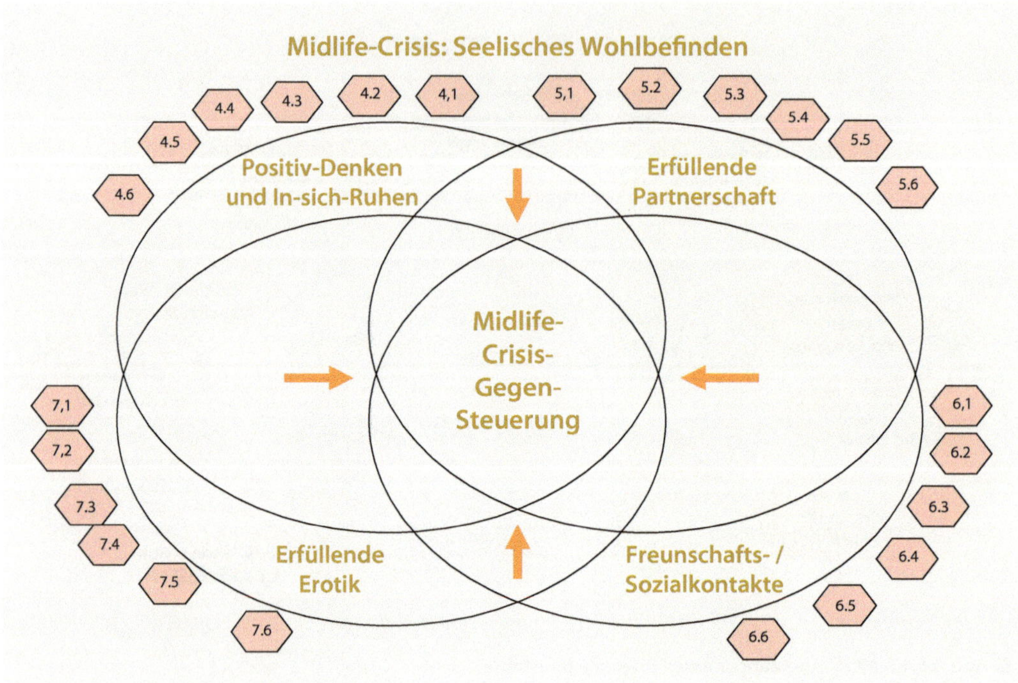

■ Abb. 25.3   MC und EF des seelischen Wohlbefindens

- EF Ernährung: Geht der Weg über die Ernährungs-Zusammensetzung, wie in den EF 1.1–1.4 im ► Kap. 11 beschrieben? Damit würde man – gilt für 65 % der Männer und jede zweite Frau – sich von Übergewicht und potenzieller Diabetes entfernen und zusätzliche Lebensperspektiven entdecken. Oder über den entschlossenen Ruck, sich vom Rauchen und weiteren Suchtmitteln loszusagen und damit die Wahrscheinlichkeit von Herz- und Kreislaufleiden für sich zu reduzieren? Das hat zudem Rückwirkungen auf den Abbau weiterer Zivilisationskrankheiten.
- EF Bewegung: Bei Bewegung wollen wir uns nicht mit einzelnen Bewegungsvarianten aufhalten, sondern uns auf den Einfluss einer Verbesserung der Körper-Balance von Portfoliofeldern 3.3, 3.1 und 1.3 in Richtung auf das Top-Feld 1.1: Was bedeutet das für neuen Lebensmut?
- EF Körperumfeld: Mehr Sonne und Licht für die Lebensperspektive? Stärkung des erfüllenden Schlafs, weil man Elektrosmog, Luft- und Ruhequalität besser im Griff hat? Wegfall der Pendler-Stressbelastung, z. B. über Arbeitsplatz- oder Wohnsitzwechsel?
- Zusammenfassung: Ziel ist die Steigerung des körperlichen Wohlbefindens, um frei nach Goethes Faust zu sagen: „Wenn ich mich gesunder fühle, fühle ich neue Kraft, mich in die Welt zu wagen!"

■■ Vernetzungsansatz von MC und seelischem Wohlbefinden

Das folgende Bild zeigt Ihnen die den Kranz der relevanten EF rund um die vier Bausteine, die zum seelischen Wohlbefinden beitragen (■ Abb. 25.3).

Die einzelnen EF können zur Überwindung einer MC folgende Beiträge leisten:

- EF „Positiv-Denken": Das gesteigerte körperliche Wohlbefinden kann das Positiv-Denken beflügeln, Das kann weiter auf die folgenden Bereiche ausstrahlen.

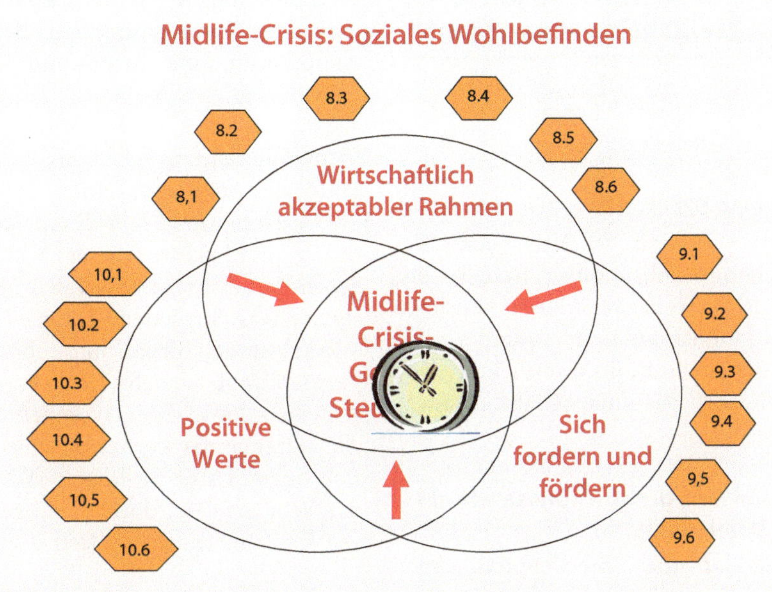

◘ Abb. 25.4   MC und EF des sozialen Wohlbefindens

━ EF Erfüllende Partnerschaft: Die Partnerschaft kann auch nach Jahrzehnten incl. Jubelfesten einen neuen Schwung nach vorn bekommen, …

━ EF Freundschaften/Sozialkontakte: Das kann sich über persönlichen Freundschaften – „Donnerwetter, die Frieda ist ja toll drauf" – fortpflanzen.

━ EF Erfüllende Erotik und Sexualität: Der schönsten Nebensache der Welt neue Schmetterlinge bescheren, vielleicht mit einvernehmlichen Lockerungsübungen, wie im ▶ Abschn. 17.6 skizziert.

Zusammenfassung: Körperliches und seelisches Wohlbefinden suchen nach dem „Aller guten Dinge sind drei!"-Wohlbefindens-Partner.

▪▪ Vernetzungsansatz von MC und sozialem Wohlbefinden

Das folgende Bild zeigt Ihnen den Kranz der relevanten EF rund um die drei Bausteine, die zum sozialen Wohlbefinden beitragen (◘ Abb. 25.4).

Die einzelnen EF können zur Überwindung einer MC folgende Beiträge leisten:

━ EF Akzeptabler wirtschaftlicher Rahmen zur MC-Verhinderung/Überwindung: „Jetzt lege ich für meine Altersvorsorge noch eine Schippe drauf und suche mir eine Nebentätigkeit, um das zu finanzieren."

━ EF sich fordern und fördern: „Das motiviert mich, um mich aus der defensiven Haltung der inneren Kündigung zu lösen und mit neuem Schwung aktiv zu sein in meinem Beruf."

━ EF Mit positiven Werten im Reinen sein: „Lust auf ein Ehrenamt hatte ich schon immer. Ich will mich sozial engagieren."

▪▪ Zusammenfassung

„Hurra, meine Wohlbefindens-Pyramide leuchtet in neuem Glanz. Mein Leben startet neu"

25.4 MC: Umbruchphase jenseits von „Zivilisationskrankheit"

» „Zufriedenheit ist gleich Erlebtes minus Erwartetes." (Hannes Schwandt)

▪▪ MC ist keine (Zivilisations-)Krankheit

Das vernetzte analytische Aufarbeiten der vermeintlichen Zivilisationskrankheit MC zeigt: Die MC ist weder eine Krankheit noch eine Zivilisationskrankheit, damit nicht vergleichbar Zivilisationskrankheiten wie Diabetes, Krebs, Rheuma, Gicht, Gallenprobleme u. a. m.

▪▪ „MC" kann eine Umbruchphase wie ein breiter Strom sein!

Die MC ist klar eine Umbruchphase, auch eine Phase der Unzufriedenheit, in der Krankheitsgefühle zum Ausdruck kommen können. Menschen, die sich mit einer MC belastet fühlen, können sich gereizt, unzufrieden, ohnmächtig, traurig, ängstlich oder unsicher im eigenen Erleben sehen. Vor allem Frauen stellen sich bei zunehmenden Hormonumstellungen vielfach Fragen, was auf sie zukommen könnte. Was verbleibt ihnen noch als Sinn des Lebens? Wir empfehlen, bei nagenden Rollenzweifeln frühzeitig das Gespräch mit einem Menschen zu suchen, dem man vertraut. Es muss nicht zwingend ein professioneller Coach sein.

▪▪ Wie es nach einer „MC" weiter gehen kann

Machen Sie sich bewusst: Ihre Emotionen sind in Ordnung! Diese Phase geht wirklich vorüber, auch wenn diese mehrere Jahre in verschiedenen Erscheinungen dauern kann! Ziehen Sie Bilanz! Probieren Sie Neues aus! Werfen Sie alten Ballast ab, der nicht mehr zu Ihnen passt! Suchen Sie das Gespräch im Freundeskreis, lesen Sie zu den Themen, machen Sie sich mit dieser Umbruchphase vertraut, nutzen Sie bei Bedarf auch ärztliche oder homöopathische Hilfe! Auch TCM Akupunktur, die Symptome lindern und Unwohlsein, Schlafstörungen, depressive Verstimmungen, Stressgefühle ausgleichen kann, kann für sich betroffen Fühlende eine Hilfe zum Abklingen sein.

Und ergänzend hilft Ihnen das inzwischen durch die Lektüre dieses Sachbuches aufgebaute und vernetzte Wissen über alle Bausteine, was Sie jederzeit umsetzen können: Von gesunder Ernährung über Bewegung, Partnerschaft, soziale Netzwerken und den Aspekten des sozialen Wohlbefindens, die Sie alle miteinander vernetzen können, um mit sich im wahrsten Sinne des Wortes „im Reinen sein" zu sein, durchdrungen vom positiven Denken! Trauen Sie sich etwas zu!

Weiterführende Literatur

Bodemann G Depression und Partnerschaft. Hintergründe und Hilfen. Huber, Bern. ISBN 978-3-456-84724-5

Bopp A Wechseljahre (Hrsg) Stiftung Warentest. ISBN 3-931908-09-7

Grün A Lebensmitte als geistliche Aufgabe. Vier-Türme-Verlag, Münster. ISBN 978-3-87868 12-1

Nelting M Burn-out – Wenn die Maske zerbricht. Wie man Überlastung erkennt und neue Wege geht. Goldmann, München. ISBN 978-3-442-39193-6

Perria-Chiello P In der Lebensmitte. Die Entdeckung des mittleren Lebensalters. ISBN 978- 3-03823-318-3

Rosen Epstein L, Amador XF Wenn der Mensch, den du liebst, depressiv ist. Rowohlt Taschenbuch, Reinbek. ISBN 978-3-499-61331-9

Väth M Feierabend hab ich, wenn ich tot bin. Warum wir in Burnout versinken. Gabal, Berlin. ISBN 978-3- 86936-231-1

Zwick J, Hautzinger M Dem Leben wieder Farbe geben. Beltz, Weinheim. ISBN 978-3-621-28496-7

Wichtige Adressen

Internet: DBVB Deutscher Bundesverband für Burnout-Prophylaxe und Prävention e. V. ▶ www.deutsche-depressionshilfe.de. Depression, Info-Telefon 0800/ 3344533Internet: „▶ lernen.net" Wikepedia: Midlife-crisis.

Depressionen: Durch Vernetzung überwindbar?

© Springer-Verlag GmbH Deutschland, ein Teil von Springer Nature 2019
H. Benölken, *FIT für gute 120 Jahre*, https://doi.org/10.1007/978-3-662-58927-4_26

26.1 Stichworte zum Depressions-Szenario

>> „Männer haben kein geringeres Depressionsrisiko als Frauen, aber die Diagnose wird bei Ihnen weniger häufig gestellt." (Prof. Anne Maria Möller-Leimkühler, LMU München)

▪▪ Entstehungsgeschichte und Wirkungen von „Depression"

Vieles wirkt auf die menschliche Psyche ein: Berufliche, Partnerschafts-, Einsamkeits-, sexuelle Probleme, insgesamt tägliche vielfältige Anforderungen in vielen Lebensbereichen, alles Aspekte, die wir bereits ausführlich als EF im Rahmen des seelischen Wohlbefinden diskutiert haben. Dazu können Belastungen aus dem körperlichen Wohlbefinden bis zur Diabetes-Erkrankung kommen, zudem aus dem sozialen Wohlbefinden wie etwa Angst vor Altersarmut und mangelnde Aktivitäten im Rentneralter.

Es gibt viele charakteristische Krankheitszeichen wie z. B. körperliche Beschwerden, die mit Schlaf,- Magen-Darm-, Herz- und Atmungsstörungen, Muskelschmerzen, Lustlosigkeit, zunehmender Langsamkeit, Entscheidungsunfähigkeit, Gleichgültigkeit, Verlust von Interesse und Freude, Schwäche, Bewegungsstörungen, Ermüdbarkeit, Antriebslosigkeit, Denk- und Konzentrationsstörungen, Vergesslichkeit, Hoffnungslosigkeit verbunden sein können. Alles ist grau und trostlos u. a. m. Der subjektiv empfundene Leidensschwerpunkt kann sehr groß sein und bedarf hier der fachärztlichen oder therapeutischen Begleitung!

Nachfolgend typisieren wir Depression zwischen Männern und Frauen, wohl wissend, dass jeder Fall individuell gelagert und damit schwer typisierbar ist

▪▪ Männer neigen eher zum Verdrängen und Ausweichen in Burnout …

„Depression" ist ein Volksleiden, an dem mindestens einmal im Leben etwa jeder fünfte Bundesbürger erkrankt. Von ihr sind nach offiziellen Statistiken Frauen etwa doppelt so häufig betroffen als Männer. Der Grund: Männer neigen zum Verdrängen und nehmen aus falscher Scham in geringerem Maße ärztliche oder therapeutische Hilfe in Anspruch Viele versuchen, innere Hochspannung durch verstärktes Tun zu kompensieren und weichen lieber aus: Burnout gestehen sich Männer zu.

▪▪ … während Frauen Schmerz in ihr Bewusstsein hineinsaugen, aber eher darüber reden

Wenn eine Frau mit einer Vertrauensperson über das spricht, was sie bedrückt, ist das schon der erste Schritt in eine mögliche Therapie. Diese kann dann in einem Gespräch, beginnend mit einem ganzheitlich denkenden Hausarzt, eingeleitet werden. So können Betroffene eigene Gefühle erkennen und benennen. Dabei kommt ihnen im Vergleich zu Männern auch zugute, dass ihre Gehirnhälften neurobiologisch besser verdrahtet sind. Der Weg für sie zum sich Outen und zur Therapie ist kürzer.

Mit dieser Kurzdarstellung möchten wir es hier belassen und bitten die/den maximal tolerante(n) Fachfrau bzw. –mann um maximale Nachsicht für unsere Kürze.

26.2 Über die EF-Vernetzung zum Depressionsabbau

>> „Es ist wichtig, die eigenen Gefühle zu erkennen und zu benennen" (Björn Süfke, Autor und als Psychologe Leiter der Männerberatungsstelle Bielefeld)

▪▪ Alle gegen Einen und Einer gegen Alle

Da diese Überschrift Sie überraschen wird, wollen wie sie gleich erläutern:

- Auf depressionsanfällige Menschen stürzt vieles ein, was sie psychisch belastet, individuell verschieden und kann sich über die gesamte Breite der Bausteine und EF erstrecken. Was kann „alles" auf die/den

„Eine/n" einstürmen und sie/ihn ins Loch stürzen lassen? Das signalisieren die roten Fragenzeichen in Abb. 26.1. Kritisch kann es sein, wenn auch der Glaube an sich selbst – EF 4.1 „Denken prägt Leben" – mit ins Loch gerutscht ist.

- Wie kann man sich an den Rändern des Lochs wieder hoch hangeln? Der Hebel ist der starke grüne Pfeil unten in der Mitte der Abbildung. „Schaffe ich das selbst oder brauche ich dazu einen Reiseleiter als Coach, der mich in meine Gefühlswelt begleitet?"
- Dann folgt zuerst, weil es kurzfristig Erfolgserlebnisse bringen kann, an seinen Stärken zu arbeiten. „Dazu nehme ich mir nacheinander meine grünen Rufzeichen vor und schneidere mir daraus ein neues starkes Selbstbewusstseins-Gerüst."
- Dann erst folgt die geduldige Arbeit an den (vermeintlichen, u. U. nur eingebildeten) Schwachstellen. Der grüne Rufzeichenpfeil ist dafür die starke Trägerrakete.

Nun schauen wir uns nacheinander die EF des körperlichen, seelischen und sozialen Wohlbefindens im Hinblick auf ihren Beitrag zur Depressionsentstehung an. Darauf lassen sich zielgerichtete Maßnahmen zum Krabbeln aus dem Depressions-Loch aufbauen.

Die EF des körperlichen Wohlbefindens im Depressionsanalyse-Tableau

Die folgende Abb. 26.2 stellt ein Raster für die Einschätzung von EF hinsichtlich Auswirkungen auf die Entstehungsgeschichte einer Depression dar, worauf mögliche Maßnahmen zur Eigentherapie oder coachgestützten Therapie aufbauen können.

Die EF des seelischen Wohlbefindens im Depressions-Spiegel

Wie beim körperlichen Wohlbefinden lassen sich die EF des seelischen Wohlbefindens im Hinblick auf ihren Beitrag zur Depressions-Entstehung einschätzen (Abb. 26.3).

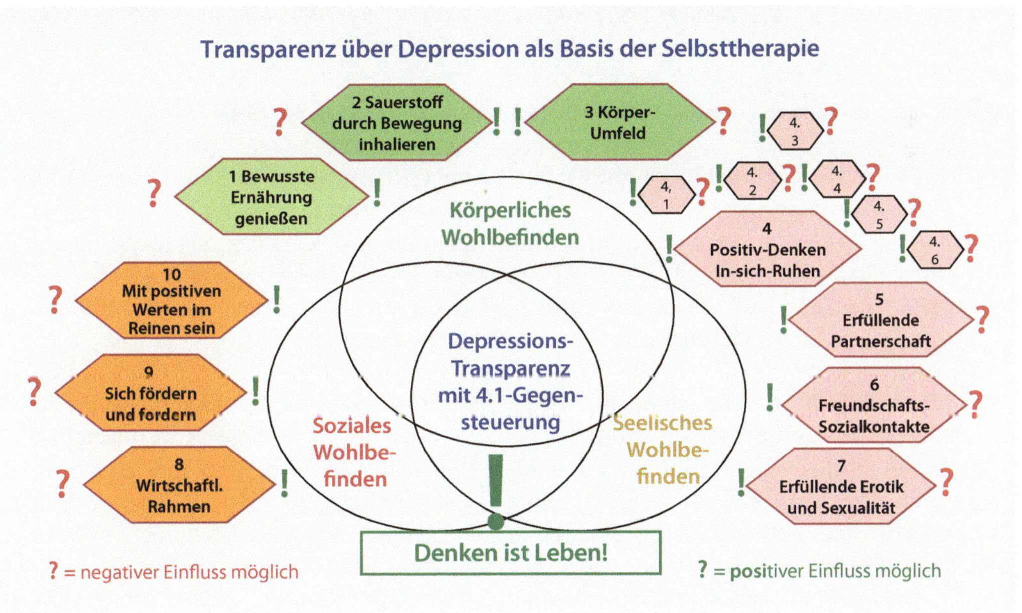

Abb. 26.1 Depressions-Analyse-Schaubild

Körperliches Wohlbefinden		Beitrag zur Depressions-Entstehung						EF-bezogene Anti- Depressions- Maßnahmen
Baustein	EF	!	2	3	4	5	?	
Ernährung	Vollwertige Ernährung							
	Flüssigkeitsaufnahme							
	Ergänzende Vitalstoffe							
	Individuelle Anpassung							
	Suchtverhalten							
	Verstoffwechselung							
Bewegung	Ausdauertraining							
	Steigetraining							
	Krafttraining							
	Gymnastik							
	Gelenkschonung							
	Körper-Balance							
Körper-Umfeld	Sonne und Licht							
	Elektro-Smog							
	Lärm-Qualität							
	Ruhe-Qualität							
	Erfüllender Schlaf							
	Pendlerstress							

◘ **Abb. 26.2**   Erfolgsfaktoren des körperlichen Wohlbefindens im Depressions-Spiegel

▪▪ Die EF des sozialen Wohlbefindens im Depressions-Spiegel

Wie in den beiden anderen Wohlbefindens-Bereichen lässt sich der Beitrag der EF des sozialen Wohlbefindens zur Depressions-Entstehung einschätzen ◘ Abb. 26.4.

▪▪ „Mir wird leichter, wenn ich mich teilweise selbst therapieren kann"

Die Reise in die eigene Gefühlswelt kann man mit dem vorstehenden Ansatz selbst vorbereiten und bei Bedarf in Begleitung eines Coaches fortsetzen.

Es gibt ein gutes Beispiel dafür, dass man sich mit Selbsttherapie aus dem Depressionsloch holen kann: Der Ex-Torhüter der deutschen Fußball-Nationalmannschaft war, nachdem man ihn verletzungsbedingt ausgebootet und durch Manuel Neuer ersetzt hatte, in ein tiefes Loch gestürzt und jahrelang depressiv ausgefallen. Sein Self-Coaching war eine Basis, dass er heute wieder erfolgreich bei einem Fußball-Bundeligaverein spielt.

▪▪ Frau/Herr Doktor, das sehe ich als meine Probleme an – können Sie mir helfen?

Wie sich viele Menschen ihre Diagnose und ihre Medizin googlen und vom Arzt nur noch eine Rezeptausstellung erwarten, so können sich depressiv Fühlende auch hier verfahren: „Können Sie mir konkret bei dieser gefühlten Schwachstelle durch Ihr Coaching helfen?"

Seelisches Wohlbefinden		Beitrag zur Depressions-Entstehung						EF-bezogene Anti-Depressions-Maßnahmen
Baustein	EF	!	2	3	4	5	?	
Positiv-Denken	Denken prägt Leben							
	Berufliches Umfeld							
	Selbstliebe							
	Selbstoptimierung							
	Begrenzung und Freiräume							
	BGM-Umfeld							
Erfüllende Partnerschaft	Gemeinsamer Lebensstil							
	Gesprächsfähigkeit							
	Liebe und Erotik							
	Gemeinsamkeiten Hobbys							
	Komplementär Konkurrenz							
	Konfliktsituationen							
Freundschaft- und Sozial- kontakte	Netzwerkqualität							
	Geschwister und Verwandte							
	Berufsumfeld Freundeskreis							
	Partnerschaft Freundeskreis							
	Soziale Kontakte							
	Ideelle Netzwerke							
Erfüllende Erotik	Subjektiv Verhältnis							
	Körper-Balance und Erotik							
	Erotikqualität Partnerschaft							
	Erotik-Kommunikation							
	Leistungstrieb Sexualtrieb							
	Individualbedarf							

◻ Abb. 26.3 EF des seelischen Wohlbefindens im Depressions-Spiegel

▪▪ Resilienz. Informationen über Wege aus dem tiefen Tal

„Erstaunlich oft bleiben Menschen auch unter widrigsten Umständen psychisch stabil. Nichts scheint sie umzuwerfen."* Damit befasst sich die Resilienz-Forschung, die auf der Basis einer Ursachenanalyse (Selbsteinschätzung oder mit Coach-Unterstützung) hierzu Hilfestellungen anbieten kann. Das kann bereits Kinder psychisch stärken, wenn sie Bedarf haben. Und natürlich Menschen in jedem Alter.**

Quelle: Koch, Samuel: Im INNERSTEN nicht zu vertiefen, in: WELT AM SONNTAG, Nr. 4, 27.01.2019

Soziales Wohlbefinden		Beitrag zur Depressions-Entstehung						EF-bezogene Anti- Depressions-Maßnahmen
Baustein	EF	1	2	3	4	5	6	
Wirtschaft-licher Rahmen	Ausbalancierter Mix							
	Altersarmut-Gefahr							
	Chancen Nebentätigkeiten							
	Sicherheit in der Familie							
	Eigengenutzte Immobilie							
	Einkommen/Vermögen							
Sich fordern und fördern	Leben heißt aktiv sein							
	Aktiv Bildung und Lernen							
	Aktiv Beruf Arbeitsumfeld							
	Aktiv Lebensstil							
	Gemeinsam aktiv							
	Aktiv in FIT 120							
Werte-Einklang	Eigene Werte leben							
	Von anderen lernen							
	Umfeld stärken							
	Verantwortung Gesellschaft							
	Aufrechter Gang							
	Positive Beispiele							

◘ **Abb. 26.4**   EF des sozialen Wohlbefindens im Depressions-Spiegel

▪▪ **Praktische Tipps von Marianne Koch*, wie man die geistigen Leistungen verbessern kann**

1. „Erst muss der Körper FIT werden!" Dazu gehören Gewicht, Blutdruck, Cholesterin, Blutzuckerwerte, tägliches körperliches Training.
2. „Machen Sie Schluss mit dem Rauchen!" Nikotin mit 2000 chemischen Stoffen ist Gift für die Hirndurchblutung!
3. „Fernsehen ja – aber nicht als Gewohn-heit!"
4. „Schreiben Sie ein Tagebuch!" Das stärkt die Wahrnehmungsfähigkeit.
5. „Nehmen Sie keine Schlaftabletten" wegen „der fatalen Langzeitwirkung auf Ihr Gedächtnis".
6. „Öfter mal was Neues! Routine ist Gift für Ihre geistige Beweglichkeit."
7. „Trauen Sie sich alles zu!" Neue Frisur? Neues Rezept? Neuer Kurs mit einem tollen Thema, dass Sie begeistert?

Bitte bedenken Sie: Unsere Gefühle können durch die Vernetzung der Gehirnzellen untereinander auch einen entscheidenden Einfluss auf andere Hirnfunktionen, also auf die Steuerung der Körperorgane und auf das Denken ausüben.

So können wir weiterhin gesund bleiben, gesünder werden und Krankheiten vermeiden! Für den total interessierten Laien sind diese anfänglichen Kenntnisse um das Thema Depression hilfreich, um einen unnötigen Leidensdruck abzumildern und zu verkürzen.

Literatur

Koch S (2019) Im INNERSTEN nicht zu vertiefen. WeltAm Sonntag, Nr. 4, 27. Januar

Weiterführende Literatur

Berndt C (2018) Resilienz. dtv, München. ISBN 978-3-423-34845-4

Ganten D, Niehaus J (2014) Die Gesundheitsformel. Knaus, München, S 424 ff. ISBN 978-3-8135-0648-8

Internet: Faust V ▶ www.psychosoziale-gesundheit.de

Koch M Mein Gesundheitsbuch. S 172. ISBN 978-3-423-24421-3

Meckel M (2011) Brief an mein Leben. Rowohlt-Taschenbuch, Hamburg. ISBN 978-3-498-04516-6

Meinhardt G (2016) Interview mit René Adler: Fußballer sind wie POPSTARS. Welt Am Sonntag, Nr 7, 14. Februar

Mitscherlich A (1986) Krankheit als Konflikt. Suhrkamp, Frankfurt a. M., S 237

Wenzel P (2010) Schlau gelaunt: Neue Erkenntnisse der Gehirnforschung. Biobibliothek, Bavaria. ISBN 978-3-9813507-7-7

Vernetzung zur „Ganzheitlichen Vorsorge"

© Springer-Verlag GmbH Deutschland, ein Teil von Springer Nature 2019
H. Benölken, *FIT für gute 120 Jahre*, https://doi.org/10.1007/978-3-662-58927-4_27

>> „Altersvorsorge und Gesundheitsvorsorge gehen Hand in Hand."

- **Die interne Budgetkonkurrenz der EF im Baustein 8 ....**

Die EF für ganzheitliche Vorsorge haben wir im Rahmen des Bausteins 8 – „In akzeptablem wirtschaftlichen Rahmen leben" – ausgeleuchtet. Dabei stehen die Vorsorgeschwerpunkte Vermögens-, Risiko- und Altersvorsorge miteinander in Budget-Konkurrenz um die Spargroschen der Bürger:

- Unzureichend dotierte Risiko-Vorsorge kann die angesparte Altersvorsorge auffressen.
- Sorgen vor Altersarmut können dazu führen, dass man die Risiko-Vorsorge unzureichend im Rahmen seiner finanziellen Möglichkeiten dotiert.

Zu den Detailaussagen zu den internen EF im Baustein 8 verweisen wir auf ▶ Kap. 18.

- **... wird ergänzt durch die EF-Vernetzung der anderen Bausteine mit den EF des Baustein 8**

Das illustrieren wir mit dem folgenden Vernetzungsmodell (◘ Abb. 27.1) der anderen Bausteine mit dem Baustein 8: Außer Baustein 8 betrachten wir alle Bausteine mit ihren EF als Teile einer ganzheitlichen Gesundheitsvorsorge, die in unterschiedlichem Maße auf die EF des Baustein 8 einwirken können.

Die EF der Bausteine können die Altersvorsorge unterschiedlich beeinflussen. Beispiele:

- Gesundheitszustand des Einzelnen im Hinblick auf den Abschluss von Personenversicherungs-Verträgen, was sich aus den EF des körperlichen Wohlbefindens speist.
- Wahl des Arbeitgebers im Hinblick auf ein Gesamtpaket aus Gehalt und Vorsorge.
- Wahl des Ehepartners im Hinblick auf den wirtschaftlichen Status der Familie.

Wir möchten es dabei bewenden lassen. Sie können das mit den vergleichbaren Tabellen durchspielen wie in den ▶ Kap. 25 und 26.

- **Eine akzeptable Altersvorsorge auch lange „FIT" genießen!**

Das hängt zunächst davon ab, dass man die EF aus dem körperlichen und seelischen Wohlbefinden weiter lange für sich genießen kann, sodass sich aus dieser Sicht keine Einschränkungen für eine genussreiche Altersvorsorge herleiten lassen. Aber es kommt ein Blick nach vorn hinzu, der zwar in jeder Altersstufe zu beachten ist, aber für „Best Ager" besonders wichtig wird: Dass sich Menschen ständig fordern und fördern und mit von ihnen als wichtig angesehenen Werten in einem harmonischen Einklang leben. Diese Geschichten, die das Leben schreibt, zeigt noch einmal: Alles hängt mit allem zusammen – Einstein lässt grüßen!

- **Integrierte Wohlbefindens- und Altersvorsorge-Scorecard**

Wer präventiv seine Gesundheit über seinen Lebensstil im Sinne der WHO-Definition steuern kann, verfügt damit über eine leistungsfähige Basis für den Aufbau und die Verwendung einer stabilen AV. Jeder Bürger hat drei Optionen:

- Option 1: Er kann bei Schmerzen und anderen Symptomen zum Arzt gehen: Keine gute Methode, denn dieser Bürger muss seine Gesundheit durch Reparatur wieder gewinnen: Medikamente mit vielfältigen Nebenwirkungen, Krankenhaus-Aufenthalte mit und ohne OPs, was unabhängig vom OP-Erfolg jährlich 15.000 Patienten in Deutschland nicht überleben. Zudem können langwierige Krankheiten zu verminderten Möglichkeiten für optimalen Altersvorsorgeaufbau führen, also Quelle für Angst vor Altersarmut sein.

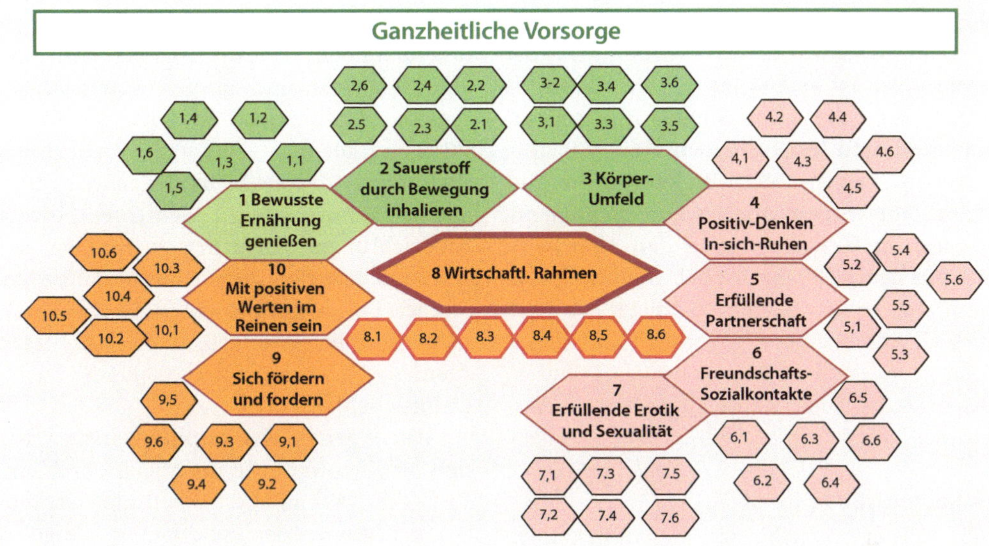

□ Abb. 27.1   Integrierte ganzheitliche Vorsorge

- Option 2: Der Bürger kann angebotene Vorsorgeuntersuchungen wahrnehmen. Werden Krankheitsherde entdeckt und beseitigt, können dank medizinischem Fortschritt Ärzte das schon halb im Brunnen liegende Kind vielleicht wieder herausziehen.
- Option 3 als Alternative: Durch präventologisches Verhalten im Sinne der WHO mit dem Unterbau der zehn Bausteine kann er Symptome, die bei Vorsorgeuntersuchungen ins Licht kämen, gar nicht erst entstehen lassen. Dafür eignet sich zur Selbsteinschätzung und Steuerung das Mess- und Beobachtungsinstrument von Friedrichs *Gesundheit-Scorecard.* Sie bietet dem Bürger die Möglichkeit einer Selbsteinschätzung und einer Selbstkontrolle im Zeitablauf.

Wer präventologisch (d. h. bevor medizinische Leistungen ab Vorsorge-Untersuchung und Symptome-Behandlung zu zahlen sind) agiert, spart Kosten, die er für andere Verwendungen incl. Altersvorsorge frei hat. Damit hat er im aktiven und im Rentenalter ein höheres Maß an Lebensqualität, was wiederum seine Gesundheit fördert: Eine positive Spirale nach oben.

Leider noch dominierende Reparatur- statt Vorsorgemedizin

Da viele Menschen erst zum Arzt gehen, wenn's im Körper scheppert, werden die Mediziner weitgehend durch die Behandlung von Symptomen belastet, spielt Ursachenbekämpfung eher eine nachgeordnete Rolle. Langjährige Gesundheit ist das Ergebnis einer Symbiose von starken Genen und Verhalten im Körper-Koordinatensystem. Genetischen Defekten ist man zwar teilweise ausgeliefert, aber in seinem Gesundheitsverhalten ist jeder autonom. Der Lohn kann sein: Nie krank und rüstig für 100 Jahre plus. Es geht nicht nur darum, möglichst alt zu werden, sondern auch einen Zustand ständiger Abhängigkeit von medizinischer Symptombehandlung mit einer täglichen Tablettenbatterie und allen damit verbundenen Einschränkungen und Nebenwirkungen bis hin zu Gehilfen, künstlichen

Ausgängen und ähnlich unangenehmer Dinge zu vermeiden.

Der Verfasser dieser Körper-TÜV-Betrachtungen ist bereits im heranwachsenden Alter auf die Koordinaten Ausdauerbewegung und (relativ) bewusste Ernährung gestoßen. Letztere Koordinate war in jüngeren Jahrzehnten noch weniger prägend, gewann ihr Gewicht erst in den 30-ern. Er war mit heute 75 Jahren noch nie krank und kann sich in den letzten 60 Jahren kaum an eine Grippe erinnern. Heutige Philosophie: Zwar grundsätzliche Linie, aber als Tribut an Essenfreuden auch: Keine Tugend ohne Ausnahme.

▪▪ Lebensfreude steigt

Der Körper versteht sensibel Botenstoffe: Irgendwann erreicht er den Punkt, dass ihm auch besonders gut schmeckt, was relativ gesund ist und eine positive basische Ernährungsbilanz fördert. Das ist schon ein Aspekt von Lebensfreude, und es gibt noch weitere: Zwar weniger kurzlebige „Genüsse"

mit ihren fatalen Botenstoffsendungen, aber ein starkes Lebensgefühl durch einen sich fitt fühlenden Körper mit den Attributen gutes Gewicht und ausgewogenes Muskelskelett, damit zum Beispiel auch keine Rückenprobleme. Außer Vorsorgeuntersuchungen (die sollte man genau nehmen) kaum Veranlassung, Mediziner diverser Fachrichtungen aufsuchen zu müssen, denn schließlich quälen diesen Bürger keine Symptome. Er ist zwar nicht unsterblich, aber lebt im fitten Wohlgefühl bis zum letzten Atemzug mit der Chance eines leichten Dahinscheidens.

Wer es genau wissen will, wo er steht, kann sich im Kleinwalsertal im Allgäu durch einen Test die biologische Lebensuhr ermitteln lassen (▶ www.kleinwalsertal.at): Zeigt die Lebensuhr für den Typen „FIT für 100 Jahre +" erst 47 Jahre an, obwohl er gemäß Personalausweis bereits 56 ist, und beim „Perspektivlosen" schon 68 Jahre, obwohl er das gleiche Ausweisalter aufweist? Der Stand des Zellalterungs-Prozesses verrät es.

Präventionsvernetzung Gesundheit und Umwelt

© Springer-Verlag GmbH Deutschland, ein Teil von Springer Nature 2019
H. Benölken, *FIT für gute 120 Jahre*, https://doi.org/10.1007/978-3-662-58927-4_28

Der individuelle präventologische Lebensstil ist nicht nur für den einzelnen Menschen nachhaltig, sondern findet seinen Gefährten auch in einer präventologischen Umweltschonung. Die individuellen präventologischen Lebensstile und ihre Umsetzung durch viele Menschen können auch zu einer nachhaltigen Schonung unserer Ressourcen beitragen (vgl. ▶ Abschn. 20.5) die bis zum positiven Einfluss auf den Klimawandel reichen können.

28.1 Umwelt und Mensch: Gemeinsame Präventologie

> » „Etwas tun, nicht nur reden! Dann ist das Klima noch zu retten." (Sven Plöger)

■ Stufenweise Umweltentlastung möglich

Der Übergang vieler Menschen zu einem präventologischen Lebensstil kann dazu beitragen, die Umwelt messbar zu entlasten. Man schätzt, dass die heute übliche industrielle Erzeugung unserer Nahrungsmittel das Klima genau so stark belastet wie Energieerzeugung aus fossilen Energieträgern, Transport und Verkehr sowie Hausbrand zusammen.

■ Unterstützung einer umweltfreundlichen Landwirtschaft

Marie und Hennes beschlossen, ihren bisherigen hohen Fleischkonsum durch eine mehr vegetarische Ernährung und in diesem Zusammenhang auch tierische Proteine durch pflanzliche Proteine zu ersetzen, indem sie aus proteinreichen Pflanzen wie Soja und Erbsen hergestellte Fleischalternativen in ihre Nahrung einbezogen. So wollten sie dazu beitragen, den mit der dominierenden tierischen Massenproduktion verbundenen hohen CO_2-Ausstoß und Gülle-Verseuchung des Grundwassers schon kurzfristig zu reduzieren.

■ Nutzung von umweltfreundlichen Verkehrsmitteln

Nächstes Umweltziel unseres Umweltschonungs-Duetts: Auto stehen lassen, wenn es geht: Öffentliche Verkehrsmittel, Besorgungen im Nahbereich auch mit dem Fahrrad. Zudem planten sie, bei passender Gelegenheit ihren PKW mit Verbrennungsmotor durch ein neues Kfz mit Hybrid- oder E-Motor-Antrieb zu ersetzen.

Im Urlaub Radtouren an Rhein, Ems, Weser, Elbe, Oder, „Pättkespfade" in den Tiefebenen, Wanderungen im Mittelgebirge statt kerosingetrieben sich an die Strände der Balearen, des Mittel- und Schwarzen Meeres und angesagter Überseestrände zu legen. Neben Schonung der Umwelt konnten sie so auch noch was für ihre Bewegung tun.

■ Individuelle Entscheidung für erneuerbare Energien

Dann überlegten sich Marie und Hennes, wie sich die Südwestlage ihres Hauses für einen energiesparenden Einsatz von Solarflächen auf dem Dach und Fensterfronten nutzen lässt, ergänzt um eine Wärme-Rückgewinnungsanlage. Die zwanzigjährige Ölheizung ersetzten sie durch eine Gasheizung – Anschluss war in der Straße vorhanden –, die aber bei niedrigen Temperaturen nur auf standby eingestellt wurde. Zwar brauchte es ein Jahrzehnt, bis sich die Investitionen über ersparte Energiekosten amortisiert hatten – aber das zweite Ziel, einen Beitrag zur Schonung der Umwelt zu leisten, war schon vom ersten Tag nach Anfahren der neuen Wärmekomponenten erfüllt.

■ Weitere Unterstützung umweltfreundlicher Aspekte in allen Lebensbereichen

An einer Straßenbahn-Haltestelle wartete neben Hennes eine Gruppe auf die Bahn, die primär aus Rauchern bestand. Vor der üblichen Abfahrzeit warfen sie nach und nach ihre Zigarettenkippen auf den Boden und traten die Restglut aus. Die Bahn verspätete sich einige Minuten. Hennes nutzte die Zeit mit folgender Anregung: „Habt ihr euch schon mal überlegt, was euer kollektiver Kippen-Wegwurf bewirkt? Die verstreuten Kippen bewirken ein hässliches Umfeld und müssen entsorgt werden. Das kostet Geld und kann zu Steuererhöhungen führen. Könnt ihr beim nächsten Mal den Mülleimer einige Meter weiter nutzen?" Er erntete spontane Zustimmung. Vielleicht, so hoffte der gesundheitsbewegte Hennes, denkt mancher weiter und sagt sich: Dann kann ich ja vielleicht weniger rauchen.

▪ Stufe 2: Erfassung umweltfreundlicher Möglichkeiten mit der FIT120-Erfolgsfaktoren-Card

Die kluge Marie, inzwischen im Besitz des EF-Verzeichnisses für alle zehn Bausteine, schlug ihrem Hennes vor, diese sichtbar aufzuhängen und so die Chance zu haben: Bei allem Tun erkennen, welchen Umweltbezug es dabei, nach EF sortiert, geben könnte, und diese bei alternativen Handlungsmöglichkeiten umweltfreundlich zu nutzen.

▪ Alle EF können zur Umweltschonung/-verbesserung beitragen, auch hidden champions

Der Schlüssel für diese Zusammenhänge zwischen präventologischem Lebensstil und Umwelteinfluss sind also wiederum die EF. Jeder EF hat auch eine ihm immanente Umweltbeziehung, die positiv sein kann in dem Sinne, dass seine Umsetzung zu einer Entlastung der Umwelt führten kann. Die Nichtumsetzung könnte hingegen zu einer Belastung der Umwelt führen. Diese Zusammenhänge stellen wir in der folgenden Tabelle dar. Die Gretchenfrage: Wie kann sich ein EF positiv und negativ auf die Umweltsituation auswirken? Dabei lassen wir keine

EF weg, deren effektiven Umweltbezug wir als zunächst als gering einschätzen – bis Sie uns vielleicht auf zusätzliche Aspekte hinweisen.

▪ Die folgenden drei Tabellen sind Basis für Ihre Umweltschonungs-Kreativität

In den folgenden Tabellen zum körperlichen, seelischen und sozialen Wohlbefinden finden Sie in der mittleren Spalte nur die sukzessive Aufführung der EF in den Mittelspalten. Die grünen Pfeile zeigen Ihnen, was Sie pro EF zur Entlastung der Umwelt tun können. Hier ist Ihre Kreativität auf der Basis der in diesem Buch geschilderten Zusammenhänge gefragt. Folgend den roten Pfeilen können Sie eintragen, was EF-spezifisch die Umwelt belasten könnte. Wenn Sie diesen drei Arbeitstabellen eine große Pinn-Wand spendieren, haben Sie die Umweltwirksamkeit der Umsetzung Ihres präventologischen Lebensstil immer im Blick und können die Inhalte der Tabellenfelder laufend mit ihren wachsenden Erkenntnissen aktualisieren und bei Rot-Signalen gegensteuern.

28.2 Umwelt- durch Wohlbefindens-Prävention

> ❯ „Im Kampf gegen den Klimawandel können Gabel und Messer unsere schärfsten Waffen sein." (Werbung der Rügenwalder Mühle)

▪ Umwelt- durch körperliche Wohlbefindens-Prävention

Sie sehen in der folgenden Tabelle (◼ Abb. 28.1) die EF der drei Bausteine des körperlichen Wohlbefindens und eine mögliche Einschätzung zu ihrer Umwelt-Belastung und – Entlastung. Diese Tabelle können Sie sich wie Marie vergrößern und aufhängen. So ist sie der erste Baustein Ihrer präventologischen Umwelt-Galerie.

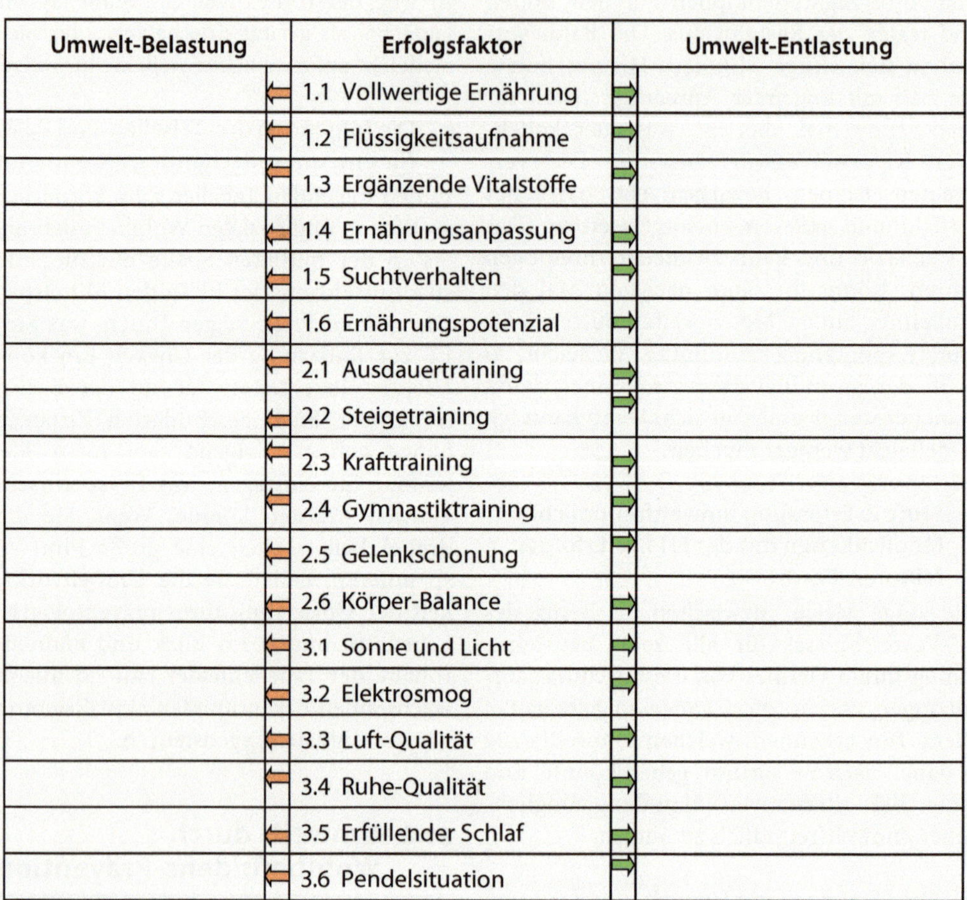

Umwelt-Belastung	Erfolgsfaktor	Umwelt-Entlastung
	← 1.1 Vollwertige Ernährung →	
	← 1.2 Flüssigkeitsaufnahme →	
	← 1.3 Ergänzende Vitalstoffe →	
	← 1.4 Ernährungsanpassung →	
	← 1.5 Suchtverhalten →	
	← 1.6 Ernährungspotenzial →	
	← 2.1 Ausdauertraining →	
	← 2.2 Steigetraining →	
	← 2.3 Krafttraining →	
	← 2.4 Gymnastiktraining →	
	← 2.5 Gelenkschonung →	
	← 2.6 Körper-Balance →	
	← 3.1 Sonne und Licht →	
	← 3.2 Elektrosmog →	
	← 3.3 Luft-Qualität →	
	← 3.4 Ruhe-Qualität →	
	← 3.5 Erfüllender Schlaf →	
	← 3.6 Pendelsituation →	

▫ Abb. 28.1   Modell für den Beitrag der EF zur Umweltqualität

▪ Umwelt- durch seelische Wohlbefindens-Prävention

» „Die Erde steuert auf eine Klima- und Umweltkatastrophe zu. Doch trotz besserem Wissen unternimmt die Politik kaum etwas dagegen. Auch weil Maßhalten in der Wirtschaft unpopulär ist. Das muss sich ändern." (Silvia Liebrich: „Setz endlich Grenzen." In: Süddeutsche Zeitung, Nr. 132, 16.06.2018)

Sie sehen in der folgenden Tabelle (▫ Abb. 28.2) die EF der vier Bausteine des seelischen Wohlbefindens und eine mögliche Einschätzung zu Umwelt-Belastung und –Entlastung. Sie können sie sich vergrößern und aufhängen als zweiten Baustein Ihrer präventologischen Umwelt-Galerie.

▪ Umwelt- durch soziale Wohlbefindens-Prävention

» „Klimaschutz ist eine soziale Frage" (Annalena Baerbock)

Sie sehen in der folgenden Tabelle (▫ Abb. 28.3) die EF der drei Bausteine des sozialen Wohlbefindens und eine mögliche Einschätzung zu ihrer Umwelt-Belastung und –Entlastung.

Umwelt-Belastung	Erfolgsfaktor	Umwelt-Entlastung
	4.1 Denken prägt Leben	
	4.2 Arbeitsumfeld	
	4.3 BGM-Umfeld	
	4.4 Selbstoptimierung	
	4.5 Begrenzung Freiräume	
	4.6 Pendelsituation	
	5.1 Lebensstil Eigenarten	
	5.2 Gesprächsfähigkeit	
	5.3 Liebe und Erotik	
	5.4 Freizeit und Hobbys	
	5.5 Komplementarität	
	5.6 Konfliktfähigkeit	
	6.1 Netzwerkqualität	
	6.2 Geschwister Verwandte	
	6.3 Berufsumfeld Freunde	
	6.4 Partnerschaft Freunde	
	6.5 Soziale Kontakte	
	6.6 Ideelle Netzwerke	
	7.1 Verhältnis Sexualität	
	2.2 Körper-Balance	
	7.3 Erotik Partnerschaft	
	7.4 Erotik-Kommunikation	
	7.5 Leistungstrieb Sex	
	7.6 Individualbedarf	

◼ **Abb. 28.2**   Modell für den Beitrag der EF zur Umweltqualität

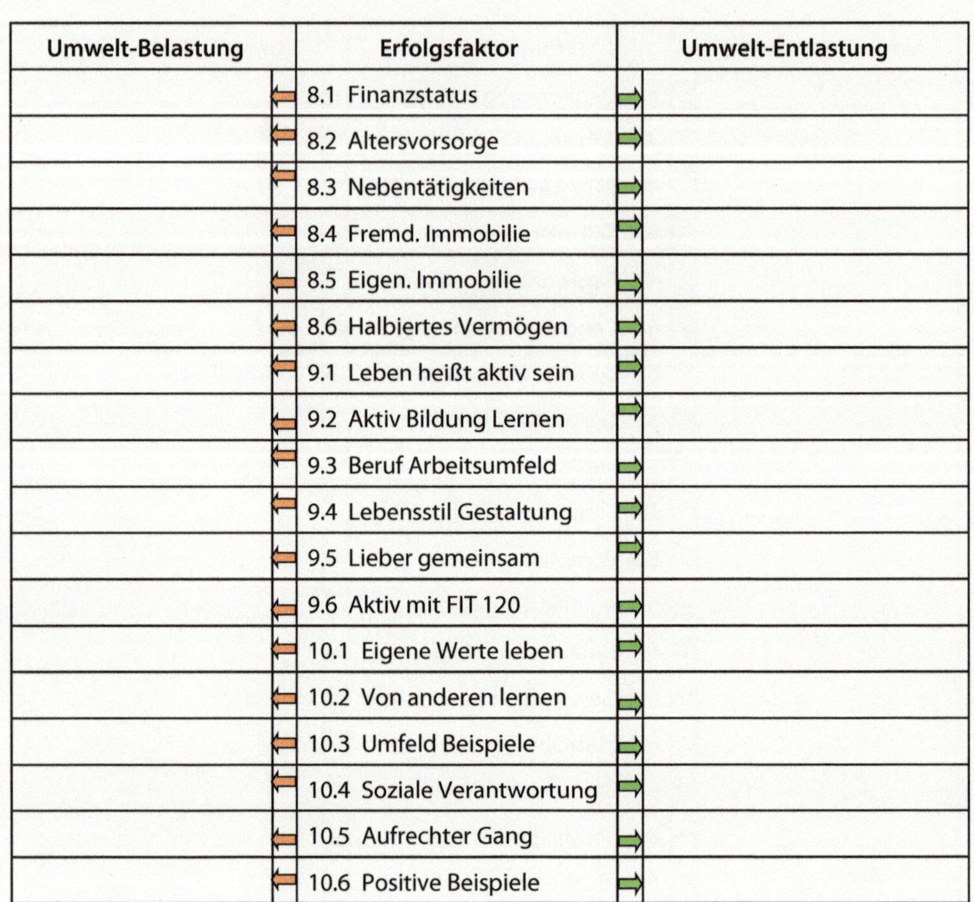

Umwelt-Belastung	Erfolgsfaktor	Umwelt-Entlastung
	8.1 Finanzstatus	
	8.2 Altersvorsorge	
	8.3 Nebentätigkeiten	
	8.4 Fremd. Immobilie	
	8.5 Eigen. Immobilie	
	8.6 Halbiertes Vermögen	
	9.1 Leben heißt aktiv sein	
	9.2 Aktiv Bildung Lernen	
	9.3 Beruf Arbeitsumfeld	
	9.4 Lebensstil Gestaltung	
	9.5 Lieber gemeinsam	
	9.6 Aktiv mit FIT 120	
	10.1 Eigene Werte leben	
	10.2 Von anderen lernen	
	10.3 Umfeld Beispiele	
	10.4 Soziale Verantwortung	
	10.5 Aufrechter Gang	
	10.6 Positive Beispiele	

■ Abb. 28.3   Modell für den Beitrag der EF zur Umweltqualität

Diese Tabelle ist der dritte Baustein Ihrer präventologischen Umwelt-Galerie.

Damit können Sie sich alle EF mit ihren Umweltbezügen transparent gestalten und darauf Ihre persönliche Strategie zur Schonung der Umweltressourcen aufbauen.

■ Dreimal gesund: Mensch, Organisation. Umwelt – mit Auswirkungen auf die Migration?

Wie im ► Kap. 14 ist es auch beim Umweltbezug wichtig, die gesamte Wirkungsrealität auf das Körper-Umfeld von Menschen (► Kap. 14) zu erfassen, die in erheblichem Maße umweltgeprägt ist.

Wir schließen die Umweltvernetzung mit einem vorsichtigen Ausblick ab: Wenn es richtig ist, dass die zunehmenden Umweltbelastungen bis zum Klimawandel eine wesentliche Ursache für Süd-Nord-Völkerwanderungen als wesentlicher Migrationstreck ist, dann gilt auch: Über gesundheitliche Prävention, synchronisiert mit Reduktion von Umweltbelastungen und Förderung positiver Umweltaspekte, lässt sich vielleicht die Migrations-Völkerwanderung nach und nach eindämmen.

Weiterführende Literatur

Backhaus A (2019) Mutig und klug („Schulstreik für's Klima"). Die Zeit, Nr 2, 03. Januar

Gerdes A, Habekuß F (2019) Sterbende Natur. Die Zeit, Nr 3, 10. Januar

Meinhof R (2019) Hitzefrei. Süddeutsche Zeitung, Nr 20, 24. Januar

Plöger S (2018) Etwas tun, nicht nur reden! chrismon spezial. Brot für die Welt

Schmitt S (2019) Wie geht es dem Klima? Die Zeit, Nr 4, 17. Januar

Sentker A (2019) Status Erde. Die Zeit Nr. 3, 10. Januar

Steiner A, Bernau P (2017) Interview mit dem Umweltexperten Bjorn Lomborg. Frankfurter Allgemeine Sonntagszeitung, Nr 2, 13. Januar

Präventions-Vernetzung für junge Menschen

© Springer-Verlag GmbH Deutschland, ein Teil von Springer Nature 2019
H. Benölken, *FIT für gute 120 Jahre*, https://doi.org/10.1007/978-3-662-58927-4_29

29.1 Sind junge „Digital-Natives" „Gesundheits-Ignorants"

» „Die dummen Konsumkinder von heute sind die saudummen Kunden von morgen" (Eckart von Hirschhausen)

■ **Konsum-Szenarien von Kindern an der Supermarktkasse**

Beatrix Müller, begleitet von ihren zwei Kindern, hatte im gewohnten Supermarkt ihren Wochenbedarf an Lebensmitteln glücklich zusammen und reihte sich in die Schlange an der Kasse ein. Beim Umpacken vom Einkaufswagen auf das Transportband sah man ihren Familieneinkauf: Tiefkühlpizzas und andere Fertiggerichte, Cola-, Limonade-, Fruchtsaftgetränke, mehrere Nudelsorten, Schokoladen und andere Süßigkeiten, diverse Fleisch- und Wurstwaren, Süßigkeiten und Knabbergebäck, Apfelsinen, Baguette-Stangen, süße Brotaufstriche, aber kaum Gemüse. Damit die Kinder beim Warten nicht quengelten, durften sie sich noch an der Süßwarengalerie entlang dem Transportband bedienen, während Beatrix sich noch schnell eine Zigarettenpackung aus dem Automaten zog. Endlich war man bei der Kassiererin angekommen und verstaute nach Bezahlen die „Ernährungsköstlichkeiten" wieder im Einkaufswagen.

Nehmen wir an, das wäre alles so verzehrt, dann stellt sich die Frage nach der Gesundheitsbilanz: Primär verarbeitete, kaum vollwertige Lebensmittel, der Hypothalamus der Genießer empfängt die Botschaft: Süß und Aromastoffe sind lecker, die will ich immer haben.

■ **Beobachtungen an der Straßenbahn**

Szene: Viele Schulkinder im Sekundarstufe-1-Alter. Wenige unterhielten sich, viele befassten sich mit ihren Smartphones. Und nach dem Einsteigen ging das weiter.

Nach dem Aussteigen steckten viele es in die Hosen- oder Jackentaschen.

Die Gesundheitsbilanz: Hohe Anstrengung für die Augen im Wachstumsalter, Augapfelverlängerung, selbstinduzierte Kurzsichtigkeit. Bei einigen vielleicht auch Organbelastung durch Elektrosmog, wie im ▶ Abschn. 13.5 beschrieben.

■ **Mit 17 Fastfood – mit 70 dement?**

Die Schüler-Crew hatte inzwischen das Sekundarstufe II-Alter erreicht, man hatte schon ein eigenes kleines Finanzbudget, um sich bei weitgehend berufstätigen Eltern wie Beatrix und ihrem Mann am Heimweg was zum Essen nach dem eigenen Geschmack zu kaufen. Einige kauften sich auch jeweils das Tagesmenü an der Esstheke eines Supermarktes am Wege. Die Mehrzahl zog den Gaumenkitzel mit Currywurst und Pommes rot-weiß vor.

Mit den Eltern hatten viele gemeinsames Abendessen vereinbart wie auch Mutter Beatrix. „Kinder, ich bin so kaputt, seit ihr mit einer Pizza aus der Tiefkühltruhe einverstanden? Das geht auch schnell."

■ **Die gesamthafte Gesundheitsbilanz**

Ernährung: Viel Süßes im Vorschul- und Primarstufenalter, Dominanz von vitalstoff- und vitaminarmen verarbeiteten Lebensmitteln, wo bleibt die Gehirnnahrung? Wie wirkt sich diese Ernährungskultur auf die Zellteilungsfähigkeit der Gehirnzellen aus? Ist diese bereits in jungen Jahren schon ein wenig geringer als bei einer vollwertorientierten Ernährungsweise, so dass das Szenario lauten kann: „Mit 17 Fastfood, mit 70 frühe Demenz." Wenn dann noch wenig Bewegung hinzu kommt, kann sich übergewicht entwickeln wie etwa bei jedem dritten Schüler. Wie weit ist es dann noch zu Diabetes 2 schon im Schulalter?

29.2 Prävention fängt in der Kita ein

» „Vermitteln Sie Ihren Kindern einen gesunden Sportgeist: Kinder und Jugendliche, die Sport in einer Mannschaft betreiben, profitieren davon sowohl körperlich wie auch geistig." (Detlef Ganten, Jochen Niehaus)

■ **Was Schüler von Prävention wissen sollten**

„Mama, kochst du mir morgen wieder den gegrillten Lachs mit dem leckeren Gemüse und darf ich dir zugucken, damit ich das auch selbst mit meiner Freundin kochen kann?" Kinder lernen durch Anschauung und Beispiele. Wenn eine 7-jährige schon nach einem schmackhaften und dabei ballaststoffreichen Gemüse fragt, haben die Eltern bei ihrer Ernährung vieles richtig gemacht: „Das Leckere an dem Gemüse sind die tollen Nährstoffe, die darin enthalten sind. Die helfen dir, immer klüger, auch eine gute Sportlerin zu werden und gesund zu bleiben."

Der Hypothalamus merkt sich nicht nur Süßigkeiten, sondern auch Vollwertiges: Ein gutes Programm für das weitere Leben. Nahe dabei liegen auch zuckerarme Getränke wie Tee und gutes Wasser, Milch. Gelegentlich auch etwas Süßes wie Schokolade stört dann nicht.

■ **Wie schon junge Erwachsene den Kompass ihrer Lebensuhr justieren können**

Die Gehirnzellen bekommen mehr Vitalstoffe, die Telomere verhelfen ihnen zur Teilungsfreudigkeit, Zivilisationskrankheiten bis zur Demenz sind kein Thema oder weiter nach hinten in den Lebenslauf geschoben.

Das gesamte Zellsystem altert langsamer, aktive Lebenszeit mit 100 plus wird realistisch.

29.3 Bildungsziel: Der eigenverantwortliche Gesundheitsbürger

» „Wir tun, was uns vorgelebt wird." (Olaf Knesebeck)

So wie das Mädchen, nennen wir sie Erna, spielerisch die ersten Lektionen von gesunder Lebensführung lernt, so kann sie diese immer weiter ausbauen. Das führt dann nach und nach mit altersgerechten Beispielen über die einzelnen Bausteine – in diesem Zusammenhang auch zum Beispiel über Altersvorsorge im Baustein 8 – bis zum ganzheitlichen Wohlbefinden. „Ganzheitliches Wohlbefinden" als Gemeinschaftskundefach – das wäre es! Hierzu wäre aus dem Erkenntnisfundus dieses Sachbuchs ein altersgerechtes Curriculum zu erarbeiten. Das müsste etwa folgende Schwerpunkte enthalten:

■ Lebensstil und Gesundheit
■ Altersvorsorge und Gesundheit
■ Persönliche Chancen und Risiken
■ FIT120-Gesundheits-App
■ Praktisches Wissen wie Umgang mit Banken und Behörden

Es ist anzustreben, das in den Schulunterricht zu integrieren.

Weiterführende Literatur

Von dem Knesebeck O (2014) Wir tun, was uns vorgelebt wird, Interview mit Katharina Lehmann. Welt am Sonntag 24, 15. April

Endzeitszenario für viele „Zivilisationskrankheiten"

Weiterführende Literatur – 315

© Springer-Verlag GmbH Deutschland, ein Teil von Springer Nature 2019
H. Benölken, *FIT für gute 120 Jahre*, https://doi.org/10.1007/978-3-662-58927-4_30

» „Der Mensch ist entweder Opfer seines Schicksals oder Meister seiner Bestimmung." (Herbert Spencer, 1820–1903).

■ Wenn den Zivilisationskrankheiten der Nachschub ausgeht

Jedes gesellschaftliche Gruppensystem lebt von seiner Nachwuchsarbeit – und die nachwachsenden verhaltensbedingten „Zivilisationskrankheiten" auch. In der Erfahrungswelt von Erna bedeutet das: Ernährung und Weiteres zum körperlichen Wohlbefinden hat sie mit der Mutter trainiert, auch in der Schule was dazu gelernt und sich eine gute Basis für positives Denken gelegt. Weitere Bausteine des seelischen und sozialen Wohlbefindens wachsen ihr zu.

■ Diabetes 2 wird von Erna weg gekocht und von Jugend an vermeidbar

Die frühen Kochkünste von Erna, Süßes in Maßen, ihr Streben, erfolgreich zu sein – keine Chance für Diabetes 2. Wenn jeder zweite junge Mensch die gleiche Einstellung wie Erna hat, können langfristig die jährlichen Kosten für Diabetes-2-Behandlung von derzeit 16 auf perspektivisch 8 Mrd. EUR sinken, ergänzt um Folgekosten, die durch Diabetes-2-induzierte Herz- und Kreislauferkranken und andere Folgewirkungen entstehen.

■ Auch Krebs wird in hohem Maße vermeidbar

Der Ansatz: Durch den eigenen Lebensstil dazu beitragen, dass Krebszellen gar nicht erst die Chance bekommen zu wuchern. Dem steht die bisherige Krebsbehandlung, auf Chemotherapien fixiert, diametral gegenüber. Allerdings gibt es hier einen großen Fortschritt durch Bestrebungen, die eigene Körperabwehr zu entfesseln: „Die Immuntherapie hat ein großes Potenzial" (Anne Letsch, Berliner Charité, zitiert nach Westfalenpost, 04.02.2016).

Krebs gar nicht erst entstehen zu lassen gilt zwar nicht für alle Krebsarten, aber für diejenigen, die in einem direkten Zusammenhang mit Ernährungsbomben wie Süßigkeiten, verarbeiteten Lebensmittel mit verstecktem Zuckergehalt und hohem Fleischkonsum wachsen können: Darm-, Magen-, Bauchspeichel-, Leberkrebs u. a. m. Die Biomedizin entwickelt zunehmend Verfahren zur erfolgreichen Heilung von Krebsleiden – wunderbar! Wenn Erna und ihre Freundinnen und Gleichgesinnten das jetzt noch über ein Austrocknen des Krebs-Nachwuchses über einen gesunden Lebensstil ergänzen: Krebs kann so über Jahrzehnte seinen Schrecken als Geißel der Menschheit einbüßen.

■ „Alzheimer von Grund auf heilen!"

» „„Alzheimer" – eine zutiefst schockierende Diagnose, denn die Krankheit gilt als unheilbar, weil man die wahren Ursachen nicht zu kennen glaubt. Doch Dr. med. Michael Nehls legt überzeugend dar, dass Alzheimer durch eine Lebensweise verursacht wird, die unsere natürlichen Bedürfnisse ignoriert – und daran etwas zu ändern, hat jeder selbst in der Hand. Mit Dr. Nehls ganzheitlichem Ansatz, der sowohl körperliche als auch psychosoziale Aspekte umfasst, kann man sich effektiv vor Alzheimer schützen und die Krankheit in einem frühen Stadium sogar besiegen." *

Erna und ihre Freunde begeben sich nicht ins Risiko, der Demenz Vorschub zu leisten, weil sie spielerisch, beginnend mit dem

Kochen, in einen gesunden Lebensstil hinein wachsen.

- **Herz- und Kreislauferkrankungen auf dem Rückzug**

Mit Diabetes 2 gehen auch Herz- und Kreislauferkranken zurück – den Rest am Rückgang besorgt dann der gesunde Lebensstil, beginnend mit Bewegung und Stressvermeidung.

Weiterführende Literatur

Ganten D, Niehaus J (2014) Die Gesundheitsformel. Knaus, München, S 210. ISBN 978-3-8135-0648-8

Höcky S (Hrsg) (2016) Nie wieder Angst vor Schlaganfall. FID, Bonn. ISBN 3-95443-085-1

Koch M (2015) Das Herz-Buch. dtv, München. ISBN 978-3-423-34849-2

Nehls M (2018) Alzheimer ist heilbar. Babel, Arles. ISBN 978-3-453-20100-2

10 Umdenk-Schwerpunkte für aktive Lebenszeit

Im Teil F geht es darum, welche politischen und gesellschaftlichen Rahmenbedingungen für „Umdenken" erforderlich sind. Denn wir wollen und müssen umdenken, nicht mehr in alten Gleisen, sondern auf neuen Hochgeschwindigkeits-Trassen: Wo liegen wichtige Schwerpunkte? Unser Anspruch: Die wesentlichen Themen beim Namen nennen und den Anspruch an sie zu formulieren, aber ohne den Anspruch, sie erschöpfend zu behandeln (◘ Abb. 1).

Neben der Verbesserung der gesundheitlichen Rahmenbedingungen für alle, die bereits durch „Zivilisationskrankheiten" betroffen sind, geht es darum: Wie können Menschen im Bestreben gefördert werden, einen gesundheitswirksamen Lebensstil für sich umzusetzen und für weitere Menschen ein Beispiel zu geben? Welche Langzeitentwicklungen können sich daraus für unser Gesundheitssystem ergeben? Ausgewählte Einzelthemen:

- Wir starten mit einem Überblick über die Zukunft von Gesundheit und Medizin.
- Daraus ergeben sich neue Perspektiven für die Geschlechtergesundheit.
- „Gesundheit" geht über Transformation der Ernährungsindustrie in Ernährungsmedizin.
- Gesundheitsbildung, beginnend in der Schule, ist der Schlüssel für Volksgesundheit.
- Das darf nicht durch interessengeleitete Fake-„Gutachten" gefährdet werden.
- „Gesundheitskarten" sind sinnvoll mit einem präventologischen Blick nach vorne.
- Stopp in der Gesundheitsversorgung von Fehlbehandlungen!

- Umsetzung ganzheitlicher Medizin erfordert Überdenken der Rollen-verteilungen und Anforderungen an Rollen für Hausarzt, Apotheker, Heilpraktiker, Gesundheitsberufe.
- Nur über Sozialkassen-Entlastung bleibt Wiedergewinnung von Gesundheit bezahlbar.
- Politische Anforderung: Zunehmend Gesundheit gestalten neben Krankheit verwalten.
- Ein Szenario für ein langes aktives Leben wird so realistisch umsetzbar.

Für freundliche Unterstützung bei der Erstellung des Teil F danken wir Roland Geiger.

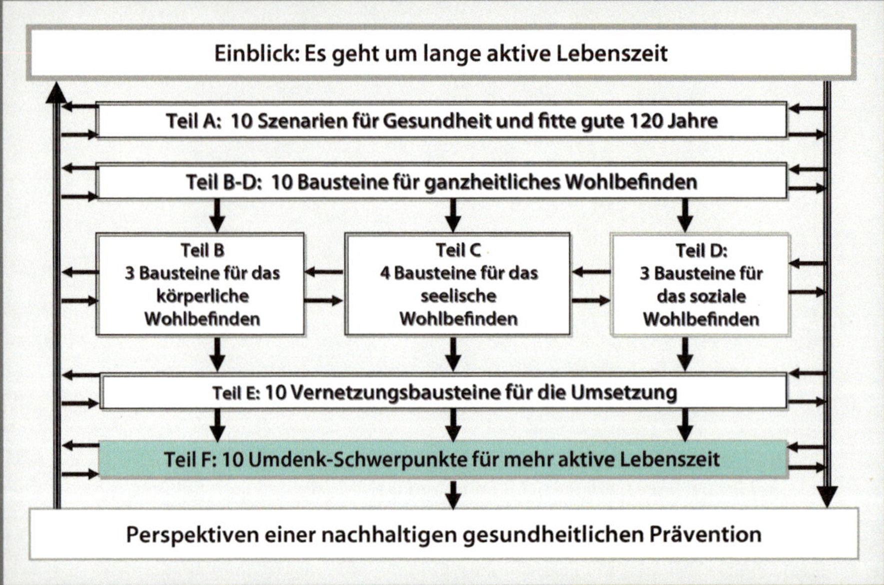

◘ **Abb. 1**   Schwerpunkte zum Umdenken

Inhaltsverzeichnis

Zukunft von Gesundheit und Medizin

© Springer-Verlag GmbH Deutschland, ein Teil von Springer Nature 2019
H. Benölken, *FIT für gute 120 Jahre*, https://doi.org/10.1007/978-3-662-58927-4_31

Kann man „Gesundheit" wie eine mathematische Formel ausdrücken? Findet das Akzeptanz bei den Menschen, stößt es eher auf Ablehnung? Wie können wir für Gesundheit bei vielen Menschen (und nicht nur unseren gut informierten Lesern) nachhaltig werben?

31.1 Gesundheitsformel für Menschen als Geschöpf der Evolution

» „Gesundheit ist eine Funktion aus unserer Biologie, der Umwelt, in der wir leben, und dem Verhalten und Lebensstil, mit dem wir uns auf diese Umwelt einstellen."
(Detlef Ganten und Jochen Niehaus)

■ **Gesundheit als mathematische Funktion**
Um den Anspruch gemäß dem vorstehenden Zitat erfüllen zu können, haben Ganten und Niehaus eine Gesundheitsformel entwickelt, die wir als Kompass für den Ausblick in die Zukunft von Gesundheit und dabei helfendem medizinischen Fortschritt verstehen:

$$G = f(B, U, V)$$

Gesundheit ist eine Funktion der Biologie, der Umwelt und des Verhaltens.

Unter diesen Gesundheitsformel-Aspekten bieten wir Ihnen unsere Gedanken an. Diese erheben noch keinen Anspruch auf eschatologische Gültigkeit, sind aber für Sie als Leser und uns Ansatzpunkte zum Weiter-Denken. Dabei gilt: Die eigene Umwelt können wir in gewissen Grenzen mitgestalten, bei der Wahl und Pflege unseres Lebensstils sind wir weitgehend autonom.

■ **Von der Entzifferung des Genoms zur individualisierten Medizin**
Also starten wir mit Biologie: „Die Gesundheitsrevolution wird nicht von der Reparaturmedizin ausgehen. Der medizinische Erkenntnisgewinn wächst exponentiell." Schlaglichter nach Ganten und Niehaus (S. 446 ff.):

— Vorhersage der Gesundheit aus der individuellen Genom-Analyse über ihre Aktivierung und Übersetzung in Proteine (= Eiweiße), die komplexe Mechanismen wie zelluläre und epigenetische Regulation aktivieren, die vom individuellen Lebensstil abhängig sind. Inwieweit lassen sich diese Erscheinungen katalogisieren im Sinne einer „vollständigen Karte der molekularen Architektur der Eiweiße des menschlichen Körpers, jeder Zelle und jeden Gewebes?" Wenn die Genom-Forschung das zustande bringt, ist damit ein Vergleich zwischen Gesunden und Kranken, nach individuellen Lebensstilen und Umwelten möglich.

— Weitere offene Fragen, die in einem internationalen Human Proteom Projekt erforscht werden: Das Metabolom als Gesamtheit aller Stoffwechselprodukte im menschlichen Körper, ergänzend das Mikrobiom, nämlich Informationen von Eigenarten, Nutzen und Schaden aller Kleinstlebewesen, die auf und in unserem Körper (z. B. Darm) leben. Das Königsforschungs-Projekt bildet dann das menschliche Gehirn mit allen seinen 100 Mrd. Nervenzellen, Synapsen und Hormonen. Damit kann eine Genom-Basis geschaffen werden, um so externe Einflüsse aus Umwelt und Lebensstil zu integrieren – das Tor zur Epigenetik. Angesichts dieser komplexen Biologie unter Berücksichtigung genetischer Vorprägungen ist zu folgern: „Die Gesundheit (G) lässt sich über die beiden von uns selbst beeinflussbaren Variablen Umwelt (U) und Verhalten (V) verbessern."
(Ganten und Niehaus, S. 448).

— Wenn also die Ergebnisse der Genom-Analyse individuell katalogisiert werden können, erscheint der Schritt zu einer personalisierten Medizin logisch. Da alle Zellen sich sogar von ihren Nachbarzellen unterscheiden können und Billionen Veränderungen der Urzelle bei Befruchtung eines Eis durch Zeugung möglich sind, sind theoretisch auch Billionen von Behandlungsansätzen denkbar. Eine Typisierung unter Berücksichtigung von U und V ist also notwendig, und damit sind wir bei einer personalisierten Medizin als Pendant zu einer individualisierten Ernährung, wie im ▶ Abschn. 11.11 dargestellt. Da hinter jeder Erkrankung Hunderte von Einzelerkrankungen stehen können, ist erklärbar: Ein bestimmter Therapieansatz, der manchen oder vielen Menschen nutzt, kann für andere schädlich sein. Da das ökonomisch nicht umsetzbar ist, sind Sie am besten bedient, wenn Sie über Ihre Umwelteinbindung (U) über die Schnittstelle Ihres Körper-Umfeldes und Ihren präventologischen Lebensstil (V) gar nicht erst in die Situation einer Therapie-Notwendigkeit kommen.

- **Anforderungen an „Big Data" in Gesundheit und Medizin**

Vor „Big Data" haben seit Orwells Zeiten („1984") viele Menschen Angst, und diese prägt auch die Diskussion von Datenschutz-relevanten Gesetzgebungen. Lassen Sie uns in diesen Grenzen überlegen, ob Sie Informationsinstrumente brauchen und welcher Art:

- Big Data in der Genom-Forschung: Die Frage des Ob steht schon im Hintergrund der Diskussion des Genom-Komplexes mit darauf aufbauenden Katalogisierungen.
- Big Data in der Medizin: Das Thema lautet „Gesundheitskarte" mit einer Krankheitshistorie, Vorsorge-Nachweisen und Vormedikationen: Evergreen für Gesundheitspolitiker bei jedem Regierungswechsel auf Bundesebene.
- Big Data über Verhalten mit den Stichworte: 10.000 Schritte, Kalorien zählen, Blutdruck- und Schlafruhe-Kontrollen. Im ▶ Abschn. 8.3 haben wir das schon diskutiert und vertiefen das im ▶ Kap. 35.
- Super-Big-Data mit der Vernetzung dieser drei Systeme: Wenn jemals digitaltechnisch machbar: Wie wird dadurch die Eigenverantwortlichkeit des Menschen tangiert?

Aber dieser Big-Daten-Komplex ist so wichtig, dass wir ihm ein eigenes Kapitel widmen.

- **Weitere Gesundheitsformel-Aspekte**
- Naturschutz ist gesund: „Wir sind Teil der Natur und nur im Zusammenhang mit ihr vorstellbar." Sie erinnern sich an Prävention und Umwelt im ▶ Kap. 28 und im Rahmen der „Feinde der Gesundheit" (▶ Abschn. 3.4)? Damit haben wir gute Startpunkte für das folgende Kapitel.
- Gesundheitserhaltung vor Gesundheits-Wiederherstellung. In diesem Zusammenhang auch Fragen der Eigenverantwortlichkeit, wenn Prävention und Vorsorge pro Bürger für einen niedrigen fünfstelligen Betrag zu haben sind, aber Behandlungen langwieriger Erkrankungen sechsstellige Summen erfordern können.
- „Gesundheitsbildung ist die einzige Medizin, die wir bezahlen können." Hierzu stellen wir ein von uns entwickeltes Gesundheits-Bildungskonzept zur Diskussion.
- Rollenerwartungen und -verteilung der Player in der Gesundheitsversorgung.
- Auswirkungen auf Kranken- und Sozialkassen. Bitte, lesen Sie hierzu im ▶ Kap. 38.
- Die Frage der Priorisierung seitens der Politik.

Hierauf gehen wir in den Folgekapiteln jeweils im Einzelnen ein.

31.2 Programmierte Gesundheit unter Akzeptanzaspekten

» „Alles Gewesene welkt dahin vor dem heißen Abend der neuen Zeit." (Stefan Zweig)

Kann man diese „Sternstunden"-Folgerung auf den Gesundwerde- (falls das individuell angezeigt ist) und über den gewählten Lebensstil Gesundbleibe-Bereich anwenden? Hierzu lassen wir einige Vordenker zu Worte kommen, die uns bei der Antwort helfen können.

■ „Nächste Ausfahrt Zukunft" auch in der Gestaltung des gesunden Lebensstils

In seinem Perspektivbericht stellt Ranga Yogeshwar zunächst die Frage, warum nach einer internationalen Umfrage in westlichen Industrieländern die Angst vor der Zukunft überwiegend ist. Dass sich die Dinge eher zum Schlechteren entwickeln könnten. „Wieso blicken wir derart verunsichert in die Zukunft? Bewegen wir uns auf ein Zeitalter der Auflösung zu, in dem der Mensch sich selbst durch den technischen Fortschritt als aktiven Produktionsfaktor abschafft? … Wenn unsere Gegenwart durch die Digitalisierung zu einem Provisorium wird: Zählen wir zu einer Scharniergeneration, die im Übergang vom Gestern zum Morgen verloren geht?"

Interpretieren wir das für Gesundheitsperspektiven der Gesellschaft: Wenn der industrielle Lebensstil mit seiner unseligen Fastfood-Fleisch-Zucker-Ernährungs-Kombination bei eklatant zu wenig Bewegung der meisten Menschen fortdauert, könnte sich die Gesellschaft mehrheitlich durch ihre in Kauf genommenen Zivilisationskrankheiten abschaffen. Im ▶ Abschn. 4.2 haben wir die Risiken einer stagnierenden bzw. sogar rückläufigen Lebenserwartung für die Gesundheits-Scharnier-Generation schon aufgezeigt. Aber auch wenn die durchschnittliche Lebenserwartung statistisch durch medizinischen Fortschritt weiter steigt: Wir streben keine anteilsmäßig wachsende Rollator-Generation an, die zu weiter steigenden Anforderungen an die Sozialkassen und besonders den heute schon als überfordert geltenden Pflegesektor führt, wie wir im ▶ Kap. 38 skizzieren. Um dieser gesundheitlichen Scharnier-Perspektive zu entgehen, braucht unsere Gesellschaft heute schon viele und mit zunehmender Überalterung der Bevölkerung immer mehr gesundheitliche Koalitionsmitglieder, die sich am Ziel, „gesund und vital altern" (Günter Darazs) orientieren: Ein immer größerer Anteil von Menschen. In diesem Sinne verstehen wir unsere Aufgabe darin, „an der Bugwelle des Fortschritts" (Ranga Yogeshwar) zu stehen, damit viele Menschen einen neuen frischen Blick auf die Gesundheitswelt im Wandel werfen: FIT für gute 120 Jahre!

■ Neben den von uns schon ausführlich dargestellten FIT120-Lebensstilfragen stellen sich einige weitere Perspektivfragen

Wie bekommen wir das über unsere bereits identifizierten 10–12 Mill. plus Gesundheitsinteressierten, zu denen auch Sie zählen, in möglichst viele „Köpfe" einer Gesellschaft, die dank ihres gigantischen Medieneinsatzes durch die „Feinde der Gesundheit" (vgl. ▶ Abschn. 3.4) aus Gewinninteressen indoktriniert wird und komplizenhafte Passivität im politischen Bereich griffigen Verbraucherschutz verwässert (vgl. ▶ Kap. 32)? Hierzu zeigen wir nachfolgend einige Gedanken von Michael Allmaier auf und stellen Ihnen im ▶ Kap. 33 hierzu einen Plan vor. Das darf natürlich nicht durch „Fake"-Gutachten (dazu Anforderungen im ▶ Kap. 34) unterlaufen werden, damit die Perspektiven für eine Entlastung der Sozialkassen günstiger werden (▶ Kap. 38) und wir so PolitikerInnen vom passiven Zuwarten oder sogar Hintertreiben zum aktiven Handeln bewegen können (▶ Kap. 39). Starten wir also zunächst mit Allmaier „in den Köpfen", um von 10 Mio. auf 20 plus-Millionen zu wachsen: Für die Entlastung der Sozialkassen ein gewaltiger Sprung!

■ Veganer, Radfahrer, Tierschützer haben oft die besseren Argumente

Aber gehen sie zu schlecht damit um? „Wer sich im Recht weiß, kriegt beim Streiten ein Problem mit der Augenhöhe. Das erklärt den herablassenden Ton." (Michael Allmaier) Dieses Statement von Allmaier auszuleuchten hieße, ein so großes Fass aufzumachen, dass daraus ein eigenes Buch werden könnte. Wir beschränken uns hier auf wenige Stichworte.

Wir bewegen uns in einem gesellschaftlichen Umfeld, in dem man wenig Belehrendes verträgt, denn wer will sich schon bevormunden lassen? Also nur informieren! Aber dann soll der Informierte „gefälligst" auch zeigen, dass diese tollen Informationen bei ihm wie ein wertvolles Samenkorn auf einen fruchtbaren Boden gefallen sind. Wie – er argumentiert nach wie vor in seinem alten Stil – ist er unbelehrbar? Schon hat man die/den Betreffende(n) in eine bestimmte hintergestrige Ecke gerückt und damit ihm alle Chancen auf Akzeptanz genommen. Sie erinnern sich, dass man mit oberlehrerhafter Veggy-Day-Beschwörung als politische Partei eine Bundestagswahl verlieren kann. Also hört man weg und führt sein moralfaules Leben weiter, bis die nächste Zivilisationskrankheit um die Ecke schaut.*

■ **Wird die Welt (trotzdem) immer besser …**

… obwohl sie angeblich immer schlimmer wird? Objektiv wird die Versorgung breiter Bevölkerungsschichten, statistisch messbar, eher besser als schlechter. Der schwedische Wissenschaftler Hans Rosling lobt den Fortschritt mit 32 frohen Botschaften. Sie erstrecken sich über viele Entwicklungen in den Bereichen Gesellschaft, Familien, Entwicklung, Technik, Bildung bis zu wichtigen naturwissenschaftlichen Aspekten nach dem Motto: Feiert das Leben und den Fortschritt. Darin kann man durchaus eine sich immer mehr verbreitende Basis für einen präventologischen Lebensstil sehen.

■ **„Gift für alle"?**

Wie ein Kontrastprogramm zu der optimistischen Zukunftssicht von Rosling liest sich ein Bedrohungsszenario aus dem Jahr 2014: Drohen Laktose und Gluten, gar ein Burnout? „Eine Gesellschaft im Gesundheitswahn wittert überall Bedrohungen und Gefahren. Dabei hat sich eine absurde Situation ergeben: Je besser es den Menschen

geht, desto kränker fühlen sie sich – und oft prägen sich dadurch echte Symptome aus." Nähern wir uns mit dieser Bestandsaufnahme von Sebastian Hermann wieder der Depression, aber von einer anderen, nämlich eigentlich erfolgreichen Seite?

■ **„Die Welt wird extrem hektisch sein" (Yuval Noah Harari)**

Wenn Menschen in Zukunft bis zu 150 Jahre alt werden: Was sollen wir mit all dieser Zeit anfangen? Und was bedeuten dann noch Worte wie Jugend und Alter? Zu diesen Fragen nahm der Historiker Yuval Noah Harari, basierend auf seinem Szenarienbuch „Homo Deus" in einem Zeitungsinterview wie folgt Stellung:***

„Die Menschen werden sich ständig neu erfinden müssen, viel häufiger als heute. Wer heute 50 ist, für den ist vieles, was er als Jugendlicher gelernt hat, schon irrelevant. So geht das in den nächsten Jahrzehnten weiter: Vieles, was jemand mit 50 lernt, ist veraltet, wenn er 80 oder 100 ist."

„Die Menschen werden immer besessener von den Themen Gesundheit und Sicherheit."

„Was sich auch ändern wird, sind die Familienstrukturen. Die Ehen. Die Eltern-Kind-Beziehungen. … Wäre es realistisch zu erwarten, dass eine Ehe 110 Jahre hält? Die derzeitige Entwicklung in Richtung mehrere Ehen hintereinander wird sich noch intensivieren."

„Außerdem werden die Menschen nicht mit Mitte 60 in Rente gehen können. Sie werden nicht einfach Platz machen für die nächste Generation, die mit ihren Ideen und Ambitionen daherkommt."

„Die einzige Möglichkeit, am Ball zu bleiben, wird sein, ein Leben lang weiter zu lernen. Das Tempo, in dem wir uns ständig neu erfinden müssen, wird weiter zunehmen."

„Der Mensch hat zwei Arten von Fähigkeiten: physische und kognitive. Wenn die Computer uns in beiden Bereichen schlagen, sind sie irgendwann in den meisten klassischen Jobs besser als wir."

„Die Leute verschmelzen geradezu mit ihren Smartphones. Im Jahr 2050 wird Ihr Smartphone mit Ihrem Körper verbunden sein durch biometrische Sensoren."

„Medizin und Technik werden uns zu gottgleichen Wesen machen – aber wenn die Menschen ihr Denken nicht ändern, werden wir ziemlich unzufriedene Götter sein."

„Die Biotechnologie wird die Lebenserwartung erhöhen und menschliche Fähigkeiten von Grund auf verbessern können – aber vermutlich sehr teuer, also nicht verfügbar für alle."

„Das könnte dazu führen, dass die Weltgesellschaft im späten 21. Jahrhundert die ungerechteste ist, die es je gab. Zum ersten Mal wären dann die Reichen nicht nur reicher als der Rest, sondern würden auch länger und mit jüngeren Körpern leben."

■ **Ihre Perspektive: „FIT für gute 120 Jahre."** Die Wirkung der vorstehenden Thesen von **Yuval Noah Harari** möchten wir nicht durch eigene Äußerungen beeinträchtigen, aber wir wagen einen Fingerzeig: Kombinieren Sie die Gesundheitsformel von Ganten und Niehaus mit unserem Wohlbefindensmodell in Anlehnung an die WHO-Losung. Und für Ihre individuelle Umsetzung steht Ihnen der Unterbau aus Bausteinen und EF zur Verfügung, integriert über die Gesundheits-Scorecard – Glückauf!

Weiterführende Literatur

Allmaier M (2018) Ihr habt ja recht! Die Zeit 48, 22. November

Fellmann M (2017) „Die Welt wird extrem hektisch sein", Interview mit Yuval Noah Harari. Süddeutsche Zeitung Magazin, 22. September

Hermann S (2014) Gift für alle. Süddeutsche Zeitung 68, 22. März

Rosling H, Rosling Römlund A, Rosling O (2018) Factfulness: Wie wir lernen, die Welt zu sehen, wie sie wirklich ist. Ullstein, Berlin

Yogeshwar R (2019) Nächste Ausfahrt Zukunft. Geschichten aus einer Welt im Wandel. Kiepenheuer & Witsch, Köln, S 14. ISBN 3-46205-291-8

Harari YN (2018) Homo Deus. Harper Perennial, New York

Zweig S (1986) Sternstunden der Menschheit. Fischer, Frankfurt a. M.

32

Umwelt: Ernährungsmedizin statt -industrie

Weiterführende Literatur – 329

© Springer-Verlag GmbH Deutschland, ein Teil von Springer Nature 2019
H. Benölken, *FIT für gute 120 Jahre*, https://doi.org/10.1007/978-3-662-58927-4_32

» „Alles wahrhaft Große vollzieht sich durch langsames unmerkliches Wachstum." (Lucius Annaeus Seneca, 4. v. Chr. -65 n. Chr.)

Wenn Sie das Wort „Ernährungsmedizin" noch nicht gelesen haben: Wir haben es sprachlich gebildet nach dem griechischen Arzt Hippokrates von Kos (460–375 v. Chr.): Wohlbefinden, Lebensqualität und Gesundheit des Menschen werden damit maßgeblich von der Art der Ernährung bestimmt.

Ernährungsmedizin ist ein wunderbarer Gegensatz zur Ernährungsindustrie, die weitgehend begrifflich negativ belegt ist: Fleischfabriken für Massentierhaltung, industrielle Verarbeitung durch Gaumenkitzel-Anreicherungen bei gleichzeitiger Vitalstoffreduktion, besonders sichtbar im gebleichten Auszugsmehl, mit dem dann viele vitalstofffreie Sachen wie Kuchen, Nudeln etc. produziert werden.

Nachfolgend nennen wir Ihnen Stichworte für eine Ernährungsmedizin:

- **Wie kann man die Landwirtschaft enkeltauglich machen?***

Claudia Gerster betreibt in Sachsen-Anhalt als Ökobäuerin ein Sonnengut. Unter „Enkeltauglichkeit" versteht sie nicht nur kontrolliert biologischen Anbau, sondern darüber hinaus auch eine ausgeprägte Fruchtwechselwirtschaft und ergänzenden Hecken- und Sträucheranbau, um so wieder Insekten und Kleingetier aller Art anzuziehen, die die pestizidverseuchten landschaftlichen Großfabriken mit ihrer kilometerweiten Eintönigkeit vertrieben haben. Damit will sie die Vielfalt ihrer biologischen Bodenqualität immer besser gestalten.

Unterstützt wird sie dabei von Folkhard Isermeyer, dem Präsidenten des Thünen-Instituts, einem Bundesforschungsinstituts, das die Politik mit Informationen über eine ökologisch sinnvolle Landwirtschaftspolitik versorgt.

- **Blühendes Geschäft mit Medizin aus Kräutern**

Bei Patienten ist immer mehr Kräutermedizin angesagt, die von Pharma-Konzernen links liegen gelassen wird, weil Naturmedizin nicht patentierungsfähig und dividendenträchtig ist. Für mittelständische Hersteller wie z. B. Bionorica, einem der größten Anbieter von pflanzlichen Arzneien, bietet das große Chancen. Diese verarbeiten nicht nur angelieferte Pflanzen, sondern betreiben auch eigene landwirtschaftliche Betriebe, um so stets ausreichend und unabhängig Pflanzen mit entsprechender Qualität zu verfügen. Für Lieferanten gelten strenge Produktionsstandards, die laufend kontrolliert werden.

- **Trotz Bio-Trend: Biobauern kämpfen häufig um ihre Existenz**

Der Grund: Laut einer EU-Verordnung müssen landwirtschaftliche Großbetriebe, von uns als Fabriken bezeichnet, 5 % ihrer Flächen als Bedarfsfläche für biologischen Anbei ausweisen. Mit dieser Produktion beliefern sie auch Supermarktketten, die damit die Möglichkeit haben, mit Bio-Produkten als Billig-Angebote neue Käuferschichten zu erschließen. Die offene Frage: Wissen Glyphosat-Wolken von benachbarten Fabrikprodukte-Flächen, dass sie nicht auf die Bio-Boutique nebenan hinüber wehen dürfen, damit Bio auch Bio bleibt?

Eine Zukunftschance sieht man in einer durchgehenden Digitalisierung auch von landwirtschaftlichen Betrieben, die sich auf „Bio" spezialisieren. Das reicht von eigener Stromerzeugung bis zur Steuerung der landwirtschaftlichen Produktion unter Einbeziehung der Vorteile einer Fruchtwechselwirtschaft. Einzubeziehen sind zudem Gewässer-, Tier-, Klima- und Artenschutz, das alles gesteuert über ein Punktesystem. Engagierte Bio-Landwirtschaftsinteressierte vermissen derzeit nachhaltige politische Unterstützung.

Diese Schlaglichter machen zwar die Bio-Produzenten noch nicht zu Multis, aber erfreuen nicht die Traditions-Landwirtschaft, sodass der Deutsche Bauerntag 2018 in Wiesbaden Krisenstimmung signalisierte: In der Umweltkritik sieht man ein Bedrohungsfeld.

- **Können Politik und Gesellschaft die Krieger der Zuckerindustrie in den Griff bekommen?**

Sie erinnern sich aus ▶ Abschn. 3.4: „Krieger" in diesem Sinne sind die Hersteller industriell aufbereiteter Speisen und ihre Vertriebswege. Sie wollen uns das Leben versüßen, dass sie uns nicht nur süße Bärchen etc. verkaufen, sondern auch ursprünglich biologisch akzeptable nachzuckern, um sie so den durch Bärchengenuss vorpräparierten und seit Kindesbeinen gepflegten Süßzungengeschmäckern anzupassen. Wir sind hierzu skeptisch, weil sich der Gestaltungswille des federführenden Ministeriums bei einer „Selbstverpflichtung" der Hersteller erschöpft. Da sich die Agenda des Bundesministeriums für Ernährung und Landwirtschaft (BMEL, unter früheren Amtsträgern gehörte auch „Verbraucherschutz" nominell dazu) seit 2013 auf die ersten zwei und den vierten Buchstaben beschränkt hat und laut GroKo-Koalitionsvertrag bis 2021

beschränken wird, ist es eine spannende Frage, welcher politischer Gestalter die Aktivierung des bisher fehlenden „E" betreibt.

An dieser Stelle wollen wir die Zukunftsszenarien der Ernährungsmedizin nicht weiter vertiefen, aber Ihnen einen Überblick über die von uns ausgewerteten Quellen geben.

Weiterführende Literatur

Balser M (2019) Bits säen, Korn ernten. Süddeutsche Zeitung 16, 19. Januar

Dostert E (2017) Blühendes Geschäft. Süddeutsche Zeitung 11, 14. Januar

Frefe C (2019) Zukunft kommt erst später. Die Zeit 5, 24. Januar

Holch C, Husmann N (2018) Landwirtschaft enkeltauglich. Chrismon, Juni, S 24

Hirschhausen E. Unser täglich Schnitzel? Chrismon spezial Brot für die Welt

Lustig R (2016) Die bittere Wahrheit über Zucker. riva, München

Mahlzahn C (2016) Geiz ist nicht geil, er vernichtet die Bauern. Welt am Sonntag 19, 22. Mai

Nehls M (2017) Alzheimer ist heilbar. Heyne, München. ISBN 978-3-453-20100-2

Neller M (2018) Die Zucker-Krieger, Interview mit Dietrich Monstadt und Günter Tissen. Welt am Sonntag 22, 3. Juni

Neller M (2018) Wir brauchen Zucker so wenig wie Zigaretten, Interview mit Prof. Susanne Klaus. Welt am Sonntag 22, 3. Juni

Scherer K (2014) Abgehängt. Die Zeit 40, 25. September

Gesundheitsbildung: Schlüssel für Gesundheit

© Springer-Verlag GmbH Deutschland, ein Teil von Springer Nature 2019
H. Benölken, *FIT für gute 120 Jahre,* https://doi.org/10.1007/978-3-662-58927-4_33

» „Gesundheitsbildung ist die einzige Medizin, die wir bezahlen können." (Ganten/Niehaus)

» **„Jeder Abiturjahrgang wird ins kalte Wasser geworfen." (Naina Kümmel)**

Naina Kümmel, derzeit Studentin für Sportmanagement, traf mit ihrer Aussage auf Twitter „einen Nerv" (s. u.): Gedichte könne sie analysieren, aber von Steuern habe sie keine Ahnung. Was sie damit beklagt, lautet im Klartext: Bei allem Respekt vor Humboldtschen Bildungsidealen hatte ihr die gymnasiale Ausbildung kein Rüstzeug im Bereich Verbraucherbildung mitgegeben. Damit sah sie ihre Alltagsfähigkeit beeinträchtigt. Naina wurde durch diesen Twitter-Tweed so bekannt, dass sie ihre Botschaften in den Medien weiter vertiefen konnte.*

Wie sehr Naina mit ihrem Begehren Erfolg gehabt hat, ersieht man daraus, dass sich inzwischen die Politik dafür interessiert und Verbraucherbildung für junge Menschen auch zum Thema auf Kultusminister-Konferenzen wird. Hierzu geben wir nachfolgende Anregungen.

- **„FIT für gute 120 Jahre": Ihre Gesundheits-Verbraucheraufklärung**

Nachdem Sie inzwischen alle Bausteine zur Gesundheitsvorsorge in den ► Kap. 11–20 und darin eingewickelt auch als ► Kap. 18 Altersvorsorge kennen gelernt haben, fragen Sie sich sicher, wie man dafür möglichst ein breites Bewusstsein bei vielen Menschen schaffen kann. Dabei ist zu berücksichtigen, dass bei bildungsintensiven Bevölkerungskreisen auch Gesundheits- und Altersvorsorge, wie im ► Kap. 28 skizziert, einen hohen stellenwert haben. Hingegen wissen wir, dass in eher bildungsfernen Kreisen Gesundheitsvorsorge vernachlässigt wird und z. B. in Relation zum Bevölkerungsanteil die Diabetes-2-Quote überproportional hoch ist. Wie können wir das überwinden? Welche Resonanz findet das noch in

Erwachsenenbildung? Ohne das gering achten zu wollen: Die größere Hebelwirkung sehen wir für einen gesunden Lebensstil in der Information von Kindern und Jugendlichen von der Kita an bis zum Berufseintritt.

- **Wir brauchen ein Vorsorgebuch für junge Erwachsene**
- **Die Ausgangslage:** Es gibt kaum ein allgemeinverständliches „Werk", das junge Erwachsene über die wichtigsten Fragen ihrer Vorsorge informiert. Wird zwar auch von politisch verantwortlichen Stellen eingeräumt, aber es passiert nichts oder wenig. Wenn wirtschaftsnahe Kreise mehr Wirtschaftskunde auch in Gymnasien fordern, ist das löblich, löst aber nicht das Informationsproblem über Gesundheitsvorsorge, die gemäß Baustein 8 (► Kap. 18) zur Gesunderhaltung auch einen akzeptablen wirtschaftlichen Rahmen einschließlich Altersvorsorge erfordert.
- **Die Zielgruppe:** Es gibt jährlich etwa 800.000 Absolventen der Sekundarstufen von Schulen und von weiteren Bildungseinrichtungen, eine Zielgruppe, die sich also jährlich erneuert. Hinzu kommen Zweitnutzer nach Azubi- und Hochschulabschluss. Auch 2018 gab über 700.000 Einschulungen. Um immer auf dem neuesten rechtlichen Stand zu sein, ist eine jährliche Neuauflage der Informationen erforderlich.
- **Worin liegt der Bedarf?** In einer leicht fasslichen jeweils aktuellen Darstellung zu den wichtigsten Gesundheits-, Altersvorsorge-, Sachgüter- und Versicherungsfragen, Praktische Tipps im Umgang mit Geld und Kredit etc., in zielgruppengerechter Sprache, multi-media-gerecht. Wenn wir jährlich mehr als eine halbe Million junger Menschen über diese Vorsorgezusammenhänge informieren könnten, muss die Breitenwirkung bereits nach einem halben Jahrzehnt spürbar sein, vor allem, wenn dann auch Erwachsene bereit sind, von ihren besser informierten Kindern zu lernen.

▬ Praktische Umsetzungsfragen: Wie kann man diesen Bedarf decken? Will man den Weg über eine Erweiterung der schulischen Lerninhalte und damit über Schulbuchverlage gehen, und das sechzehnmal in föderaler Nibelungentreue? Dann nimmt man, nicht von ihrer Wirkung zu unterschätzen, Lehrer mit ins Boot. Oder man kann eine Vorsorge-Informations-App mit Friedrichs Gesundheit-Scorecard koppeln: Dann kann man unter Nutzung publikationsnaher sozialer Medien versuchen, viele zu gewinnen, vielleicht garniert mit Live-Auftritten von Bausteine-Experten. Vielleicht kann man mit gelabelten Angeboten auch Unternehmen im Rahmen ihres BGM gewinnen. Vielleicht sind auch Finanz- und andere Dienstleister als Vermittler hierzu bereit.

Wichtig für die positive Resonanz und damit Umsetzung sind ein Label und eine Sprache, die 14–20-Jährige anspricht – und eine Mutter, die gerne und besonders für Erna und ihre Freundinnen im Grundschulalter wohlschmeckendes Gemüse zubereitet – vgl. ▶ Kap. 30.

■ Aber keine gekaufte Schule
Neben bilateraler – Gesundheit und Altersvorsorge – Vorsorgekompetenz-Vermittlung – ist sicherlich ein Grundwissen wichtig, wie es Naina Kümmel fordert. Das darf allerdings nicht zu einem eingeschränkten Wissen mit ideologischem Zungenschlacht verkürzt werden. FIT zu sein auch in Grundfragen der Ökonomie und der Nutzung dieser Kenntnisse im Alltag, ist erstrebenswert, aber eine „gekaufte Schule" darf es nicht geben.

■ „Nationaler Aktionsplan Gesundheitskompetenz"
Gibt es Hoffnung von höchster politischer Stelle? Im Februar 2018 hat unter der Schirmherrschaft des damals noch amtierenden Gesundheitsministers Hermann Gröhe ein Expertenteam der Universität Bielefeld, der Hertie School of Governance und des AOK-Bundesverbandes einen Aktionsplan gegründet, um „viel zu bewegen". Wichtig sei, diese Kompetenz früh zu schulen, und es sei „schwer nachzuvollziehen, dass so ein wichtiger Bereich des Lebens in der Schule kaum vorkommt." (Klaus Hurrelmann, Hertie School of Governnance). Die Gesundheitsbildung müsse deshalb schon im Kindergarten beginnen. Hurrelmann fordert auch ein neues Schulfach „Gesundheit".

Ob nach dem Wechsel in der Führung des Gesundheitsministriums der neue Gesundheitsminister Jens Spahn diese Botschaft ebenfalls hört und die Schirmherrschaft fortführt?

Weiterführende Literatur

Heuser UJ (2018) Was wissen Sie über Wirtschaft? Die Zeit 6, 1. Februar

Kramer B, Schießl M (2015) Die gekaufte Schule. Der Spiegel 45

Schwinn M (2018) Wundermittel Wissen. Süddeutsche Zeitung 42, 20. Februar

Wilton J (2016) Die Frau, die einen Nerv traf. Welt am Sonntag 41, 9. Oktober

Klare Standards für seriöse Forschungsgutachten

Weiterführende Literatur – 337

© Springer-Verlag GmbH Deutschland, ein Teil von Springer Nature 2019
H. Benölken, *FIT für gute 120 Jahre*, https://doi.org/10.1007/978-3-662-58927-4_34

» „Schummeln, ohne zu lügen – das ist die neue Plage der Wissenschaft. Die Medizin ist besonders infiziert. Ein Alarmruf" von Cornelius Frömmel, Fachautor Gesundheit.

Ohne Positivlisten lassen sich Karrieren auf Fake-Wissenschaft gründen

Als „Fake" bezeichnet man gefälschte Gutachten. „Warum gibt es keine Positivlisten vom Forschungsministerium, die seriöse Magazine auflisten?" fragt Gerd Antes, Direktor des Deutschen Conchraine-Zentrums der Universität Freiburg.

Über „Fakes" liegen inzwischen ausführliche Berichte vor. Vor Fake-Gutachten und -Publikationen soll die Selbstzensur eines „peer review" schützen, doch: Wo kein Kläger, da kein Richter. Wenn dann Pretests der Pharma-Industrie und dazu passende positive Gutachten aus dem gleichen Ausland kommen, muss man kein Schelm sein, um Fake-Behaftetes zu vermuten.

Wir möchten in diesem unerquicklichen Thema nicht weiter herumstochern und schlagen Interessenten Originaleinsicht in den unten angegebenen Quellen vor.

Brauchen Menschen mit präventologischem Lebensstil „Gesundheitsstatistiken"? Keine …

… oder nur eine: Zur Entwicklung der Zahl der Anhänger eines präventologischen Lebensstils, die wir einleitend in diesem Buch zwischen 10 und 12 Mio. Menschen in Deutschland geschätzt haben. Das ist der Anspruch. Die Menschen werden heute aber mit -zig Gesundheitsstatistiken bombardiert, die teilweise auch Nähe zu unterschiedlichen Lobby-Gruppen haben:

— Krankenkassen wollen über „Gesundheitsstudien" ihre Kundennähe und Leistungsstärke darstellen und „leiden" unter der erfolgreichen Tätigkeit folgender Lobby-Gruppen.

— Pharmaverbände und -unternehmen: Sie lassen Medikamenten-Innovationen bevorzugt in der „Apotheke der Welt", nämlich in Indien testen. Nur aus Kostengründen?

— Die Interessen der industriellen Landwirtschaft sind Ihnen aus den ▶ Abschn. 3.4, 11.5; ▶ Kap. 32 schon bekannt.

— Zu den Interessen der operations-orientierten Gruppen und damit verbundenen Produktionsinteressen der orthopädischen Hilfen-Anbieter kommen wir im ▶ Kap. 36.

— Bei einzelnen Ministerien (z. B. für Verkehr, für Landwirtschaft und Verbraucherschutz) sind wissenschaftliche Beiräte angesiedelt. Nach Medienberichten haben sie es schwer, mit ihren Erkenntnissen und Expertisen Gehör bei Ihren Ministern zu finden.

— Lassen sich regierungsamtliche Stellen in Bund und Land (nur aus Ersparnisgründen?) lieber Statistiken durch die vorstehenden Lobby-Gruppen und ihre Verbände zuarbeiten? Das wäre aus wahltaktischen Gründen Lobbyismus pur zulasten von unabhängigem Sachverstand.

— „(Das Ministerium) macht auf bedrohliche Weise Politik unabhängig von Fakten" schlussfolgerte in einem Kommentar die Süddeutsche Zeitung am 29.01.2019, zwar primär mit Blick auf das Verkehrsministerium, aber auch mit Seitenblick auf das „BMLU" (vgl. ▶ Kap. 32).

— Im Januar berichtete Michaela Schießl in DER SPIEGEL über den Umgang mit wissenschaftlichen Gutachten im BMEL: Ein durch den Wissenschaftlichen Beirat des Ministeriums erstelltes Gutachten zur Nutztierhaltung „verschwand in der Versenkung", weil das wissenschaftliche Ergebnis politisch nicht opportun war. Weitere Gutachten dieses Beirats wurden „bis zur Unkenntlichkeit verwässert". Weitere bestellte Gutachten von Hochschulen und des eigenen Wissenschaftlerstabs des BMEL blieben folgenlos oder wurden auf den Rang von Arbeitspapieren herunter-gestuft.

- Schließlich noch die „Patienten": Haben sie eine Lobby? Im September 2018 berichtete der Spiegel, dass sich die Pharma-Industrie über eine Holding-Konstruktion in den Gesellschafterkreis der Unabhängigen Patientenberatung eingeschlichen habe. Wir haben die Patienten in Anführungsstriche gesetzt, weil sie doppelt leiden: Unter ihren originären Krankheiten und unter dem interessenbasierten Vertünchen von Lobby-Gruppen.

Damit alles unter Kontrolle der Lobby-Gruppen? Es verbleiben dann noch unabhängige Statistik-Anbieter wie die WHO und die EU mit Eurostat.

Aber es gibt noch eine Gruppe von Statistiken, die durch unabhängige Journalisten erstellt werden: Statistiken über den Erfolg oder Misserfolg von Operationen und allgemein zur Arbeit in Krankenhäusern, die noch nicht über eine mächtige Lobby-Gruppe

kontrolliert werden. Dazu sagen wir noch etwas im ▶ Kap. 38.

Wir bleiben bei unserem Anspruch: Es interessiert für die Zukunft einer immer mehr präventologisch geprägten Gesellschaft die Entwicklung der Menschen mit diesem Ziel einschließlich präventologischer zielführender Statistiken.

Weiterführende Literatur

Balser M (2019) Minister ohne Grenzen. Süddeutsche Zeitung 24, 29. September

Brendler M (2015) Die Trickserei mit den Pillen. Frankfurter Allgemeine Sonntagszeitung 5, 1. Februar

Brömmel C (2014) Bitte nur die ganze Wahrheit. Die Zeit 31, 24. Juli

Koch J, Rosenbach M (2018) Professor Fake. Der Spiegel 29, 14. Juli

Kohlenberg K, Musharbah Y (2013) Die gekaufte Wissenschaft. Die Zeit 32, 1. August

Kreiß C (2018) Die gekaufte Wissenschaft. Süddeutsche Zeitung 43, 21. Februar

Schießl M (2019) Miss Ernte. Der Spiegel 3, 12. Januar

Schmergal C (2018) Verrat am Patienten. Der Spiegel 39, 22. September

Big Data Gesundheit: Möglichkeiten und Grenzen

© Springer-Verlag GmbH Deutschland, ein Teil von Springer Nature 2019
H. Benölken, *FIT für gute 120 Jahre,* https://doi.org/10.1007/978-3-662-58927-4_35

» „Die intelligente Verknüpfung von Daten und deren Analyse durch IT-Systeme können zu neuen Erkenntnissen führen." (Judith Simon, Prof. für Ethik in der Informationstechnologie an der Universität Hamburg)

- **Schulmedizin-Verknüpfungen und Beitragsreduzierer**

Wir haben bewusst diese sehr vorsichtige Einschätzung von Judith Simon gewählt statt von zu optimistischen Äußerungen beim Thema Big Data, sofern es nicht um Datenschutz geht.

Neben den Aspekten fiktive Genom-Big-Data sehen wir zwei Datenkomplexe mit Bezug zur Gesundheit, die Menschen aktuell berühren (können):

- Big Data in der Schulmedizin: Das Thema lautet „Gesundheitskarte" mit einer Krankheitshistorie, Vorsorge-Nachweisen und Vormedikationen: Evergreen für Gesundheitspolitiker, bei jedem Regierungswechsel auf Bundesebene neu.
- Big Data über Verhalten mit den Stichworte: 10.000 Schritte, Kalorien zählen, Blutdruck- und Schlafruhe-Kontrollen. Im ▶ Abschn. 8.3 haben wir das schon andiskutiert. Die politische Diskussion tritt weitgehend auf der Stelle, auch wegen (nicht unberechtigter) Diskussionen über Datenschutz-Unklarheiten.
- Da wir weder im politischen Raum noch seitens privater Anbieter Vorlagen für präventologisch orientierte „Gesundheits-Cards" identifizieren konnten, haben wir unseren Partner Friedrich gebeten, in Vorlage zu treten und eine „Gesundheit-Scorecard" zu entwickeln. Er hat Sie Ihnen pro Baustein (in ▶ Kap. 11–20) und integriert zum ganzheitlichen

Wohlbefinden im ▶ Kap. 22 vorgestellt. Sie ist mit dem passwortgeschützten Zugang und bei ausschließlich individueller Selbsteinschätzung voll datengeschützt.

- **Kommt der Evergreen Gesundheitskarte alias Patienten-Behandlungskarte zu spät?**

Mit der seit Jahren geplanten Einführung der „Gesundheitskarte" will man alle über Versicherte vorhandenen Daten hinsichtlich durchgeführter Untersuchungen und ihrer Ergebnisse und Medikationen zusammenführen. Das soll dazu beitragen, dass durch nur einmalige Aktionen und Nutzung von Vorergebnissen Kosten gespart werden und gehört dann zum Thema „Verwaltung". In dem Maße, wie die Übersicht über die Gesundheitskarte auch dazu beiträgt, dass die Behandlungsqualität für den Patienten verbessert wird, kann auch ein Beitrag zur Gesundheitserhaltung erfolgen.

Warum braucht dieses Evergreen so lange? Neben Datenschutz gibt es Hemmfaktoren beim Zusammenspiel der involvierten Parteien, und angeblich treten auch die Ärztefunktionäre auf die Bremse: Warum nicht an doppelten Analysen zweimal verdienen? Zudem sei die Gesundheitskarte nicht ausreichend vom Kunden her gedacht im Gegensatz zu den

- **Privatwirtschaftlichen Lösungen „Vivy" und „TK-Safe" Krankheits-/Gesundheitsakten**

Diese sind per Smartphone downladbar und seien deshalb vom Kunden her gedacht. Vivy ist eine Gemeinschaftslösung, an der außer dem Initiator Allianz Krankenversicherung auch bisher etwa 25 weitere Krankenkassen und –versicherungen mit einem Versichertenpotenzial von 25 Millionen beteiligt sind. Sie alle eint das Bestreben, Kosten durch Vermeiden redundanter Mehrfachuntersuchungen etc. zu sparen.

- **Eine FIT120-Gesundheits-Präventionskarte fehlt, …**

… in der präventologische Zielsetzungen abgebildet sind und die den Menschen die Chancen eröffnet, ihr eigenes Verhalten eigenverantwortlich zu steuern und in ihrem Lebensstil begeistert umzusetzen!

Weiterführende Literatur

Fritzen F (2018) Meine Akte und ich. Frankfurter Allgemeine Sonntagszeitung 40, 7. Oktober

Markert C (2018) Big Data – eine Chance für die Diagnostik, Interview mit Frau Prof. Judith Simon. TKK-Magazin, 1

Mihm A (2018) Wenn die App zum Arzt wird. Frankfurter Allgemeine Zeitung 292, 15. Dezember

Scherff D (2018) Ferndiagnose. Frankfurter Allgemeine Sonntagszeitung 18, 6. Mai

Dies und das aus der Gesundheits-Versorgungswelt

© Springer-Verlag GmbH Deutschland, ein Teil von Springer Nature 2019
H. Benölken, *FIT für gute 120 Jahre*, https://doi.org/10.1007/978-3-662-58927-4_36

36.1 Geringere Sorgen vor Fehlbehandlungen?

» „Die medizinische Wissenschaft hat in den letzten Jahrzehnten so ungeheure Fortschritte gemacht, dass es praktisch keinen gesunden Menschen mehr gibt."
(Aldous Huxley, 1894–1963)

■ **Achtungspunkte auch für präventologische Experten**

Es gibt Punkte, auf die Sie auch als präventologisch gut Informierter achten sollten: Das Phänomen der eingebildeten Kranken.

▬ Umgehen mit Rückenleiden: Rückenleiden haben es zwar neben Diabetes inzwischen auf einen Spitzenplatz von Krankheitsursachen gebracht, aber meist nicht aus anatomischen Gründen, die einer OP bedürften. Hauptursache sind oft verkrampfte Arbeitshaltungen im Beruf und am heimischen Laptop. Dagegen helfen keine lukrativen Operationen von Orthopäden, sondern primär Haltungsverbesserungen und Krafttraining.

▬ Lassen Sie sich auf Papier nicht kränker machen als Sie sind! Manche Kassen versuchen, Ärzte dazu zu bewegen, möglichst viele potenzielle Krankheiten zu dokumentieren, um so höhere Rückvergütungen aus dem Gesundheitsfonds zu bekommen. Aufsehen erregte ein diesbezügliches Interview von Jens Baas, dem Chef der Technikerkasse TK, indem er diese Praktiken aufdeckte. Für Sie als (potenziellem) Versicherungsnehmer ist wichtig: Lebensversicherer könnten Ihnen wegen der mit Überdiagnosen verbundenen Mondrisiken den Abschluss einer Berufsunfähigkeits-Versicherung verweigern. Auch könnte Ihr Krankenversicherer Ihnen im Leistungsfall wegen angeblich verschwiegener Vorerkrankungen Regulierungen von Rechnungen ablehnen.

■ **Nicht alle geplanten/durchgeführten Operationen sind/waren notwendig!**

Es gibt inzwischen umfangreiche Dokumentationen und Statistiken von nicht notwendigen Operationen und damit auch Vermeidung möglicher Operationsfolgen – ein großes Fass und damit fast ein eigenes Buch. Besonders pikant: Wenn durch chirurgische Operationen (z. B. Magenverkleinerungen) fahrlässiges gesundheitliches Fehlverhalten ausgeglichen werden soll – allen beteiligtem Sozialkassen zur Freude (vgl. ▶ Kap. 38).

Wir beschränken uns hierzu auf einige Quellenangaben im nachfolgenden Verzeichnis.

■ **Im Zweifelsfall für die Zweitmeinung**

Friedhelm spürte schon seit Monaten Rückenbeschwerden. Ein Orthopäde, dem er sich anvertraute, riet ihm zu einer Bandscheibenoperation, die in einem ihm gut bekannten Krankenhaus vorgenommen werden könnte. Am Rande, was Friedhelm nicht wusste: An den Honoraren für die Durchführung einer solchen OP partizipieren neben behandelnden Ärzten – Operateur, Narkosearzt, Krankenhausverwaltung – auch der einweisende Arzt.

Der bei der TK versicherte Friedhelm entschied sich für die Einholung einer Zweitmeinung. Die TK bietet auch ein spezielles Zweitmeinungs-Programm an. Die Zweitmeinung des Expertengremiums der TK: Die OP für Friedhelm ist überflüssig, Gymnastik und Krafttraining sinnvoller. Bei der Gelegenheit erfuhr Friedhelm auch: Etwa 90 % aller Zweitmeinungsfälle verliefen wie der seinige, nur in 10 % der Fälle käme es tatsächlich zur Operation.

Neben orthopädischen sind auch Mandel- und Gebärmutter-Operationen „mengenanfällige" Zweitmeinungsfälle. „Bei Mandeln besteht der dringende Verdacht, dass zu oft operiert wird, ebenso bei der Gebärmutter", so Dr. Ilona Köster-Steinebach, Bundesverband der Verbraucherzentralen.

Eine Quelle von Fehlbehandlungen könnten auch nicht mehr anforderungsgerechte Rahmenbedingungen in Krankenhäusern (Investitionsstau) sein. Wenn z. B. ein privater Träger ein nur noch schwer für einen kommunalen oder kirchlichen Träger finanzierbares Krankenhaus übernimmt, können Wunder manchmal etwas länger dauern als es sich die Beteiligten wünschen. So weißt der CEO der Helios-Kliniken, Dr. Fransesco De Meo, auf folgende Anpassungsthemen hin: Es geht nicht nur um Investitionen im medizinisch-technischen Bereich, um einen Investitionsrückstand zu beheben, was in einer überschaubaren Zeit möglich wäre. Hinzu kommen Anpassungsprobleme vor allem im personellen Bereich, wo tarifliche und Besitzstand-Rahmenbedingungen mehrjährige Übergangsphasen vor dem Hintergrund gerichtlicher Auseinandersetzungen erzwingen können, was externen Beobachtern häufig nicht hinreichend klar ist.

36.2 Wege zur selektiven Geschlechter-Gesundheit

» „Frauengesundheit ist ein Tabuthema."
(Die Unternehmerin Ida Tin, Gründerin des Unternehmens Clue in Berlin)

- **Gender-Medizin ist ein Produkt der Frauenbewegung**

Männer und Frauen haben unterschiedliche medizinische Bedürfnisse, weil sie auch unterschiedlich erkranken, was aber bisher noch wenig beachtet wird. Auf die Unterschiede hinsichtlich Symptome, Risikofaktoren und Verläufen einzugehen, wird beiden Geschlechtern gerecht. Ursachen für die Unterschiede sind teilweise hormonelle Aspekte (bei Frauen) und unterschiedliche Wahrnehmungen. Der Bedarf an einer spezifisch männlichen und spezifisch weiblichen Gesundheitsvorsorge wächst.

- **Spezielle Gesundheitsaspekte bei Frauen**

Fangen wir an mit psychischen Aspekten: Frauen gelten als depressionsanfälliger als Männer (aber Hinweis auf ▶ Abschn. 26.1). Frauen mit erhöhtem Herzschwäche-Risiko können dem mit intensivem Ausdauersport ohne Leistungsdruck entgegen wirken. Der Hormonhaushalt von Frauen verlangt im Krankheitsfall auch andere Medikationen als

bei Männern. Dennoch gilt in der öffentlichen Wahrnehmung Frauengesundheit noch als Tabuthema. Frauen sind z. B. doppelt so oft wie Männer wegen psychischer Probleme krank geschrieben, weil sie sich früher outen als Männer.

Vielleicht finden Sie weitere Sie interessierende Aspekte in den folgenden Quellenangaben.

- **Spezielle Gesundheitsaspekte bei Männern**

Viele Männer neigen dazu, gesundheitliche Fragen zu verdrängen, das Beschäftigen damit als „unmännlich" abzutun. Das kann auch zu einer erhöhten Infarktanfälligkeit führen, weil sie dazu neigen, Signale zu ignorieren und damit im Ergebnis risikoreicher zu leben. Deshalb gilt für Männer generell: Sie sollen besser auf sich aufpassen, angebotene Vorsorgen nicht auslassen und sich auch zum Ausgleich seelischer Spannungen öffnen. Laut Michael Spitzbart können Männer mit folgenden Punkten ihre Lebenserwartung erhöhen;

- Herzerkrankungen nicht auf die leichte Schulter nehmen.
- Krebs-Vorsorgeuntersuchungen wahrnehmen.
- Stress verringern.
- Für starke Abwehrkräfte und ein starkes Immunsystem sorgen.
- Hilfen von vertrauenswürdigen Personen zulassen.

Für weitere Details bitten wir Sie um einen Blick auf die Literaturangaben.

Liebe männlichen Leser, so verbessert ihr eure Chancen, die Alterskluft zu den Frauen zu schließen! Diese Chancen habt ihr auch gemäß zweier Studien in den USA und England (vgl. Quellen). Für die Gesellschaft wäre es schön, wenn sich das nicht nur auf das 10-Mio.-Gesundheits-Cluster in Deutschland beschränken, sondern auch auf breitere Bevölkerungskreise ausstrahlen würde.

Weiterführende Literatur

Balzli B, Ettel A, Gersemann O (2016) „Es war nicht alles sauber", Interview mit Francesco DE Meo. Welt am Sonntag 45, 13. November

Digital ONS: Hoch has life exspectancy changed over time? Unter VisualONS im Internet zu finden. Weitere Publikation ist nicht bekannt.

Hollersen W (2016) Gesund INSTABIL. Welt am Sonntag 33, 14. August

Jessen J (2018) Der bedrohte Mann. Die Zeit 15, 5. April

Schlosser G (2015) Männer und Frauen erkranken verschieden. Westfalenpost, 13. April

Schneider AG (2018) Chirurgie statt Hungerkur. Apotheken Umschau, Juni, S 64 ff.

Spitzbart M über Spitzbarts Gesundheits-Praxis
▶ https://email.t-online.de/em/htm1/mailread-view/getmsg?m=1

Statistical bulletin: Interim Life Tables: England and Wales, 2010–2012. Office for National Statistics.

Stier B (2015) Passt besser auf euch auf, Jungs! Frankfurter Allgemeine Sonntagszeitung 15, 12. April

Wiederman K (2018) Der weibliche Infarkt. Westfalenpost, 19. Februar

Rollenverteilung in der ganzheitlichen Medizin

© Springer-Verlag GmbH Deutschland, ein Teil von Springer Nature 2019
H. Benölken, *FIT für gute 120 Jahre*, https://doi.org/10.1007/978-3-662-58927-4_37

37.1 Was wir bisher benutzten und zukünftig brauchen

» „Mediziner haben das Forschen verlernt."
(Marvin Milatz)

Die medizinische Versorgung im Sinne der Schulmedizin ist geprägt durch die Heilung von Krankheiten, die als Folge des industriellen Lebensstils entstanden sind. Das sind gleichzeitig die Grundlagen für die Arbeitsteilung von Allgemeinärzten und Fachärzten unter der Regie der Krankheitskosten-Abrechnungen und Beteiligung von Krankenhäusern und Medikamentenproduzenten. Dieser schulmedizinische Produktionsprozess steht zudem unter großem Zeitdruck: Wie viele Minuten hat der Hausarzt für seinen Patienten, die er abrechnen kann. Wieweit kann er sich ein persönliches Gespräch leisten, ohne dass die Sitzwarteschlange länger wird?

Wir wollen versuchen, in der hier gebotenen Kürze eine faktische Patientenferne von praktischen Ärzten zu erklären: Kaum forschende Aktivitäten während des Studium, in der Mehrzahl der Fälle Dissertationen als symptomebasierte Statistikauswertungen, geringe Präsenz von Medizinern in medizinischen Forschungsprojekten. So sind im medizinischen Excellenz-Forschungscluster „Cells in Motion" primär Biologen tätig. Diese untersuchen z. B. die Zellstrukturen von Krankheitserregern, während Mediziner sich mehr für Wirkungen von Krankheiten auf den Menschen und dafür in Betracht kommende Medikationen interessieren: Symptombasierte medizinische Versorgung statt mehr ursachenbasierte Erkenntnis und darauf aufbauende Therapie. Medizinische Behandlung, egal ob in Krankenhäusern oder in eigenen Praxen, ohne hinreichenden Bezug zur medizinischen Grundlagenforschung (Quelle: Marvin Milatz, FAZ: s. u.).

Deshalb verwundert es nicht, dass die Beauftragte der Bundesregierung für Digitalisierung, Staatsministerin Dorothee Bär, in einem Interview mit der WamS schaudernd erklärt: „Ich bin als Patient dem Arzt ausgeliefert." Deutlicher kann man sein Unbehagen mit einer primär symptombasierten – unter weitgehendem Verzicht auf die Erkenntnisse teilweise großartiger Ergebnisse der medizinischen Grundlagenforschung – „Medizin" artikulieren.

- **Was wir in Zukunft brauchen: Fachleute für ganzheitliche menschliche Gesundheit**

Das können sein:
- Hausärzte, die ihre schulmedizinischen Basiskenntnisse durch präventologisches Denken ergänzen und sich als Gesprächspartner für ganzheitliche Gesundheitsberatung sehen. Sie müssen auch die Möglichkeit haben, Beratung als Leistung abzurechnen.
- Apotheker, die neben den pharmazeutischen Produkten auch zunehmend Produkte der Naturmedizin auf Rezeptbasis anbieten und darüber beraten können.
- Heilpraktiker, die der Naturmedizin auch in Deutschland zum Durchbruch verhelfen. Hierzu steht im Mittelpunkt der Diskussion, dass und wie parallel mögliche Behandlungen durch die Schulmedizin nicht versäumt werden dürfen.
- Mit klaren Rollenverteilungen Therapeuten unterschiedlicher Fachrichtungen.

Natürlich müssen die Patienten mit ihren Prägungen aus dem industriellen Lebensstil weiter kompetent beraten und betreut werden. Aber daneben muss für das Wachstum des präventologischen Bedarfs der notwendige Raum gegeben und auch bei den Krankenkassen abrechnungsfähig sein.

- **Gefahr von „gekauften Ärzten"**

Bei allem Respekt vor unseren praktizierenden und, vor allem in ländlichen Regionen, vielfach überlasteten Ärzten: Sie müssen einerseits im Sinne ihres Patientenwohls auf der Höhe insbesondere der Erkenntnisse der vergangenen Jahre seit dem

„Genom-Sprung" sein – und haben andererseits zu wenig Zeit für die Identifikation guter Fortbildungsveranstaltungen, deren Teilnahmekosten sie als Freiberufler auch selbst zu tragen hätten, wenn sie Zeit für die Teilnahme hätten. „Pharmaunternehmen nutzen das für ihre Zwecke." (Keller*) Eine solche Konstellation kann nur zulasten einer ganzheitlichen, auch präventologisch ausgerichteten Patientenbetreuung gehen. Wer setzt hier welche Standards für eine ganzheitliche medizinische Fortbildung?

37.2 Präventologische Gesundheit im ländlichen Raum

> „Informierte Patienten können mit Ihrem Arzt auf Augenhöhe kommunizieren."
> (Prof. Martin Härter, Uniklinikum Hamburg-Eppendorf, in: Apotheken-Umschau, 01.03.2018)

■ **Ausgangsszenario**

Sie pflegen schon seit Jahren einen präventologischen Lebensstil, mit dem Sie Ihr körperliches Wohlbefinden „im Griff haben" und keine gravierenden Einbrüche aus den Bereichen seelisches und soziales Wohlbefinden haben? Neben dem jährlichen General-Check nutzen Sie Vorsorgeuntersuchungen hinsichtlich Herz- und Kreislauf- und Krebsfrüherkennung. Und natürlich steht auch mindestens zweimal im Jahr professionelle Zahnreinigung in Verbindung mit einer Besichtigung Ihrer Kauwerkzeuge beim Zahnarzt auf dem Plan. An diesem Ausgangsszenario orientiert sich Ihre Nachfrage nach medizinischen Leistungen.

■ **Wenn Sie sich mit medizinischen Informationen aus dem Internet versorgen, …**

… schauen Sie einschlägige Internetseiten kritisch an und achten auf Siegel wie HON-Code (Hon = Health on the Net) und Afgis-Siegel, die signalisieren, dass diese Webseiten formale Qualitätsanforderungen

erfüllen und z. B. keine verkappte Werbung beinhalten. Wie alt sind die Informationen, werden sie laufend aktualisiert, um auf der Höhe des medizinischen Fortschritts zu sein, und von wem stammen sie? Im Zweifelsfall fragen Sie Ihren Arzt oder (bei Medikamenten) auch Ihren Apotheker. Gegen hypochondrische Überbewertungen sind Sie so gefeit. Vorsicht bei digitalen Medizindiensten auf dem Smartphone!

■ **Wie wollen Sie und wo können Sie Gesundheit „einkaufen"?**

– Durch den Rat Ihres Hausarztes, wenn Sie das wünschen und er sich Zeit für Sie nimmt (unabhängig von Ihrem Versichertenstatus) und seine Überweisungen an Fachmediziner. Da 40 % der Ärzte für Allgemeinmedizin in ländlichen Regionen bereits über 60 Jahre sind, wird es Glückssache, einen „guten" in erreichbarer Nähe zu finden. Ganze Landkreise sind in Teildisziplinen ohne fachärztliche Versorgung.

– Medikamentenversorgung bei einem Stammapotheker, wenn sie/er Sie auch über Wirkungen und mögliche Kontraindikationen berät.

– Vielleicht noch physiotherapeutische Behandlungen, weil Sie computergeschädigt sind?

■ **Ärztliche Visite am Bildschirm?**

Eine ärztliche Sprechstunde via Bildschirm überbrückt nicht nur Räume in arztfreien Zonen, sondern hat noch einen weiteren Vorteil, wenn Arzt und Patient eine solche Diskussion gut vorbereiten:

– Als Patient können Sie nach Sprechstundenvereinbarung und sorgfältigem Research Ihre Symptome „googlen" und sie dem Arzt Ihres Vertrauens vorher mailen.

– Dieser kann sich über sein persönliches Bild hinaus schon eine Meinung auch unter Nutzung der Erfahrungen mit anderen Patienten bilden und sogar einen von ihm als kompetent angesehenen Kollegen konsultieren.

So gewinnen alle Beteiligten, sogar die Umwelt, die nicht durch eine lange Anfahrt schadstoffbelastet wird.

■ **Was bringen Ihnen Selbsthilfe-Gruppen?**
„Patienten in Selbsthilfegruppen haben viele Vorteile, z. B. bleiben Diskussionsbeiträge lange online und bilden eine Art Nachschlagewerk für alle Mitglieder. Die virtuelle Selbsthilfe bringt Menschen über weite Distanzen zusammen." Dr. Jutta Hundertmark-Mayser, Nationale Selbsthilfe-Kontaktstelle (Nakos).

„Patienten in Selbsthilfegruppen sind besser informiert, was Ihre Krankheit und Ihre Rechte angeht, wissen, an wen sie sich bei Problemen wenden können: Zudem finden sie Gleichgesinnte." (Prof. Marie-Luise Dierks, Medizinische Hochschule Hannover).

(beide Quellen in: Apotheken-Umschau, 01.03.2018)

37.3 Zur Konvergenz von Präventologie und Schulmedizin

» „Kaum ein weltanschaulicher Streit wird noch derart verbissen geführt wie der um Alternativ- oder Schulmedizin." (Eckart von Hirschhausen)

Den Begriff „Konvergenz", die Angleichung politischer Systeme, kennen Sie noch aus de Zeit des kalten Krieges in den 70-er und 80-er Jahren sowie aus der Angleichung von unterschiedlichen Wirtschaftssystemen wie „Marktwirtschaft" und „Planwirtschaft." Lässt sich das auch auf den Gesundheitssektor übertragen?

■ **An die Adresse der Schulmedizin**
Sie hat Großartiges geleistet im Bereich der Bekämpfung von Epidemien und Zivilisationskrankheiten und leistet auch derzeit Großartiges in der Erforschung der Lebensgrundlagen, wie wir es in den ▶ Kap. 5 f. ff. des Teil A dargestellt haben.

Kritisch hinterfragt wird vielfach ihre Rolle in der Patientenbetreuung aufgrund von Zeitdruck, auch vor dem Hintergrund der Abrechnungssteuerung: Können sich Ärzte ausreichend Zeit für Patienten nehmen? Und weiter: Klebt man ärztlicherseits zu eng an den Produkten der Pharmabranche und bezieht positive Erfahrungen aus dem Bereich der Naturmedizin (vgl. ▶ Kap. 2) zu wenig ein?

Damit sind wir bei der Rolle der sog. Alternativmedizin. Ihre Kunden sehen sie mehr beim Menschen, mehr Gesprächsintensität und Einbeziehung von Naturheilverfahren. Ein Risiko kann in einer Überschätzung und damit Versäumen schulmedizinisch notwendiger Handlungen, z. B. Durchführung von Bauchspeicheldrüsen-Operationen zum richtigen Zeitpunkt, bevor ein Krebs streut. Das ist nicht aus der Luft gegriffen: Der im ▶ Kap. 11.10 zitierte Andreas Joop erlag einem solchen Leiden.

■ **Aus präventologischer Sicht möchten wir ergänzen:**
— Aus der Blickrichtung von Impulsgebern aus der gesamten präventologischen Szene: Ihre Zahl steigt, vielleicht langsam, aber kontinuierlich. Und präventologische „Töne" vernimmt man auch zunehmend in der öffentlichen Diskussion.
— Aus der Sicht Lernbereitschaft der Schulmedizin: Wir glauben zu entdecken, dass immer mehr „Schulmediziner" immer stärker präventologisches Denken in ihre Erkenntnisse und ihr Handeln am Patienten und in der Forschung integrieren. Wir bitten die Schulmediziner um maximale Toleranz, die meinen, man käme nur zu solcher Ansicht, wenn man von der Schulmedizin zu wenig weiß und die präventologische Brille auf hat.
— Wir kennen Beispiele von Persönlichkeiten die wir auch in diesem Sachbuch schon als Quellen unserer Erkenntnisse zitiert haben: Frank Jester, der mehrere fachmedizinische Abschlüsse gemacht hat und auf dieses Fundament sein breites

präventologisches Wissen um Menschen gruppiert.

Wir können uns gut vorstellen, dass der Gesundheitsfachmann mit breiter schulmedizinischer Ausbildung und zusätzlichen präventologischen Erkenntnissen für seine „Kunden" ein besonders kundiger Gesprächspartner ist oder werden kann. Diese Botschaft möchten wir auch an Krankenkassen und -Versicherungen richten, weil es der kostengünstigste Weg zur Gesundheitsvorsorge vieler Menschen sein kann.

Weiterführende Literatur

Albrecht B (2014) Gefährliche Heiler. Stern, 3. Juli

Eder S, Geyer G (2019) Kein Gewinn für Patieneten (Medikamentenverschreibungen durch Psychotherapeuten). Frankfurter Allgemeine Sonntagszeitung 2, 11. Januar

Ernst E (2015a) Nazis, Nadeln und Intrigen. JMB Verlag, Hannover. ISBN-13: 9783944342566

Ernst E (2015b) Wir lassen uns viel zu viel gefallen. Süddeutsche Zeitung 62, 16. März

Fritzen F (2014) Uns fehlen die Spezialisten für den ganzen Menschen. Frankfurter Allgemeine Sonntagszeitung 27, 6. Juli

Hirschhausen E (2015) Glaubt an Wunder. Stern, 6. März

Kaiser T (2018) Interview mit Staatsministerin Dorothee Bär und Unternehmerin Stephanie Kaiser. Welt am Sonntag 51, 23. Dezember

Keller M (2015) Gekaufte Ärzte. Die Zeit 22, 28. Mai

Ludwig W-D (2014) Pharmareferenten haben zu unserer Klinik keinen Zutritt. Stern, 24. Juli

Milatz M (2015) Mediziner haben das Forschen verlernt. Frankfurter Allgemeine Zeitung 48, 28 Februar

Peikert D (2017) Ausgetrickst (Über Placebos). Frankfurter Allgemeine Sonntagszeitung 25, 25. Juni

Riker U (2014) Homöopathie im Gespräch. Apotheken Umschau 11

Schöne S (2017) Patienten vor falschen Versprechungen schützen. Süddeutsche Zeitung 195, 25. August

Schweitzer J (2016) „ich ziehe eine ganz klare Linie" (Interview mit Eckart von Hirschhausen über den Wert von Alternativmedizin). Die Zeit 42, 6. Oktober

Sozialkassen: Public Health und „Privatsachen"

© Springer-Verlag GmbH Deutschland, ein Teil von Springer Nature 2019
H. Benölken, *FIT für gute 120 Jahre*, https://doi.org/10.1007/978-3-662-58927-4_38

Es geht um die Belastung von Krankenkassen und -versicherungen mit originären Kosten für die Behandlung von Krankheiten und Vorsorgen gegen weitere Krankheiten sowie im Gefolge die Belastung weiterer Sozialkassen durch Berufsunfähigkeit, vorzeitigem Renteneintritt, Pflege.

38.1 Sozialkassen-Szenario: Grenzen der Finanzierbarkeit

» „Ob Schockfotos auf Zigarettenschachteln, Zuckersteuer oder Impfpflicht: Die Deutschen fremdeln mit dem Thema Public Health, viele empfinden es als Bevormundung." (Berit Uhlmann, Publizist)

Für die Wirkung von immer mehr Präventologie und zunehmender Lebenserwartung – wenn Menschen länger leben und länger gesund bleiben – gibt es mehrere Möglichkeiten:

- Menschen in Deutschland werden etwa wie bisher mit durchschnittlich 57 Jahren krank. Dann würden mit zunehmender durchschnittlicher Lebenserwartung die Sozialkassen noch stärker belastet.
- Sie werden wie in anderen EU-Ländern erst 5–10 Jahre später krank, leben aber auch einige Jahre länger. Das könnte für die Sozialkassen zu einer Entlastung führen, auch zu einer zusätzlichen Belastung oder ist kostenneutral: Frage von Rechenexempeln.
- Sie werden wesentlich später krank wie in Langzeit-Gesund-Spitzenländern der EU, leben aber auch einige Jahre länger. Dann gibt es folgende Möglichkeiten: Die Sozialkassen werden wesentlich entlastet, weil die Menschen lange aktiv in Gesundheit leben und die Zahl der Menschen mit einem präventologischen Lebensstil kontinuierlich wächst. Die Entlastung steigt weiterhin, wenn immer mehr Menschen auch im Rentenalter weiter beruflich, z. B. auf Teilzeitbasis, tätig sind.

Wir erwarten als Positiv-Denker langfristig die letztgenannte Variante, verbunden mit längerer beruflicher Aktivität.

38.2 „Gesundheit" darf keine Privatsache bleiben!

» „In Deutschland verwendet man kollektiv sehr viel Energie darauf, für ein Recht auf ein ungesundes Leben zu fechten. Man hält das für Freiheit." (Berit Uhlman, Publizist)

- **Public Health: Zartes Pflänzchen, aber Gesundheit ist keine Privatsache!**

Zur Behandlung des Hepatitis-C-Virus gibt es bisher erst ein erfolgreiches Mittel mit dem Namen Sovaldi – und kostet pro Behandlungspaket 60.000 EUR pro Patient. Bei geschätzt 100.000 damit infizierten Patienten sind das 6 Mrd. EUR, die Krankenkassen bei kollektiver Anwendung zu „schlucken" haben. Das entspricht etwa 20 % ihrer Gesamtkosten. Diese Hepatitisart wird primär durch kontaminierte Spritzen bei Süchtigen übertragen. Mit welchem Recht kann ein Promilleanteil aller Versicherten erwarten, dass die Gemeinschaft der Versicherten diese durch (u. U. verbotene) Drogen getragen wird?

Bedeutet es Freiheit, sich ein Papierröllchen mit 250 Giften in den Mund stecken zu dürfen? so Berit Uhlmann. Führt der Slogan „Freie Fahrt für freie Bürger" dazu, dass sich die Zahl der schweren Unfälle mit erheblichem Personenschaden (von Sachschaden reden wir gar nicht) zulasten der Sozialkassen und damit der Allgemeinheit erhöhen kann?

Die Versichertengemeinschaft kann also Sozialkassen nicht ferner als Mülleimer in einer gesundheitlich libertinistischen Gesellschaft leisten. Das gilt besonders im Hinblick auf den soziodemografischen Wandel: Wenn der Anteil der beruflich aktiven abnimmt und der Rentner zunimmt, was zu einer Neuverteilung der Lasten wie in der Rentenversicherung führt, muss die Gemeinschaft insbesondere mit ihren finanziellen Möglichkeiten besonders sorgfältig umgehen: Public Health muss von der peripheren Fensterbank in das Zentrum der gesellschaftspolitischen Prioritäten rücken.

38.3 Noch einige Anmerkungen zur „Pflege"

> » „Der wichtigste Pflegedienst ist die Familie."
> (Hermann Gröhe, Bundesgesundheitsminister
> von 2013–2018)

Die „Pflege" befindet sich, wie das Statement von Herrn Gröhe aus dem Jahr 2014 zeigt, nicht nur hinsichtlich der Beitragshöhe für die Pflegerente, sondern auch strukturell in einer intensiven Diskussion, die im „Pflegerentenverbesserungsgesetz" (seit 01.01.2019 in Kraft; wer empfindet solche augenfeindlichen Bandwurmwörter?) mündete. Ziele u. a.: Mehr Personal durch Azubis und (qualifizierte!) Seiteneinsteiger. Fragen aus Public-Health-Sicht:

- Die Identifikation vieler Pfleger mit ihrem Beruf ist im Vergleich zu vielen anderen Berufen überdurchschnittlich hoch. Was muss geschehen, um diese nicht nur hinsichtlich gerechter Bezahlung, sondern auch ideell zu erhalten? Gelingt es, den Pflegeberuf so attraktiv zu gestalten, dass Azubis aus Deutschland und Partnerländern in diesen Beruf hineindrängen?
- Wie lassen sich Nestwärme-Pflege so lange wie vertretbar und professionelle externe Pflege mit qualifizierten und motivierten PflegerInnen bedarfsgerecht verbinden? Weiter möchten wir dieses riesige Fass nicht öffnen und beschränken uns auf diese Fragen.

38.4 Deutschland braucht neues Public-Health-Bewusstsein

> » „Gesundheit ist nicht alles, aber ohne
> Gesundheit ist alles nichts." (Arthur
> Schopenhauer, 1788–1860)

Für nachhaltiges Public Health gibt es schon viele Vorbilder im skandinavischem und EU-Raum. Wichtig ist eine Umkehr der Beweislast:

- Nicht derjenige frevelt (z. B. gegen die Freiheit des Einzelnen, sich bewusst für ein gesundheitsschädliches Verhalten zu entscheiden), der mehr Public Health einfordert. Wir fragen: Stehen hinter der Freiheitsbeschwörung nicht primär Public-Health-schädliche wirtschaftliche und daraus abgeleitete fiskalpolitische Interessen?
- Sondern derjenige muss unter Legitimationszwang stehen, der unter Beschwörung einer vermeintlichen, aber für die einzelnen Bürger und Gemeinschaft schädlichen Freiheit für krasse Gesundheitsverstöße mehr Public Health diskreditiert oder nach dem abschreckenden Vorbild der „Zucker-Krieger" (vgl. ► Kap. 32) verhindern will.

Mit dieser Synopse leiten wir über zur gestaltenden Rolle des Staates im nächsten Kapitel.

Weiterführende Literatur

Lauterbach K (2018) Stärkung der Pflege und medizinischen Versorgung im ländlichen Raum, Vortrag im St. Walburga-Krankenhaus Meschede am 04.09.2018, in Auszügen; Maack, Mareike: Bezahlung nach Tarif soll gestärkt werden. Westfalenpost, 6. September

Von Wrangel C (2018) Das kann eben nicht jeder. Sie arbeiten in der Pflege und machen es gern. Frankfurter Allgemeine Sonntagszeitung 14, 8. April

Wehner M (2014) Der wichtigste Pflegedienst ist die Familie, Interview mit Hermann Gröhe. Frankfurter Allgemeine Sonntagszeitung 14, 6. April

Gesundheit gestalten und/oder Krankheit verwalten

Weiterführende Literatur – 360

© Springer-Verlag GmbH Deutschland, ein Teil von Springer Nature 2019
H. Benölken, *FIT für gute 120 Jahre*, https://doi.org/10.1007/978-3-662-58927-4_39

» „Uns fehlen Spezialisten für den ganzen Menschen." (Florentine Fritzen, Autorin)

- **Wir brauchen: Ein Gesundheits-Verwaltungs-, -Erhaltungs- und –Vorsorge-System**

Die Begründung für diese Dreiteilung:
- Verwaltung: Wir haben einen hohen Ungesundenstand in der Bevölkerung. Die dadurch betroffenen Menschen haben einen Rechtsanspruch auf ihre bestmöglich staatliche Unterstützung in ihren gesundheitlich relevanten Bereichen.
- Erhaltung: Menschen, die sich noch gesund fühlen, müssen auch die Möglichkeit haben, ihren gefühlten Gesundheitsstatus mindestens zu erhalten. Hierzu zählen Möglichkeiten der Vorsorgeuntersuchungen, in denen aufkeimende Symptome entdeckt und beseitigt werden können nach dem Prinzip: Wehret den Anfängen. Beispiel: Bei einer Darmspiegelung werden Mini-Polypen entdeckt, die sich entfernen lassen, bevor sie wuchern können.
- Vorsorge: Hier beginnt der präventologische Ansatz: Inwieweit ist auch eine flankierende politische Weichenstellung erforderlich, um die Umsetzung von präventologisch wichtigen Aspekten zu unterstützen? Ein Beispiel kann eine staatliche Rahmengesetzgebung zu den Themen Zucker-, Fett- und Fleischkonsum sein oder zu Suchtverhalten, auch zu Einzelaspekten des betrieblichen Gesundheits-Managements.

- **Das will die Regierung von 2018–2021 umsetzen**

Wesentliche Punkte aus dem GroKo-Programm für Patienten lauten (Abb. 39.1):

- **Wir haben: Ein Gesundheitsverwaltungs- und Erhaltungssystem**

Der Schwerpunkt des Gesundheitsprogramms gemäß GroKo-Vertrag für 2018–2021 liegt mit je 11 Einstufungen in der Bereichen Gesundheitsverwaltung und -Erhaltung bei nur drei Einstufungen für Vorsorge im Sinne von Prävention: Zucker- und Fettreduzierung, klare Kennzeichnungspflicht. Die drei Vorsorge-Ziele gelten allerdings in der Umsetzung als strittig, weil sich das BMLE bereits dagegen ausgesprochen hat und es bei einer Selbstbeschränkungs-Erklärung der Nahrungsmittel-(nicht Ernährungs-!) Produzenten bis etwa 2025 belassen will.

- **Systeme der Krankenversicherungen**

Hiezu gibt es keine einschlägigen Vereinbarungen der Parteien, nur programmatische Erklärungen einzelner Parteien. Deshalb ist das Thema noch zu unausgegoren, um hier Gegenstand von Erörterungen zu sein.

- **Vorsorgebedarf: Ein präventologisches Selbststeuerungssystem für Gesundheitsvorsorge**

Zur Notwendigkeit einer umfassenden Information der Bevölkerung über Vorsorgeziele haben wir keine Informationen im GroKo-Vertrag gefunden. Wer informiert die

39

Programm	Programmpunkte	Verwaltung	Erhaltung	Vorsorge
Regierungs-programm der GroKo 2018-2021	Zusatzbeiträge halbieren	O		
	Angehörige entlasten	O		
	Kliniken umstrukturieren	O	O	
	Schneller Termine erhalten		O	
	Patienten besser beraten		O	
	Zahnarztkosten senken	O		
	Versandhandel verbieten	O		
	Schulgeld abschaffen	O		
	Schneller entscheiden		O	
	Verschwendung beenden	O		
	Zucker und Fett reduzieren			O
	Besser kennzeichnen	O		
	Strategie gegen Übergewicht		O	O
	Kampf gegen Drogenmissbrauch			O
	Pflege attraktiver machen		O	
	Aufklärung der Bevölkerung über sinnvolle Präventionsmaßnahmen		?	?
Regierung	Gesundheitskarte	O	O	
CDU-Programm	Das CDU Regierungsprogramm 2017-2021 enthält nur allgemeine Aussagen ohne „Prävention".	O	O	
SPD-Programm	Das SPD-Regierungsprogramm enthält umfassende Aussagen zur Prävention, die teilweise im GroKo-Vertrag übernommen sind.		O	O

◘ Abb. 39.1 Aktionsprogramm der GroKo-Regierung 2018–2021

Bevölkerung über zukunftsgerichtete Vorsorgemaßnahmen, die über Früherkennung von bereits erkennbaren Symptomen hinaus gehen? Deshalb mussten wir „FIT für gute 120 Jahre" schreiben, um den Menschen diesen Informationsdienst zu leisten!

Weiterführende Literatur

Koalitionsvertrag (2018) zwischen CDU, CSU und SPD, Ziffer VII 4 – Gesundheit und Pflege, z. B. mit vollständigem Text enthalten in einem Sonderdruck des „vorwärts", 01/02 2008

Gesundheitsprogramme der politischen Parteien, jeweils downzuladen über die Internetseiten der Parteien

Wandelbares Szenario für ein langes aktives Leben

© Springer-Verlag GmbH Deutschland, ein Teil von Springer Nature 2019
H. Benölken, *FIT für gute 120 Jahre*, https://doi.org/10.1007/978-3-662-58927-4_40

40

> » „Eine anerkannte Definition von Altern gibt es nicht. Wir werden erst genau wissen, wie Altern funktioniert, wenn wir es aufhalten können." (Nir Barzilai, Direktor des Institute auf Aging in New York)

Wir haben im ▶ Kap. 2 bereits über Wege zur aktiven Langlebigkeit berichtet und dazu Beispiele vorgestellt. Deshalb ist es jetzt an der Zeit, die sich aus den FIT120-ergebenden Perspektiven an den bereits durch die „Altvorderen" erreichten Ziele zu spiegeln.

- **Da das gesunde Altern schon in der Jugend beginnt, …**

… ist es wichtig, den individuell gesunden Lebensstil für sich zu finden, ihn grundsätzlich beizubehalten, aber an sein wachsendes kalendarisches Alter anzupassen: Es sammeln sich immer mehr freie Radikale an, wir brauchen dementsprechend immer mehr Antioxydantien. Die Bezugsquellen finden Sie in den ▶ Kap. 1–30, besonders in Bausteinen (▶ Kap. 11–20). So können Sie Ihr biologisches Alter im Vergleich zum kalendarischen Alter niedrig halten.

- **Ist die möglichst lange Erhaltung der Länge der Telomere der Schlüssel gegen Altern?**

Wenn Sie das einleuchtend finden, liefert Ihnen das ▶ Kap. 21 das Anschauungsmaterial für Ihr Lebensstil-Training. Sie haben die von uns angebotenen Tabellen schon kopiert, vergrößert und an Ihre Pinnwand geheftet? Wir arbeiten daran, für Sie hierfür eine komfortable App-Lösung zu schaffen, mit der Sie auch unterwegs Ihr Telomere-Management pflegen können. Wie können Sie die Weichen für Ihre bestmögliche Telomerase-Produktion stellen?

- **Sehen Sie in der Erfolgsfaktoren-Vernetzung für sich die entscheidenden Hebel?**

Da ja alles WHO-konform mit allem zusammenhängt, finden Sie in der FIT120-Gesundgeit-Scorecard das ideale Instrument für Ihre individuelle FIT120-Anti-Aging-Selbsteinschätzung und Anti-Aging-Steuerung. Den Einstieg finden Sie in ▶ Kap. 22.

- **Sehen Sie einen starken Anti-Aging-Hebel in der maximalen Nutzung Ihrer Fähigkeiten?**

Hierzu haben wir in ▶ Kap. 24 einen Ansatz vorgestellt, den Sie für unterschiedliche Ansätze in Ihrem beruflichen, partnerschaftlichen und sonstigen privaten Bereich nutzen können. Hinweise und Wege zur Nutzung finden Sie unter „Wichtige Adressen im Anhang".

- **Sehen Sie in der Verzahnung von Präventologie und Umwelt einen Gesundheitshebel?**

Einen direkten Bezug finden Sie im Baustein 3 im ▶ Kap. 13. Aber es gibt auch viele weitere Bezugspunkte, die Sie in den Tabellen im ▶ Kap. 28 finden. Auch hier denken wir über eine App-Lösung zur Nutzung nach.

- **Vertrauen Sie auf die Entdeckung eines Anti-Aging-Wundermittels?**

Dann können sie bei Nir Barzilai, Direktor des Instituts of Aging in New York, fündig werden. Dieser Forscher arbeitet daran: Er testet seit Jahrzehnten, inwieweit man den bekannten Wirkstoff Metformin, den man seit Jahrzehnten zur Behandlung von hochgradigem Diabetes einsetzt, auch zur Verlängerung der Lebensdauer von Zellen einsetzen kann. Derzeit läuft eine Studie mit 5000 Probanden – steht am Ende ein Durchbruch?

Zum Schluss folgende Information von den Bad Kissinger-Gesundheitstagen 2018 und 2019: Neben einem breiten Vortragsprogramm für „Schulmediziner" gab es auch jeweils mehrere präventologische Vortragsangebote, in denen der Autor dieses Buches auch als Referent mitwirkte: Indiz für eine Konvergenz von schulmedizinischer und präventologischer Forschung.

Ausblick: Perspektiven einer nachhaltigen gesundheitlichen Prävention

Inhaltsverzeichnis

Rückblick auf die A-BC-D-E-F-Formel

© Springer-Verlag GmbH Deutschland, ein Teil von Springer Nature 2019
H. Benölken, *FIT für gute 120 Jahre*, https://doi.org/10.1007/978-3-662-58927-4_41

41

> » „Eine Pille gegen das Altern wird es nicht geben." (Christoph Englert, Professor am Fritz-Lippmann-Institut für Altersforschung in Jena)

Jetzt können wir das Marathontor durchlaufen und in die letzte Zielrunde unseres Marathonlaufs einbiegen, wie es ◘ Abb. 41.1 visualisiert.

Jeder Mensch ist einzigartig: In seiner genetischen Struktur, wie er damit in ein in prägendes Milieu hinein geboren ist und wie er mit seiner Einzigartigkeit umgeht. Damit stellt er auch Weichen, wie er seine Einzigartigkeit lange genießen kann. In epigenetischer Sicht nähern wir uns damit der Entstehungsgeschichte von FIT120: Durch ein Studium von Personen, Konstellationen, Verhaltensweisen von Menschen, Völkerschaften, Eigenverhalten.

Was kann der Mensch beeinflussen? Die Antwort lautet: Sein Einfluss ist größer, als viele Menschen es für möglich halten: Sie können in dem Maße Einfluss auf ihren Alterungsprozess und ihre Lebensuhr nehmen, wie sie den Teilungsprozess ihrer Zellen und die zeitliche Verlängerung des Kürzungsprozesses ihrer Telomere beeinflussen können.

„Was kann ich gegen meine Gene tun?" Da helfen neue Erkenntnisse, dass man sich nicht ins Bockshorn jagen lässt: Nach der 20:30:50-Formel kann der Mensch seine individuelle Genetik meistern, vielleicht temporär gehemmt durch ein für ihn ungünstiges Umfeld. Dieses kann er mit zunehmender Reife beeinflussen, um auf dieser Basis den 50-%-Trumpf seines individuellen Lebensstils auszuspielen.

Ausgangspunkt kann das körperliche Wohlbefinden sein, das auf das seelische und soziale Wohlbefinden ausstrahlen kann. Aber es kann sich auch umgekehrt verhalten: Das körperliche Wohlbefinden kann schmerzhafte Rückkoppelungen aus dem seelischen und sozialen Wohlbefinden bekommen. Die WHO-Formel vom ganzheitlichen körperlichen, seelischen und sozialen Wohlbefinden

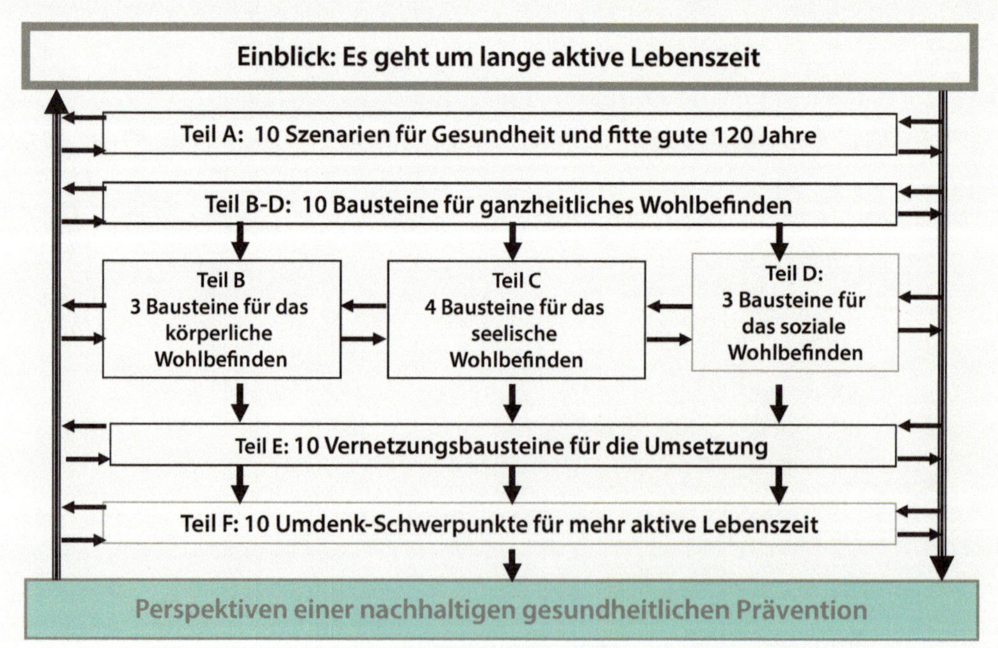

◘ **Abb. 41.1**   Perspektiven gesundheitlicher Gesundheits-Prävention

bietet für die eigene Vorschau den Ansatzpunkt.

Den Start in einen individuellen, nicht gesundheitsverletzenden Lebensstil kann uns eine Orientierung am Lebensstil von Völkern erleichtern, die durch ihren eigenen Lebensstil (sei es durch gesündere Ernährung, durch weniger Stress) rund ein Jahrzehnt länger als Deutsche Gesundheit einfahren. Damit bekommen wir als Gruppe bereits eine Orientierung, in welche Richtung die Gesundheitsreise gehen könnte.

Nun bekommt der Bürger die Chance, seiner Gesundheit Schmied zu werden: Indem er motiviert ist, ohne staatlichen (wie beim Kfz) oder sozialen Zwang seine eigene Körper-Instandhaltungs-Planung zu betreiben. Dafür gibt ihm die WHO-Formel den Rahmen vor, unterfüttert durch unser Baustein- und Gesundheits-Scorecard-Konzept.

Viele Menschen ringen heute schon um einen Einstieg, indem sie sich selbst zu optimieren versuchen: Mit Fitness-Trackern zum Schritte zählen, Kalorien aus Nahrungsaufnahme erfassen und auch kreislaufbezogene Sonderauswertungen anbieten. Sagen wir es positiv: Bereits ein akzeptabler Einstieg, denn man hat einen Treiber, der einen aus dem Fernsehsessel weglotst. Aber dieser Treiber beschränkt sich auf das körperliche Wohlbefinden und primär auf quantitative Aspekte ohne ein Einfangen von qualitativen Aspekten. Zudem erfasst er keine Komponenten des seelischen Wohlbefindens, kann dieses u. U. sogar belasten, weil Menschen sich einem Optimierungszwang ausgesetzt wähnen.

PS: Sie haben gespürt, dass wir diese Sätze aus dem ► Kap. 8 bewusst partiell wiederholt haben – damit Sie sich jetzt in Ihre eigene Rolle versetzen können…

Im Ziel des Marathonlaufs: Jetzt sind Sie dran!

© Springer-Verlag GmbH Deutschland, ein Teil von Springer Nature 2019
H. Benölken, *FIT für gute 120 Jahre*, https://doi.org/10.1007/978-3-662-58927-4_42

42

> **»** Die Vergangenheit akzeptieren, die Gegenwart genießen, die Zukunft im Blick haben.

Wir bleiben unserem Eingangsversprechen treu: Wir malträtieren Sie nicht mit Aussagen, was Sie tun oder lassen soll(t)en, sondern beschränken uns darauf, Ihnen gute Informationen zu liefern: Für Sie als gut informierten Zeitgenossen nachvollziehbar, für den gesundheitlichen maximal toleranten Fachmann akzeptabel. Unsere abschließende Horizont:

- Im Teil A haben wir uns angestrengt, Sie über evolutionäre und biologische Zusammenhänge, eingebettet in gesundheitsrelevante Umwelten, umfassend zu informieren.
- Damit haben Sie schon ein breites Fundament im Teil B, um alle für das körperliche Wohlbefinden wichtigen Aspekte in Ihr Denken und Tun integrieren zu können.
- Mit dem Schritt vom gesunden Körper zum gesunden Geist können Sie das auch nach Ihren Prioritäten im Teil C für Ihr seelisches Wohlbefinden vertiefen,
- was sinngemäß auch für die Anwendung für Ihr soziales Wohlbefinden (Teil D) gilt.

- Der WHO-Erkenntnis, dass alles mit allem zusammenhängt, sind wir dann gemeinsam im Teil E gefolgt, wo Sie in die jeweilige Arbeitstabellen Ihre Vernetzungsaktivitäten eingebracht haben. Da waren Sie also schon mal „dran", und das geht jetzt weiter: In die folgende Tabelle (■ Abb. 42.1) können Sie die für Sie wichtigsten Aspekte für Ihre persönliche Umsetzung eintragen. Dabei können Sie sich auf die jeweils an den Kapitelenden empfohlenen „praktischen Tipps" orientieren, aber diese auch beliebig erweitern.
- Damit gewinnen Sie für Ihre individuelle Kompasssteuerung für Ihre persönliche Maßnahmenplanung.

● **Praktische Hinweise**

Sie müssen nicht alle EF „bedienen", Sie können auch „klumpen".

Für Ihre individuelle Umsetzung finden Sie bald unter ► www.fit120a.com auch eine logistische Hilfe.

Wir wünschen Ihnen bestmöglichen Erfolg auf Ihrer weiteren präventologischen Lebensreise.

Baustein	Meine Prioritäten	Meine Maßnahmen	Das kann ich allein	Das mache ich mit „Coach"
Ernährung				
Bewegung				
Körper-Umfeld				
Positiv-Denken				

■ **Abb. 42.1**   „Jetzt bin ich dran!"

42

Erfüllende Partner- schaft			
Freund- schaft- und Sozial- Kontakte			
Erfüllende Erotik			
Akzeptabler wirtschaft- licher Rahmen			
Sich fordern und fördern			

◧ **Abb. 42.1**   (Fortsetzung)

Mit positiven Werten im Einklang sein			
Mein Start			
Ergebnisse			
Neue Ziele			
Neue Maßnahmen			

◨ **Abb. 42.1**   (Fortsetzung)

Serviceteil

© Springer-Verlag GmbH Deutschland, ein Teil von Springer Nature 2019
H. Benölken, *Fit für gute 120 Jahre*, https://doi.org/10.1007/978-3-662-58927-4

Adressen und Links

Auf den folgenden Seiten finden Sie, nach Teilen des Buches gegliedert, Adressen von sowie Links zu Institutionen, die auf die eine oder andere Art mit dem Thema Gesundheit und Wohlbefinden verbunden sind.

Teil A: Szenario

Zusätzlich zu den jeweils am Ende der ▶ Kap. 1–10 angegebene Quellen können Ihnen bei speziellen Fragen folgende Institutionen weiter helfen:

▶ WWW.lmmunsystem-ratgeber.com,

▶ WWW.deutsche-apotheker-zeitung.de

Autoimmunerkrankungen: IMD Institut für med. Diagnostik, info@imd-berlin.de

DGHO Deutsche Gesellschaft für Hämatologie und med. Onkologie,

10178 Berlin Tel 0049 30 27876089-0 – info@dgho.de

Gesundheit Prävention REHADAT Angebote Köln Tel 0221-4981-814 – knaak@iwKoeln.de

DAK: ▶ www.krankenkassenzentrale.de

Bundesministerium Gesundheit, Tel 030 18441-4900 – poststelle@bmg.bund.de

DGUV Deutsche Gesellschaft Unfallversicherung e. V. Berlin, Tel. 030 13001-0 info@dguv.de

Robert Koch Institut, Tel. 030187540 – webmaster@rki.de

Krebsforschung: ▶ www.krebsinformationsdienst.de

Max-Planck-Institut/Gesellschaft Stoffwechselerkrankungen, Tel 0221 -47260

info@sf.mpg.de

Teil B: Bausteine des körperlichen Wohlbefindens

Hier finden Sie zu den in den ▶ Kap. 11–13 angegebenen noch weitere Quellen.

AOK: ▶ www.rueckenaktivimjob.aok-bgf.de *Angebot eines 4-wöchigen Rücken-Programms.*

▶ WWW.arthrose.de

Deutsche Gesellschaft für Ernährung e. V. – Tel 0228 -3776 600 – Webmaster@dge.de

Deutsche Gesellschaft für Ernährungsmedizin DGEM – Tel 0761.704020 – Info@daem.de

Bundesverband deutscher Rückenschulen e. V. – Tel 0511 -3502730 info@bdr-ev.de

DAK: Rücken@fit (▶ www.dak.de/rueckenfit) für Coaching bei Rückenleiden.

Foodwatch entlarvt verbraucherfeindliche Praktiken der Lebensmittelindustrie und kämpft für das Recht auf gesunde Lebensmittel: ▶ https://www.foodwatch.orgde/startseite/

Stiftung Warentest, Telefon: 030-2631-0- ▶ www.stiftung-warentest.de – E-Mail: email@stiftung-warentest.de

Verbraucherzentrale Bundesverband e. V. (vzbv) – Telefon: 030-25800-0 – E-Mail: info@vzbv.de

▶ www.vzbv.de, örtliche Beratungsstellen unter ▶ www.verbraucherzentrale.com

Techniker Krankenkasse: Die TK zeigt online Übungen für die Stärkung des Rückens unter ▶ http://bit.ly/2FUiq2m

Teil C: Bausteine des seelischen Wohlbefindens

Hier finden Sie zu den in den ▶ Kap. 14–17 angegebenen noch weitere Quellen.

Verband Freier Psychotherapeuten, Heilpraktiker für Psychotherapie und Psychologische Berater e. V., ▶ www.vfp.de

▶ www.dfv-nrw.de, Deutscher Familienverband, Landesverband NRW e. V., für bessere Rahmenbedingungen für Familien auf allen politischen Ebenen.

▶ www.psychotipps.com, Selbsthilfe Informationen zur Bewältigung persönlicher Krisen u. Probleme.

Deutsche Gesellschaft für Sexualforschung (DGfS; Vors.: Prof. Dr. med. Peer Briken; E-Mail: briken@uke.uni-hamburg.de).

Deutsche Gesellschaft für Sozialwissenschaftliche Sexualforschung (DGSS; ▶ http://www.sexologie.org; E-Mail: sexualforschung@sexologie.org

Älteste nicht-medizinische sexualwissenschaftliche Gesellschaft im deutschsprachigen Raum

FIT120A BGP GbR – hbc.mes@t-online.de – Dieser Anbieter – BGP steht für „Betriebliche Gesundheit für Prävention" – bietet ein umfassendes Umsetzungskonzept für Betriebliches Gesundheits-Management.

Teil D: Bausteine des sozialen Wohlbefindens

Hier finden Sie zu den in den ▶ Kap. 18–20 angegebenen noch weitere Quellen.

Bundesagentur für Arbeit: Institut für Arbeitsmarkt- und Berufsforschung: ▶ https://idw-online.de

Bundesanstalt für Finanzdienstleistungsaufsicht (BaFin) – ▶ www.bafin.de E-Mail: poststelle@bafin.de

Bundesministerium der Finanzen – Ref. Bürgerangelegenheiten, Telefon: 01888-682-0 ▶ www.bundesfinanzministerium.de – E-Mail: poststelle@bmf.bund.de

Bundesministerium für Arbeit und Soziales Bürgertelefon Thema Rente: 01805-6767-10 – ▶ www.bmas.de – E-Mail: info@bmas.bund.de

DGUV Deutsche Gesellschaft Unfallversicherung e. V. 0049 30 13001-0

info@dguv.de

Deutsche Rentenversicherung Bund – ▶ www.deutsche-rentenversicherung-bund.de

Zentrale Zulagenstelle für Altersvermögen (ZfA) – Telefon: 0800-1000-48040 ▶ www.deutsche-rentenversicherung-bund.de – E-Mail: zulagenstelle@drv-bund.de

Gesamtverband der Deutschen Versicherungswirtschaft e. V. (GDV) – ▶ www.gdv.de – E-Mail: berlin@gdv.org

Arbeitsgemeinschaft für betriebliche Altersversorgung e. V. – E-Mail: info@aba-online.de – ▶ www.aba-online.de

Bundesvereinigung der Deutschen Arbeitgeberverbände (BDA) – ▶ www.bda-online.de – E-Mail: info@bda-online.de

Deutscher Gewerkschaftsbund (DGB) – ▶ www.dgb.de – E-Mail: info@bvv.dgb.de

Pensions-Sicherungs-Verein (PSV) – ▶ www.psvag.de – E-Mail: info@psvag.de

Teil E: Vernetzungs-Szenario

Hier finden Sie zu den in den ▶ Kap. 21–30 angegebenen noch weitere Quellen.

AC-Profile bietet das in ▶ Kap. 24 dargestellte Fähigkeiten-Potenzial-Vernetzungsprofil. ▶ www.ACprofile.com und E-Mail: big-five@acprofile.com

Deutsche Alzheimer-Gesellschaft e. V Selbsthilfe Demenz – www-deutsche-alzheimer.de/Zudem gibt es viele Regionale Anlaufstellen.

Deutsche Diabetes Gesellschaft – Tel 030 – 31169370 – info@ddg.info

Deutsche Krebsgesellschfaft e. V. b Tel 030 – 3229329-0 service@krebsgesellschaft.de

DAG Deutsche Adipositas Gesellschaft – Tel 089-71048358 – mail@adipositas-gesellschaft.de

Brot-für-die-welt.de: Spenden für internationale Hilfsprojekte

Deutsche Umwelthilfe – ▶ http://www.duh.de

FIT120A eG für Gesundheit-Scorecard: ▶ http://www.fit120a.com und E-Mail: mailto: FIT120A@t-online.de; Tel. 0291-8530

▶ www.ugb.de, Gesundheitsberatung, unabhängig, kompetent, viele Dozenten.

▶ www.deutsche-depressionshilfe.de, Stiftung, Infos und Hilfe und Info-Telefon.

▶ www.mut-tour.de

▶ www.depressionsliga.de

▶ https://m.diabetes-ratgeber.de.

Deutsche Krebshilfe – Tel. 0228-72990-0 – ▶ www.krebshilfe.de – deutsche@krebshilfe.de

FIT120A eG bietet die webbasierte FIT120.Gesundheits-Scorecard. ▶ www.fit120a.com – E-Mail: FIT120A@t-online.de

▶ www.ugb.de, Gesundheitsberatung zu vielfältigen Themen wie Positives Denken, Demenz, sehr viele Infos und Details zu Ernährung, Diabetes, Demenz, etc.

Umweltbundesamt für Mensch und Umwelt: ▶ www.umweltbundesamt.de

Tel. 0340 – 2103-2416 – E-Mail: buerger-service@uba.de

Teil F: Umdenk-Bausteine

Hier finden Sie zu den in den ▶ Kap. 31–40 angegebenen noch weitere Quellen.

▶ WWW.diagnose-funk.org, abgefragt am 11.03.2018.

▶ WWW.buergerwelle.de, abgefragt am 11.03.2018.

▶ WWW.gesundheit.de, abgefragt am 03.01.2018.

▶ WWW.gesundheit.gv.at, abgefragt am 02.02.2018.

▶ WWW.gesundheitsfundament.de, abgefragt am 21.01.2018.

▶ WWW.kompetenzinitiative.de abgefragt am 11.03.2018.

▶ WWW.ph-heidelberg.de, abgefragt am 11.03.2018.

▶ WWW.zentrum-der-gesundheit.de, abgefragt am 06.03.2018.

Sachverzeichnis